CLAUDIA TEBEL-NAGY

Praktisches Kursbuch gesunde ERNÄHRUNG

Gesund, fit und schön mit den Gaben der Natur

Durch gezielte Ernährung Krankheiten vorbeugen

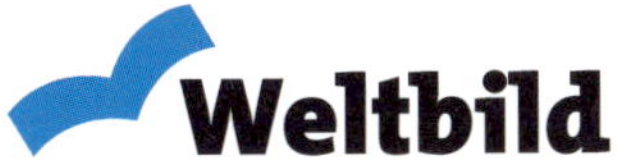

Frisches Obst belebt den Körper und die Sinne.

■ *Gemüse zaubert Gesundheit auf den Tisch.*

■ *Kräuter und Gewürze verleihen Ihren Gerichten Charakter.*

»Man lebt nicht, um zu essen, sondern man isst, um zu leben«

Mit dieser Mahnung versuchte vor rund 2.400 Jahren der griechische Philosoph Sokrates seine prassenden Zeitgenossen zur Besinnung zu bringen. Aus heutiger Sicht könnte man noch hinzufügen: »Wer gut leben will, der muss gesund essen!«

Allzu leicht vergisst man, dass das Schicksal ganzer Völker und Kulturen durch die Art und Weise ihrer Ernährung bestimmt wurde (und noch immer wird). So kollabierte beispielsweise das große Römische Weltreich regelrecht unter der maßlosen Völlerei. Und die Hochkulturen der Mayas und Inkas wurden zerstört, als die spanischen Eroberer kamen und den vegetarisch lebenden Indianern nicht nur deren Gold raubten, sondern ihnen auch Hühner und Schweine – und damit viele unbekannte Krankheiten – aufzwangen. Und auch die heutige Entwicklung auf den verschiedenen Kontinenten zeigt auf krasse Weise, wie sehr Unter- oder Fehlernährung das Leben dirigieren.

Vorbeugung
In China betreuen Ärzte und Apotheker durch regelmäßige, individuelle Ernährungsberatung ihre *gesunden* **Patienten. Treten Krankheiten auf, so hat der Arzt versagt.**

■ Gesundheit durch die richtige Ernährung

Den Chinesen scheint die zentrale Bedeutung des Essens immer bewusster gewesen zu sein als allen anderen Völkern. Hier betreuen Ärzte und Apotheker ihre Patienten seit jeher mit einer regelmäßigen und individuellen Ernährungsberatung. Ist es da ein Wunder, dass Chinesen viel seltener an Magen- und Darmkrebs erkranken als Europäer und Amerikaner?

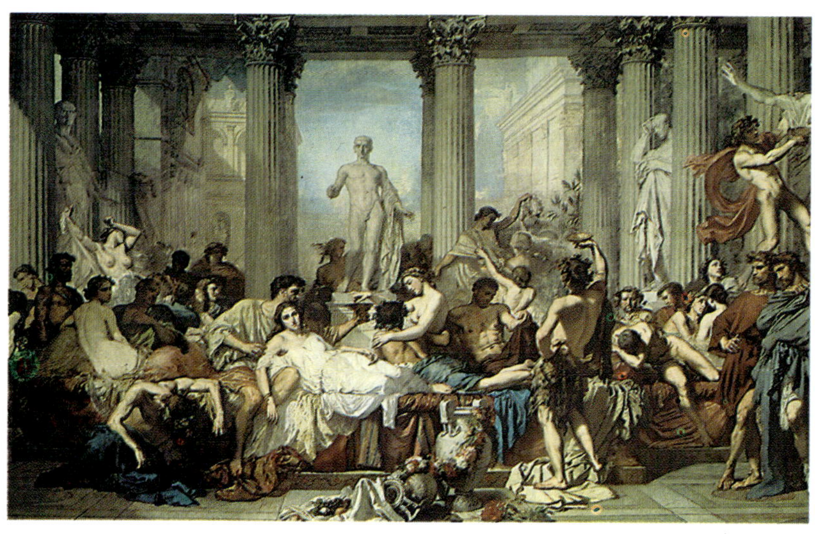

■ *Völlereien waren im Römischen Weltreich Zeichen von Luxus und Langeweile.*

Das »nährende Zentrum« einer jeden Gesellschaft ist die Küche. Zwischen Töpfen und Pfannen entscheidet sich, wie es uns geht. Die Ernährung beeinflusst unsere Gesundheit tagtäglich. Nach der Definition der Weltgesundheitsorganisation WHO ist Gesundheit »ein Zustand vollständigen körperlichen, geistigen und sozialen Wohlbefindens und nicht nur das Freisein von Erkrankungen und Gebrechen«. Diesen Zustand kann man, so die WHO, nur durch eine gesunde Ernährung erreichen.

■ Was ist eigentlich gesund – und was nicht?

Was gesund ist und was nicht, ist im heutigen Informationsdickicht für viele Verbraucher nicht einfach zu entscheiden. Zahlreiche verschiedene Theorien, viel versprechende Diäten, denaturierte Fertiggerichte, aber auch chemische Pflanzenschutzmittel und Fehlinformationen durch die Werbung machen es alles andere als leicht, sich wirklich gesund (und dabei noch preiswert) zu ernähren. Vor allem aber geistert in den Köpfen vieler Menschen noch immer das Vorurteil herum, dass gesundes Essen nicht schmecke. Dieses Buch will das Gegenteil beweisen: Gerade nährstoffreiche Lebensmittel sind eine Sache des guten Geschmacks. Man muss sie nur finden! Interessant ist dabei nicht nur, welche Nährstoffe in einem Lebensmittel stecken, sondern vielmehr, was sie im Körper eines Menschen bewirken. Hoch wirksame Biostoffe in den Früchten, die Mutter Natur uns zur Verfügung stellt, können die Gesundheit erhalten sowie Vitalität und Schönheit steigern – und teilweise sogar bestimmte Krankheiten heilen.

■ Nur die besten Zutaten für Ihre Gerichte

Gourmetköche pflegen ihre Gerichte nur mit den besten Zutaten zuzubereiten: Saison, Frische und das Herkunftsland sind dabei die Richtschnur. Eine ausführliche Warenkunde in diesem Buch erleichtert Ihnen den Einkauf, die Lagerung und den Umgang mit dem täglichen Essen. Dieses Nachschlagewerk will helfen, eine bewusstere und bessere Auswahl auf dem riesigen Lebensmittelmarkt treffen zu können. Eine gute Auswahl treffen bedeutet: ernährungsphysiologisch wertvolle und gleichzeitig schmackhafte Produkte einkaufen. Nach Lebensmittelgruppen geordnet und in alphabetischer Reihenfolge finden Sie hier schnell und übersichtlich alles Wissenswerte über Obst, Gemüse, Nüsse, Samen, Pilze, Kräuter, Gewürze und Getreide. Dann können auch Sie sagen: Essen ist ein Bedürfnis, Genießen eine Kunst.

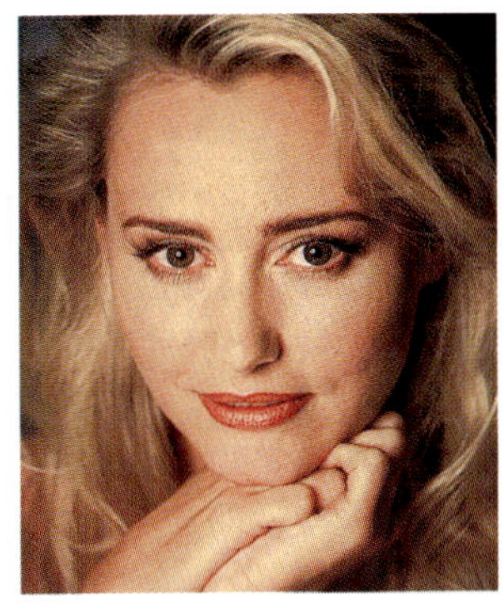

■ *Schönheit und Vitalität können wir wirksam durch Biostoffe erhalten.*

Qualität entscheidet: Frisches Obst und Gemüse ist keine Selbstverständlichkeit. Nur gute, geschmackvolle Ware hat auch optimale Biostoffe.

Um im vollen Besitz seiner geistigen und körperlichen Kräfte zu sein und zu bleiben, muss sich der Mensch vollwertig ernähren. Fehlen ihm essenzielle Nährstoffe, so verliert er seine Energie und Jugendlichkeit, seine Konzentrationsfähigeit, seine gute Laune und seine Schönheit und zuletzt auch seine Gesundheit. Essenzielle Nährstoffe sind Wirkstoffe, die der Körper selbst nicht herstellen kann. Sie müssen daher mit der Nahrung zugeführt werden – und zwar möglichst regelmäßig.

Diese lebenswichtigen Biostoffe sind in allen Lebensmitteln unterschiedlich verteilt. Grundsätzlich gibt es vom ernährungsphysiologischen Standpunkt keine schlechten und keine guten Lebensmittel. Wohl aber gibt es eine gute oder schlechte Zusammenstellung des Speiseplans; letzteres hat mittelfristig eine Fehlernährung und damit eine Unterversorgung mit wichtigen Substanzen zur Folge. Wer gesund leben will, braucht keineswegs auf alles zu verzichten, was gut schmeckt. Eine kalorienreiche Apfeltorte kann dem Körper und der Seele ähnlich gut tun wie eine Schale Reis mit Karotten. Worauf es vor allem ankommt, ist die gesunde Mischung der Nahrung. Dann braucht man auf nichts zu verzichten!

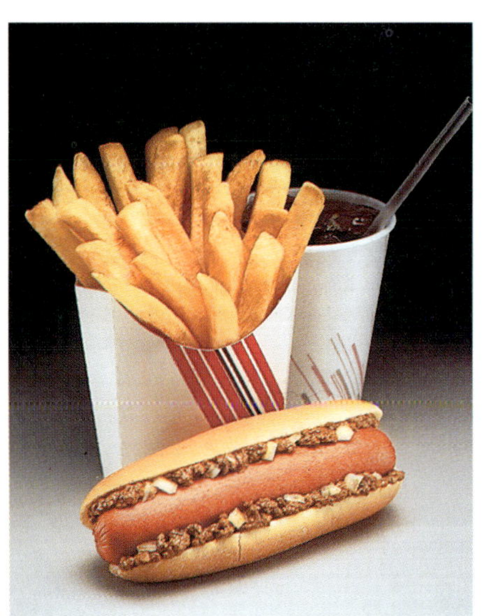

»Junk Food« – bei Kindern und Jugendlichen sehr beliebt, aber einseitig.

Abwechslungsreiches Lebensmittelangebot

Das Lebensmittelangebot in den westlichen Industrieländern ist in den letzten hundert Jahren um einiges vielseitiger und abwechslungsreicher geworden. Die Verschiebung der Schwerpunkte allerdings hat eine Fülle von Nachteilen mit sich gebracht: Der viel zu hohe Konsum an tierischen Produkten und die Verringerung des Getreideverzehrs um fast 70 Prozent auf heute nur noch 22 Prozent (!) führen dazu, dass Krebs-, Stoffwechsel- und Herz-Kreislauf-Erkrankungen ständig zunehmen. Bluthochdruck, Diabetes und ein zu hoher Blutfettspiegel sind fast immer Folgen falscher Ernährung. Die Tatsache, dass wir zu wenig Kohlenhydrate und Ballaststoffe zu uns nehmen, führt genauso zur Zunahme der so genannten Zivilisationskrankheiten wie der noch immer zu geringe Verbrauch an Gemüse. Einzig die Salate und das Obst erfreuen sich zunehmender Beliebtheit – das reicht jedoch nicht aus.

Viele Menschen sind der Meinung, dass das Gerede um die gesunde Ernährung übertrieben sei. Schließlich erreichen die Menschen heute ein so hohes Lebensalter wie noch nie zuvor in der Geschichte. In der Tat hat sich das Alter der Menschen in den letzten hundert Jahren verdoppelt. Dieses Phänomen ist jedoch in erster Linie darauf zurückzuführen, dass die medizinische Versorgung erheblich besser geworden und die Säuglingssterblichkeit gesunken ist. Übersehen wird dabei, dass heute immer mehr jüngere Menschen an Zivilisationskrankheiten erkranken, die sich mit zunehmendem Alter fatal auswirken.

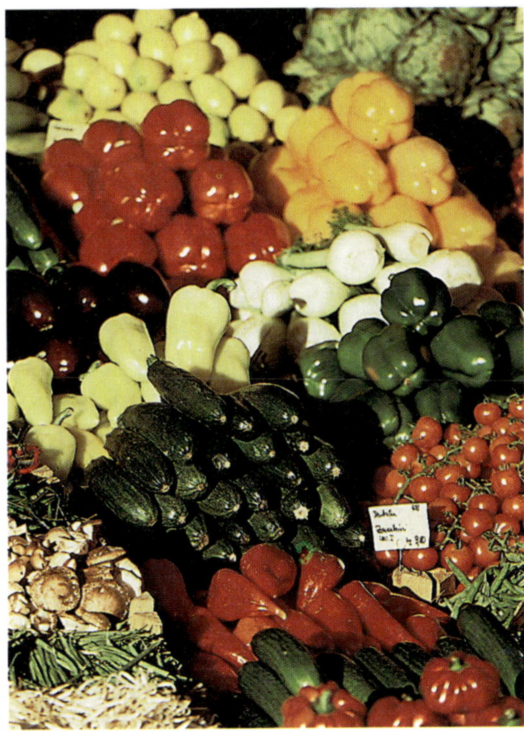

■ Je größer der Gemüseanteil im täglichen Speiseplan ist, umso reicher ist die Ernährung an komplexen Kohlenhydraten.

■ Die richtige Verteilung der Hauptnährstoffe

Um von Kindesbeinen an eine hohe Lebensqualität zu erhalten, empfehlen Ernährungswissenschaftler daher, die Hauptnährstoffe folgendermaßen zu verteilen:

▶ 55 bis 60 Prozent Kohlenhydrate
▶ 25 bis 30 Prozent Fett
▶ 12 bis 15 Prozent Eiweiß

Übergewichtige Personen ernähren sich überwiegend mit eiweiß- und fettreichen Nahrungsmitteln und nur zu einem geringen Teil mit komplexen Kohlenhydraten. Da die Energielieferanten Eiweiß, Kohlenhydrate und Fette und auch die nicht Energie liefernden Nährstoffe wie Vitamine, Mineralstoffe und Spurenelemente in den einzelnen Lebensmitteln unterschiedlich verteilt sind, geben Ernährungswissenschaftler ihre Empfehlungen anteilmäßig auf die Lebensmittelgruppen an:

▶ Der größte Anteil soll auf Nahrungsmittel entfallen, die reich an komplexen Kohlenhydraten, Ballaststoffen, Proteinen und essenziellen Fettsäuren sind. Gut 40 Prozent der täglichen Mahlzeiten sollen aus Getreideprodukten bestehen – wie Brot, Nudeln, Reis, Müsli oder Keimlinge. Am besten aus Vollkorn!

▶ Etwa 20 Prozent der vollwertigen Ernährung müssen aus Salat und anderen Gemüsen zusammengestellt werden. Sie liefern eine Fülle an Mineralstoffen, Spurenelementen und Vitaminen.

▶ Mit Obst reichert man den täglichen Speisezettel zu rund 15 Prozent an. Früchte sind regelrechte Vitaminbomben.

Fleisch ist ein biologisch hochwertiges Lebensmittel, vorausgesetzt, dass es aus einwandfreier Zucht stammt.

▶ Tierische Produkte sollen mit 20 Prozent nur einen halb so großen Anteil ausmachen wie die Basis aus Getreideprodukten. Dabei würden grundsätzlich Eier, Milch und Milchprodukte, die alle lebenswichtigen Eiweiße liefern, für eine vollwertige Proteinversorgung absolut ausreichen.

▶ Kleine Naschereien und Süßigkeiten sollten nicht mehr als fünf Prozent der täglichen Nahrungszufuhr ausmachen.

■ Empfehlungen der Ernährungswissenschaftler und Chronobiologen

Nähere Informationen über die Inhaltsstoffe sowie detaillierte wissenschaftliche Ernährungsempfehlungen sind jeweils in den einleitenden Übersichten zu den einzelnen Lebensmittelgruppen beschrieben. Nicht zur Sprache kommt in diesem Buch die Gruppe der tierischen Lebensmittel. Dies hat keine ideologischen Gründe, sondern ergibt sich aus der einfachen Tatsache, dass der Fleisch- und Wurstkonsum ohnehin so übermäßig ist, dass es hier keiner Motivierung bedarf. Natürlich ist Fleisch grundsätzlich ein biologisch hochwertiges Lebensmittel – vorausgesetzt, es stammt aus ökologisch einwandfreier Tierzucht. Allerdings reicht es zur Deckung dieser Proteine aus, wenn zweimal wöchentlich Fleisch auf dem Speiseplan steht. Wesentlich für eine gesunde Ernährung ist, dass Gemüse, Reis oder Nudeln die Hauptrolle spielen und Fleisch lediglich als Beilage an den Tellerrand rückt. Optimal wäre es, mindestens einmal in der Woche Fisch zu essen, damit der Körper neben den hochwertigen Proteinen auch mit genügend Jod und essenziellen Fettsäuren versorgt wird.

■ *Fleisch ist auch durch die BSE-Problematik ins Kreuzfeuer der Kritik geraten.*

■ Komplexe Kohlenhydrate

Wer sich an diese von Ernährungswissenschaftlern empfohlenen Grundregeln hält, wird kaum Probleme mit dem Gewicht bekommen. Komplexe Kohlenhydrate machen lange satt und lassen erst gar keine Heißhungerattacken auf Süßes oder Fettes aufkommen. Etwa zwei Liter kalorienarme Getränke bremsen ebenso die Lust auf Kalorienbomben. Wer seine Pfunde deutlich reduzieren muss, dem bleibt nichts anderes übrig, als seine tägliche Kalorienzufuhr für einen gewissen Zeitraum unter seinem täglichen Durchschnittsbedarf zu

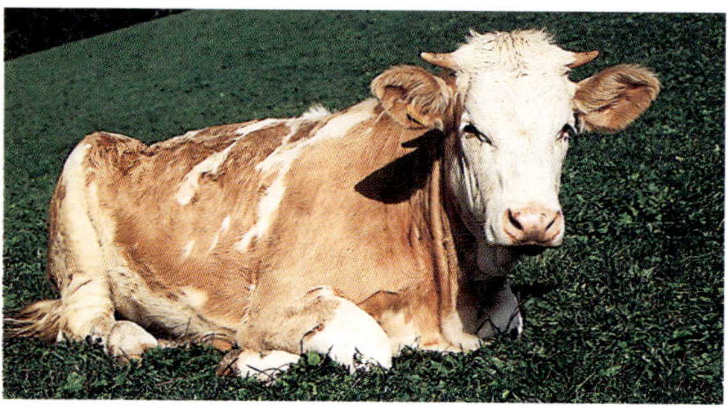

halten. Bei einem 30-jährigen Menschen im Büro zum Beispiel liegt der Energiebedarf am Tag bei 2.400 Kalorien, bei einem körperlich schwer arbeitenden Menschen bei etwa 3.500 Kalorien. Nach wie vor gilt die Empfehlung der Chronobiologen, vormittags und mittags mehr zu essen als gegen Abend. Wer also wie ein Kaiser frühstückt, wie ein König zu Mittag speist und sein Abendessen wie ein Bettler zu sich nimmt, hat gute Chancen, sich von überschüssigen Pfunden zu verabschieden. Der Grund: Bis zum frühen Nachmittag fährt der Körper »auf Volldampf«, hat eine höhere Körpertemperatur und verbrennt die zugeführten Kalorien schneller als am Abend.

■ Die Nährstoffdichte ist entscheidend

Da die meisten Menschen körperlich zu wenig aktiv sind, brauchen sie Lebensmittel mit einer hohen Nährstoffdichte. Die höchste Nährstoffdichte hat Gemüse: Die meisten Gemüsearten enthalten große Mengen an Vitaminen, Mineralstoffen und Spurenelementen, die auch während einer Diät für eine ausreichende Nährstoffversorgung sorgen. Wer seine Mahlzeiten am Tag zu 40 Prozent aus Vollkornprodukten und zu 35 Prozent aus Gemüse und Obst zusammenstellt, braucht keine zusätzlichen Vitamin- und Mineralstoffpräparate.

Um in den optimalen Genuss aller lebenswichtigen Nährstoffe zu kommen, geben die lexikalisch geordneten Kapitel zu den einzelnen Lebensmittelgruppen Auskunft. Folgende Fragen werden dabei ausführlich behandelt:

▶ Woran erkenne ich frisches Obst?

▶ Worauf muss ich beim Einkauf achten, um vitaminreiche Früchte zu bekommen?

▶ Wie lange kann ich welche Gemüsesorten aufbewahren, ohne dass sie viele Mineralien verlieren?

▶ Wie kann ich mich vor schädlichen Stoffen schützen?

▶ Wie gehe ich am besten mit Obst, Gemüse und anderen Lebensmitteln um, damit Geschmack, Aroma und Nährstoffe möglichst lange erhalten bleiben?

»Auch Gesundheit kann anstecken!« –

So lautet ein altes jüdisches Sprichwort. Daran ist zweifellos etwas Wahres. Denn wer erst einmal auf den Geschmack mit gesunden nährstoffreichen Lebensmitteln gekommen ist, wird unter Garantie mit Lust bei ihnen bleiben.

Bei richtiger Zusammenstellung des Speiseplans – mit Vitaminen, Mineralstoffen und Spurenelementen – benötigt man keine Vitamin- oder Mineralstoffpräparate.

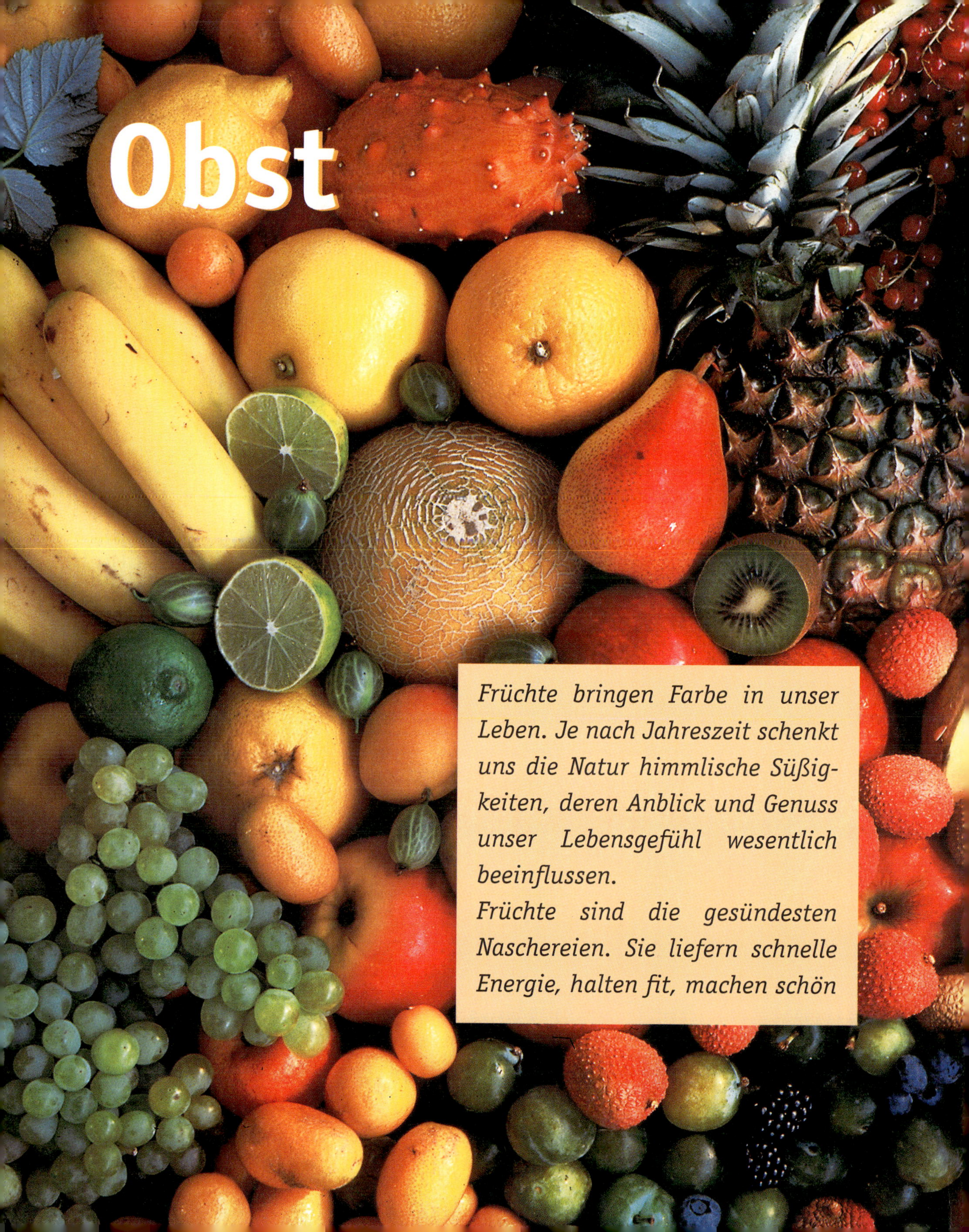
Obst

Früchte bringen Farbe in unser Leben. Je nach Jahreszeit schenkt uns die Natur himmlische Süßigkeiten, deren Anblick und Genuss unser Lebensgefühl wesentlich beeinflussen.
Früchte sind die gesündesten Naschereien. Sie liefern schnelle Energie, halten fit, machen schön

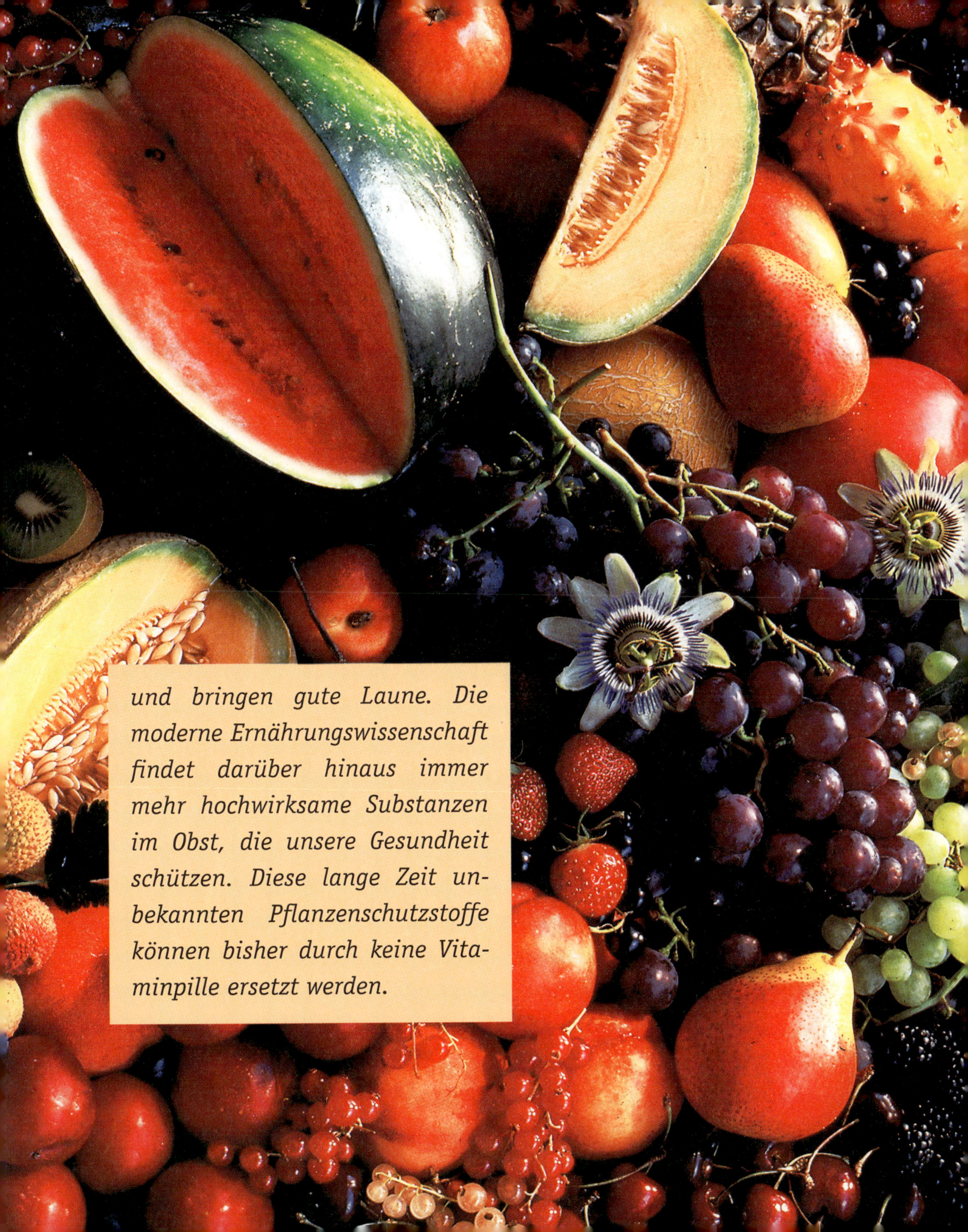

und bringen gute Laune. Die moderne Ernährungswissenschaft findet darüber hinaus immer mehr hochwirksame Substanzen im Obst, die unsere Gesundheit schützen. Diese lange Zeit unbekannten Pflanzenschutzstoffe können bisher durch keine Vitaminpille ersetzt werden.

Gesund und aktiv mit Obst

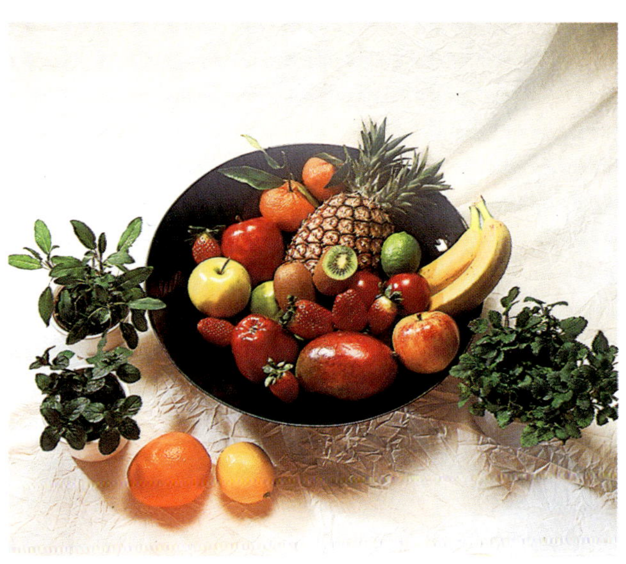

Bereits im alten Rom und auf germanischen Rittertafeln symbolisierte sich der Reichtum in üppigen Gelagen mit Weintrauben und Apfelpyramiden. Zwar importierten weder die Römer noch die nordischen Nachbarn Frischware; doch brachten bereits römische und griechische Feldherren von ihren Kreuzzügen exotische Obstsamen mit nach Europa. Hier wurden die neuen Früchte auf heimischem Boden kultiviert.

Die Neugier auf lukullische Neuheiten hat über die Jahrtausende nicht nachgelassen. Durch moderne Produktionsweisen und Transportmöglichkeiten landen in der heutigen Zeit Obstwaren aus den entferntesten Kontinenten auf europäischen Märkten. Die Nachfrage steigt, und die Vielfalt wird immer größer – und das zu allen Jahreszeiten.

Immer mehr Obst
Das Angebot und der Konsum an exotischen Obstsorten ist in den letzten Jahrzehnten in Europa stark angestiegen. Lediglich die Briten sind Obstmuffel.

So viel Obst verzehren die Europäer

In Mitteleuropa kann der Eigenbedarf nur zu einem geringen Teil durch heimische Ernten gedeckt werden. Deutschland beispielsweise importiert etwa doppelt so viel Obst, wie es auf inländischem Boden selbst produziert. Auch der Pro-Kopf-Verbrauch an Frischobst hat sich in Europa nach dem Krieg mehr als verdoppelt: Heute isst jeder Deutsche und jeder Österreicher rund 100 Kilogramm Obst im Jahr. Damit liegen sie im oberen Mittelfeld. Die Niederländer sind mit 150 Kilogramm pro Kopf die fleißigsten Obstesser Europas. Der Durchschnittsbrite indes gibt sich bereits mit knapp 55 Kilogramm Obst jährlich zufrieden.

Mit Früchten Krankheiten vorbeugen

Die erfreuliche Entwicklung beim Obstkonsum und das stetig wachsende Interesse an exotischen Früchten bedeutet aber noch lange nicht, dass jeder von uns tatsächlich genügend Obst zu sich nimmt. Ernährungswissenschaftler stellen immer wieder fest, dass sich in unserer Wohlstandsgesellschaft viele Menschen falsch ernähren. Dabei könnten wir uns hervorragend mit allen erforderlichen Nahrungsmitteln versorgen. Wesentlich für eine gesundheitsfördernde Ernährung ist allerdings die richtige Auswahl. Viele moderne Menschen gefährden ihre Gesundheit und Vitalität nach Überzeugung der Wissenschaftler dadurch, dass sie zu wenig Obst und Gemüse essen. Neben Bewegungsmangel, übermäßigem Stress und Rauchen begünstigen vor allem zu viel Fett und zu viel Fleisch die typischen Zivilisationskrankungen wie Arteriosklerose, Diabetes, Herz- und Kreislauferkrankungen sowie bestimmte Krebsarten.

Fünf Rohkostportionen täglich

Deutsche Ernährungsphysiologen empfehlen mindestens 250 Gramm frisches Obst pro Tag für einen erwachsenen Menschen. Um Krebs und anderen Krankheiten wirksam vorzubeugen, benötigen wir allerdings eine vielfache Ration. Die Parole amerikanischer Experten lautet dementsprechend: »Five a day« – mindestens fünf Rohkostportionen im täglichen Speiseplan. Also: jeden Tag ein Apfel, eine Banane, ein Glas frisch gepresster Orangensaft, eine große Portion Karotten und eine Salatplatte.

Eine noch größere Menge an Rohkost empfehlen die Wissenschaftler, wenn zu hoher Blutdruck auf natürliche Weise gesenkt werden soll. US-Forscher des Kaiser Permanente Center for Health Research in Portland fanden in einer Studie mit 459 Testpersonen heraus, dass zehn Portionen Obst und Gemüse täglich den Blutdruck um bis zu sechs Prozent verringern können. Auf diese Weise könnten zahlreiche Herzinfarkte und Schlaganfälle vermieden werden, ohne die (zum Teil erheblichen) Nebenwirkungen starker Medikamente in Kauf nehmen zu müssen. Obst hat im Vergleich zu den übrigen Lebensmitteln, die wir tagtäglich zu uns nehmen, viele Pluspunkte:

▶ Wir können Obst jederzeit ohne großen Aufwand zwischendurch essen. Zwischenmahlzeiten befriedigen nicht nur den Appetit auf Süßes, sondern versorgen unseren Organismus auch schnell mit langanhaltender Energie.

Größere Lungenkapazität
Kinder, die täglich frisches Obst essen, haben eine bessere Lunge. Das ergab jetzt eine Studie, die mit 2.500 englischen Kindern durchgeführt wurde. Jene Kinder, die kein Obst mögen, hatten eine um vier Prozent niedrigere Lungenkapazität als jene Kinder, die mindestens zwei mal am Tag frische Früchte auf den Tisch bekommen.

Weniger Herzinfarkte
Mehrere Rohkostportionen täglich senken nicht nur den Blutdruck, sondern beugen auch Herzinfarkten und Schlaganfällen vor, die hierzulande immer noch Todesursache Nummer eins sind.

▶ Wir können Obst im Gegensatz zu vielen Gemüsearten roh essen. Dadurch bleiben die wichtigen und empfindlichen Nährstoffe erhalten und werden nicht durch Garen reduziert.

▶ Obst hat wenig Kalorien und ist leicht verdaulich. Es belastet den Körper nicht und liefert viele lebenswichtige Nährstoffe.

▶ Obst hat kein Cholesterin und belastet von daher weder Herz noch Gefäße – im Gegenteil! Wer viele Früchte isst, kann seinen Cholesterinspiegel erheblich senken.

▶ Obst ist auch für Gichtkranke absolut unbedenklich, da es kaum Purine enthält, die den Harnsäurespiegel krankhaft erhöhen können.

Früchte sind natürliche »Vitaminbomben«

Starkes Immunsystem
Um auf Trab zu kommen und optimal funktionieren zu können, benötigt unser Immunsystem die wertvollen bioaktiven Nährstoffe des Obstes.

Früchte sind abwechslungsreiche Naschereien, die man ohne schlechtes Gewissen jederzeit und auch in größeren Mengen genießen darf. Damit aber nicht genug: Bioaktive Nährstoffe im Obst bringen unser ganzes Immunsystem auf Vordermann. Diese natürlichen Biostoffe sind perfekt aufeinander abgestimmt, unterstützen sich gegenseitig und können so in unserem Organismus optimal wirken. Bunt leuchtende Früchte sind übrigens besonders reich an den Vitaminen A, C und E. Dieses Vitamin-»Trio« bezeichnet man auch als Antioxidanzien, die besonders gefährliche »freie Radikale« unschädlich machen.

Was sind »freie Radikale«?

Wissenschaftler gehen davon aus, dass viele Zivilisationskrankheiten wie Arteriosklerose, rheumatische Erkrankungen und vor allem Krebs durch freie Radikale verursacht werden. Das sind Sauerstoffmoleküle, die durch die Einwirkung von Schadstoffen in der Luft, Zigarettenrauch, Ozon oder Stress entstehen. Diese freien Radikale greifen unsere Zellen an, indem sie deren Schutzmantel – die mehrfach ungesättigten Fettsäuren – zum Oxidieren bringen. Das heißt, die Fettsäuren werden »ranzig«. Die Vitamine A, C und E wirken antioxidativ. Mit anderen Worten: Sie fangen die freien Radikale ein und neutralisieren sie.

Obst hat aber noch mehr Vitamine zu bieten. Gerade für Schwangere, Kinder und alte Menschen ist die Gruppe der B-Vitamine außerordentlich wichtig. Wissenschaftler haben festgestellt, dass 38 Prozent der Amerikaner und 27 Prozent der Mitteleuropäer einen erheblichen Vitamin-B-Mangel aufweisen. Medikamente, die Antibabypille und vieles mehr sind Vitamin-B-Räuber. Beeinträchtigungen des Stoffwechsels oder der Verdauung sind mögliche Folgen, aber auch Nervenleiden treten bei einem Vitamin-B-Mangel auf; außerdem kann die Gehirnleistung eingeschränkt sein. Viele Obstarten sind reich an B-Vitaminen, die allerdings nur dann ihre volle Wirkungskraft behalten, wenn sie roh genossen werden.

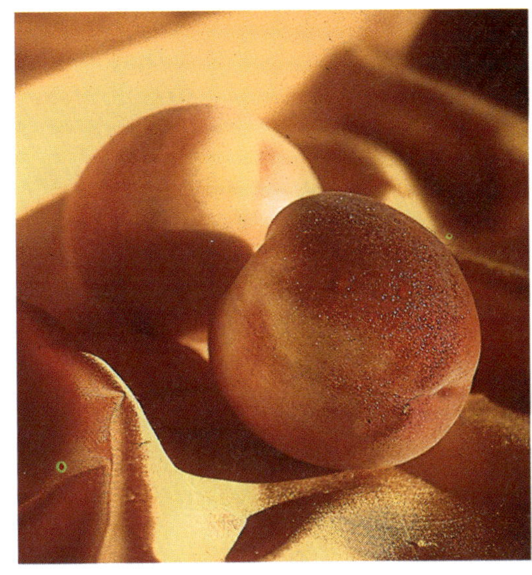

Bunt leuchtende Früchte haben besonders viele Antioxidanzien.

Provitamine

Während reines Vitamin A nur in tierischer Nahrung vorkommt, haben Pflanzen einen hohen Anteil an Karotinoiden wie Beta-Karotin, Lutein, Lykopin usw. Diese Pflanzenstoffe, die der Körper in Vitamin A umwandelt, heißen deshalb auch Provitamine. Solche Provitamine sind vor allen in Aprikosen, Pfirsichen und Papayas enthalten, kommen aber auch in vielen anderen Früchten reichlich vor. Vitamin A ist besonders für gutes Sehen wichtig.

Sekundäre Pflanzenstoffe

Die Wirkung der zellschützenden Vitamine wird noch potenziert durch die vielen unterschiedlichen sekundären Pflanzenstoffe, die ihrerseits selbst antioxidativ wirken können. Sekundäre Pflanzenstoffe sind Biostoffe, die nicht nur im Verdauungstrakt wirken, sondern sich auch auf Schönheit, körperliche Fitness und Konzentrationsfähigkeit auswirken. Zu den sekundären Pflanzenstoffen gehören:

- Karotinoide
- Saponine
- Flavonoide
- Terpene
- Sulfide
- Phytosterine
- Glukosinolate

Vielfältige Wirkungen
Die bis zu 10.000 verschiedenen sekundären Pflanzenstoffe der einzelnen Obstsorten wirken antioxidativ, antikanzerogen, antimikrobiell und immunmodulatorisch.

Wichtig zu wissen ist, dass der Zerfallsprozess des »flüchtigen« Vitamin C einer Zitrone durch Flavonoide hinausgezögert wird. Die Askorbinsäure – wie das Vitamin C auch heißt – wird »gestreckt« und so bis zum 20-fachen potenziert. Vitaminpräparate hingegen scheidet unser Körper bei Nichtbedarf sofort wieder aus. Dies ist einer der Gründe dafür, dass bislang kein künstlich hergestelltes Vitaminpräparat an die Vitamin-C-Wirkung einer frischen Zitrone, einer Kiwi oder eines Petersilienblattes heranreicht. Darüber hinaus bekämpfen die Zitrusflavone auch noch die Zellgifte und machen sogar Bakterien unschädlich.

■ Fruchtsäuren gegen Krebs

Gesundheitstipp
Flavonoide, wie z. B. das in Äpfeln reichlich vorhandene Querzetin, wirken antikanzerogen. Das heißt, sie beugen Krebserkrankungen vor, indem sie bestimmte Enzyme aktivieren, die wiederum Krebs erregende Substanzen vernichten.

Wissenschaftlicher haben herausgefunden, dass die sekundären Pflanzenstoffe ihre schützende Wirkung auf vielfältige Weise entfalten können. So hemmen die in vielen Obstsorten enthaltenen Phenolsäuren das Wachstum von Krebszellen und sogar bereits ausgebildete Tumore in ihrer weiteren Verbreitung. Als besonders wirksam gilt die in Erdbeeren und Weintrauben enthaltene Ellagsäure. Alle diese Pflanzenstoffe wirken synergistisch (von griechisch »synergein« = zusammenarbeiten) – das heißt, sie unterstützen sich gegenseitig. Einzeln isolierte Stoffe, wie sie inzwischen von einigen Pharmakonzernen angeboten werden, können keine derartig vielfältige Wirkung hervorrufen wie eine simple Erdbeere. Die Wissenschaft hat hier noch ein weites Feld vor sich, um zu klären, in welchem Umfang welche Stoffe gezielt gegen bestimmte Krankheiten eingesetzt werden können. Fest steht allerdings, dass alle diese Pflanzenstoffe äußerst hitzeempfindlich sind. Eine frische Aprikose beispielsweise beinhaltet noch alle ihre gesundheitsfördernden Wirkstoffe. In einem Kompott hingegen sind sie bereits zu einem Großteil verkocht.

So wirken die sekundären Pflanzenstoffe

- Stärkung des Immunsystems im Kampf gegen Krankheitserreger wie Bakterien, Bazillen, Viren und Krebszellen
- Bekämpfung gefährlicher freier Radikale
- Senkung des Cholesterinspiegels
- Regulierung des Blutzuckerspiegels
- Normalisierung des Blutdrucks
- Verbesserung der Verdauung

Fruchtsäuren und Gerbsäuren

Fruchtsäuren regen die Verdauungssäfte im Magen- und Darmkanal an und aktivieren den Kreislauf. Gleichzeitig wirken sie desinfizierend, das heißt, sie töten schädliche Keime im Körper. Viele Obstarten, vor allem die verschiedenen Beerensorten, beinhalten die etwas bitter schmeckenden Gerbstoffe, die als regelrechte »Rohrputzer« im Darm wirken. Sie töten schädliche Bakterien ab und hemmen Entzündungsgeschehen.

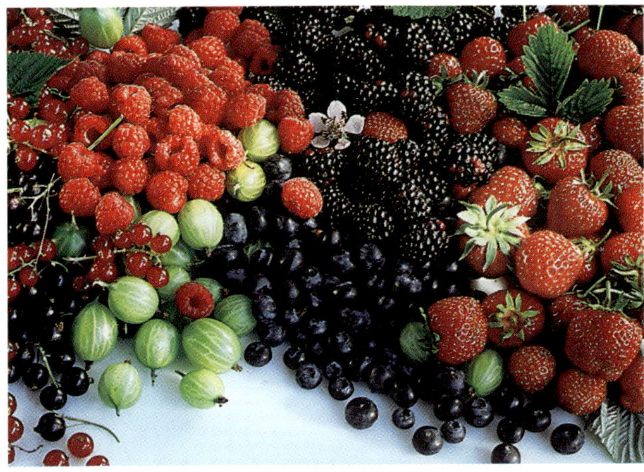

Mineralstoffe und Spurenelemente

Mineralstoffe sind Substanzen, die an allen wesentlichen Stoffwechselprozessen in unserem Organismus beteiligt sind und uns vital halten. Unsere Knochen und Zähne bestehen überwiegend aus Mineralien. Die verschiedenen Obstsorten sind regelrechte »Mineralstoffbomben« der Natur. Während unser Körper einige Vitamine speichern kann, müssen wir Kalium, Eisen, Zink, Kalzium, Mangan, Jod oder Selen immer wieder von außen zuführen. Und auch nur in Verbindung mit den Vitaminen werden die an sich toten »Metalle« zum Leben erweckt. Erst dann funktionieren alle Stoffwechselprozesse dynamisch.

Leider kann der Organismus keineswegs alle Mineralien, die wir durch Obst zu uns nehmen, auch tatsächlich resorbieren. Oftmals werden sie einfach wieder ausgeschieden. Diese so genannte Bioverfügbarkeit hängt von vielen Faktoren ab. So ist beispielsweise bekannt, dass das kostbare Eisen in schwarzen Johannisbeeren nicht optimal vom Körper resorbiert werden kann, wenn es mit Kalzium (z. B. in Milchprodukten) konfrontiert wird. Gerbsäuren von Tee und Kaffee beeinträchtigen übrigens ebenso die Eisenaufnahme.

Kalium und Natrium

Kalium ist der physiologische Gegenspieler zum Natrium, welches durch unseren Konsum an Wurst und Fertiggerichten heutzutage ein starkes Übergewicht in unserer Ernährung bekommen hat.

Alle Beerenarten beinhalten Gerbstoffe, die als »Rohrputzer« im Darm wirken.

Kaum nachweisbare Mineralien
Gegenwärtig kennt die Wissenschaft 39 Spurenelemente. Diese Mineralien heißen deshalb so, weil sie nur in geringen Spuren im Körper nachzuweisen sind.

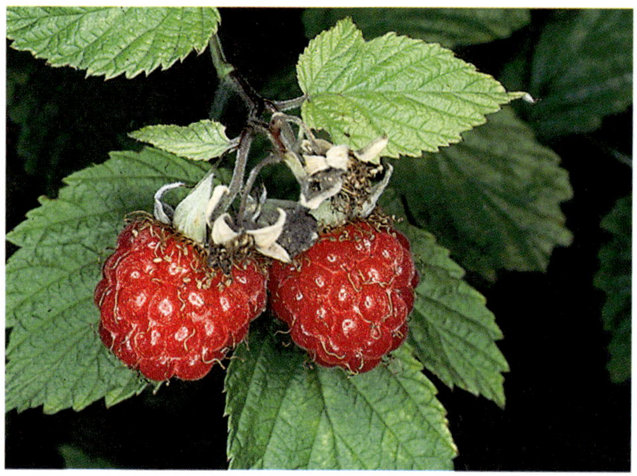

■ Himbeeren und Bananen enthalten viel Kalium und Magnesium.

Natriumchlorid (Speisesalz) und Kalium müssen jedoch in einem ausgewogenen Verhältnis vorhanden sein, um eine ideale Gewebespannung aufrecht erhalten zu können. Eine ausreichende Kaliumversorgung kann zu hohen Blutdruck senken – vor allem dann, wenn ein zu hoher Salzkonsum der Grund ist. Obst ist eine überaus reiche Kaliumquelle, die unseren Wasserhaushalt regelt.

Hinzu kommt noch, dass Kalium Enzyme für den Kohlenhydratstoffwechsel und für die Energiegewinnung aktiviert. Der hohe Magnesiumgehalt vieler Früchte, beispielsweise der der Himbeeren und der Bananen, beschleunigt den Stoffwechsel in unserer Muskulatur und stärkt die Nerven. Dies alles sind gute Gründe, noch mehr in den Obstkorb zu greifen, um nicht Gefahr zu laufen, mit Mineralstoffen unterversorgt zu sein.

Mit Ballaststoffen gegen die Trägheit

Ernährungstipp Nehmen Sie täglich mindestens 40 Gramm Ballaststoffe zu sich. Davon sollte idealerweise etwa die Hälfte aus Obst und Gemüse, die andere Hälfte aus Getreideprodukten stammen.

Obst beinhaltet nicht nur zahlreiche lebenswichtige Vitamine, Provitamine, sekundäre Pflanzenstoffe, Mineralien und Spurenelemente, sondern ist überdies auch ein wertvoller Ballaststofflieferant. Ballaststoffe sind Pflanzenfasern, die von den Verdauungsenzymen des Menschen nicht abgebaut werden können. Dennoch sind sie kein Ballast, wie man zunächst glauben könnte. Im Gegenteil: Ballaststoffe helfen mit, den Körper zu entlasten und spielen bei der Vermeidung bzw. Bekämpfung von Krebs, Herzinfarkt, Diabetes und anderen Wohlstandskrankheiten eine wesentliche Rolle.

Die Pektine, die vor allem in Kernobst (speziell im Apfel), Beeren und Steinobst vorkommen, sind wasserlösliche Faserstoffe, für die charakteristisch ist, dass sie gelieren. Sie quellen im Darm auf, regen die Darmperistaltik an und sorgen so dafür, dass die Verdauung in Gang kommt und die Darmpassagezeit deutlich verkürzt wird. Die Nahrung läuft somit nicht Gefahr, im Darm zu faulen und seine Wände anzugreifen. Die Gallerte binden gleichzeitig giftige Abfallprodukte der Galle und scheiden sie aus. Im Ersten

Weltkrieg behandelten übrigens Militärärzte Soldaten, die an Ruhr erkrankt waren, mit einer Sonderration Äpfel. Seither empfehlen viele naturheilkundliche Mediziner Pektin-Tage bei schweren Durchfällen.

▶ Derzeit laufen wissenschaftliche Studien, um herauszufinden, ob sich Darmkrebs durch eine ausreichende Versorgung mit Ballaststoffen verhindern läßt. Pektine haben darüber hinaus noch eine hervorragende Eigenschaft: Sie senken den Cholesterinspiegel und beugen somit Herz- und Kreislauferkrankungen vor. Mit einem oder zwei Obsttagen pro Woche entlasten wir somit den Organismus entscheidend.

Ein zeitloser Genuss – Obst zu jeder Tageszeit

Früher hieß es: Obst soll man nicht abends essen. Es fördere nächtliche Blähungen und gäre im Darm zu Alkohol. Heute wissen wir aufgrund zahlreicher Studien, dass dies jeder wissenschaftlichen Grundlage entbehrt. Viele Chronobiologen sind sogar der Ansicht, dass wir abends eher auf schwer verdauliche Eiweiße wie Fleisch oder Fisch verzichten und stattdessen leichte Kost wie bestimmte Obstsorten oder Gemüse bevorzugen sollten. Denn Obst ist grundsätzlich leicht verdaulich. Die in ihm enthaltenen Kohlenhydrate – Obst hat nur geringe Mengen an Eiweiß und Fett – werden rasch abgebaut. Weil das so ist, ist es sinnvoll, Obst am besten als eigenständige Mahlzeit (auch abends) zu essen.

■ Verdauungsprobleme

Die einzelnen Obstarten haben ganz unterschiedliche Eigenschaften, die bislang noch kaum untersucht sind: Während beispielsweise Aprikosen die Vitalität fördern, beruhigen Avocados oder Bananen die Nerven und helfen sogar beim Einschlafen. Bestimmte rohe Früchte (insbesondere saure, z. B. Kiwis) können als Dessert nach einem opulenten Abendessen bei empfindlichen Personen Verdauungsprobleme bereiten. Der Grund: Der schwer verdauliche Hauptgang blockiert sozusagen die nachkommenden, leicht verdaulichen Früchte in ihrer Eile.

Was machen die Enzyme? Sie spalten Fette, Kohlenhydrate und Eiweiße in der Nahrung und arbeiten daran mit, sie schneller abzubauen.

Ernährungstipp
In den achtziger Jahren empfahlen amerikanische Bestsellerautoren wie z. B. Marylin Diamond, Obst nur vormittags und auf nüchternen Magen zu essen, um jung, schlank, gesund und schön zu bleiben. Heute propagieren dieselben Experten auf der Grundlage neuerer Untersuchungen, Früchte den ganzen Tag über zu essen, damit sich die in ihnen enthaltenen Enzyme optimal entfalten können.

Auf diese Weise kann belastender »Eiweißmüll« im Darm verhindert werden. Enzyme helfen demnach mit, den Körper zu reinigen und ihn schön zu machen. Leider sind Enzyme sehr wärmeempfindlich. Temperaturen ab vierzig Grad Celsius können Enzyme bereits vernichten.

Das grenzenlose Angebot

Kein anderes Lebensmittel hat in Europa in den letzten Jahrzehnten eine derartige Bedeutung erreicht wie das Obst. Und mit keinem anderen Lebensmittel wurde so viel experimentiert: So kamen Jahr für Jahr neue Obstsorten und exotische Kreuzungen auf den Markt, man verbesserte die Lagerfähigkeit der Früchte durch Zusätze und verkürzte die Transportzeiten durch schnelle Flugzeuge deutlich. Erdbeeren zu Weihnachten oder Weintrauben im Frühling sind für uns heute selbstverständlich.

■ Verlust von Inhaltsstoffen

Für viele Obstarten bringt diese ständige Präsenz allerdings auch große Nachteile mit sich. So verlieren beispielsweise Erdbeeren in den Wintermonaten so ziemlich alle Eigenschaften, die uns im Frühsommer das Wasser im Mund zusammenlaufen lassen: Duft, Geschmack und Aroma sind durch diverse Konservierungsstoffe und den kühlen Transport im Flugzeug längst verflogen, ehe die Erdbeeren bei uns auf dem Tisch landen – vom Vitamin-C-Gehalt ganz zu schweigen, der dann praktisch gegen null geht.

■ Mit Konservierungsstoffen haltbar gemachte Erdbeeren enthalten nur noch wenig Vitamin C.

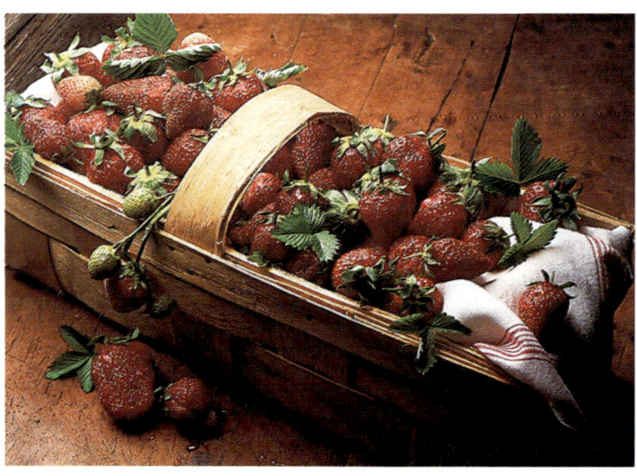

Andere Früchte werden unreif geerntet. Mit dem Einsatz von chemischen Mitteln unterbricht man auf fremden Kontinenten natürliche Reifeprozesse, um Obstwaren zur Genussreife auf unsere Märkte zu bringen. Das gelingt leider nicht immer. Häufig findet man grüne, harte und vor allem geschmacklose Ware aus fernen Ländern im heimischen Supermarktangebot vor. Zum Beispiel können unreif geerntete Weintrauben aus Südafrika nicht nachreifen und somit nie ihr volles Aroma entwickeln.

Klimakterisch und nicht klimakterisch?

Weintrauben, Zitrusfrüchte, aber auch Kirschen, Ananas oder Erdbeeren gehören zu den so genannten nicht klimakterischen Früchten. Das heißt: Sie müssen in vollreifem Zustand geerntet – und auch verkauft! – werden, da sie nicht mehr nachreifen.

Andere Obstarten hingegen haben die Fähigkeit, nach der Ernte noch etwas nachzureifen. Zu diesen klimakterischen Früchten zählen Äpfel, Pflaumen, Papayas, Mangos, Avocados, Melonen, Birnen und Kiwis, um nur einige zu nennen.

Mittlerweile ermöglichen uns Technologie und Transportmöglichkeiten den Genuss von Südfrüchten und exotischen Köstlichkeiten, die wir teilweise gar nicht mehr als »fremd« wahrnehmen.

Das bringt natürlich auch einige Nachteile mit sich. Frische Aprikosen beispielsweise werden im Winter kaum ihr traumhaftes Aroma entwickeln können. Und auch unsere Sinne sind zu dieser Jahreszeit nicht auf einen typischen Sommergenuss eingestellt.

■ Was Sie beachten sollten

Die im Regal angegebenen Güteklassen sind keineswegs immer verlässlich. Wer jedoch beim Einkauf nicht nur wahllos in die Körbe greift, sondern seine Sinne kritisch einsetzt, kann selber recht gut erkennen, welche Früchte wirklich genussreif sind und welche (noch) nicht. Folgende Merkmale sollten Sie beim Kauf unbedingt beachten:

▶ Früchte müssen ihre typische Farbe erreicht haben.

▶ Ihre Nase kann Ihnen viel über den Reifegrad der Frucht sagen: Ein vollaromatischer Duft verrät eine ausgereifte Säure-Zucker-Harmonie.

▶ Das Fruchtfleisch muss auf leichten Fingerdruck etwas nachgeben. Erst dann ist eine optimale Saftigkeit und damit die optimale Reife erreicht.

▶ Das Fruchtfleisch von Steinobst sollte sich relativ leicht vom Stein lösen lassen.

▶ Zu viel Säure bei Zitrusfrüchten deutet fast immer auf eine zu frühe Ernte hin.

Lange Transportwege
Je länger Obst in Frachträumen von Flugzeugen oder Schiffen gelagert wird, desto mehr Inhaltsstoffe verliert es. Auch Verarbeitung und Zubereitung sind die Feinde der Vitamine, Mineralien und Spurenelemente.

OBST

	Januar	Februar	März	April	Mai	Juni	Juli	August	September	Oktober	November	Dezember
Apfel	X	X	X	X	X	X	X	X	X	X	X	X
Ananas									X	X	X	X
Apfelsine	X	X	X	X	X	X					X	X
Aprikose						X	X	X				
Avocado	X	X	X	X	X	X	X	X	X	X	X	X
Banane	X	X	X	X	X	X	X	X	X	X	X	X
Birne								X	X	X		
Brombeere								X	X	X		
Dattel	X	X	X	X	X	X	X	X	X	X	X	X
Eberesche									X	X		
Erdbeere					X	X	X					
Feige	X	X	X	X	X	X	X	X	X	X	X	X
Grapefruit	X	X	X	X	X	X	X	X	X	X	X	X
Heidelbeere							X	X				
Himbeere							X	X				
Holunderbeere									X	X		
Johannisbeere							X	X				
Kaki			X	X	X							
Kap-Stachelbeere	X	X	X	X	X	X						X
Kirsche							X	X				
Kiwi	X	X	X			X	X	X	X	X	X	X
Litchi	X	X	X	X								X
Mango	X	X	X	X	X	X	X	X	X	X	X	X
Papaya	X	X	X	X	X	X	X	X	X	X	X	X
Pfirsich						X	X	X	X			
Pflaume							X	X	X			
Preiselbeere									X	X	X	
Quitte								X	X			
Stachelbeere						X	X	X				
Weintraube							X	X	X			
Zitrone	X	X	X	X	X	X	X	X	X	X	X	X

Die Haltbarkeit von Früchten

Im Allgemeinen sind Früchte nicht sehr lange haltbar. Viele Obstarten beginnen bereits nach kürzester Zeit ihr volles Aroma abzubauen. Bei der Erdbeere geschieht das schon fünf Stunden nach der Ernte. Hat die Fruchtschale ihre Leuchtkraft eingebüßt, das Fleisch seinen Biss und seinen Geschmack verloren, dann ist dies ein untrügliches Zeichen, dass nur noch wenige gesundheitsfördernde Inhaltsstoffe in der Frucht enthalten sind.

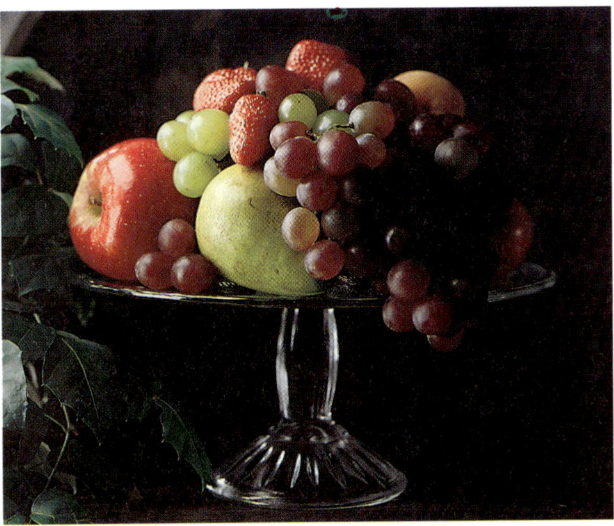

■ *Dekorativ angerichtete Obstteller können den einzelnen Früchten schaden.*

Auch dekorative Obstteller auf dem Esstisch bieten meist nur einen kurzen Genuss. Die Raumtemperatur lässt nämlich genussreifes Obst besonders rasch welken. Und außerdem fördert das natürliche Äthylengas der Äpfel oder Melonen das Altern von Früchten, die daneben liegen. Umgekehrt können unreife Früchte auf diese Weise erst zur Genussreife gebracht werden.

■ Robuste und empfindliche Früchte

Die Kiwi ist eine der robustesten Früchte überhaupt, die verschiedenen Beerensorten hingegen sind sehr empfindlich. Ihr weiches, saftiges Fleisch schimmelt bereits nach ein bis zwei Tagen. Ebenso schnell altert saftiges Steinobst, wie Kirschen, Pflaumen oder Pfirsiche. Weintrauben dagegen halten sich durch ihren eigenen weißen Schutzbelag auch bei konventionellen Kühlschranktemperaturen einige Tage frisch. Sie gehören, genauso wie die Zitrusfrüchte, zu den Obstarten, die nach der Ernte nicht mehr nachreifen; sie gewinnen nach dem Kauf also auch kein zusätzliches Aroma mehr. Dasselbe gilt für Zitrusfrüchte. Ihre Erzeuger besprühen sie in der Regel mit Wachs, um sie vor dem Austrocknen zu schützen. Trotzdem bleiben sie am besten im Kühlschrank frisch.

Immer mehr Privathaushalte machen sich neuerdings die professionellen Erfahrungen der Obsthändler zunutze. Während saftiges Obst in konventionellen Kühlschränken bereits nach zwei Tagen austrocknet, halten moderne Kühlschränke (mit Abteilungen relativ hoher Luftfeuchtigkeit) Früchte bis zu einer Woche knackig.

Besonderer Tipp
Lagern Sie ausgereifte Obstarten am besten im Kühlschrank – mit Ausnahme von Bananen, Mangos und Ananas. Ihnen schadet die Kälte. Winteräpfel bleiben am längsten bei Kellertemperaturen frisch. Birnen hingegen faulen aufgrund ihres hohen Saftgehaltes besonders schnell.

In bestimmten Zonen dieser Kühlschränke herrschen Temperaturen um den Gefrierpunkt, während die Luftfeuchtigkeit bei etwa neunzig Prozent liegt. Das sind optimale Bedingungen für die meisten Obstsorten.

Getrocknetes Obst ist ein ausgezeichneter Energielieferant. Auf die Hälfte seines normalen Volumens geschrumpft, hat Dörrobst durch den konzentrierten Zuckergehalt vier- bis fünfmal so viele Kalorien wie im frischen Zustand. Aber auch der Vitamin- und Mineralstoffanteil potenziert sich, wenn das Obst gedörrt ist. Sportler und Wanderer nutzen Trockenobst deshalb gern als praktischen und raschen Kraftspender. Sein hoher Ballaststoffgehalt fördert sanft die Verdauung und entgiftet den Darm.

Gedörrtes Obst **Getrocknete Früchte haben ein Vielfaches an Vitaminen und Mineralstoffen im Vergleich zu frischem Obst. Allerdings sollten Sie generell keine geschwefelten Produkte kaufen (auf die Packungsaufschrift achten!).**

Beachten Sie bei Trockenfrüchten

1. Viele Trockenfrüchte sind geschwefelt, um länger haltbar zu sein. Schwefeldioxyd ist jedoch ein bekannter Vitamin- und Mineralstoffkiller, der bei empfindlichen Menschen sogar allergische Reaktionen wie Kopfschmerzen, Hautausschläge oder Atembeschwerden hervorrufen kann. Also unbedingt auf die Packungsaufschrift »ungeschwefelt« achten!

2. Essen Sie Trockenfrüchte stets nur in kleinen Portionen und kauen Sie sie vor allem sehr gut. Durch die Darmsäfte quellen große Bissen auf ihre ursprüngliche Größe auf. Bewährt haben sich über Nacht eingeweichte Pflaumen oder Feigen zum Frühstücksmüsli.

Damit die Früchte, die wir essen, ihre gesunden Wirkstoffe optimal entfalten und wir die Mahlzeiten zugleich in vollen Zügen genießen können, gibt es einige sehr nützliche Grundregeln, die Sie beachten sollten:

■ Mehr waschen, weniger schälen

Gerade in der Schale und direkt darunter stecken die meisten Vitalstoffe. Zwar sind viele Experten der Ansicht, dass die Außenhaut der Früchte zu sehr mit Schad- und Spritzstoffen belastet sei und man sie deshalb besser nicht mitverzehren sollte. Das trifft vor allem auf Äpfel zu. Letztendlich gehen die Empfehlungen der Ernährungswissenschaftler aber dahin, hartes Obst erst warm und dann kalt zu waschen und gründlich trockenzureiben. Bleibelastungen lassen sich dadurch um etwa die Hälfte verringern. Dies sei das kleinere Übel – so die Empfehlung der Experten.

■ Obst aus biologischem Anbau

Wenn Sie die Wahl haben, ziehen Sie einheimisches, am besten biologisch angebautes Obst stets importierten Früchten vor.

■ Nicht zu lange wässern

Wässern Sie Früchte auf keinen Fall zu lange. Die wertvollen Inhaltsstoffe landen sonst im Abfluss. Außerdem faulen die Früchte dann besonders schnell.

■ Geschälte Früchte präparieren

Essen Sie geschälte Früchte entweder bald auf oder beträufeln Sie sie mit Zitronensaft. Sonst werden die Schnittstellen durch die Oxydation der Gerbsäuren und Enzyme binnen kürzester Zeit braun. Die Fruchtfarbe erhalten oder sogar intensivieren kann man durch Blanchieren in Zuckersirup.

■ Nicht stehen lassen

Um Vitamine und Mineralstoffe optimal zu erhalten, putzen Sie die Früchte erst kurz vor dem Verzehr und zerkleinern Sie sie dann. Je länger ein Fruchtsalat steht und je kleiner die Früchte geschnitten sind, desto höher ist der Nährstoffverlust. Zitronensaft und Kühlstellung können diesen Verfall etwas verzögern.

■ Roh verzehren

Rohes Obst ist nährstoffreicher als gekochtes. Ziehen Sie eingefrorene Früchte stets Konserven vor. Industriell hergestellte Dosenware hat keine nennenswerten Biostoffe mehr, dafür aber Unmengen von Zucker.

■ Vorsicht: Schimmel

Angeschimmeltes Obst gehört in den Abfall! Schimmelpilze entstehen schnell in einem warmen, feuchten Milieu, aber auch im Kühlschrank. Vor allem sehr saftiges Obst mit einer dichten Konsistenz schimmelt besonders schnell. Die dabei entstehenden Mykotoxine sind gefährliche Krebserreger. Selbst bei stundenlangem Kochen können diese Gifte überleben. Genauso überdauern sie sogar in sterilisierten Säften aus nicht einwandfreiem Obst. Also: nie ein Risiko mit angeschimmelten Früchten eingehen!

Waschen, nicht wässern **Um möglichst wenig Schadstoffe aufzunehmen, müssen die meisten Obstsorten gründlich heiß und kalt gewaschen und anschließend trockengerieben werden – keinesfalls jedoch längere Zeit wässern.**

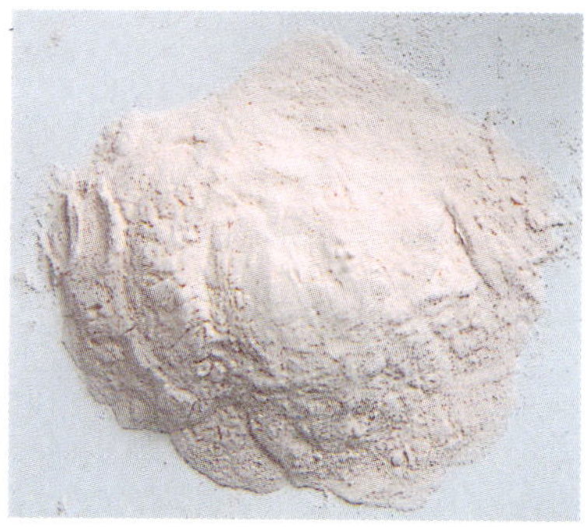

Acerolakirsche

Die Acerolakirsche heißt bei uns auch Ahornkirsche oder Kirsche der Antillen. Allerdings hat sie mit unserer heimischen Kirsche nichts zu tun. Die gelbrote Steinfrucht gibt es frisch nur in ihren Herkunftsländern, also in Südamerika, auf den Karibischen Inseln und in Westindien. Die empfindlichen Früchte würden die lange Reise nach Europa nicht überstehen. Dafür gibt es sie bei uns als Saft, Pulpe oder in getrockneter Form als Pulver.

Vitamin C kann synthetisch hergestellt werden.

■ Besonders hoher Vitamin-C-Gehalt

Die Acerolakirsche stellt mit ihrem Vitamin-C-Gehalt so ziemlich alles in den Schatten, was wir an Obst und Gemüse kennen. Mit ihren 1.700 Milligramm auf hundert Gramm Frucht überholt sie selbst unsere Hagebutte um Längen. Als Konzentrat hat sie sogar das Zehnfache zu bieten, und ihr Saft hat noch immer 20-mal mehr Vitamin C als eine Zitrone. Vitamin C ist das wichtigste Vitamin für unser Immunsystem. Es übernimmt unter anderem folgende Funktionen und Aufgaben:

▶ Abwehr von Bakterien und Viren
▶ Schutz der Zellen
▶ Festigung des Bindegewebes
▶ Kräftigung der Blutgefäße
▶ Verbesserung der Aufnahme von Eisen und Kalzium

Acerolaextrakt
Die Vitamin-C-reiche Acerolakirsche gibt es seit einigen Jahren in Reformhäusern als Kautabletten. Magenempfindliche Personen sollten wegen der Säure jedoch etwas vorsichtig sein.

Die Acerolakirsche beinhaltet auch viele Vitamine der B-Gruppe, die für das Nervensystem und zahlreiche Stoffwechselvorgänge von großer Bedeutung sind. So regelt Vitamin B6 (Pyridoxin) mehr als 100 Enzymreaktionen im Stoffwechsel. Gerade Frauen, die die Antibabypille nehmen, sollten auf eine ausreichende Vitamin-B6-Zufuhr achten. Für Haare, Haut und Fingernägel ist das in der Acerolakirsche ebenfalls vorhandene Biotin (früher Vitamin H) die reinste Frischzellenkur.

Kräftige Fingernägel durch Biotin

Schweizer Wissenschaftlern gelang kürzlich der experimentelle Nachweis, dass eine tägliche Extraration von 2,5 Milligramm Biotin – über einen längeren Zeitraum hinweg eingenommen – die Fingernägel spürbar festigt.

◼ Verwendung in der Küche

Hier eignet sich der Saft der Acerolakirsche hauptsächlich als Zutat für Marmeladen, Gelees, Konfitüren, Quarknachspeisen, Eis oder Obstsalate. Da der Saft ziemlich sauer schmeckt, sollte man sparsam damit umgehen oder ihn gegebenenfalls mit einem Schuss Ahornsirup süßen.

Ananas

Die Ananas kommt aus Südamerika, wird aber auch in Afrika, Asien und auf den pazifischen Inseln angebaut. Auf unseren Märkten findet man häufig die Hawaii-Ananas. Die mehrjährige strauchartige Staudenpflanze mit ihrer typischen schuppigen Schale ist keine Einzelfrucht, sondern kommt ausschließlich in Fruchtständen vor. Die »Königin der Südfrüchte«, wie die Ananas auch genannt wird, hat ein einzigartig süß-saures Aroma und kann bis zu drei Kilogramm schwer werden.

◼ *Die Ananas ist eine Enzymbombe.*

◼ »Toast Hawaii« als Heilmittel?

In den fünfziger Jahren wurde die Ananas in Europa zu einem regelrechten Schlager – »Toast Hawaii« mit Schinkenunterlage und überbackenem Käse war der Renner schlechthin. Aus der Konserve und dann noch gebacken war sie fast aller Inhaltsssstoffe beraubt. In frischem Zustand ist die Ananas eine Biobombe. Sie enthält fast alle lebensnotwendigen Vitamine sowie 16 Mineralien und Spurenelemente – und das bei durchschnittlich nur 57 Kilokalorien auf 100 Gramm Fruchtfleisch.

◼ Zweiter Ananasboom

Die Ananas ist besonders reich an Enzymen, insbesondere an Bromelainen. Diese Enzyme spalten das Nahrungseiweiß in Aminosäuren auf und regen die Verdauung an. Diese Erkenntnis führte in den achtziger Jahren zu einem erneuten Ananasboom. Reduktionskuren wie die »Hollywood-Diät« oder die »Haysche Trennkost« ließen übergewichtige Personen kiloweise Ananas verzehren. Der Erfolg war jedoch eher bescheiden. Immerhin: die Bromelaine schützen vor Arteriosklerose.

Schmackhafter »Appetizer«
Ananassaft regt den Appetit an und bringt durch das Enzym Bromelain die Eiweißverdauung in Schwung. Deshalb bei chronischer Verstopfung regelmäßig ein Glas Ananassaft trinken.

> ### Jo-Jo-Effekt bei Diätkuren
>
> Über Radikalkuren weiß man, dass sie einen Jo-Jo-Effekt nach sich ziehen. Das heißt: Wer nach einer Diät wieder auf »normale« Kost umsteigt, nimmt mehr zu, als er zuvor abgenommen hat, weil der Körper sich bereits auf die niedrigere Energiezufuhr umgestellt hat und sich nun erneut umstellen muss. Nicht alle viel gepriesenen Schlankheitskuren mit Enzympräparaten (zum Beispiel Ananaspillen) sind daher auch wirklich sinnvoll.

Ernährungstipp
Verzehren Sie die Ananas stets roh. Schon ein Erhitzen auf über 40 Grad vernichtet die empfindlichen Enzyme.

Wir können festhalten: Eine frische Ananas vor den Mahlzeiten hilft gegen chronische Verstopfung und reguliert zuverlässig Darmstörungen. Die Ananas wirkt harntreibend und baut durch das Kalium Wassereinlagerungen im Gewebe ab. Außerdem ist die exotische Frucht ein Schönheitsmittel: Das Ananasenzym glättet die Haut von innen, hilft also gegen Zellulitis (eine Scheibe täglich!). Frische Ananas kann äußerlich sogar Pigmentflecken (Altersflecken) bleichen. Beachten Sie, dass grüne Früchte mit stumpfem Geschmack sehr viel Säure haben, die unter Umständen den Zahnschmelz angreifen kann. Für magenempfindliche Menschen ist die reife Ananas wenig geeignet; sie kann eine Reizung der Bauchspeicheldrüse hervorrufen.

So wirken Enzyme

Die wertvollen Biostoffe der Ananas, insbesondere die Enzyme, bewirken folgende Effekte:

- Förderung der Verdauungsfunktionen
- Regulierung von Darmstörungen
- Verbesserung der Durchblutung und Senkung des Blutdrucks
- Reinigung der Gefäßwände von Ablagerungen
- Entzündungshemmung und Muskelentspannung
- Straffung der Haut

Verräterischer »Drucktest« beim Kauf

Achten Sie beim Einkauf darauf, dass die Schale einen leicht rötlichen Farbton aufweist. Frische Ananas haben einen aromatischen Duft und geben auf Druck leicht nach. Außerdem lassen sich die ausgeprägten Schuppen leicht abziehen. Ananas gehören zu den nicht klimakterischen Früchten, das heißt, sie reifen nach der Ernte nicht nach. Grüne Ananas sind zu früh geerntet und können ihr volles Aroma nicht mehr entwickeln. Dosenfrüchte sind beliebt und vielseitig verwendbar. Allerdings haben sie nicht einmal mehr die Hälfte aller Vitamine, Mineralien und Spurenelemente. Auch die empfindlichen Enzyme sind hier nicht mehr vorhanden. Das gilt auch für Ananassaft.

■ Verwendung in der Küche

In Asien kennt man viele Fleischgerichte mit Ananasstückchen. Hierzulande reichert man Ragouts gerne mit der süßsauren Frucht an. Besonders einfach zu verwenden ist sie als frisches Dessert. Reife Früchte ergeben einen köstlichen süßen Saft. Außerdem lässt sich Ananas gut zu Marmelade und einem süßen Kompott verarbeiten.

Oder probieren sie einmal Folgendes: Bestäuben Sie Ananasscheiben zuerst zart mit Curry, dann mit Mehl, und braten Sie sie anschließend in Butter knusprig heraus.

Lagerungstipp
Bewahren Sie die Ananas möglichst in einem kühlen Raum auf, aber nicht im Kühlschrank. Die Kälte bewirkt schwarze Flecken im Fruchtfleisch.

Apfel

»Wenn ich wüsste, dass morgen die Welt untergeht, würde ich heute noch ein Apfelbäumchen pflanzen!« – Die Verehrung Martin Luthers für die Paradiesfrucht teilt die Menschheit seit über 4.000 Jahren. Der Apfel kam über Ägypten und Kleinasien aus den Nilgärten Ramses II. nach Europa, von wo aus er alle Kontinente eroberte. Schätzungsweise gibt es heute weltweit etwa 20.000 Sorten. In Europa werden jedes Jahr insgesamt über sieben Millionen Tonnen Äpfel produziert, wobei die Exportländer Deutschland und Frankreich weltweit an der Spitze liegen. Dadurch, dass Apfelbäume spalterbig sind, entstehen immer wieder regional unterschiedliche Apfelsorten. Allerdings sterben durch die Züchtung auf Masse ganz zwangsläufig viele wild wachsende Streuobstwiesen und damit viele alte Apfelsorten nach und nach aus.

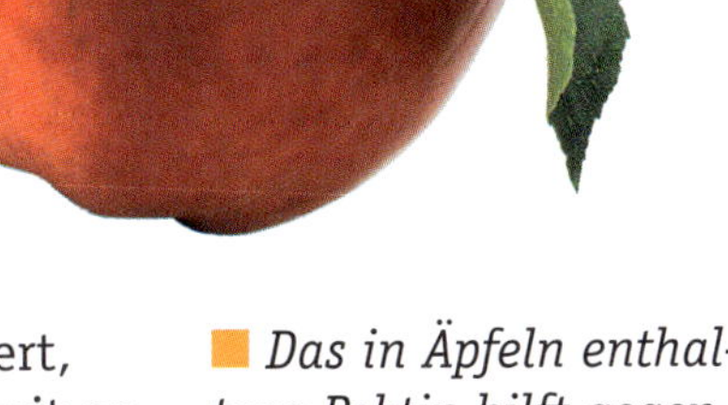

■ *Das in Äpfeln enthaltene Pektin hilft gegen Durchfall.*

■ Der Apfel ersetzt den Arzt

»One apple a day keeps the docter away.« – »Ein einziger Apfel am Tag, und du brauchst keinen Arzt.«

Dieses englische Sprichwort müsste man heute unter modernen ernährungswissenschaftlichen Gesichtspunkten ein wenig aktualisieren: Von dem knackigen Gesundmacher sollte man am Tag mindestens zwei Früchte verspeisen, damit seine Vorzüge spürbar wirken! Der Deutschen liebste Frucht – 35 Kilogramm pro Kopf und Jahr werden hierzulande verzehrt – ist vielseitig und nährstoffreich, mit etwa 60 Kilokalorien jedoch vergleichsweise kalorienarm. Ein Apfel enthält zahlreiche wichtige Biostoffe, die ihn zu einem besonders wertvollen Nahrungsmittel machen. Besonders reichhaltig sind im Apfel Vitamin C, Pektin und Kalium vertreten.

■ 300 verschiedene Biostoffe

Zwar liegt der Kaliumgehalt des Apfels mit 144 Milligramm pro 100 Gramm unter der Hälfte von dem einer Banane. Trotzdem hat es der Apfel in sich: Denn direkt unter der Schale sitzen ungefähr 300 (!) weitere Biostoffe, die zahlreiche gesunde Wirkungen besitzen. Der wichtigste davon ist das Pektin, das den Apfel zu einem idealen Heilmittel bei Durchfallerkrankungen macht. Der Apfel besteht zu über 25 Prozent aus diesem wichtigen löslichen Ballaststoff, dessen Quellfasern die Verdauung fördern und den Darm entgiften. Pektin kann außerdem organische Säuren wie zum Beispiel die Gallensäure binden und den Cholesterinspiegel im Blut senken.

Gesundheitstipp
Morgens auf nüchternen Magen fördern Äpfel die Verdauung und reinigen den Darm. Ein bis zwei Esslöffel Apfelessig in einem Achtelliter Wasser helfen bei hartnäckiger Verstopfung. Ein Apfel abends vor dem Zubettgehen soll zudem einen ruhigen Schlaf fördern.

Apfel gegen hohen Cholesterinspiegel

Wissenschaftlich erwiesen ist, dass 10 Gramm Pektin pro Tag das schädliche LDL-Cholesterin um 10 bis 20 Prozent senken. Dafür müsste man täglich zwei Kilogramm Äpfel essen – zum Glück ist Pektin jedoch inzwischen auch als geschmacksneutrales Extrakt in Reformhäusern erhältlich.

Folgende positiven Auswirkungen des Apfels auf die Gesundheit sind wissenschaftlich nachgewiesen:

▶ Reinigung des Darms und Förderung der Verdauung
▶ Senkung des Blutdrucks
▶ Senkung des Cholesterin- und Blutfettspiegels
▶ Stärkung des Immunsystems sowie von Herz und Kreislauf
▶ Kräftigung des Zahnfleisches
▶ Schutz der Gefäße

Vorsicht vor Billigangeboten

In Supermärkten gibt es Unmengen von Billigangeboten verschiedenster Apfelsorten, die vor allem aus Neuseeland oder Australien, aber auch aus unseren Breitengraden stammen. In sehr vielen Fällen sind sie trotz ihrer bestechend schönen und appetitlichen Fassade überraschend geschmacklos und fast aller Vitamine und Biostoffe beraubt. Nachteilig auf Geschmack und Inhaltsstoffe wirken sich vor allem Chemikalien aus, mit denen die Äpfel oft behandelt worden sind.

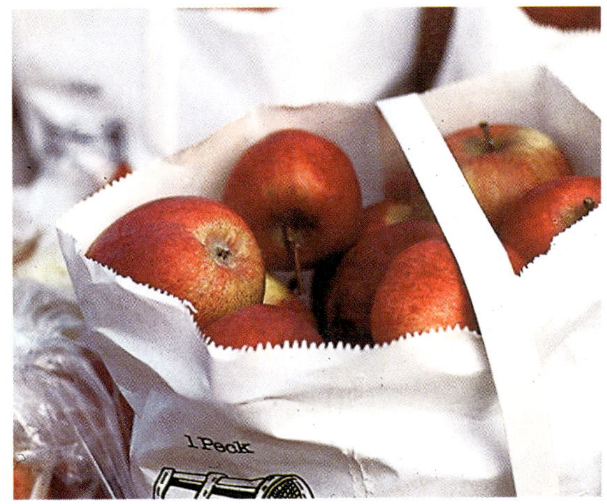

Chemikalien

Viele Apfelsorten werden von der Blüte bis zur Ernte bis zu 16-mal gespritzt. Chemikalien sollen die Früchte gleichmäßig wachsen und schneller reifen lassen, damit sie auch – industriell effizient – im frühreifen Stadium geerntet werden können. Die Pflanzenschutzmittel setzen sich vor allem in der Schale fest. Neuerdings lassen sich aber auch immer mehr Nitrate und andere Umweltschadstoffe im Fruchtfleisch nachweisen.

Kaufen Sie unbehandelte Äpfel, am besten aus kontrolliert biologischem Anbau; dadurch können Sie das Schadstoffrisíko reduzieren.

Wachse und Harze

Die meisten Äpfel werden auch noch mit Wachsen und Harzen auf Hochglanz poliert; sie erwecken dadurch den Anschein, besonders gesund und schmackhaft zu sein. Für Allergiker und vor allem Kinder können diese Belastungen trotz gesetzlicher Kontrollen zu hoch sein – ganz abgesehen davon, dass die Nährwerte dieser Äpfel auf ein Minimum geschrumpft sind. In jedem Fall müssen Äpfel kurz vor dem Verzehr erst heiß und dann kalt gründlich gewaschen werden.

Kauftipp
Bevorzugen Sie solche Apfelsorten, die saisongerecht auf den Markt kommen. So kommen Sie am sichersten in den Genuss der reichhaltigen Biostoffe, die direkt in und unter der Schale sitzen.

Verschiedene Apfelsorten

Äpfel teilt man nach dem Zeitpunkt ihrer Reife in Sommer-, Herbst- und Winteräpfel ein:

▶ Sommerapfel: Klarapfel, Gravensteiner, James Grieve
▶ Herbstapfel: Elstar, Goldparmäne, Cox Orange, Ingrid Marie, Gute Luise, McIntosh, Alkmene
▶ Winterapfel: Boskop, Golden Delicious, Jonathan, Glockenapfel, Gloster

Lagerungstipp
Winteräpfel bleiben in einem dunklen Raum (zum Beispiel Keller) bis zu fünf Monate haltbar. Optimal sind Temperaturen zwischen acht und zwölf Grad Celsius. Im Kühlschrank halten sie sich maximal drei Wochen.

»Im schönsten Apfel sitzt der Wurm!« – Das ist eine alte Volksweisheit mit aktuellem Hintergrund. Denn eine auf Hochglanz polierte Fassade entsteht in vielen Fällen nur durch Chemie. Das beste Aroma entwickeln zweifellos Winteräpfel: Sie sind kräftig im Geschmack und meistens süß und saftig. Bei sachgerechter Lagerung kann man sie bis zum Mai des folgenden Jahres auf Vorrat legen, so dass man nicht auf teure neuseeländische oder australische Importe zurückgreifen muss.

Sommer- und Herbstäpfel schmecken am besten ganz frisch geerntet; sie halten nicht sehr lange. Frühjahrsäpfel sollten möglichst frisch verzehrt werden. Damit die Früchte nicht verderben, schlichten Sie sie am besten in Folien. Allerdings sollten Sie die Früchte erst nach einem Tag der Temperaturanpassung verschließen. Die Folien sorgen dafür, dass die Feuchtigkeit nicht entweichen kann und die Äpfel ihre Knackigkeit behalten. Zudem verhindert das in der Folie entstehende Kohlendioxyd ein schnelle Weiterreifung. Nach dem Öffnen der Folienbeutel müssen die Äpfel vor dem Verzehr erst einige Stunden ausdünsten.

■ Reifegrad und Bleibelastung

Fehlt der Stiel, so wurde der Apfel vermutlich unreif gepflückt. In jedem Fall sollten Sie die Frucht erst direkt vor dem Verzehr waschen. Bleibelastungen lassen sich etwa um die Hälfte reduzieren, wenn Sie den Apfel erst heiß, dann kalt waschen und anschließend trockenreiben. Angeschnittene oder gekochte Äpfel werden schnell braun. Kleine braune Stellen dürfen Sie – im Gegensatz zur Birne – bedenkenlos wegschneiden.

■ Kleine, braune Stellen am Apfel kann man bedenkenlos wegschneiden.

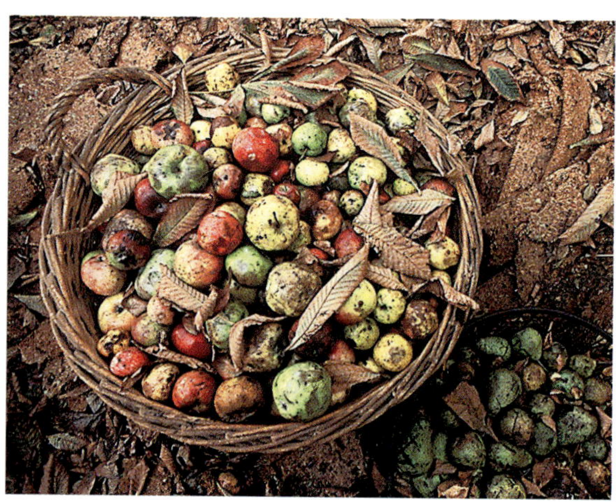

■ Verwendung in der Küche

Beim Kochen verlieren Äpfel bis zu 70 Prozent ihres Vitamin-C-Gehaltes. Durch das Erhitzen büßen außerdem viele weitere bioaktive Substanzen ihre heilsame Wirkung ein. Hier ein paar Ideen zur Verarbeitung von Äpfeln:

▶ Die kleinen, festen Mostäpfel lassen sich aufgrund ihres hohen Säuregehaltes gut zu Saft, Essig, Gelee und Most verarbeiten. Berühmt ist der in der Normandie und der Bretagne hergestellte, leicht alkoholhaltige Cidre – ein schmackhafter Apfelwein.

▶ Backäpfel mit Zimt und Zucker sind eine besondere Köstlichkeit. Variation: Verwenden Sie anstatt Zucker etwas Süßstoff, Honig oder Ahornsirup. Oder probieren Sie einmal gebackene Äpfel mit Majoran!

▶ Nelken passen besonders gut zu gekochten Apfelspeisen, wie zum Beispiel Mus. Dazu reicht man etwas geriebenen Ingwer oder geriebene Apfelsinenschalen.

Apfelsine (Orange)

Der Apfelsinenbaum gehört zu den Rautengewächsen. Auf unseren Märkten finden sich vor allem die Apfelsinen aus dem Mittelmeerraum, sehr häufig aus Israel. Zitrusfrüchte lassen sich relativ leicht kreuzen, was ein Grund für die vielen Arten und Sorten ist. Die kleinen Mandarinen und Clementinen sind besonders süß und lassen sich leicht schälen. Die sauer und leicht bitter schmeckende Grapefruit indes ist eine Kreuzung zwischen einer Orange und einer Pampelmuse.

◼ *Das in Apfelsinen enthaltene Vitamin C schützt nicht nur vor Erkältungen, sondern in hohen Dosen auch vor Krebs.*

◼ Vielseitiges »Heilmittel« Apfelsine

Die Apfelsine, die in Süddeutschland, Österreich und der Schweiz hauptsächlich als Orange bekannt ist, gehört neben der Banane und dem Apfel zu den wichtigsten Vitaminlieferanten der kalten Jahreszeit. Sie hält sich vergleichsweise lange und ist in der Küche sowohl auf süße als auch pikante Weise vielseitig verwendbar. Sie hat eine Vielzahl wertvoller Inhaltsstoffe.

◼ Enzyme und Vitamin C

Wie alle Zitrusfrüchte ist die Apfelsine reich an Enzymen. Diese haben entzündungshemmende und durchblutungsfördernde Eigenschaften. Die Abwehrkraft des Organismus wird auch durch den hohen Gehalt an Vitamin C gestärkt. Die Askorbinsäure macht den Fresszellen unseres Immunsystems regelrecht Appetit auf »ungebetene Gäste« wie Bakterien, Viren oder Umweltgifte. Vitamin C schützt uns aber nicht nur gegen Erkältungskrankheiten und Virusinfektionen, sondern beugt, in hoher Konzentration und regelmäßig eingenommen, auch Krebs und Herz-Kreislauf-Erkrankungen vor.

Mit einer einzigen Apfelsine am Tag können Sie Ihren Tagesbedarf an Askorbinsäure sicherstellen – dieser beträgt laut der Deutschen Gesellschaft für Ernährung 75 Milligramm. Bei Rauchern und Frauen, die die Antibabypille nehmen, ist jedoch von einem höheren täglichen Bedarf auszugehen.

■ Mineralstoffe

Vitamin C verbessert die Aufnahme der reichhaltigen Mineralstoffe Eisen und Kalzium aus der Apfelsine. Sie ist daher auch ein hervorragendes natürliches Vorbeugemittel gegen Anämie (Blutarmut) und Osteoporose (Knochenbrüchigkeit).

■ Flavonoide

Gesundheitstipp
Orangenblütenöl (Neroliöl) im Badewasser wirkt beruhigend und antidepressiv. Eine hervorragende Einschlafhilfe ist Orangenblütentee.

Leider ist unser Organismus nicht in der Lage, das Allround-Vitamin C zu speichern. Es wird sogar durch aggressive Substanzen relativ schnell wieder zerstört. Die Apfelsine verfügt jedoch über ganz spezielle Pflanzenstoffe, die dies zu verhindern wissen – die Flavonoide. Diese haben ein ausgesprochen breites Wirkungsprofil: Einerseits hemmen sie das Wachstum von Krebstumoren im Verdauungstrakt und in der weiblichen Brust. Andererseits wirken sie antibakteriell. Wissenschaftlichen Untersuchungen zufolge unterstützen die Flavonoide zudem die Bioaktivität von Vitamin C und verhindern dessen Zerfallsprozess. Außerdem schützen Bioflavonoide aus Zitrusfrüchten unsere Zellen, indem sie die Zellwände abdichten.

■ *Apfelsinen sollten kühl und feucht gelagert werden, um Austrocknen und Verfaulen zu vermeiden.*

■ Navel, Valencia, Jaffa oder Moro?

Apfelsinen gehören zu den so genannten nicht klimakterischen Früchten. Sie müssen in vollreifem Zustand geerntet werden, weil sie nicht nachreifen können wie beispielsweise Äpfel. Man unterscheidet folgende Sorten:

▶ Die frühreife, kleine Navel-Apfelsine mit dem hellgelben Fruchtfleisch
▶ Die spätreife Valencia-Apfelsine
▶ Die aus Jaffa (Israel) stammende große Shamouti-Apfelsine
▶ Die Blut- oder Moro-Apfelsine

Im Sommer kommen kernreiche, weniger zum Rohverzehr geeignete Apfelsinen aus Südamerika und Afrika nach

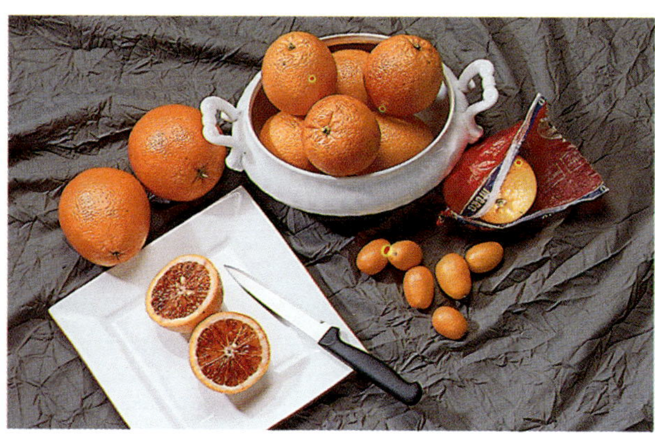

Europa. In der Regel haben saftige Apfelsinen eine kräftige, orangefarbene Schale. Grüne Flecken oder eine fast gelbe Farbe sind ein Zeichen dafür, dass die Nachttemperatur auf den Plantagen vor der Ernte nicht auf die übliche Null-Grad-Grenze gefallen ist. Die Apfelsinen können deshalb trotzdem reif sein und aromatisch schmecken.

■ Wachsschicht

Um ein Austrocknen zu verhindern und ihre Haltbarkeit zu erhöhen, werden viele Zitrusfrüchte in den Anbaugebieten mit einer hauchdünnen Wachsschicht besprüht. Die stark glänzenden Schalen sind dann ungenießbar.

■ Konservierungsstoffe

In vielen Mittelmeerländern werden für gängige Zitrusfrüchte inzwischen seltener Konservierungsmittel benutzt. Da – im Gegensatz zu den Zitronen – selten der Vermerk »unbehandelt« auf den Plaketten steht, sollte man generell auf den Verzehr der Schale verzichten. Die für viele Gerichte notwendige geriebene Orangenschale unbehandelter Früchte gibt es fertig verpackt zu kaufen. Mit der Schale kann man die zwetschgengroßen »Miniorangen«, die Kumquats, verzehren. Die kleinsten Zitrusfrüchte haben ein kräftig-würziges Fleisch und eine süße Schale.

▶ Grundsätzlich gilt: Lagern Sie Apfelsinen stets kühl. Dekorative Pyramiden auf dem Adventstisch lassen die Früchte austrocknen und verfaulen.

▶ Ideal sind Temperaturen bis maximal fünf Grad und hohe Luftfeuchtigkeit. Moderne Kühlschränke mit Biofresh-Einrichtungen leisten das am besten.

■ Verwendung in der Küche

Apfelsinen kann man entweder frisch auspressen (hierfür eignet sich vor allem die saure Moro- oder die Blutorange mit dem roten Fleisch), zu Marmelade oder Orangeat verarbeiten oder für süße Dessertspeisen sowie für pikante Gerichte verwenden. Vor allem zu Wildfleisch oder Ente passen Apfelsinen hervorragend. Die in England so besonders beliebten Marmeladen werden meist aus Bitterorangen oder auch Pomeranzen hergestellt. Bei Kindern sind vor allem in der Adventszeit die leicht zu schälenden Mandarinen (»easy peelers«) und die süßen, kernlosen Clementinen beliebt.

Gesundheitstipp
Bei manchen Menschen führen Apfelsinen (wie auch andere Zitrusfrüchte) zu allergischen Reaktionen, zum Beispiel können Pusteln auf der Haut auftreten. Ob eine Lebensmittelallergie vorliegt, muss der Arzt abklären.

Aprikose (Marille, Barille)

Ursprünglich kommt die Aprikose aus China. Alexander der Große brachte sie um 330 vor Christus nach Europa. Heute wird die samtweiche Frucht mit dem giftigen Stein in den Mittelmeerländern, aber auch in Südosteuropa und in Kalifornien angebaut. In Deutschland ist die Ernte des kälteempfindlichen Rosengewächses oft durch späten Frost im Frühjahr gefährdet. Aprikosenzeit auf den heimischen Märkten ist von Mitte Juni bis Mitte August.

■ Schönheitsfrucht Aprikose

Die Aprikose ist eine reine Vitamin-A-Bombe. Nur die Honigmelone (783 Mikrogramm) und die Hagebutte (800 Mikrogramm) laufen der Aprikose diesbezüglich den Rang ab. Ansonsten übertrifft sie mit durchschnittlich 265 Mikrogramm auf 100 Gramm Fruchtfleisch alle anderen Obstarten (zum Vergleich: Apfel 4,3 Mikrogramm) um Längen.

■ Die Aprikose fördert durch ihren hohen Karotingehalt den Hautstoffwechsel.

Aus Karotinoiden wird Vitamin A

Wichtig zu wissen ist, dass es das reine Vitamin A nur in tierischer Nahrung gibt. Pflanzenkost enthält Karotinoide, darunter Beta-Karotin. Diese so genannten Provitamine wandelt der Körper in einem Stoffwechselprozess in Vitamin A um. Für eine optimale Vitaminaufnahme braucht der Körper gleichzeitig etwas Fett (Sahne, Butter, Nüsse etc.).

Vitamin-A-Mangel **Wenn Sie unter Hautproblemen leiden, häufig erkältet sind und nachts schlecht sehen, könnte ein Vitamin-A-Mangel die Ursache dafür sein.**

Da Vitamin A an der Bildung des Sehpurpurs im Auge beteiligt ist und somit vor allem nachts benötigt wird, kann ein Mangel die Sehschärfe bei Dämmerlicht stark herabsetzen. Die bekanntesten »Vitamin-A-Räuber« sind Computerbildschirme und Fernseher! Seit einiger Zeit weiß man auch, dass dieses Vitamin eine wesentliche Krebsschutzfunktion hat. In der Krebstherapie wird es neuerdings in sehr hohen Dosierungen erfolgreich eingesetzt. Vitamin A übernimmt zusätzlich folgende Aufgaben im Organismus:

▶ Vitamin A schützt die Haut und hilft Zellen zu regenerieren. Es wird daher häufig als Schönheitsvitamin bezeichnet.

▶ Vitamin A hält die Schleimhäute feucht und hilft bei Entzündungen der Bindehaut oder Magenschleimhaut.

▶ Vitamin A beeinflusst das Knochenwachstum im Kindesalter positiv.

▶ In der Kosmetik und Dermatologie wird Vitamin A in Cremes zur Hautglättung und Verzögerung der Hautalterung verwendet.

■ Heilfrucht für Frauen

Mit 150 Gramm Aprikosen lässt sich der durchschnittliche Tagesbedarf eines Erwachsenen an Vitamin A bereits decken. Übrigens wird die Aprikose in vielen Kulturen als ein Symbol der Weiblichkeit gedeutet. Die Franzosen benannten im Mittelalter die weibliche Scham als »abricot«. In der Tat hat diese wunderbare Frucht alles, was Frauen gut tut: nicht nur Vitamin A, sondern auch viel Eisen und Kalium (doppelt so viel wie ein Apfel). Ödeme werden schneller abgebaut, das Abnehmen wird wesentlich erleichtert. Zudem hilft die Aprikose hervorragend gegen Verstopfung. Frauen, die viele Aprikosen essen, unterstützen nicht nur die Produktion von Sexualhormonen, sondern fördern auch einen regelmäßigen, problemlosen Zyklus. Außerdem wirkt der hohe Gehalt an Salizylsäure (in vielen Schmerzmitteln vorhanden) entzündungshemmend.

Gesundheitstipp
Essen Sie Aprikosen morgens oder bei nachmittäglicher Müdigkeit – das belebt und hält fit!

■ Kauftipps

Reife Aprikosen leuchten in gelbroten Farben, duften blumig-aromatisch, haben ein gelbes, saftiges Fleisch und lassen sich leicht vom Stein lösen. Sie können auch bedenkenlos festeres Obst kaufen, denn die Früchte reifen gut nach. Verzichten sollten Sie allerdings auf steinharte und farblose Früchte. Sie wurden zu früh geerntet und meist aus fernen Ländern importiert. Diese Früchte können weder ihren süßsauren, raffinierten Geschmack entfalten noch ihre wertvollen Biostoffe entwickeln. Leicht wässrige Aprikosen haben in der Regel weniger Aroma, überreife sind mehlig. Grundsätzlich gilt: Vollreife Aprikosen müssen sofort verzehrt werden. Wie alle Steinobstarten lässt sich auch die Aprikose nicht lange lagern. Selbst im Biofresh-Teil des Kühlschranks verliert die Frucht nach mehr als zwei Wochen ihre Qualität.

Lichtscheues Vitamin
Da Vitamin A lichtempfindlich ist, sollten Sie Vitamin-A-haltige Lebensmittel grundsätzlich nur im Dunkeln aufbewahren.

■ Giftiger Kern

Vor allem in Mittelmeerländern werden Aprikosen routinemäßig gespritzt. Also unbedingt heiß und anschließend kalt waschen. Achten Sie darauf, dass Kinder den giftigen Kern nicht verschlucken!

Übrigens: Natürliches Vitamin A – als Beta-Karotin in Obst genossen – kann nicht zu einer Überdosierung führen, bei synthetisch hergestellten Präparaten besteht diese Gefahr sehr wohl.

■ Verwendung in der Küche

Am gesündesten sind rohe Aprikosen. Aber auch als Kompott oder auf zartem Biskuit schmecken diese Früchte fantastisch. Eine Aprikosenmarmelade verträgt einen kleinen Schuss Rum oder Marillenbrand. Berühmt ist der in der Wachau hergestellte Marillenlikör. Aprikosen kann man übrigens gut blanchieren (wie auch Pfirsiche!). Gehen Sie dabei folgendermaßen vor:

1 Kurz in kochendes Wasser, dann in kaltes Wasser tauchen.

2 Anschließend vorsichtig die Haut abziehen. Gibt man in das kochende Wasser Zucker, behält die Frucht ihre Farbe und wird nicht so schnell braun.

Avocado

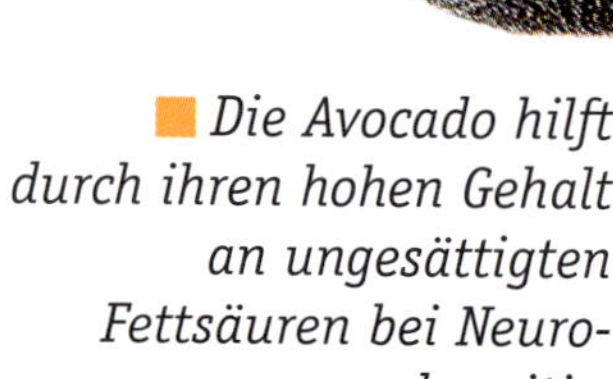

Der spanische Eroberer Hernando Cortez brachte die Avocado als Geschenk der Azteken im 16. Jahrhundert nach Europa mit. Inzwischen gibt es auf der ganzen Welt fast 400 Sorten. Angebaut wird die grün leuchtende Frucht mit dem tischtennisballgroßen braunen Kern heute vor allem in Mexiko, aber auch in Kalifornien, Südamerika, Asien und Afrika. Auf unseren Märkten finden sich vielfach auch Produkte aus dem Mittelmeerraum und aus Israel. Die fast 300 Gramm schwere Avocado wird fälschlicherweise oft als Gemüse bezeichnet. Tatsächlich ist das birnenförmige, nussig schmeckende Gewächs eine tropische Beerenfrucht. Der Avocadobaum gehört zu den Lorbeergewächsen. Der Fettgehalt der Frucht liegt bei rund 25 Prozent.

■ Gesundheit, Schönheit und gute Laune

Wenn man auf eine einsame Insel verbannt würde und nur eine einzige Obstsorte mitnehmen dürfte, so wäre die vielseitige Avocado eine kluge Entscheidung. Denn sie hält gesund, schön und bei guter Laune. Verantwortlich hierfür sind vor allem die Vitamine der B-Gruppe und das Lezithin, das den Nervenzellstoffwechsel fördert.

Kaum eine andere Frucht ist so üppig mit Vitaminen und Mineralien ausgestattet wie die Avocado. Vor allem die Vitamine des B-Komplexes, allen voran Vitamin B6 (wichtig für psychische Ausgeglichenheit) und Vitamin B3 (hat eine zentrale Funktion im Stoffwechsel) sind besonders gut vertreten. Von der speziell für Schwangere so wichtigen Folsäure (Vitamin B9) enthält die Avocado dreimal mehr als 100 Gramm Rinderfilet oder Scholle.

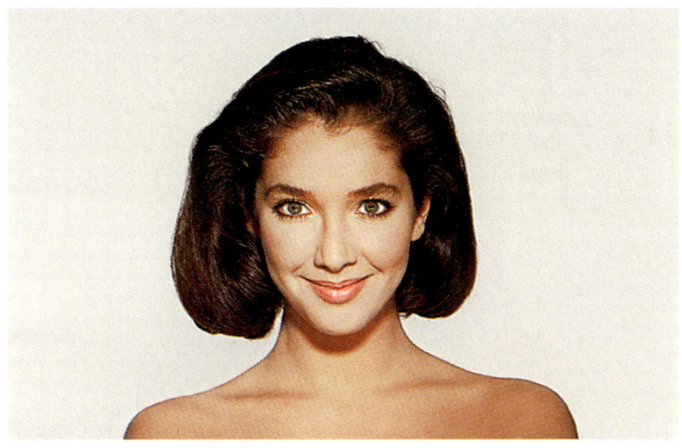

Die Avocado hält gesund, schön und bei guter Laune.

Cholesterin- und Blutfettkiller Avocado

Die mehrfach ungesättigten Fettsäuren der Avocado, insbesondere die Linol- und die Gammalinolensäure, entlasten das Herz- und Gefäßsystem, indem sie die Fließeigenschaften des Blutes merklich verbessern. Diese beiden essenziellen Fettsäuren beugen effizient Herz- und Kreislauferkrankungen vor und lindern darüber hinaus sogar prämenstruelle Beschwerden. Selbst Personen, die an Neurodermitis – einer Störung des Fettstoffwechsels – leiden, profitieren von dem hohen Gehalt an diesen ungesättigten Fettsäuren in der Avocado.

Geistiger Fitmacher

Wissenschaftler haben nachgewiesen, dass Linolensäure ein hervorragender geistiger Fitmacher ist, weil dieser Biostoff die Konzentration direkt verbessert. Das milde, butterweiche Fruchtfleisch ist auch Balsam für Magen- und Darmkranke.

Wirksames Mittel gegen Fettpölsterchen

Die Avocado stand aufgrund ihres hohen Fettgehaltes bei Diätfanatikern lange Zeit in einem schlechten Ruf. In der Tat hält sie mit 223 Kilokalorien auf 100 Gramm den Obstrekord. Aber: Erstens werden die Fettkalorien durch die Enzyme schnell in Energie umgewandelt; sie legen sich somit nicht als Fettpolster auf die Hüften. Und zweitens bewirken Avocados eine Insulinsenkung. Der meist zu hohe Insulinspiegel bei Übergewichtigen begünstigt nicht nur, dass durch Glucoseumwandlung Fett auf unseren Hüften deponiert wird. Er verhindert auch ein Sättigungsgefühl, so dass wir oft »über den Hunger« hinaus weiteressen.

Heilmittel Avocado
Die Indianer verwenden das Fruchtmus der Avocado bis heute als Mittel zur Wundheilung, in Asien wird sie gegen Magen- und Darmkrankheiten und Koliken verordnet.

Die Avocado liegt mit 500 Milligramm Kalium pro 100 Gramm in der absoluten Spitzengruppe, was diesen wichtigen Mineralstoff angeht. Kalium hat eine wichtige Funktion in der Verdauung und trägt wesentlich zur Regulation unseres Wasserhaushaltes im Körper bei. Magnesium und Lezithin leisten einen erheblichen Beitrag zur Nerven- und Muskelentspannung; beide Substanzen unterstützen zudem die Konzentrationsfähigkeit.

Normalisierung des Insulinspiegels

Ein zu hoher Insulinspiegel verhindert ein Sättigungsgefühl, so dass wir oft »über den Hunger« hinaus weiteressen.

Die Avocado hilft nicht nur beim Insulinabbau, sondern bewirkt sekundär auch noch einen Fettabbau.

■ Im Zeitungspapier nachreifen lassen

Gesundheitstipp
Essen Sie Avocados abends. Das beruhigt und fördert einen ruhigen nächtlichen Schlaf.

Hellgrune Früchte sind noch nicht reif. Erst bei einer tiefgrünen bis fast schwarzen Schale, die bei Fingerdruck leicht nachgibt, entfalten sie ihre volle gesundheitlich wertvolle Wirkung. Hell- bis mittelgrüne Früchte bleiben im Kühlfach (hohe Luftfeuchtigkeit bei etwa zwölf Grad Celsius) etwa eine Woche lang frisch. Fast schwarze Avocados müssen allerdings rasch gegessen werden, sonst verfärbt sich das Fruchtfleisch fahlbraun. Wenn Sie eine hellgrüne, noch harte Avocado schnell zur Genussreife nachreifen lassen wollen, wickeln Sie sie in Zeitungspapier (nur dieses funktioniert!). Bereits nach fünf Stunden ist die Avocado vollgereift.

■ Verwendung in der Küche

»Butterweiche« Frucht
Um ihre volle Wirkkraft entfalten zu können, muss die Avocado »butterweich« sein.

Ein begabter Koch könnte aus der vielseitigen Avocado mühelos ein abwechslungsreiches achtgängiges Menü zaubern. Wichtig ist, dass Sie die Frucht der Länge nach aufschneiden und den Kern entnehmen. Träufeln Sie sofort Zitronensaft auf das Fleisch, dessen hoher Vitamin-C-Gehalt oxidativen Prozessen entgegenwirkt. Durch die schnelle Oxydation der Fettsäuren wird es sonst nicht nur schnell braun, sondern verliert auch viele seiner wertvollen Wirkstoffe. Hier zwei Spezialitätentips:

▶ Die Avocado lässt sich besonders gut mit Meeresfrüchten aller Art füllen.

▶ Zusammen mit Knoblauch, Salz und Pfeffer ergibt die zerdrückte Avocado einen würzigen und vitaminreichen Brotaufstrich.

Banane

In der Antike verehrte man die Banane einst als die »Frucht der Weisen«. Beheimatet war die gelbe Frucht ursprünglich in Asien. Heute wird sie vor allem in Afrika und Südamerika angebaut. Neuerdings finden sich auf unseren Märkten aber auch Produkte aus europäischen Ländern und Israel. Subventionsregelungen innerhalb der EU ermöglichen es diesen etwas teureren und kleineren Staudenfrüchten, sich gegen die mächtigen »Dollar-Bananen« aus Lateinamerika preislich zu behaupten.

■ Fit- und Muntermacher

Bananen im Gepäck – und man braucht sich um sein leibliches Wohlergehen an einem Reisetag keine Sorgen mehr zu machen. Bananen sättigen, vertreiben Müdigkeit, fördern die gute Laune, sind leicht verdaulich und entspannen nach körperlichen Strapazen Muskeln und Nerven. Die Wirkung auf das Nervensystem und die Stimmung beruht vor allem auf dem hohen Magnesiumgehalt. Ernährungswissenschaftler haben zudem herausgefunden, dass durch den Genuss von Bananen im Organismus schnell Energie bereit gestellt wird.

■ *Die Banane sorgt für gute Laune und Ideen.*

Natürliches »Dopingmittel«

Die Energiekurve bleibt nach dem Verzehr einer Banane lange ausgeglichen und fällt vor allem nicht rapide ab. Insofern ist die Banane ein gesundes »Dopingmittel«. Deshalb ist sie auch bei Leistungssportlern vor Wettkämpfen und zur schnellen Regeneration danach eine beliebte Speise.

Gedankenblitze durch Bananen **Bananen enthalten zehn verschiedene Vitamine sowie 18 Mineralstoffe und Spurenelemente. Der bei reifen Früchten besonders hohe Trauben- und Fruchtzuckergehalt fördert die Konzentration.**

Häufig begegnet man dem Vorurteil, dass Bananen dick machen. Dies ist blanker Unsinn. Eine Banane hat zwar etwa 40 Prozent Kalorien mehr als ein Apfel (bezogen auf 100 Gramm), und auch die verwertbaren Kohlenhydrate sind doppelt so stark vertreten. Trotzdem ist von Bananen allein noch niemand übergewichtig geworden. Im Gegenteil: Mit einer reinen Bananenkur lässt sich sogar hervorragend abnehmen, weil man nahezu alle notwendigen Mineralstoffe, die der Körper während einer Fastenkur benötigt, aufnimmt.

Bananen machen glücklich

Ein weiteres großes Plus der großen gelben Frucht, die in vielen Ländern als Phallussysmbol gilt, ist, dass sie den Serotoninspiegel im Blut anhebt. Serotonin ist eine Art »Glückshormon«. Dieser Botenstoff des Gehirns bestimmt unser Gefühlsleben entscheidend mit. Ein Zuwenig begünstigt depressive Verstimmungen, eine ausreichende Versorgung macht uns ausgeglichen und aktiv. Unter den vielen Vitaminen, Mineralstoffen und Spurenelementen der Banane ragen vor allem Kalium (382 Milligramm auf 100 Gramm) und Magnesium (36 Milligramm) heraus. Für Magen- und Darmkranke ist die Banane Balsam. Sie gleicht Säureüberschüsse aus, schützt die Magenschleimhaut und neutralisiert übermäßige Gärungsprozesse im Darm.

Gesundheitstipp **Wer nachts nicht schlafen kann oder Alpträume hat, sollte vor dem Zubettgehen regelmäßig eine Banane essen – der Eiweißbaustein Tryptophan verhilft zu einem ruhigen Schlaf.**

Hoher Mangangehalt

Bananen haben aber nicht nur einen hohen Magnesium- und Kaliumgehalt, sondern auch rund 530 Mikrogramm Mangan (auf 100 Gramm Frucht). Dieser Mineralstoff übernommt folgende Aufgaben im Körper:

▶ Er aktiviert verschiedene Enzyme, was sich positiv auf den Cholesterinspiegel auswirkt.

▶ Er ist am Aufbau von Knochen, Zähnen und Bindegewebe beteiligt und fördert die Regeneration nach Verletzungen.

▶ Er verbessert die Aufnahme von Vitamin B1 aus der Nahrung.

▶ Er sorgt dafür, dass Umweltgifte in der Leber unschädlich gemacht werden.

Mit drei bis vier Bananen täglich versorgen Sie sich mit allen notwendigen Mineralstoffen.

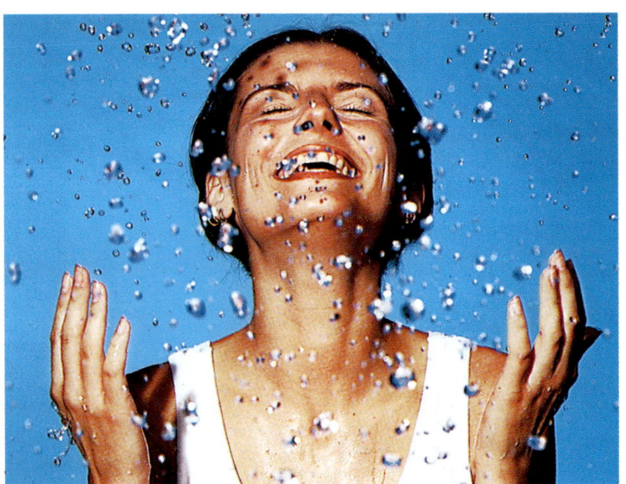

Gute Nerven

Doch damit noch nicht genug: Mit Ausnahme der Avocado reicht keine andere Frucht an den Vitamin B6-Gehalt der Banane heran: 0,37 Milligramm auf 100 Gramm. Heutzutage leiden sehr viele Menschen an Vitamin-B6-Mangel – schuld daran ist die moderne Zivilisationskost. Dieses Vitamin steuert unter anderem die Stoffwechsel-Balance zwischen Natrium und Kalium und sorgt im Zusammenspiel mit anderen Faktoren für ein ausgeglichenes Nervenkostüm.

Kalium senkt den Blutdruck

»Eine ausreichende Versorgung mit Kalium kann hohen Blutdruck senken« – zu diesem Resultat kam 1997 eine amerikanische Untersuchung, bei der insgesamt 33 Studien zum Thema Bluthochdruck ausgewertet wurden. Der Studienleiter Prof. Dr. Paul Whelton von der renommierten Tulane University in New Orleans betonte, dass es nicht erforderlich sei, Kaliumtabletten zu schlucken. »Bereits fünf bis sechs Orangen oder Bananen pro Tag versorgen uns ausreichend mit diesem Mineralstoff«, so Professor Whelton.

Gesundheitstipp
Essen Sie bei auffälligen Stimmungsschwankungen mindestens zwei Bananen am Tag. Vor allem der abendliche Verzehr beruhigt Magen und Nerven.

■ Besonders aromatische Baby-Bananen

Bananen werden in der Regel grün geerntet. Bis zum Verkauf lagern die heranreifenden tropischen Früchte in europäischen Bananenreifereien etwa drei Wochen lang. Hin und wieder findet man auf unseren Märkten die süßen, aromaintensiven Baby-Bananen, die Urlauber unter anderem in tropischen Gebieten genießen können. Noch seltener gibt es hierzulande Kochbananen oder gar rote Bananen.

■ »Kalte Konservierung«

Bananenstauden werden während der 20-monatigen Reifezeit mehrfach mit Herbiziden und Pestiziden bespritzt. Nach der Ernte werden sie für die lange Reise nach Europa oft »kalt konserviert«, das heißt, mit Gamma- oder Röntgenstrahlen bestrahlt. Diese Bestrahlungen sollen Mikroorganismen zerstören und frühzeitiges Reifen oder Verderben verhindern.

Lagerungstipp
Lassen Sie grüne Bananen stets nur bei Raumtemperatur nachreifen. Im Kühlfach werden sie fahl und grau, in der prallen Sonne hingegen reifen sie zu schnell.

■ Verwendung in der Küche

Vor allem Mütter mit kleinen Kindern, die noch keine Zähne haben, schätzen die Banane als eine besonders leicht zu verarbeitende Küchenfrucht. Säuglingsbrei, Quarkdesserts oder Bananenmilch schmecken nicht nur hervorragend, sondern sind auch äußerst nahrhaft und leicht herzustellen:

▶ Zerdrücken Sie die Bananen zu Mus und geben Sie die entsprechenden Zutaten (zum Beispiel Quark, Milch, Eidotter oder ähnliches) zu.

▶ In der indischen Küche wird die Banane in Honig oder Butter gebraten und hauptsächlich zu sehr scharfen Speisen gereicht.

Baumtomate (Tamarillo)

Die Baumtomate (Tamarillo) war ursprünglich in den peruanischen Anden beheimatet.

Inzwischen wird dieses Nachtschattengewächs aber in vielen südamerikanischen Ländern, in Neuseeland, Indien, Kalifornien, auf Java und sogar auf Madeira angebaut. Die Baumtomate, die in den Regalen der Supermärkte und Feinkostläden ganzjährig auch oft unter dem Namen »Tamarillo« zu finden, ist verwandt mit unserer Tomate und unserer Kartoffel. Die eiförmigen, etwa neun Zentimeter langen Früchte hängen in langen Stielen traubenartig am Baum.

Die Baumtomate aus Südamerika ist reich an Antioxidanzien.

Schutz gegen vorzeitiges Altern

Baumtomaten sind besonders reich an Antioxidanzien. Das heißt, ihr hoher Gehalt an Vitamin C und an Beta-Karotinoiden bietet einen geballten Schutz gegen Krebserkrankungen und beugt vorzeitigem Altern vor. Besonders wertvoll für den Immunschutz ist die Substanz Lykopin – ein Karotinoid, das der Organismus in Vitamin A umwandelt. Lykopine schützen die Zellen wirksam gegen schädliche Angreifer. Allerdings müssen die Tamarillos in etwas Fett oder Öl kurz erhitzt werden, um diesen Biostoff freizusetzen. Die Frucht enthält darüber hinaus folgende wertvolle Substanzen:

- ▶ Kalium
- ▶ Magnesium
- ▶ Kalzium
- ▶ Eisen

Bestrahlte Tomaten
Gegenwärtig streiten sich die Wissenschaftler noch darüber, ob bestrahlte oder genmanipulierte Lebensmittel gesundheitsgefährdend sind. Wenn Sie sicher gehen wollen, kaufen Sie nur Obst aus biologischem Anbau.

Verschiedene Farben

Je nach Sorte sind Baumtomaten rot, orangefarben oder braungelb. Die roten Früchte sind herbsüß aromatisch. Die gelbe, aus Equador stammende Sorte »Inca Gold Tamarillo« schmeckt besonders süß und hat ganz feine Samenkerne. Ihre dünne Schale lässt sich durch Blanchieren leicht lösen. Bei drei bis sieben Grad Celsius und 90 Prozent relativer Luftfeuchtigkeit kann man die Baumtomate etwa eine Woche lagern.

Birne

Die erste Birne wuchs in Asien. Alexander der Große brachte sie nach Griechenland, von wo aus die »balsamische Frucht« – wie der antike Lyriker Homer die Birne nannte – bereits im Altertum ihren Siegeszug antrat. Heute ist Italien die Birnenhochburg Europas, gefolgt von Spanien und Frankreich. Birnenbäume, die bis zu 200 Jahre alt werden können, lieben vor allem das warme, milde Mittelmeerklima. Dem deutschen Anbau verleidet der häufige Spätfrost oft die Sommerernte. Auf unseren Märkten sind heimische Birnen von Ende Juli bis Ende Oktober zu finden. Ausländische Ware gibt es jedoch das ganze Jahr über.

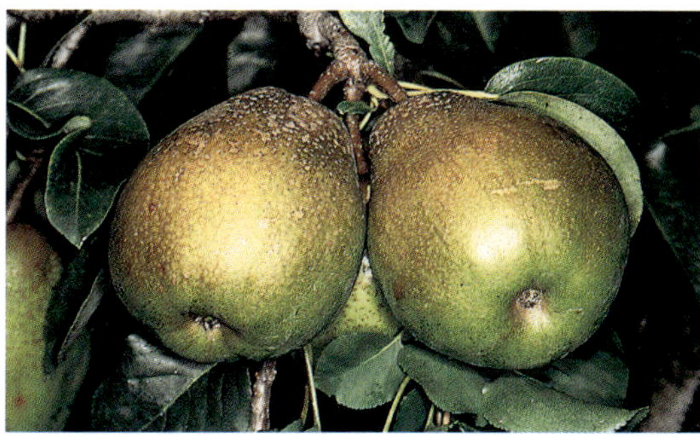

■ *Die wertvollen Biostoffe sitzen auch bei der Birne direkt unter der Schale.*

■ Enorm hoher Saftgehalt

Die »inneren Werte« der Birne sind vom ernährungswissenschaftlichen Standpunkt aus betrachtet hervorragend – auch wenn sie längst nicht so viel Beachtung finden wie beispielsweise die des Apfels. Dennoch: Bei Magen- und Darmbeschwerden greifen viele Menschen instinktiv zur Birne. Ihr geringer Säuregehalt wirkt ausgleichend und bringt den Verdauungstrakt rasch wieder ins Gleichgewicht. Ein Grund hierfür ist die extrem hohe Saftigkeit der Birne. Diese bewirkt, dass die Nährstoffe zügig an ihr Ziel gelangen, den Darm reinigen und Verstopfungen lösen können. Die wertvollen Biostoffe der Birne sitzen, wie bei den meisten Obstarten, direkt unter der Schale. Folgende Substanzen lassen sich in der Birne nachweisen: Kupfer, Zink, Phosphor, Kalzium, Kalium und Folsäure.

Gesundheitstipp
Wenn Sie erkältet sind, greifen Sie zur Birne. Diese löst zähen Schleim und bewirkt dadurch, dass Sie schneller genesen.

■ Lustige Birnennamen

Die sortenreiche Frucht weist ganz unterschiedliche Geschmacksrichtungen auf. Und auch ihr Aussehen ist sehr variabel: die Schale von grün über gelb bis rot, das Fleisch von weiß bis rosa. Bei einigen Sorten ist das Fleisch grob, bei anderen zartkörnig. Einzig der sehr hohe Zuckergehalt ist allen gemeinsam.
Birnensorten haben mitunter recht lustige Namen, so zum Beispiel: Clapps Liebling, Pastorenbirne, Williams Christ, Boscs Flaschenbirne, Dr. Jules Guyot, Alexander Lucas, Vereinsdechantbirne, Gute Luise und Elsa.

Woran erkennt man, ob eine Birne reif ist? Ganz einfach: Reife Birnen geben auf Fingerdruck leicht nach, duften herb-süßlich und lassen sich leicht den Stiel herausdrehen. Birnen, die bereits braune Flecken haben oder matschig sind, sollten Sie nicht mehr kaufen. Generell gilt: Früchte mit Schimmelbefall sofort wegwerfen! Im Gegensatz zum Apfel nutzt das Wegschneiden der faulen Stelle nichts. Die Birne hat eine dichte Konsistenz, so dass die Krebs erregenden Schimmelpilze sofort alle Poren durchdringen. Um sie vor Fäulnisbefall zu schützen, werden sie in den Ernteländern fast immer gespritzt und gewachst. Deshalb stets warm und kalt waschen und anschließend trockenreiben!

■ Verwendung in der Küche

Birnen eignen sich wie Äpfel hervorragend als Tafelobst, wegen ihres hohen Zuckergehaltes aber auch zur Weiterverarbeitung als Birnensaft oder Kompott. Ein delikates Dessert sind Birnen mit Käse oder »Birne Helène« mit Vanilleeis und Schokosoße. Besonders gut harmonieren Birnen mit Nelken und Zimt.

Brombeere

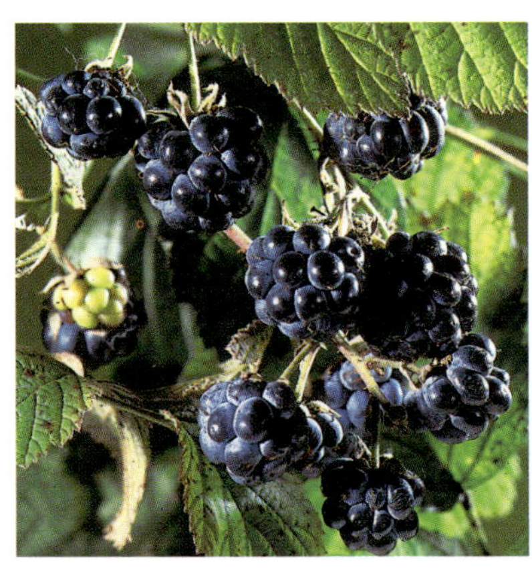

Die Heimat der Brombeere ist Asien. In China verwendet man sie seit Menschengedenken als Heilfrucht, vor allem ihre Blätter spielen in der chinesischen Medizin bis zum heutigen Tag eine wichtige Rolle. Bei uns gedeihen die süßen Beeren von Anfang August bis Ende September. Man findet die wilden Sträucher mit den charakteristischen Dornen an Waldrändern, geschützten Hecken und Wegen, sogar an den Nordseedünen sind sie vereinzelt vertreten. Ähnlich wie die Heidelbeere wird inzwischen auch die Brombeere zunehmend in Plantagen angebaut. Es gibt sogar mehrere »gezähmte« Sorten, die sich in heimischen Gärten fast dornenlos kultivieren lassen.

■ Hilfe bei Darmstörungen

Ein frisches Beerendessert ist eine Wohltat für den angeschlagenen Darm. Die süßen, saftigen und aromatischen Waldfrüchte töten Keime und darmschädigende Bakterien. Verantwortlich hierfür sind unter anderem die folgenden Substanzen:

▶ Gerbstoffe: Sie stärken die Blutgefäße und helfen so mit, Krampfadern oder Hämorrhoiden zu verhindern.

▶ Farbstoffe: Personen mit einer blassen Gesichtsfarbe können durch die Farbstoffe der Brombeere und den hohen Eisengehalt schnell wieder rote Wangen bekommen.

▶ Flavonoide: In Tierversuchen konnte nachgewiesen werden, dass die Flavonoide der Beeren Enzyme aktivieren, die Krebs erregende Stoffe vernichten. Die sekundären Pflanzenstoffe wirken darüber hinaus stark entzündungshemmend und antioxidativ.

▶ Vitamin C und Karotinoide: Diese Kombination kräftigt das Immunsystem und festigt durch den Zellschutz die Haut sowie das Bindegewebe.

▶ Ätherische Öle: Sie wirken zusammen mit den Gerbsäuren entzündungshemmend. Das gilt vor allem für die Schleimhäute.

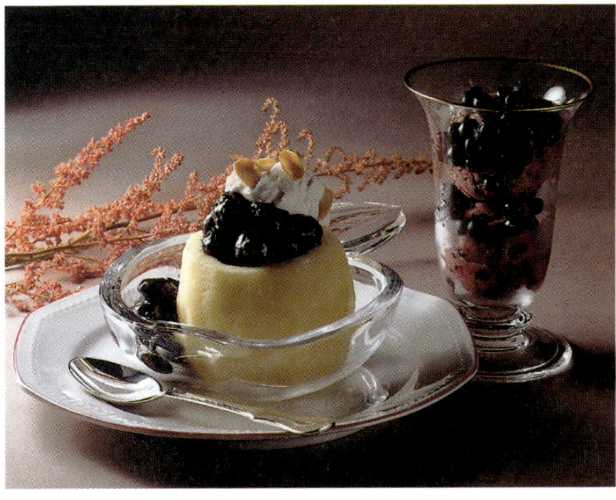

■ Frische Brombeeren halten sich nicht lange, sie können aber gut eingefroren werden und so das ganze Jahr über serviert werden.

■ Vorsicht: Schimmel

Frische, reife Brombeeren haben die Farbe und Struktur von echtem Kaviar. Und sie schmecken auch kaum schlechter. Überprüfen Sie stets, ob auch die unteren Früchte in der Schale, die Sie kaufen, einwandfrei sind. Brombeeren schimmeln sehr schnell. Faule Beeren geben die schädigenden Schimmelstoffe durch ihren hohen Wassergehalt zügig an die nebenliegenden guten Früchte weiter.

Brombeeren müssen nach der Ernte bald gegessen oder weiterverarbeitet werden. Selbst im Biofresh-Teil des Kühlschranks (null bis drei Grad Celsius) halten sie sich maximal drei Tage. Wie alle Wildbeeren lassen sie sich dafür aber gut einfrieren.

■ Verwendung in der Küche

Reife süße Brombeeren sind roh ein herrlicher Genuss. Kombiniert zu einem gemischten Beerenteller, mit Zucker bestreut und etwas Sahne (Obers) sind sie ein Gedicht, das selbst Sterneköche ohne weitere Zugaben gern auf den Tisch bringen.

Die speziell in Norddeutschland beliebte »rote Grütze« ist ein gemischtes Beerenkompott, das mit süßer Sahne oder Vanilleeis/Vanillesoße serviert wird.

Besonderer Tipp
Weil Brombeeren schnell schimmeln, werden sie oft mit Pestiziden und Konservierungsmitteln behandelt. Das gilt vor allem für Importware aus Osteuropa. Daher die Beeren unbedingt warm und kalt waschen!

Dattel

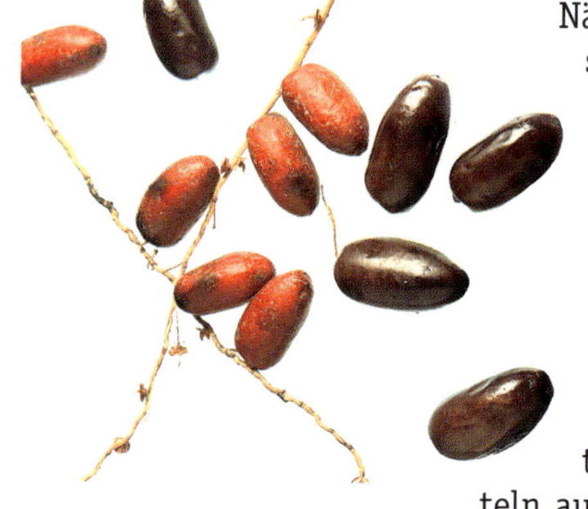

Mit Datteln assoziieren die meisten Menschen süße arabische Nächte – und Weihnachten. Die ursprünglich aus Persien stammenden Palmen, auf welchen die Dattel wächst, werden heute auch in Afrika, Israel oder Syrien angebaut und können über 30 Meter hoch werden. Die aus Marokko, Algerien oder Tunesien stammende Königsdattel wird bis zu fünf Zentimeter lang und ist ein besonders fleischiger Genuss.

■ Fitnessgarant par excellence

Haben Sie auch schon mal einen ernährungsbewussten Jogger dabei beobachtet, wie er eine oder mehrere Datteln aus der Tasche seiner Sporthose hervorholte? Kein Wunder: Der schnell lösliche Zucker und der hohe Kohlenhydratanteil liefern Energie, die für den Organismus sofort verfügbar ist. Die Pantothensäure (Vitamin B5) sorgt dafür, dass den Zellen nicht die Luft ausgeht. Sie gilt als regelrechter Fitnessgarant. Weitere positive Wirkungen der Dattel:

▶ Der hohe Kaliumgehalt der Dattel sorgt im Körper für einen optimalen Wasserhaushalt.

▶ Da die Datteln die Produktion von Melatonin (Schlafhormon) anregen, sind sie ein ausgezeichnetes Schlafmittel, das übrigens schon die alten Chinesen kannten.

▶ Datteln wirken leicht abführend und beruhigen einen gereizten Darm.

▶ Die in Datteln enthaltene natürliche Salizylsäure (getrocknete Früchte 4,50 Milligramm auf 100 Gramm) kann wirksam Fieber senken und Schmerzen lindern.

■ Lang haltbare Delikatesse

Die honigsüß schmeckenden Früchte kommen meist in getrocknetem Zustand nach Europa. Ihr extrem hoher Zuckergehalt lässt die Früchte sonst gären. Dafür sind sie getrocknet sehr lange haltbar. In einigen Delikatessläden findet man übrigens auch tiefgefrorene frische Datteln.

Wenn Sie Datteln kaufen, achten Sie darauf, dass diese möglichst nicht geschwefelt sind (häufig bei Ware aus afrikanischen Ländern!). Sonst ist der gesundheitliche Wert gleich wieder erheblich reduziert.

■ Datteln wirken schlaffördernd, da sie die Produktion von Melatonin im Körper anregen.

Schwefel-Datteln Datteln sind besonders häufig geschwefelt. Schwefel tötet jedoch Mineralstoffe und Vitamine ab und kann bei empfindlichen Menschen sogar Allergien auslösen.

Eberesche (Vogelbeere)

Die Eberesche gehört zu den wild wachsenden Früchten und ist bei uns eher unter dem Namen Vogelbeere bekannt. Wie die meisten Wildbeeren verträgt auch die Eberesche kein heißes Klima; sie gedeiht daher am besten in den mitteleuropäischen Ländern, vorwiegend am Weges- oder Waldrand. Erntezeit ist September und Oktober.

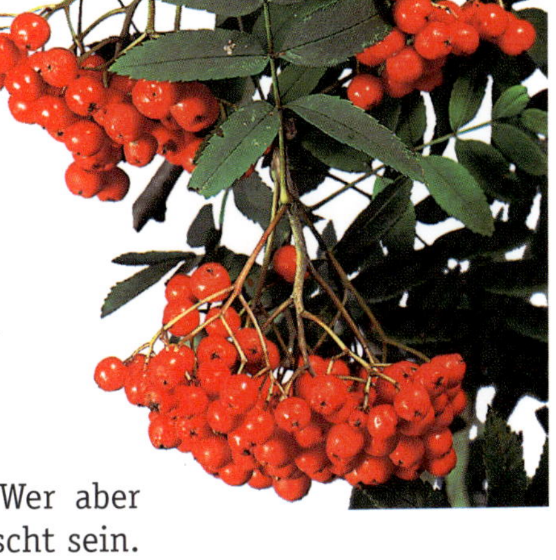

■ Eine »bittere Medizin«

Ebereschen leuchten verlockend rot und appetitlich. Wer aber »den Mund zu voll nimmt«, wird wahrscheinlich enttäuscht sein. Der herbe Geschmack der rohen Vogelbeere ist wahrlich kein exquisites Vergnügen. Aber sie ist eine sehr wirkungsvolle Medizin. So hilft sie unter anderem hervorragend bei Erkältungskrankheiten. Der Grund: Die Beere enthält 98 Milligramm Vitamin C und 408 Mikrogramm Vitamin A (fast doppelt so viel wie die Aprikose) auf 100 Gramm Frucht. Ihr hoher Kalziumgehalt sorgt zudem dafür, dass die genannten Vitamine im Körper ideal verwertet werden können.

Wie alle Wildbeeren verfügt auch die Vogelbeere über einen hohen Anteil an dem seltenen Spurenelement Mangan, das einerseits Enzyme aktiviert und andererseits Blut und Knochenzellen produziert. Unterstützt wird die Blutbildung zudem von dem sehr hohen Eisengehalt (zwei Milligramm auf 100 Gramm Frucht).

■ Ebereschen enthalten das seltene Spurenelement Mangan. Es wirkt wie der hohe Anteil an Eisen blutbildend.

Gesundheitstipp
Wenn Sie Verdauungsprobleme haben, könnte die Eberesche für Sie richtig sein. Ebereschen stimulieren die Magensaftproduktion und haben eine gallensafttreibende Wirkung. Das heißt, Ebereschen beruhigen Magenbeschwerden und fördern die Verdauung. Zu viel Eberesche löst allerdings Durchfall aus.

■ Verwendung in der Küche

Frische wilde Ebereschen gibt es nicht oft zu kaufen. Auf unseren Märkten findet man meist gezüchtete Importware aus Osteuropa, die viel süßer, etwas größer und weniger herb als die einheimischen sind.

Am bekanntesten ist die sehr aromatische Mährische Eberesche. Nach dem ersten Frost selbst gesammelt, sind sie eine süße Spezialität. Hier nur drei Spezialitätentipps:

▶ Vogelbeeren lassen sich ausgezeichnet zu Mus, Marmelade oder Sirup verarbeiten.

▶ Vogelbeeren können Süßspeisen eine raffinierte, aromatische Note geben.

▶ Wildgerichte, die im Herbst auf den Tisch kommen, passen gut zu einem temperamentvollen Preiselbeer-/Vogelbeer-Kompott.

Erdbeere

Die Heimat der Erdbeeren ist Mitteleuropa. Charakteristisch für die zarte hellrote Frucht, die zur Familie der Rosengewächse gehört, sind die kleinen grüngelben Kerne, die so genannten Achänen. Erdbeeren sind mehrjährige Früchte, die in kleinen Stauden wachsen. Heimische Früchte kommen im Juni und Juli auf den Markt. Neben der großen kultivierten Schwester gibt es noch die kleine Walderdbeere, die nur wild wächst, aber im Aroma unübertrefflich ist.

■ *Erdbeeren entschlacken den Körper und wirken stimmungshebend.*

■ »Frühjahrsputz« mit Euphorie

Das amerikanische Gesundheitsministerium bezeichnete die Erdbeere neben der Heidelbeere kürzlich als gesündeste Frucht überhaupt. Eine Erdbeerkur eignet sich in der Tat ideal als »Frühjahrsputzmittel« für Körper und Geist. Die aromatische Frucht reinigt den Darm von Schlacken und Umweltgiften, lässt Fettpolster schmelzen, klärt und festigt die Haut, beruhigt die vom Winter ausgetrockneten Schleimhäute und macht außerdem noch gute Laune. Untersuchungen haben ergeben, dass allein der Duft frisch gepflückter Erdbeeren euphorisierend wirkt.

■ Rundumschutz für den Körper

Nur die wenigsten wissen, dass Erdbeeren mehr Vitamin C haben als Zitrusfrüchte. Und kein anderes Obst verfügt über so viel Folsäure wie die Erdbeere. Mit 65 Mikrogramm auf 100 Gramm Frucht liefert sie genauso viel dieser wertvollen Substanz wie die berühmtesten Folsäurelieferanten Kalbsnieren oder Eier. Dieses Zellwachstums- und Zellteilungsvitamin ist vor allem für Schwangere, aber auch für Kinder und Senioren zur Regeneration wichtig. Insgesamt hat die Erdbeere folgende wertvolle Inhaltsstoffe: Vitamin C, Folsäure, Vitamin K (für die Blutgerinnung), Chrom (ein Muntermacher!), Eisen (für den Sauerstofftransport), Mangan (entgiftet den Körper), Zink (für besseres Haarwachstum), Magnesium (Muskelaufbau), Phosphor (Muskelaufbau), Kalium (Gewebeentwässerung), Fruchtsäuren, vor allem Ellagsäure, Gerbsäure, ätherische Öle.

Die in frischen Erdbeeren vorhandene Ellagsäure verzögerte in Tierstudien besonders wirksam das Wachstum von Krebstumoren. Die Gerbsäure ist besonders aktiv gegen Viren.

Gesundheitstipp
Leider gehören Erdbeeren zu den Obstarten, auf die manche Menschen allergisch reagieren: mit Nesselsucht, juckenden Hautausschlägen, einige sogar mit Asthmaanfällen. Hier hilft nur eines: totale Abstinenz!

■ Nur mit Geschmacksprobe kaufen

Erdbeeren müssen vollreif gepflückt und möglichst sofort verzehrt werden, da grüne Früchte nicht mehr nachreifen. Idealerweise pflücken Sie Ihre Erdbeeren selbst. Denn bereits nach wenigen Stunden verlieren sie einen Teil ihres Aromas. Hinzu kommt, dass Erdbeeren sehr druckempfindlich sind und rasch schimmeln.

▶ Was Geschmack, Farbe und Aroma angeht, so lässt sich grob sagen: Die kleinen, dunklen Erdbeeren haben meist das bessere Aroma, die großen, etwas helleren Früchte sind oft wässrig und in der Regel fader im Geschmack.

▶ Heimische Ware genießt wie bei den meisten Obstsorten einen gewaltigen Aroma- und Duftvorteil. Lange Transportwege ausländischer Produkte lassen einen Großteil der wertvollen Biostoffe sterben – schuld daran sind nicht zuletzt die Konservierungsmittel. Importierte Erdbeeren werden wegen ihrer Anfälligkeit oft mit Insektiziden besprüht und mit Konservierungsmitteln bearbeitet. Sie müssen deshalb unbedingt gründlich gewaschen werden. Angeschimmelte Ware gehört ausnahmslos in den Abfall. Schimmelpilze sind Krebserreger! Auch Walderdbeeren müssen vor dem Verzehr unbedingt gewaschen werden, da sie vom Fuchsbandwurm infiziert sein können.

▶ Der »Kaviar« unter den Erdbeeren sind die teuren, wilden Walderdbeeren, die mühsam gesucht werden müssen. Sie sind stark im Aroma und konzentriert im Geschmack (leicht herb).

■ Verwendung in der Küche

Grundsätzlich gilt, dass Erdbeeren rasch verbraucht werden müssen. Im Kühlschrank (feuchte zwei bis fünf Grad Celsius) halten sie sich maximal zwei Tage frisch. Obwohl sie dann optisch noch einen guten Eindruck machen, ist ihr Aroma bereits verflogen. Hier ein paar Spezialitätentipps:

▶ Liegt der Kauf schon einige Stunden zurück, können die Erdbeeren durchaus ein süßes Sahne- oder Zucker-Make-up vertragen.

▶ Exoten verfeinern ihr Dessert oder ihre Erdbeertorte zusätzlich durch einen Hauch frischen Ingwer.

Kauftipp
Machen Sie beim Einkaufen im Supermarkt unbedingt eine Geschmacksprobe und prüfen Sie, ob sich in die Erdbeerschalen keine angeschimmelten Früchte gemogelt haben.

■ *Nur frisch verwendete Ware behält das ganze Aroma.*

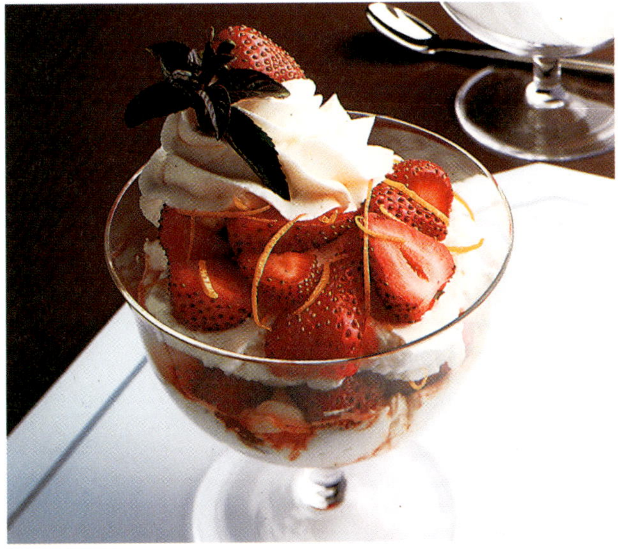

Zucker-Erdbeeren
Erdbeeren sind äußerst vielseitig verwendbar. Kinder mögen besonders gern Erdbeeren mit etwas Zucker bestreut.

▶ Erdbeeren eignen sich auch hervorragend zur Verarbeitung als Kompott oder Marmelade.

▶ Wunderbar schmeckt ein Erdbeermus, das man einfrieren und zu Vanilleeis oder einer weißen Mousse au Chocolat anrichten kann.

Erdbeermus

1. Frische Erdbeeren pürieren

2. Etwas Zitrone (nach Geschmack mit Zucker süßen) anwärmen und die pürierten Erdbeeren zugeben; höchstens drei Minuten wie eine Marmelade aufkochen.

3. Zum Schluss in kleine Gefriersäcke füllen und möglichst sofort einfrieren.

Feige

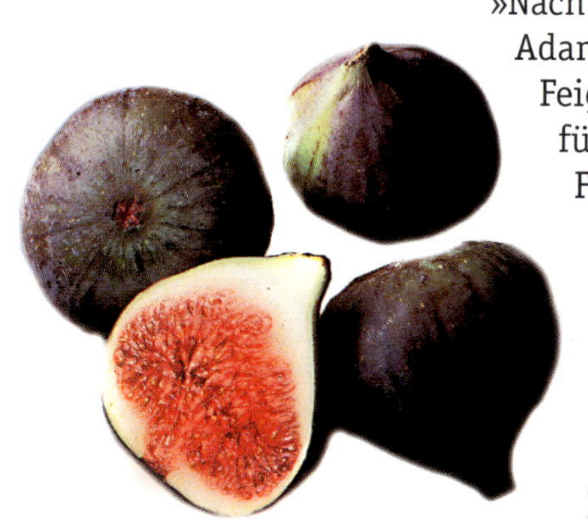

■ *Feigen wirken durch ihren hohen Basenanteil der Übersäuerung im Körper entgegen.*

»Nach dem Sündenfall«, so heißt es in der Bibel, »wurden Adam und Eva gewahr, dass sie nackt waren. Sie flochten Feigenblätter zusammen und machten sich eine Schürze für die Lenden«. Was beweist: Bereits im Paradies gab es Feigen. Um die Feigenbäume und ihre honigsüßen, zarten Früchte ranken sich Mythen aus der ganzen Welt. Zuhause sind die Früchte im Orient und in Nordafrika, aber auch im europäischen Mittelmeerraum und in Amerika. Das Maulbeergewächs kann über sechzig Jahre lang Früchte tragen und gilt wohl nicht zuletzt deshalb als Symbol für Glück und Reichtum. Bei uns kennt man die Feige vor allem in getrockneter Form. Die grünen bis tiefvioletten Früchte mit dem gelbrosa Fleisch werden aufgrund verstärkter Nachfrage in Mitteleuropa neuerdings vermehrt angeboten. Geerntet werden sie im Frühsommer und Frühherbst.

■ »Heilmittel« aus Ägypten

Feigen haben mit Datteln vieles gemeinsam. In Ägypten gelten sie als Heilfrüchte. Besonders reich an Mineralien und Spurenelementen sind getrocknete Feigen. Bereits mit 100 Gramm Trockenfeigen – das entspricht rund 190 Milligramm Kalzium und 850 Milligramm Kalium – ist man, was den Tagesbedarf angeht, bestens versorgt. Die Feige ist darüber hinaus die Frucht mit dem höchsten Eisengehalt (3,2 Milligramm), auch der Phosphor- und Magnesiumgehalt ist weit überdurchschnittlich. Das heißt:

▶ Feigen entschlacken und entgiften den Körper.

▶ Feigen wirken der Osteoporose (Knochenbrüchigkeit) entgegen.

▶ Feigen schwemmen Ödeme aus.

▶ Feigen beseitigen Stimmungsschwankungen bei Menstruationsbeschwerden. Feigen sind gut für die Figur.

■ Gegen Übersäuerung

Die meisten Lebensmittel, die wir zu uns nehmen, sind stark säurebildend. Feigen dagegen haben die höchsten basischen (alkalischen) Werte von allen Nahrungsmitteln und wirken deshalb ausgleichend auf den Säure-Basen-Haushalt. Übersäuerung ist einer der Gründe für die vielen Zivilisationskrankheiten wie Rheuma, Herzkrankheiten oder Migräne. 100 Gramm Feigen haben 243 Kilokalorien, heben rasch den Glukosespiegel und beugen für Stunden Heißhunger auf Schokolade und Kekse vor. Die kleinen Körnchen in den Feigen sind wertvolle Ballaststoffe. Sie fördern nicht nur die Verdauung, sondern transportieren auch schädliche Bakterien und Giftstoffe aus dem Darm.

■ Milbengefahr bei getrockneten Früchten

Haben frische Feigen den »geschmackvollsten« Reifegrad erreicht, sind sie saftig; ihre Oberfläche ist weich und samtig. Die Haut ist mit einem weißlichen Belag bedeckt – ein Zeichen für den auskristallisierenden Zucker. Dann allerdings müssen sie binnen 24 Stunden gegessen werden, sonst beginnen sie zu gären. Gut gewaschen, schmeckt sogar die Schale. Zwar können unreife Früchte einige Tage im Kühlschrank um die Null-Grad-Grenze und hoher Luftfeuchte gelagert werden, sie verlieren dadurch aber an Aroma. Getrocknete Früchte halten sich über Monate. Wie alle Trockenfrüchte locken sie jedoch Milben an. Also: vor dem Verzehr unbedingt genau in Augenschein nehmen und kontrollieren! Zu empfehlen ist vor allem ungeschwefelte Ware.

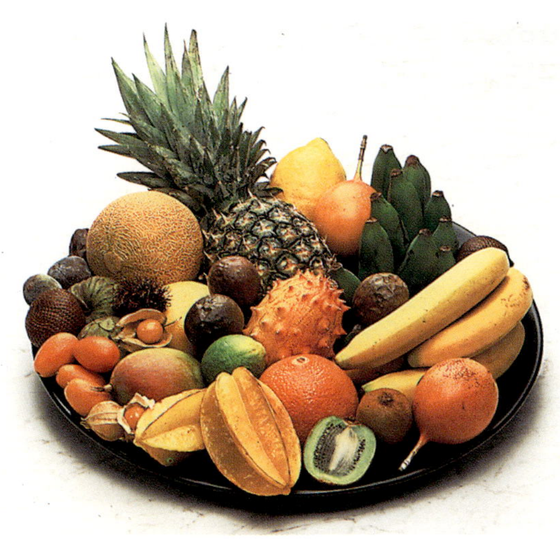

■ *Die Feige ist das Obst mit dem höchsten Eisengehalt.*

Küchentipp
Feigen im Früchtebrot oder die vor allem in Russland beliebte Wodka-Feige (Feigen in Wodka tauchen!) sind berühmte Leckereien. Aber auch frische Feigen eignen sich zu exotischen Desserts.

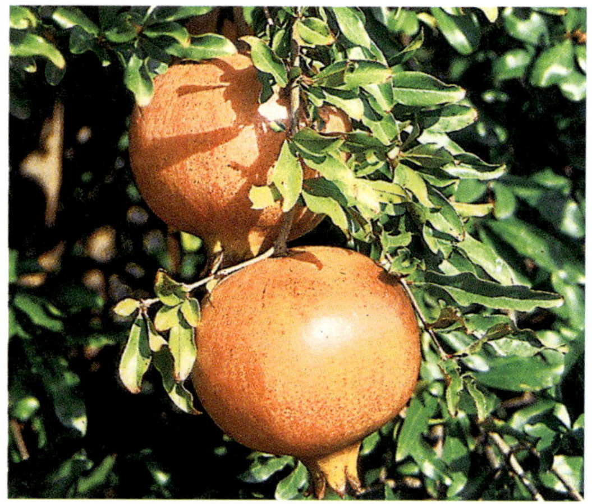

■ Der Granatapfel ist im botanischen Sinn kein Apfel, sondern eine Beere.

Granatapfel

Fast alle kennen seinen Namen, die meisten haben ihn bereits in Cocktails oder als Dessert genossen, bei den wenigsten aber steht er regelmäßig auf dem Speisezettel – der Granatapfel hat mit unserem heimischen Apfel nur gemeinsam, dass beide auf Bäumen wachsen und eine ähnliche Größe haben. Der exotische Bruder ist jedoch kein Apfel – wie der Name vermuten lässt –, sondern eine Beere, die vornehmlich im Mittelmeerraum wächst. Der Granatapfel hat eine harte, ledrige Haut, die gelb bis rotbraun gefärbt ist. Das Fleisch sitzt unter der Schale und ist fast durchsichtig. Den größten Anteil der Frucht machen die großen, rosafleischig ummantelten Kerne aus, die bei frischen Früchten mitgegessen werden können. Im Übrigen vermutet man, dass der berüchtigte Apfel aus dem Paradies in Wahrheit ein Granatapfel war.

■ Hoher Kaliumgehalt

Was den Gesundheitswert angeht, gibt es nur wenig Spektakuläres zu berichten. Lediglich der hohe Kaliumgehalt lässt darauf schließen, dass die Frucht einen positiven Einfluss auf das Säure-Basen-Gleichgewicht hat und entwässernd wirkt.

Achtung
Der gerbsäurehaltige Saft des Granatapfels lässt sich aus Kleidung und Tischwäsche nicht mehr entfernen.

■ Kauf- und Küchentipps

Frische Granatäpfel erkennt man an ihrer glattledernen, glänzenden Haut und an ihren leuchtenden orangeroten Farben. Am besten schmecken sie allerdings, wenn ihr Äußeres bereits etwas schrumpelig aussieht (nach ein bis zwei Wochen); dann erst entwickeln sie ihre volle Süße und ihr Aroma. Das eigentliche Fleisch sitzt etwas farblos unter der Schale und kann direkt aus der harten Schale gelöffelt werden – genauso wie die Kerne.

■ Grenadinesirup

Berühmt ist der nach Johannisbeere schmeckende Grenadinesirup, der in keiner gut sortierten Bar fehlen darf und vielen Longdrinks ihre appetitlich rote Farbe gibt. Der Sirup eignet sich auch hervorragend als Beigabe zu Fruchtsoßen oder feinen Mousse-Desserts.

Grapefruit

Eine Grapefruit kann den stolzen Durchmesser von 20 Zentimeter erreichen. Die Frucht wächst in Trauben auf Grapefruitbäumen, woraus sich der englische Name (»grape« = Traube; »fruit« = Frucht) ableitet. Fälschlicherweise wird die Grapefruit oft als Pampelmuse bezeichnet. Tatsächlich sind beide zwar verwandte, genau genommen aber verschiedene Zitrusarten aus der Familie der Rautengewächse. Die Grapefruit ist in Wirklichkeit eine Kreuzung zwischen Pampelmuse und Apfelsine, die erstmals zufällig um 1750 auf den Westindischen Inseln passiert sein soll. Heute wächst die Frucht in vielen subtropischen Regionen. Die hellgelbe, bittersüße und extrem saftige Frucht kommt meist aus Mittelamerika, Israel, Spanien oder Griechenland oder Süd- und Nordafrika. Ihr Fruchtfleisch ist je nach Sorte hellgelb bis tiefrosa.

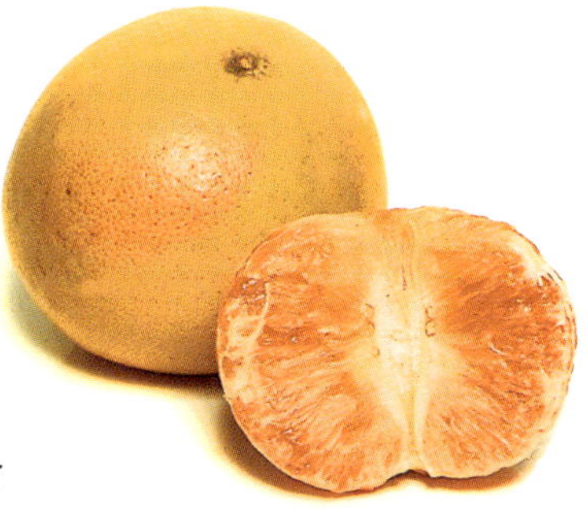

■ *Die Grapefruit ist eine Kreuzung zwischen Pampelmuse und Apfelsine.*

■ Der weiße »Pelz« der Schale

Wissenschaftler lenken ihre Aufmerksamkeit seit einigen Jahren verstärkt auf den weißen »Pelz« unter der Schale und auf die Kerne. Die weiße Schicht – Albedo genannt –, die man üblicherweise säuberlich vom Fleisch abschabt, verfügt über eine starke Konzentration kapillarabdichtender Flavonoide. Die Bioflavonoide im Weißen der Schale schützen unsere Zellen vor schädlichen Eindringlingen, den Sauerstoff-Radikalen. Auch die Kerne wurden von der Forschung lange Zeit vernachlässigt. Amerikanische Wissenschaftler fanden jedoch heraus, dass diese spezielle Bitterstoffe enthalten, die den Stoffwechsel anregen. Übrigens sind in Apotheken und Reformhäusern spezielle Grapefruitkern-Extrakte erhältlich. Zusammen mit der weißen Albedoschicht wirken sie antibiotisch, das heißt, sie helfen bei Erkältungskrankheiten und töten außerdem Pilze und Keime wirksam ab.

■ Immunmodulierende Wirkung

Es gibt mittlerweile keinen Zweifel mehr, dass die Bioflavonoide im Zusammenspiel mit dem Vitamin C der Grapefruit eine immunmodulierende Wirkung haben und das Wachstum von Viren, Pilzen und Bakterien entscheidend hemmen. Forscher haben herausgefunden, dass das synergistische Zusammenspiel von Vitamin C und Bioflavonoiden die Wirksamkeit der Askorbinsäure bis zum Zwanzigfachen erhöht.

Gesundheitstipp **Grapefruitsaft erhöht die Wirksamkeit von Medikamenten. Zu diesem Ergebnis kamen amerikanische Forscher am Medical Center der Universität von Michigan. Wer seine Tabletten mit Grapefruitsaft einnimmt, verbessert nach Überzeugung der Wissenschaftler die Zuverlässigkeit und Wirksamkeit der Medizin.**

Verwendung in der Küche

Die rosafarbenen Sorten »Star Ruby«, »Marsh« oder »Red Blush« sind weniger bitter bzw. sauer als die gelbfleischigen »Duncan« oder »Royal«. Außerdem haben sie weniger Kerne. Bereits geerntete Früchte können zwar nicht mehr nachreifen, dafür halten sich zum Verzehr geeignete Früchte monatelang am Baum frisch. Je länger die Grapefruits gelagert werden, desto besser lässt sich die Schale abpellen.

Grapefruit nicht erhitzen

Wenn Sie in den Genuss der wertvollen Biostoffe kommen wollen, sollten Sie die Grapefruit roh (am besten mit Schale) oder frisch ausgepresst genießen. Bei Erhitzung, also auch in industriell erzeugten Säften oder Konzentraten, verliert die Frucht bis zu 90 Prozent ihrer Wirkstoffe. Die Grapefruit eignet sich übrigens hervorragend zum Mischen mit anderen Zitrusfrüchten, beispielsweise in einem bunten Fruchtsalat, zu Cocktails oder zu Sorbets bei üppigen Festtagsmenüs, denen ein kräftiger Schuss Vitamin C gut tut. Lagern Sie Grapefruits in einem dunklen Raum bei acht bis zehn Grad Celsius, auf keinen Fall jedoch im Kühlschrank.

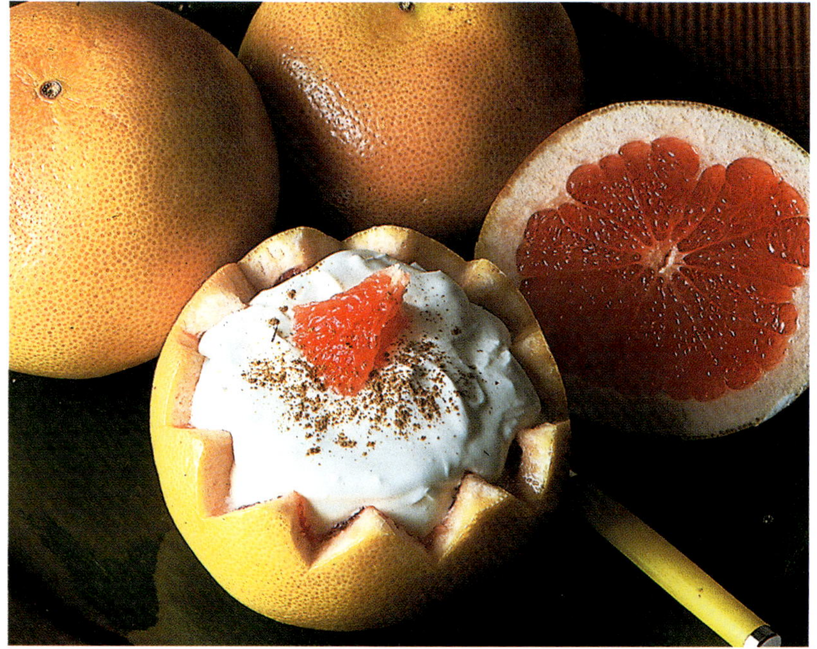

Guave

Die Guave gehört zu den wenigen exotischen Früchten, die bei uns eher unpopulär sind. Von diesem für unsere Gewohnheiten exklusiven Obst gibt es drei Sorten: Die Erdbeerguave, die Apfelguave und die Birnenguave.

Auf unseren Märkten findet man am häufigsten die zitronengroße, süße und intensiv duftende Birnenguave aus Guatemala oder Costa Rica. Vor allem diejenigen Guaven, die aus Mittelamerika und Brasilien importiert werden, haben einen anregenden Aromageschmack aus Quitten und Feigen.

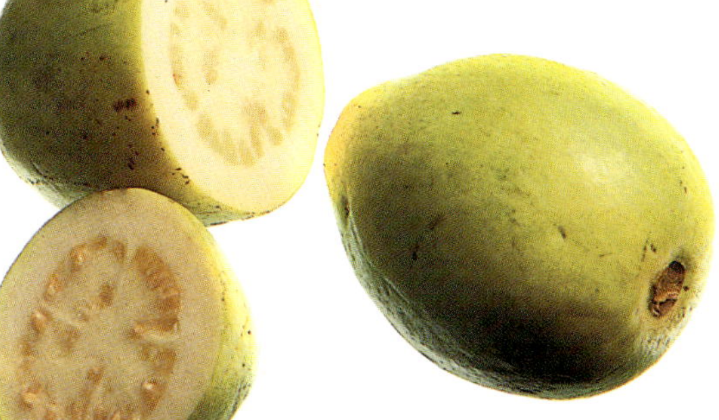

◼ *Die exotische Guave enthält Enzyme zur Immunstärkung und reichlich Vitamin C sowie Vitamin B3.*

◼ Starkes »Bio-Team« für das Immunsystem

Warum die Guave sich hierzulande bislang noch nicht durchgesetzt hat, ist eigentlich kaum zu verstehen. Denn die Frucht gehört zu den Vitamin-C-reichsten Früchten überhaupt. Mit rund 180 Milligramm Askorbinsäure auf 100 Gramm Frucht übertrifft sie ihre exotischen Schwestern Papaya oder Mango um das Doppelte. Vitamin C bildet zusammen mit den Bioflavonoiden eine starke Abwehrfront gegen Krankheitserreger. Enzyme stärken zudem das Immunsystem und regen den Stoffwechsel an. Wesentlich unterstützt werden die Enzyme dabei von dem Vitamin B3 (Niazin), das in der Guave reichlich vorhanden ist. Letztendlich wirkt sich dieses »Bio-Team« positiv auf den Cholesterinspiegel, die Verdauung und das zentrale Nervensystem aus. Ein hoher Kaliumgehalt sorgt für einen geregelten Wasserhaushalt und schwemmt Überflüssiges aus. Wer viel Süßes isst, hat oft einen leeren Niazinspeicher, ermüdet schnell, wird nervös und bekommt eine trockene Haut.

◼ Die wichtigsten Inhaltsstoffe

Diese Substanzen enthält eine Guave:

▶ Vitamin C
▶ Bioflavonoide
▶ Enzyme
▶ Kalium
▶ Vitamin B3 (Niazin)

Gesundheitstipp
Guaven sind leckere Süßigkeiten, mit denen Sie zugleich etwas für Gesundheit und Schönheit tun können.

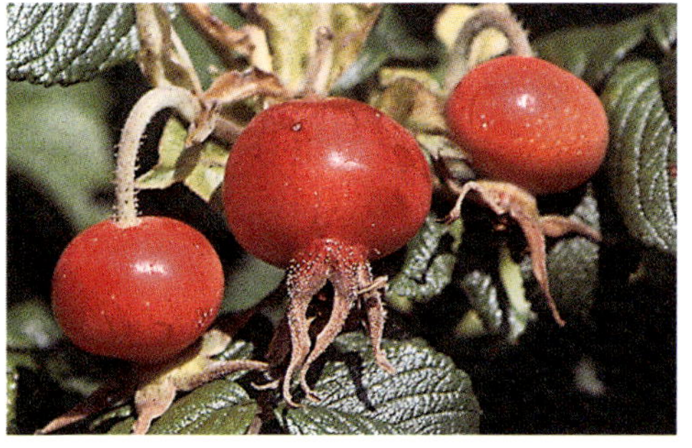

Hagebutte

Die Hagebutte ist eine Wildfrucht aus der Familie der Rosengewächse. Ursprünglich stammt die leuchtendrote, kirschgroße Heckenfrucht aus Asien. Heute gedeiht sie vor allem in Mittel- und Südeuropa. Die vergleichsweise unempfindliche Hagebutte, deren Erntezeit im Herbst ist, wächst vornehmlich an Wald- und Wegrändern zwischen anderen schwer kultivierbaren Sträuchern.

■ *Der hohe Gehalt der Hagebutte an Vitamin C und Vitmin A wirkt vorbeugend gegen Krebs.*

Gesundheitstipp
Behandeln Sie Grippe und Erkältungskrankheiten mit Hagebuttenmus oder -tee. Selbst in gekochter Form hat die roh ungenießbare Frucht noch genügend Biostoffe.

■ Anti-Krebs-Vitamine in hoher Menge

100 Gramm Hagebutten haben einen Vitamin-C-Gehalt von rund 1.500 Milligramm. Darüber hinaus verfügt die Frucht über sehr viel Vitamin E (4,2 Milligramm) und 800 Mikrogramm (!) Provitamin A. Gegen diese geballte Kraft an Antioxydanzien haben Krankheiten wenig Chancen.

▶ Studien ergaben, dass vor allem A-Provitamine das Risiko vermindern, an Lungen-, Speiseröhren- und Magenkrebs zu erkranken. Ein Vitamin-A-Mangel führt nicht nur zum Libido- und Potenzverlust, sondern mittelfristig auch zur Unfruchtbarkeit. Eines dieser in der Hagebutte vorkommenden A-Provitamine (Karotinoide) ist der rote Farbstoff Lykopin, der auch in Tomaten enthalten ist. Viele Forscher behaupten, dass Lykopin ein noch stärkerer Radikalenfänger ist als die bekanntere Schwester Beta-Karotin.

▶ Ähnlich antioxydativ wie das Lykopin wirkt das Rutin. Dieses Flavonoid (früher als Vitamin P bezeichnet) stärkt unsere Blutgefäße. Mit rutinreichen Lebensmitteln können Krampfadern, Besenreiser, Hämorrhoiden oder geplatzte Äderchen im Auge gemildert werden. Rutin dichtet die Kapillare ab und regeneriert sogar bereits geschädigte Blutgefäße.

■ Verwendung in der Küche

In Reformhäusern und Supermärkten gibt es inzwischen viele Zubereitungsvarianten der Hagebutte: Mus, Marmeladen, Soße, Wein, sogar Liköre und natürlich Tees. Wenn Sie selbst Mus herstellen wollen, gehen Sie in dieser Reihenfolge vor:

▶ Befreien Sie die Früchte von Stiel und Blüten und waschen Sie sie kräftig. Wichtig ist, dass sie die Kerne restlos aus den Früchten entfernen.

▶ Dann kochen sie das Fruchtfleisch mit ein wenig Wasser auf kleiner Flamme etwa 20 Minuten lang. Nach Geschmack süßen.

Heidelbeere (Blaubeere, Schwarzbeere)

Die Heimat der Heidelbeere, die auch Blaubeere oder Schwarzbeere genannt wird, ist Asien. Die perlengroße Wildfrucht wächst vornehmlich an Zwergsträuchern in Wäldern und Heidelandschaften. Da die süße und aromatische Frucht keine Hitze verträgt, findet man sie vor allem in Nord- und Mitteleuropa. Obwohl Heidelbeeren selbst auf mageren, anspruchslosen Böden gedeihen, werden sie immer mehr in Kulturen angebaut. Diese Früchte sind vergleichsweise größer und etwas heller. Auf unseren Märkten gibt es von Anfang Juli bis Ende August frische Ware aus Polen, Tschechien und Frankreich, aber auch aus dem Bayerischen Wald, dem Fichtelgebirge oder dem Harz.

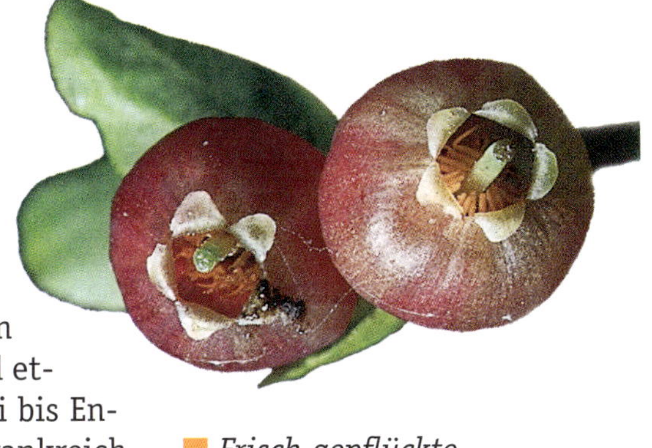

■ *Frisch gepflückte Heidelbeeren haben einen weißlichen, schmierenden Belag.*

■ »Rostschutzmittel« für die Zellen

Heidelbeeren haben einen hohen Anteil an wertvollen Antioxidanzien. Diese »Rostschutzmittel« – allen voran die Vitamine A, C und E – stärken das Immunsystem, verzögern das Altern, beugen Krebs vor und vermeiden Herzerkrankungen. Zwar gibt es Pflanzen, deren Vitamingehalt höher liegt als der der Heidelbeere. Die Beurteilung eines Lebensmittels als Lieferant für Nährstoffe kann allerdings nicht nur nach dem Gehalt erfolgen. Wesentlich ist auch deren Bioverfügbarkeit, das heißt, wie viel davon vom Körper aufgenommen werden kann. Hier hat die Heidelbeere den Vorteil, dass sie über viele sekundäre Pflanzenstoffe verfügt, die die Resorption der Nährstoffe fördern.

Warum ist die Heidelbeere blau?

Die Heidelbeere besitzt einen blauen Farbstoff namens Myrtillin. Dieser tötet zusammen mit der Heidelbeer-Gerbsäure Bakterien ab und hilft sogar gegen Darmwürmer.

»Blutfrucht« Heidelbeere
Das Myrtillin der Heidelbeere ist zusammen mit Vitamin C und Eisen an der Blutbildung beteiligt. Und es sorgt für die Elastizität der Blutgefäße.

Darüber hinaus hat die Blaubeere einen sehr hohen Mangangehalt: 4,5 Milligramm auf 100 Gramm Fruchtfleisch. Mit dieser Menge hat man bereits den täglichen Mindestbedarf gedeckt.

Mangan wirkt positiv auf die Knochenbildung und aktiviert Enzyme, hilft also auch indirekt bei der Gewichtsabnahme. Von großer Bedeutung ist das Mangan der Heidelbeere auch als Gehirn- und Nervennahrung.

Lagerungstipp
Die wilden Früchte sind nach der Ernte druckempfindlich und welken rasch. Am besten lagern Sie sie knapp über dem Gefrierpunkt im feuchten Kühlschrankteil. Heidelbeeren eignen sich hervorragend zum Einfrieren.

■ Woran erkennt man frisch gepflückte Heidelbeeren?

Typisch für frisch gepflückte Heidelbeeren ist ein matter, leicht weißlich schimmernder »Belag«. Diese Früchte haben ein volles, süßherbes Aroma. Die kleineren Früchte kommen oftmals aus Polen und Tschechien und sind aufgrund des dort niedrigen Sammellohns meist recht preiswert. Größere Beeren sind in der Regel kultiviert (oft in Deutschland), etwas süßer und entsprechend teurer.

■ Verwendung in der Küche

Heidelbeeren stets gut waschen! In Wald- und Heidegebieten selbst gepflückte Wildfrüchte können vom Fuchsbandwurm befallen sein. Die oft zu Tees verarbeiteten Blätter der Heidelbeere wirken zwar heilsam bei Magen- und Darmkrankheiten, sollten aber nur kurze Zeit eingesetzt werden. Vor allem bei Kindern besteht bei ständiger Anwendung Vergiftungsgefahr.

▶ Wer den süßlich-bitteren Geschmack von Heidelbeeren liebt, darf sich nicht an der »blauen Tinte« auf der Zunge stören. Den intensiven, lang anhaltenden Farbstoff Myrtillin kann man allerdings mit frischem Zitronensaft zumindest teilweise »auswaschen«. Aufgrund ihres intensiven, würzigen Aromas animieren die Heidelbeeren einfallsreiche Köche immer wieder zu ganz besonders raffinierten Kreationen.

■ Heidelbeeren lassen sich gut zu Gelee, Marmelade, Kompott oder Saft verarbeiten.

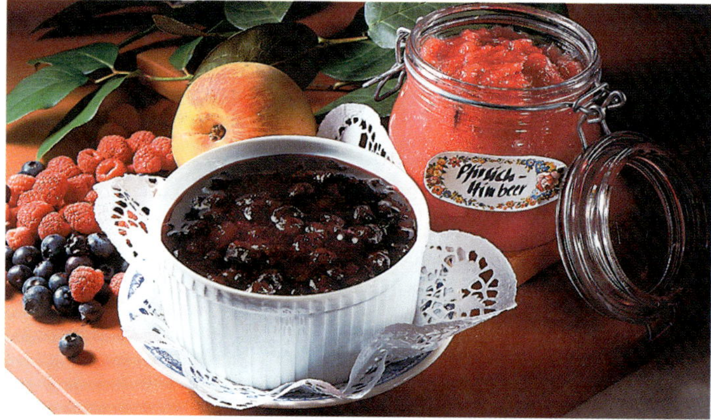

▶ Leckere Kombinationen gelingen mit Quark-, Jogurt- und (Sauer-)Rahmprodukten.

▶ Aus Heidelbeeren kann man besonders gut Gelees, Marmeladen, Kompotte und Säfte herstellen.

▶ In Frankreich sind »Crêpes aux myrtilles« (gefüllte Heidelbeer-Pfannenkuchen) oder »Tartes aux myrtilles« (dünner Tortenboden, mit Heidelbeeren belegt) berühmte Spezialitäten.

Himbeere

Eigentlich ist die Himbeere ein wildes Rosengewächs, was man im Gebirge genauso findet wie in Waldgebieten. Die Schwester der Brombeere ist praktisch überall in Europa zu finden. Die zarte, süßaromatische, leuchtend rote Strauchfrucht ist aber so begehrt, dass man sie heute nahezu in allen Ländern kultiviert. Sie besteht aus vielen winzigen, sehr druckempfindlichen Steinfrüchtchen, die in einer Art kleiner Traube zusammenhängen. Frisch verkauft wird die Himbeere bei uns von Anfang Juli bis Oktober.

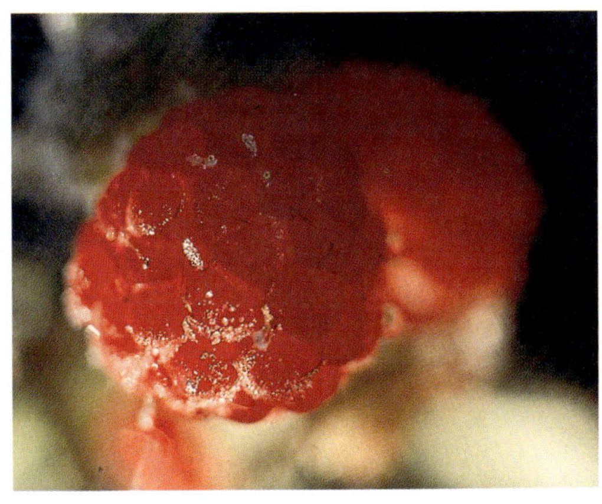

■ *Die Himbeere lindert durch den Gehalt an Salizylsäure Schmerzen und wirkt fiebersenkend.*

■ Medizin der alten Chinesen

Die Himbeere hat eine schier unglaubliche Heilwirkung bei verschiedenen Leiden. Ernährungswissenschaftler führen dies auf folgende Substanzen zurück: Vitamin C, Mineralstoffe (vor allem Kalzium), Spurenelemente, Pektine, Flavone, Gerbsäure, Folsäure, Salizylsäure.

Schon im alten China wurden vor allem die Blätter der Himbeere als antiseptische und entzündungshemmende Medizin eingesetzt. Zu Tees verarbeitet, töten Himbeerblätter schädliche Darmbakterien; äußerlich angewendet, heilen sie leichtere Hautleiden.

■ Schmerzlinderung und Fiebersenkung

Kein anderes rohes Lebensmittel verfügt über soviel Salizylsäure (5,14 Milligramm auf 100 Gramm Frucht) wie die Himbeere. Die mit der Azetylsalizylsäure (Aspirin) verwandte Säure dämpft Schmerzen und wirkt fiebersenkend. Himbeeren sind somit eine Leckerei ohne Nebenwirkungen (nicht nur) für kranke Kinder.

■ Hoher Kalziumgehalt

Nicht nur für Kinder, die sich noch im Wachstum befinden, sondern auch für alte Menschen mit brüchigen Knochen ist der hohe Kalziumanteil der Himbeere ein Segen. Die Aufnahme dieses Mineralstoffs für den Knochen- und Zähneaufbau wird noch durch das Vitamin C verbessert. Außerdem haben Himbeeren viel Folsäure (30 Mikrogramm auf 100 Gramm), welches ebenfalls am meisten von Kindern, Schwangeren und Senioren gebraucht wird. Folsäure beschleunigt unter anderem die Teilung der roten und weißen Blutzellen.

Besonderer Tipp
Bestreuen Sie einen Teller Himbeeren mit ein paar Esslöffeln feinkörnigem Zucker – das ergibt einen exquisiten Geschmack, den vor allem Kinder lieben.

Derzeit leiden über 90 Prozent der Deutschen an einem Folsäure-Mangel, dessen durchschnittlicher Tagesbedarf bei 300 Mikrogramm (Schwangere das Doppelte) liegt. Da dieses Vitamin aus der B-Gruppe zum größten Teil durch Hitze verlorengeht, sind gerade pflanzliche Folsäure-Lieferanten wie rohe Himbeeren, Avocados oder Erdbeeren so wichtig.

Vielseitiges »Heilmittel« Himbeere

Aufgrund ihrer zahlreichen wertvollen Inhaltsstoffe kann die Himbeere Folgendes bewirken:

- Förderung der guten Laune (hoher Pantothensäuregehalt)
- Förderung des Zellwachstums in Fingernägeln, Haut und Haaren (hoher Biotingehalt)
- Verbesserung der Darmflora
- Hilfe bei leichteren Hautleiden
- Linderung leichter Schmerzen (Salizylsäure)
- Senkung erhöhter Temperatur (Salizylsäure)
- Verbesserung der Knochen- und Zahnsubstanz (Kalzium)
- Verbesserung der Krampfadern und Hämorrhoiden (Rutin)

■ Rutin

Weiteres großes Plus der Himbeere: der Pflanzenwirkstoff Rutin. Dieses Flavonoid stärkt die Blutgefäße und hilft bei Krampfadern, Besenreisern und Hämorrhoiden.

■ Verwendung in der Küche

Da Himbeeren schnell schimmeln, müssen sie rasch nach der Ernte gegessen oder verarbeitet werden. Ihre kleinen, prall gefüllten Saftzellen platzen auf Druck. Im Gegensatz zu Erdbeeren lassen sich Himbeeren gut einfrieren; sie behalten ihr Aroma bei. Um zu verhindern, dass sie zusammenfrieren und beim Auftauen matschig werden, sollten sie einzeln nebeneinander auf ein Blech gelegt und vorgefroren werden. Anschließend kann man die kleinen Eiskugeln in Beutel abfüllen.

Bei Himbeeren kennt die Fantasie des Kochs keine Grenzen: roh als Dessert, zu Quark (Topfen) oder Jogurt gereicht, als Mus, Marmelade, Saft, Sirup, Tortenbelag oder – nicht zuletzt – zu einem scharfen Schnaps gebrannt.

Holunderbeere (Hollerbeere)

Holunderbeeren oder Hollerbeeren, wie sie in Österreich genannt werden, wachsen in ganz Europa an hohen, wilden Büschen. Im Altschwedischen hat »Holunder« den gleichen Wortstamm wie »Flieder«, was nicht nur auf die violette Farbe, sondern auch auf seinen Blütenstand zurückzuführen ist. Die herben bis süßen Früchte hängen in lockeren Dolden und werden im August gepflückt. Sie dürfen allerdings nur völlig ausgereift, das heißt, blauschwarz, geerntet und gekocht verspeist werden.

Roher Holunder ist giftig! Nicht zu verwechseln ist der genießbare, schwarze Holunder mit dem knallroten (in Rispen hängenden) Traubenholunder, der ebenfalls giftig ist. Wer selber Beeren sammelt, muss hier also eine gewisse Vorsicht walten lassen.

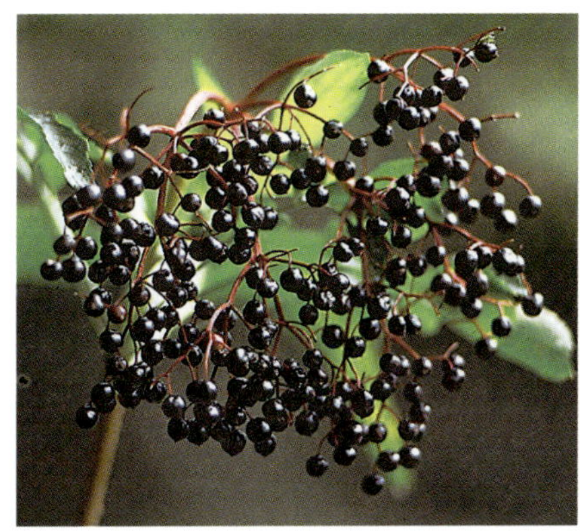

■ *Die Holunderbeere fördert die Blutbildung und die Durchblutung.*

■ Uralte Volksmedizin

Holunder ist eine uralte Volksmedizin. Noch heute empfehlen Naturärzte Holunderblütentee zusammen mit Lindenblütentee wegen seiner schweißtreibenden Wirkung bei grippalen Infekten.

Die Holunderbeeren haben eine ähnliche, wenn auch nicht so starke Wirkung wie die Blüten. Sie verbessern die Durchblutung und fördern aufgrund ihres hohen Eisengehaltes auch die Blutbildung. Folgende Stoffe sind in der Holunderbeere in hoher Konzentration enthalten:

▶ Vitamin C
▶ Karotinoide (Provitamin A)
▶ Selen

■ Verwendung in der Küche

Die Holunderbeere erlebt seit einiger Zeit eine regelrechte Renaissance. Neuerdings werben Holler-Limonade oder -Sirup, durch nostalgische Flaschenetiketten »aufgepeppt«, in Supermärkten und Reformhäusern um Kundschaft. Holunderbeersaft lässt sich leicht selbst herstellen, indem man die Früchte mit

▶ Zucker und Wasser aufkocht: etwas Zitrone dazu und durch ein Sieb seihen!

▶ Holunderbeeren lassen sich auch zu köstlichen Marmeladen oder Mus verarbeiten. Sie schmecken auch hervorragend zu Crêpes oder Vanilleeis.

Der Philosoph Karl Friedrich von Rumohr schrieb 1822: »Die Blüte des Fliederbaumes (Holunderblüten, Anm. d. Verf.), von bekannter schweißtreibender Wirkung, wird von einigen mit süßen Speisen verbunden. Der Geschmack, den sie solchen Speisen mitteilt, ist fade süßlich mit einem ins Widrige gehenden Beigeschmacke.«

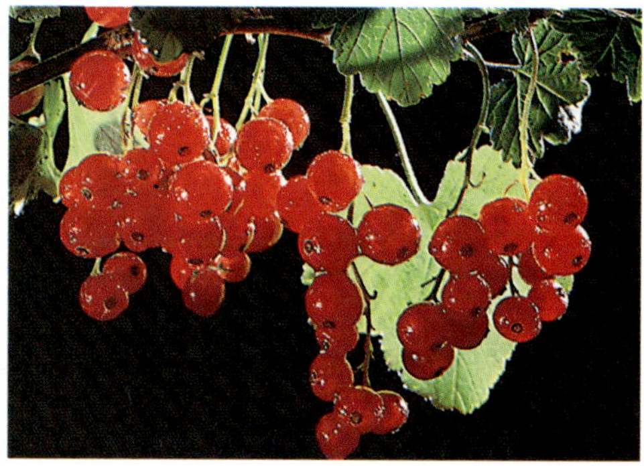

■ Die Johannisbeere kann Durchfall durch den Gehalt an Gerbsäure stoppen.

Johannisbeere (Ribisel)

Wie die Himbeere, so wurde auch die wilde Johannisbeere von unseren Vorfahren gezähmt und in den Gärten angebaut. Besonders beliebt ist die rote Johannisbeere. Schwarze und gelbweiße Beeren werden seltener angebaut, weil sie wesentlich empfindlicher sind als ihre roten Schwestern. Letztere gedeihen selbst noch in einer Höhe von 1.300 Meter. Frische Ware macht nur einen Bruchteil der verkauften Menge aus. Der größte Teil der Ernte wird von der Industrie zu Marmeladen, Sirup, Säften oder Gelees verarbeitet.

■ Perlen der Gesundheit

Die Johannisbeere ist eine wahre Gesundheitsperle. Wie wir von Ernährungswissenschaftlern wissen, hat die Johannisbeere von allen Beeren den höchsten Fruchtsäuregehalt – nämlich gut 2.900 Milligramm auf 100 Gramm. Diese Fruchtsäuren haben folgende Funktionen:

- ▶ Anregung des Speichelflusses
- ▶ Aktivierung des Stoffwechsels
- ▶ Beschleunigung der Verdauung
- ▶ Verbesserung der Darmperistaltik
- ▶ Unterstützung der Leberfunktion

■ Antioxidanzien

Gesundheitstipp
Jeden Tag ein Glas Johannisbeersaft vor der Hauptmahlzeit – das ist nicht nur ein köstlicher und vitaminreicher Genuss, sondern auch ein Tonikum für schwächliche und kranke Kinder.

Da Johannisbeersaft den Appetit fördert, wird er gern kranken Kindern verabreicht. Schwarze Johannisbeeren haben mit 189 Milligramm Vitamin C auf 100 Gramm Frucht etwa viermal so viel Vitamin C wie die roten oder die weißen Beeren. Überhaupt ist das gesamte Antioxidanzien-»Trio« der Vitamine A, C und E in der Johannisbeere besonders reichhaltig vertreten.

■ Gerbsäure

Der herbe Geschmack der schwarzen Johannisbeere lässt schon ahnen, dass sie über sehr viel Gerbsäure verfügt. Die eigentlich aggressive Säure wird von dem schwarzen Farbstoff der Beere allerdings im Zaum gehalten und wandelt sich zum Wohltäter: Sie beruhigt angegriffene Darmwände und kann sogar Durchfall wirksam stoppen.

■ Mineralstoffe

Rote wie schwarze Beeren sind reich an Biotin (gut für gesunde Haut und glänzende Haare), an Mangan (für gesunde Knochen), an Eisen (wichtig für Blutbildung) und Kalzium (gut für die Nerven und die Knochenbildung). Diese Kombination machen die kleinen Beeren zu wahren Vitaminpillen, die sich vor allem in der Schwangerschaft günstig auswirken. Zusammen mit den reichlich vorhandenen Ballaststoffen (vor allem in den winzigen Kernen) sorgt die Johannisbeere für eine gesunde Verdauung. Naturheilkundler attestieren dem Saft der schwarzen Johannisbeere außerdem die Eigenschaft, die Leber bei ihrer Entgiftungsarbeit zu unterstützen.

■ Verwendung in der Küche

Berühmt ist der aus Frankreich stammende Cassis-Likör. Die zartgelben oder weißen Beeren sind eine teure Rarität. Sie sind wesentlich süßer als ihre rassigen Schwestern. Hier ein paar Spezialitätentipps:

▶ Schwarze Johannisbeeren lassen sich wegen der herb schmeckenden Gerbsäure gut zu Säften und Marmeladen (leicht gesüßt!) verarbeiten.

▶ Das intensive, ganz eigene Aroma macht die Johannisbeere zu einem unverzichtbaren Bestandteil vieler Desserts und Süßspeisen für Sommer und Winter.

▶ Roh wird ihre rassige Säure besonders gut gezähmt, wenn man sie mit Quark (Topfen) oder Jogurt »entschärft« oder als Tortenbelag in süßes Gelee bettet.

Lagerungstipp
Da Johannisbeeren schnell schimmeln, sollten sie möglichst frisch verbraucht werden. Am besten lagern sie im Biofresh-Teil des Kühlschranks knapp über dem Gefrierpunkt bei möglichst hoher Luftfeuchtigkeit.

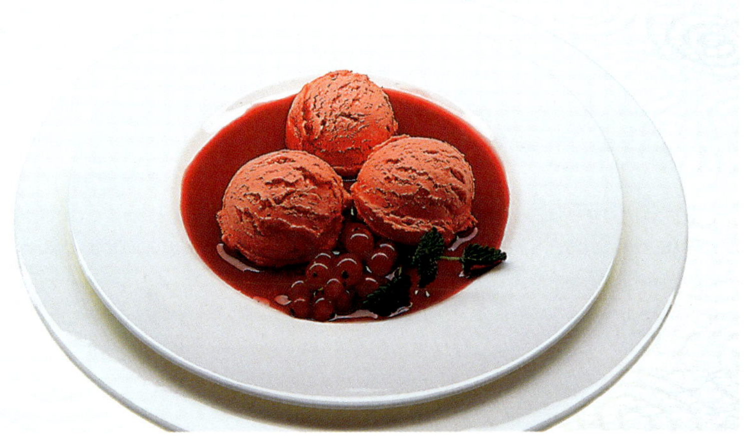

■ Frische Johannisbeeren sollten schnell verwendet werden. Ihr intensives Aroma passt gut zu vielen Desserts.

Kaki

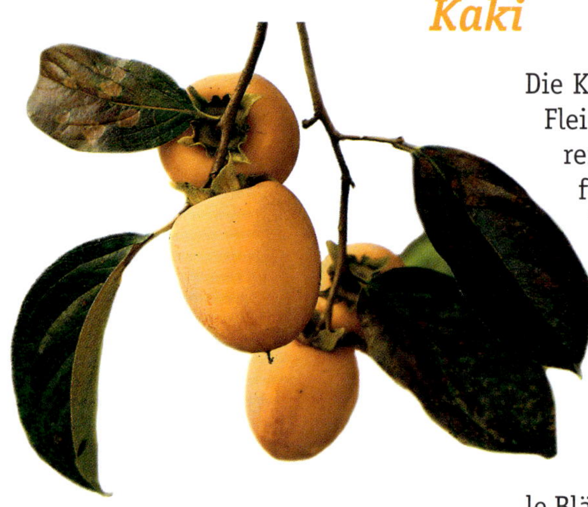

Das Beta-Karotin der Kaki schützt die Haut vor Umwelteinflüssen.

Die Kaki kommt aus Asien und gleicht im Aussehen einer Fleischtomate. Seit einigen Jahrzehnten wird die Beerenfrucht auch in einigen Mittelmeerländern, in Kalifornien, Australien und Indien angebaut. In Israel gelang die Züchtung der sehr süßen, kernlosen Sharon-Kaki. Die Japaner und Chinesen opfern dieses »göttliche Feuer« – so die Bedeutung des griechischen Namens – in ihren Tempeln. Bei uns heißt die Kaki auch »Chinesische Quitte«, »Chinesische Dattelpflaume« oder »Japanische Aprikose«. Kakis reifen an den bis zu 15 Meter hohen Bäumen erst im Spätherbst, wenn längst alle Blätter abgefallen sind. Dann leuchten die orangeroten, vierkantigen Früchte mit den großen Kelchblättern geradezu malerisch an den kargen Ästen des Kakibaumes.

■ Neutralisierung von freien Radikalen

Die Kaki ist ein regelrechtes »Provitamin-A-Kraftwerk«: Mit ca. 266 Mikrogramm pro 100 Gramm Frucht gehört sie zu den Früchten mit dem höchsten Provitamin-A-Gehalt. Da die Kaki auch viel Vitamin C besitzt, ist sie bis zu einem gewissen Grad in der Lage, freie Radikale zu neutralisieren. Indem die Kaki aggressive Sauerstoffmoleküle, die durch Zigarettenrauch, Smog, Sonnen- oder Ozoneinwirkung entstehen, effizient zerstört, schützt sie uns indirekt vor möglichen Folgekrankheiten wie Krebs, Haut- oder Herzkrankheiten.

Gegen Mangelerscheinungen
Im Fernen Osten trocknen die Menschen die Kaki und essen sie gegen Mangelkrankheiten und Infektionen.

Vanille-Kaki

Es gibt sehr viele Kakisorten, die auch noch von unterschiedlicher Konsistenz sind und in ihren Geschmacksnuancen variieren.

Zu uns kommen meist Früchte aus Italien. Besonders bekannt ist die Vanille-Kaki, die tatsächlich einen leichten Vanillegeschmack hat. Beinahe jeder, der diese spezielle Art probiert hat, beschreibt den Geschmack unterschiedlich: zum Beispiel als Mischung aus Tomate und Aprikose oder aber als Mix aus Pfirsich, Quitte und Birne. Und was schmecken Sie heraus?

Da die Kaki roh gegessen wird, bleiben die wertvollen Beta-Karotine erhalten.

Folgende Vitamine und Mineralien hat die Kaki zu bieten:

▶ Provitamin A (Beta-Karotin)

▶ Vitamin C

▶ Kalium (reguliert den Wasserhaushalt und die Verdauung)

▶ Kalzium (wesentlich für Zähne und Knochen)

▶ Magnesium (entspannt Nerven und Muskeln)

Diese Mischung hält unsere Blutgefäße elastisch und sorgt für einen reibungslosen Flüssigkeitstransport im Blut. Anders ausgedrückt: Die Kaki kann Hypertonikern dabei helfen, den Blutdruck zu senken.

Die schon erwähnte Sharon-Frucht aus Israel ist bei Kakifans besonders beliebt. Ihr fehlt der bei den meisten Sorten übliche, leicht bittere Nachgeschmack; auch hat diese Sorte keine Kerne. Die Sharon ist süß, sehr saftig und kann sogar mitsamt der Schale verzehrt werden. Richtig reife Früchte sind daran zu erkennen, dass ihr Fruchtfleisch glasig durch die dünne Haut schimmert und auf Druck nachgibt.

■ Lagerung über dem Gefrierpunkt

Fast reife Kakis kann man etwa zwei Wochen lang knapp über dem Gefrierpunkt und bei 90 Prozent Luftfeuchtigkeit nachreifen lassen; vollreife Früchte müssen indes sofort verbraucht werden. Zwar sind vollreife, glasig glänzende Kakis längst nicht mehr so schön wie unreife Exemplare. Aber erst jetzt haben sie ihren wunderbar vollen, süßaromatischen Geschmack erreicht.

■ Verwendung in der Küche

Die meisten Sorten löffelt man aus oder verzehrt sie, nachdem man die dünne Haut abgezogen hat. In die Sharon allerdings können Sie genauso genüsslich hineinbeißen wie in einen Apfel. Die Vanille-Kaki ist auch schon in noch hartem Zustand süß und lecker. Zur Weiterverarbeitung sind der Fantasie keine Grenze gesetzt: Marmeladen, Sirup, Mus, Kompott, Eis oder Quarkspeisen sind möglich. In Ostasien werden die Früchte sogar in der Sonne getrocknet. Zu uns kommen sie dann unter dem Namen Kakifeigen.

■ *Vor dem Essen zieht man die dünne Haut der Kaki ab.*

Kaktusfeige

Kaktusfeigen sind eine stachelige Angelegenheit und wirken deshalb auf den ersten Blick eher unnahbar. Sie sind »das Brot der trockenen Gegenden«, wie sie in Mexiko auch genannt werden. Inzwischen sieht man die Früchte der bis zu vier Meter hohen Säulenkakteen vermehrt auch in einigen Mittelmeerländern. Systematisch angebaut werden sie jedoch nur in Nord- und Südafrika, Israel, Australien, Brasilien, Sizilien und Spanien. Auf unseren Märkten findet man sie in der Regel von September bis April.

■ *Die Kaktusfeige stammt ursprünglich aus Mexiko.*

■ Körperliche Fitness durch hohen Glukoseanteil

Die Kaktusfeige ist prall gefüllt mit einem süßen, saftigen Fruchtfleisch, das etwa 15 Prozent Zucker beinhaltet. Die Folge: Der Genuss dieser Feige lässt den Glukosespiegel rasch ansteigen und sorgt somit spontan für körperliche Fitness. Weitere Inhaltsstoffe der Kaktusfeige sind:

▶ Vitamin C
▶ Vitamine der B-Gruppe
▶ Kalzium
▶ Kalium
▶ Magnesium

Die Kaktusfeige ist ein erfrischender Energiespender, der uns in den eher sonnenarmen Wintermonaten einen kräftigen Vitalschub verpasst.

■ Verwendung in der Küche

Besonderer Tipp
Kaktusfeigen schmecken besonders gut, wenn sie direkt aus dem Kühlschrank kommen – vielleicht garniert mit Eierlikör oder nur Zitrone und Zucker.

Reife Früchte haben ihre ehemals grüne Farbe eingebüßt und leuchten stattdessen gelborange bis dunkelbraun. Um an das geleeartige, leicht körnige Fruchtfleisch mit den schwarzen Samenkörnern heranzukommen, empfiehlt es sich, Handschuhe anzuziehen. Kappen Sie einfach die Enden der Frucht, ritzen Sie die Haut ein und ziehen Sie sie ab. Sollten trotz aller Vorsicht doch einige stachelige Härchen unter die Haut gelangt sein, entfernen Sie diese am besten mit flüssigem Wachs; sobald es getrocknet ist, können Sie den Stachel mit herausziehen.

Kap-Stachelbeere

Mit unserer heimischen Stachelbeere hat die kirsch-
förmige gelbe Frucht aus der Familie der Nacht-
schattengewächse nichts zu tun. Die Heimat der
Kap-Stachelbeere ist eigentlich Südamerika. Erstmals historisch belegt ist die Frucht jedoch am Kap
der guten Hoffnung (daher der Name!), also der
Südspitze Südafrikas. Die süßklebrige und sehr saftige Kap-Stachelbeere ist in einer papierdünnen, gelb-
gerippten Hülle, die wie ein Lampion aussieht, regelrecht eingepackt. Sie hat viele kleine Kernchen und ähnelt
im Geschmack leicht der Ananas und der Passionsfrucht. Auf unseren Märkten ist sie ganzjährig zu finden, auch unter den etwas
missverständlichen Bezeichnungen Ananaskirsche, Inkapflaume,
Erd- oder Blasenkirsche.

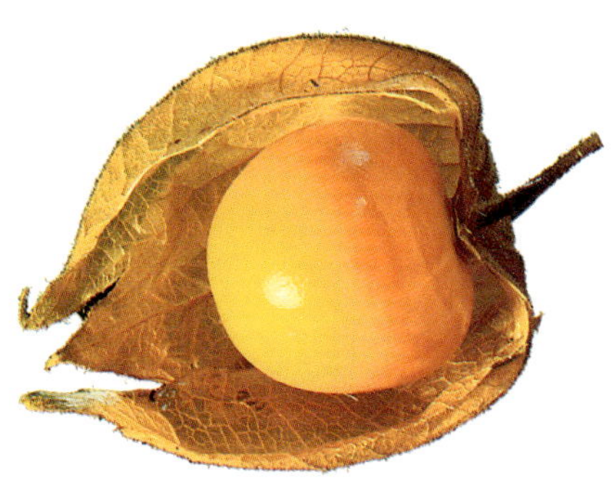

■ *Die Kap-Stachelbeere
pflegt die Haut durch
ihren hohen Vitamin B-
Gehalt.*

■ Vitaminreiche »Pralinen«

Wenn man eine Kap-Stachelbeere zum ersten Mal sieht, könnte
man meinen, die Natur hätte speziell für die anspruchsvolle Da-
menwelt einzeln in Seidenpapier verpackte Luxuspralinen er-
schaffen. Die süßen, mundgerechten Früchte haben unglaublich
viel Vitamin A, C und E sowie eine Reihe von B-Vitaminen. Diese
Inhaltsstoffe wirken in erster Linie antioxidativ, das heißt, sie
neutralisieren die gefährlichen freien Radikale. Durch den hohen
Vitamin-B-Gehalt profitieren auch Fingernägel sowie Haut und
Haare. Der hohe Eisengehalt der Kap-Stachelbeere ist eine optimale Hilfe bei Blutarmut, da Eisen die Blutbildung anregt. Die
Kombination Kalzium/Phosphor soll überdies den Geschlechts-
trieb anregen. Insgesamt
vereinigen sich in der Stachelbeere folgende Biostoffe: Vitamine A, B, C und E,
Phosphor, Eisen, Kalzium.
Lagern Sie Kap-Stachelbeeren trocken bei 10 bis 15
Grad Celsius. Sie eignen sich
hervorragend zur Verarbeitung als Mus, Marmelade,
Obstsalat, Cocktail, Gelee
oder Kompott.

Gesundheitstipp
**Wenn Sie die Leistungs-
fähigkeit Ihres Gehirns
steigern wollen, sollten
Sie regelmäßig Kap-Sta-
chelbeeren essen. Sie
enthalten eine Vielzahl
von Substanzen, die die
Konzentration anregen.**

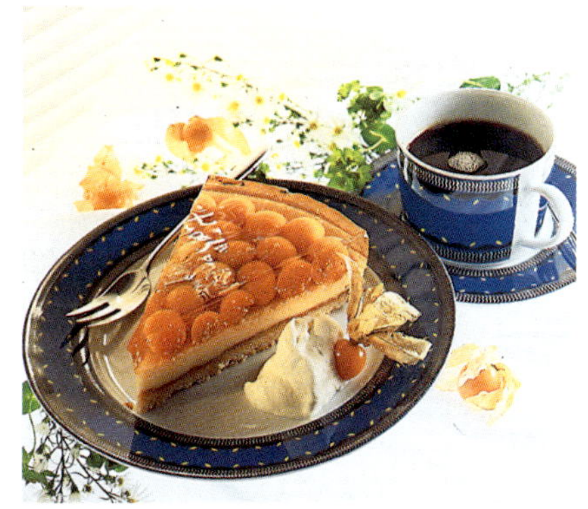

■ *Kap-Stachelbeeren
eignen sich bestens für
Obstkuchen.*

Karambole (Sternfrucht)

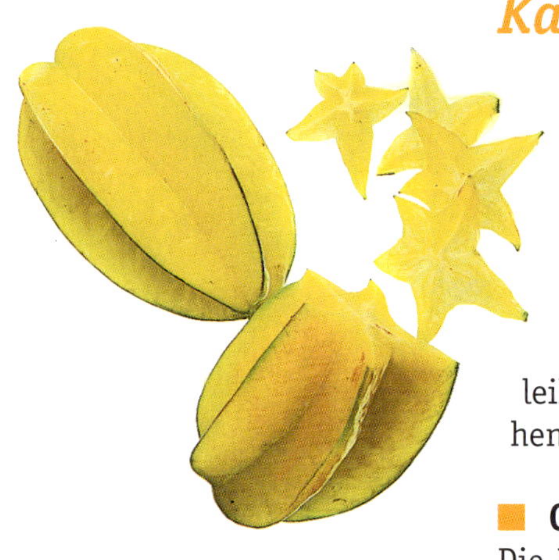

Die Karambole stammt ursprünglich aus Südostasien und wird heute vor allem in China, Indonesien, Malaysia, in der Karibik, in Florida und Südamerika kultiviert. Bei uns ist sie auch als Sternfrucht oder Baumstachelbeere bekannt. Die auf Sträuchern wachsende Beerenfrucht aus der Familie der Sauerkleegewächse ist bis zu zwölf Zentimeter lang und zeichnet sich durch ihre fünf Längsrippen aus. Diese verleihen der Frucht beim Durchschneiden ihr sternförmiges Aussehen. Auf unseren Märkten kann man sie ganzjährig kaufen.

Die Karambole wird in Indien gebraten gegessen.

Chinesische Mixed Pickles

Die Karambole hat so viele Nährstoffe, dass die Chinesen sie aus alter Tradition in Essig konservieren – quasi als chinesische Mixed Pickles. In Indien werden die Karambolen gebraten und in Malaysia in Sirup gekocht. Die Karambole hat folgende Vitalstoffe:

- Vitamine A und C
- Eisen
- Magnesium
- Kalzium
- Phosphor
- Oxalsäure

Gesundheitstipp
Wenn Sie unter Nierensteinen leiden oder zur Steinbildung neigen, sollten Sie die Karambole nicht in größeren Mengen essen. Sie hat viel steinbildende Oxalsäure – besonders die kleineren, meist blassgrünen Sorten.

Kauf- und Küchentipps

Frische Früchte erkennen Sie an dem knackigen, bernsteinfarbenen, nicht mehr grünen Fleisch. Karambolen duften etwas nach Jasmin und haben einen süßsauer-aromatischen Geschmack, der an Quitten und Stachelbeeren erinnert. Sind die Früchte reif, schimmert das saftige Fruchtfleisch bernsteinfarben durch die dünne Haut. Schneiden Sie die Karambola quer in sternförmige Scheiben und verwenden Sie sie ganz nach Lust und Laune:

- Als Marmelade, Mus, Kompott, Gelee oder Saft
- Als lukullische Dessertdekoration
- Als Cocktail-Zutat
- Zum Garnieren von Fleischgerichten

Besonderer Tipp

Essen Sie Karambolen möglichst solange sie vollreif sind. Sie lassen sich nur ganz kurz lagern – am besten noch bei acht bis zehn Grad und etwa 90 Prozent Luftfeuchtigkeit.

Kirsche

Die Kirsche gehört zu den ältesten kultivierten Steinobstarten Eurasiens. Der römische Feldherr Lucius Lucullus – berühmt durch seine luxuriöse Lebensführung – brachte sie aus Vorderasien nach Rom mit. Die Germanen übernahmen dann die knackig-rote Frucht wiederum von den Römern. Drei Viertel aller Kirschen werden heute in den klimagemäßigten Zonen Europas produziert – vor allem in Südtirol, Österreich und Deutschland. Kirschen teilt man in drei Kategorien ein: Süßkirschen, Sauerkirschen, Bastardkirschen (Kreuzungen zwischen Süß- und Sauerkirschen).

Die ersten Süßkirschen werden bereits Anfang Mai in Italien geerntet. Heimische Ware gibt es von Ende Mai bis Ende Juli. Kirschen kann man nur dann ernten, wenn sie voll gereift sind. Unreife Früchte reifen nicht nach und sind ungenießbar.

Gesundheitstipp
Wenn Sie Ihren Harnsäurespiegel senken und damit Gichtanfällen vorbeugen wollen, essen Sie zwei Wochen lang jeden Tag etwa 300 Gramm Kirschen.

■ Schlank- und Schönmacher

Allgemein kann man sagen, dass der Mineralstoffanteil in süßen, dunklen Kirschen um einiges höher ist als in sauren. Hingegen ist bei Sauerkirschen die Gruppe der B-Vitamine etwas stärker vertreten als bei den süßen Schwestern. Herausragend ist bei beiden Sorten der Anteil an Folsäure: Dieses Zellwachstumsvitamin liegt bei der Kirsche mit 52 Mikrogramm auf 100 Gramm Frucht an zweiter Stelle in der »Obstliga« (hinter der Erdbeere). Wahrscheinlich haben Schwangere deshalb oft unbewusst einen Heißhunger auf Kirschen. Und auch für Kinder sind Kirschen nicht nur ein süßer Spaß, sondern regelrechte Wachstumskapseln für Knochen und Zähne.

Interessant ist noch, dass süße Kirschen nur unwesentlich mehr Fruchtzucker haben als saure. Bei letzteren allerdings dominiert der viel höhere Gehalt an Fruchtsäuren.

■ *Kirschen reifen, einmal geerntet, nicht mehr nach.*

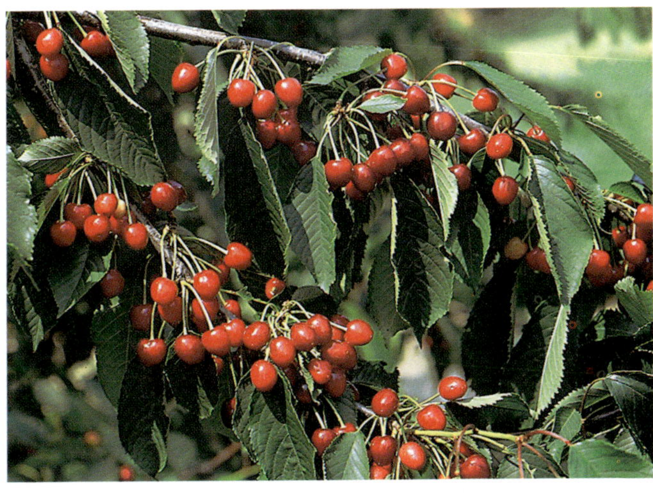

Alles in allem sind Kirschen wunderbare Schön- und Schlankmacher, die im Körper Folgendes bewirken:

▶ Senkung des Harnsäurespiegels
▶ Aktivierung des Stoffwechsels
▶ Förderung der Verdauung
▶ Entgiftung der Leber
▶ Abtötung von Krankheitskeimen
▶ Ausschwemmung überflüssigen Wassers aus dem Gewebe
▶ Senkung des Blutzuckerspiegels
▶ Festigung des Bindegewebes

■ Bildung von Kollagen

Die Pflanzenfarbstoffe der Kirsche sind zusammen mit Vitamin C, Zink, Eisen und Kupfer am Aufbau von neuem Kollagen beteiligt. Kollagen ist ein quellender Eiweißstoff, der dem Bindegewebe eine dehnbare Festigkeit und Glätte verleiht – und zwar nicht nur in der Oberhaut, sondern auch in den Organen. Unterstützt wird die Elastizität des Bindegewebes durch das Silizium – ein Spurenelement, das für ein gesundes Wachstum von Fingernägeln und Haaren sorgt. Außerdem unterstützt es die Wundheilung.
Achtung: Verschlucken Sie nie die Steine der Sauerkirsche – diese enthalten Blausäure.

■ Kauf- und Küchentipps

Wie gesagt, Hauptsaison für heimische Sorten ist im Juni und Juli. Neben den weichen Herzkirschen gibt es dann die festfleischigen Knorpelkirschen oder Kracher. Von beiden sind dunkelrote, gelbe und bunte Sorten erhältlich. Die Schattenmorelle ist eine der bekanntesten Sauerkirschsorten; ähnlich beliebt ist die saure Maraska, aus der der berühmte Maraschino-Likör gemacht wird. Zu den edelsten, aber seltensten Sorten zählen die »frühe Königin Hortense« und die »späte Schöne aus Chatney« – beides sind Bastardkirschen.

▶ Süßkirschen eignen sich ausgezeichnet als Tafelkirschen.

▶ Sauerkirschen können Sie einkochen oder zu Süßspeisen verarbeiten – dann schmecken sie besonders herzhaft, wie beispielsweise in der »Schwarzwälder Kirschtorte«.

▶ Kirschen lassen sich mit und ohne Stein hervorragend einfrieren. Am besten auf einem Gefriertablett einzeln vorfrieren, damit sie nicht aneinander »kleben«!

▶ Weitere Ideen: Kaltschalen, Kompotte, Konfitüren, Saft, in Rum eingelegte Kirschpralinen oder Grütze.

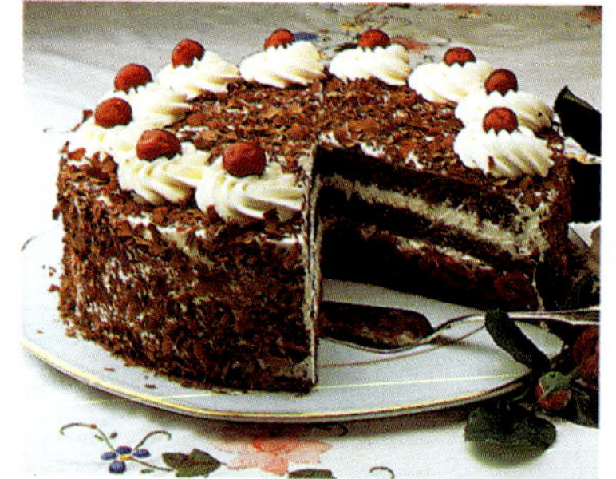

■ *In der Schwarzwälder Kirschtorte kommen Sauerkirschen zur Verwendung.*

Gesundheitstipp
Trinken Sie nie unmittelbar nach Kirschmahlzeiten Wasser – das ruft heftige Durchfälle und Magenkrämpfe hervor.

Kiwi

Die Heimat der Kiwis ist China! Sie wird deshalb gelegentlich noch heute Chinesische Stachelbeere genannt. Erst seit einigen Jahrzehnten werden die Früchte mit der rauen braunen Schale in großem Stil in Neuseeland angebaut. Die Maoris, die Ureinwohner Neuseelands, gaben der Frucht einst ihren Namen: Sie benannten sie nach dem flügellosen Waldvogel Kiwi-Kiwi, dem Wappentier Neuseelands. Mittlerweile ist Italien das zweitgrößte Exportland für Kiwifrüchte. Die fleißigsten Kiwi-Esser weltweit sind übrigens die Deutschen und die Österreicher. Kiwis gibt es ganzjährig.

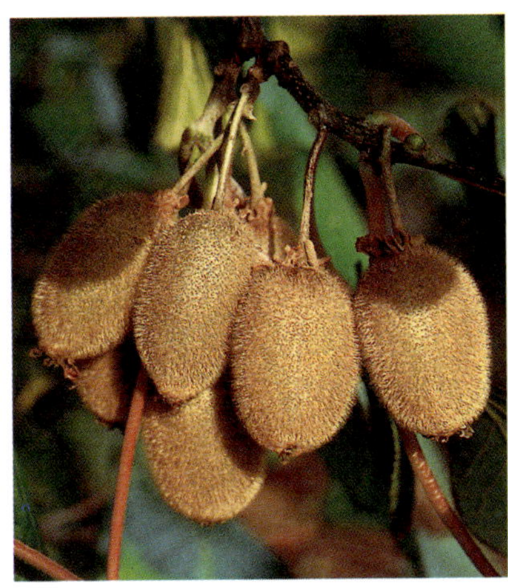

▪ *Die Kiwipflanze rankt wie eine Weinrebe an Klettergerüsten.*

▪ Anti-Erkältungsfrucht

Bis Mitte der siebziger Jahre gab es bei uns überhaupt keine Kiwis. Einige exklusive Obstgeschäfte führten die exotische Frucht mit dem süßsauren Geschmack ein – und sofort trat sie ihren Siegeszug in ganz Europa an.

▶ Kiwis haben folgende Biostoffe aufzuweisen: Vitamin C (fast doppelt so viel wie Zitrusfrüchte), Magnesium, Kalzium, Kalium, Vitamin K, Flavonoide.

▶ Der hohe Anteil an den Mineralstoffen Magnesium, Kalzium und Kalium hilft bei der Stressbewältigung und verbessert die Muskelfunktion. Der hohe Vitamin-K-Gehalt ist günstig für Säuglinge, weil sie das »Blutgerinnungsvitamin« selbst noch nicht herstellen können und sonst nur über die Muttermilch bekommen.

▶ Eine gewisse Vorsicht ist geboten bei Personen, die zu heftigen allergischen Reaktionen neigen: Kiwis gehören zu den Früchten, die Allergiker in der Regel nicht gut vertragen (ähnlich wie Zitrusfrüchte und Erdbeeren!).

Gesundheitstipp
Wenn Sie häufig an Erkältungen leiden, können Sie mit Kiwis wirksam vorbeugen. Bereits eine einzige Frucht deckt den täglichen Vitamin-C-Bedarf. Die Flavonoide der Kiwi »strecken« das flüchtige Vitamin C zusätzlich und potenzieren somit seine Wirkung.

▪ Kauf- und Küchentipps

Von Mai bis November gibt es zum größten Teil neuseeländische Kiwis zu kaufen. Am bekanntesten und besten ist die bis zu hundert Gramm schwere Hayward-Kiwi, die besonders aromatisch schmeckt. Die restlichen Monate liegt italienische, griechische, spanische, kalifornische und manchmal sogar chinesische Ware in den Regalen. Seit die Italiener das neuseeländische Monopol gebrochen haben, sind Kiwis wesentlich preiswerter geworden.

Die europäischen Früchte sind etwas kleiner und saurer als die neuseeländischen.

▶ Kiwis lassen sich ausgezeichnet lagern. Bei null Grad Celsius und 90-prozentiger Luftfeuchtigkeit bleiben die Früchte mehrere Monate frisch. Um sie zur Genussreife zu bringen, legen Sie sie einfach zusammen mit Äpfeln in einen Folienbeutel – diese enthalten Äthylen, das die Reifung fördert.

▶ Feinschmecker essen die Kiwi, indem sie sie in der Mitte mit einem scharfen Messer teilen und die beiden Hälften genüsslich auslöffeln. Geschält und in Würfeln geschnitten bereichert die Frucht jeden Obstsalat.

Bitterer Kiwi-Jogurt

Wenn Sie Kiwis mit Müsli, Quark, Milch oder Jogurt kombinieren, schmecken diese Gerichte plötzlich eigenartig bitter. Kiwis enthalten nämlich das Eiweiß spaltende Enzym Actinidin, das in Verbindung mit proteinhaltigen Lebensmitteln diese Bitterkeit erzeugt. Das Problem lässt sich aber ganz einfach lösen: die Kiwi einfach mit heißem Wasser kurz überbrühen – und schon ist das Problem vom Tisch. Allerdings ist dann auch das wertvolle Enzym vernichtet. Das gleiche gilt übrigens auch für Kiwidesserts mit Gelatine: Wenn Sie das Enzym nicht abtöten, wird die aus Eiweiß bestehende Gelatine nicht fest. Für ohnehin gekochte Kiwikonfitüren, Saucen, Mus, Säfte, Liköre und Pasten gibt es dagegen keine kulinarischen Grenzen.

Litchi

Die saftige Litchi ist ursprünglich eine alte südchinesische Baumfrucht, mittlerweile kommt sie auch aus Afrika, Brasilien und Florida in unsere Regale. Die Litchi hat eine rauhe, dünne, leicht schuppige Schale, die sich bei voller Reife tiefbraun verfärbt. Das perlmuttartig schimmernde, leicht geleeartige Fleisch schmeckt nach einem Gemisch aus Sauerkirschen, Rosinen und etwas Muskat. »Lee Chees« – wie die Litchis in ihre Heimat heißen – müssen reif geerntet werden, da sie nicht nachreifen.

»Liebesfrucht« mit aphrodisierender Wirkung

In Asien gilt die feine »chinesische Haselnuss« mit dem weißen Fleisch noch heute als »Liebesfrucht« mit aphrodisierender Wirkung. Wissenschaftlich lässt sich dies allerdings nicht bestätigen, denn die Litchi enthält »nur« ganz gewöhnliche Substanzen – nämlich hauptsächlich entwässernde bzw. Blut bildende Mineralien und die Immunabwehr stärkende Vitamine: Kalium, Eisen, Fluor, Vitamin C, Vitamin K.

Kauf- und Küchentipps

Ihr hoher Fluorgehalt macht die Litchi zu einem idealen Vorbeugungsmittel gegen Zahnkaries. Für Kinder mit einem »süßen Zahn« sind Litchis daher eine willkommene Nascherei.

Achten Sie beim Kauf darauf, dass sich die Schale der Litchis bereits braun bis schwarz gefärbt hat. Hellrote Schalen deuten darauf hin, dass die Früchte in unreifem Zustand gepflückt wurden. Litchis halten sich bei Zimmertemperatur etwa eine Woche. Schälen Sie die Früchte wie gekochte Eier ab und garnieren Sie damit Obstsalate und Cocktails!

Der spanische Schriftsteller Gonzales de Mendoza beschrieb im 16. Jahrhundert die Litchi als »eine wohl schmeckende Pflaume, derer man nie überdrüssig wird, die den Magen nicht beschwert, so viel man auch davon essen mag«. Die Litchi ist besonders gut verdaulich und unterstützt durch ihre fein abgestimmten Mineralstoffe die Entwässerungsfunktionen des Organismus.

Mango

Die Heimat der Mango ist Indien, Südchina und die Philippinen. Doch mittlerweile hat die köstliche Steinfrucht überall auf der Welt eine große Anhängerschaft. Die bis zu dreißig Meter hohen Mangobäume werden heute in erster Linie in Indien, aber auch in Südafrika, Florida, Israel, Südamerika und Australien angebaut. In Indien wird sie als National- und Götterfrucht verehrt. Auf unseren Märkten gibt es die glatten rotgrünbraunen Früchte, die Melonengröße erreichen können und sehr süß schmecken, das ganze Jahr über.

Fruchtbarkeit und gute Laune

Durch ihren hohen Gehalt an Vitaminen der B-Gruppe beeinflusst die Mango vor allem das Nervensystem positiv. Die Mango enthält überdies reichlich Mineralien und Spurenelemente, die der Schönheit zugute kommen.

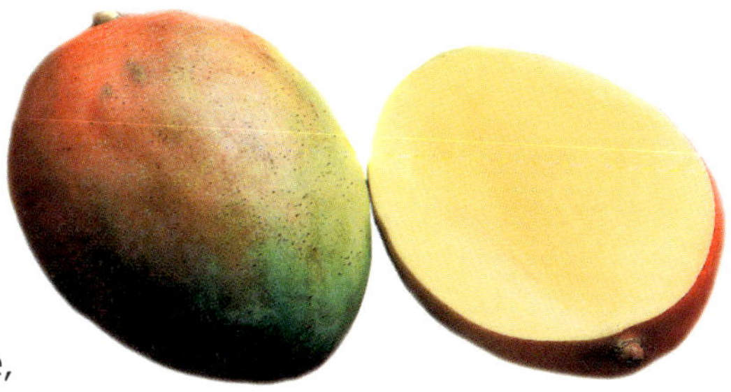

Reife Mangos erkennt man daran, dass sie auf leichten Fingerdruck nachgeben.

Mangos nie in den Kühlschrank legen: Unreife, harte Früchte reifen bei Zimmertemperatur gut nach. Nur vollreife Früchte besitzen Aroma und optimale Biostoffe.

▶ Zusätzlich helfen Enzyme mit, die schlanke Linie zu erhalten. Im Einzelnen hat die Mango folgende Inhaltsstoffe: Vitamine A, B, C und E, Flavonoide, Mineralien, Spurenelemente, Enzyme.

▶ Der orangefarbene Farbstoff der Frucht weist auf einen hohen Gehalt an Karotinoiden hin, die der Körper in Vitamin A umwandelt. Mit 200 Mikrogramm Vitamin A auf 100 Gramm Frucht ist die Mango besonders wertvoll. Vitamin A ist wichtig für den Immunapparat und wird neuerdings in naturmedizinisch orientierten Nachsorgekliniken sogar bei Krebserkrankungen in hohen Dosierungen wirkungsvoll eingesetzt.

▶ Darüber hinaus hat Vitamin A eine Bedeutung bei der Bildung der Sexualhormone; es spielt somit zumindest indirekt auch bei der Fruchtbarkeit eine Rolle. Vitamin A wird oft auch als Hautvitamin bezeichnet, weil es den Zellstoffwechsel anregt. Zusammen mit den Flavonoiden der Mango schützen die Karotinoide direkt die Schleimhäute und wirken so heilend bei Magen- und Darmerkrankungen sowie bei Nachtblindheit. Die Vitamine C und E ergänzen den wirkungsvollen Zellschutz.

Vielfältige Formen

Die grünlich-braunen Früchte schmecken meist süßer und aromatischer als die äußerlich attraktiveren, roten. Die Form scheint – je nach Sorte – eher zufällig: mal rund, mal oval, mal zwiebelförmig, dann wieder rund wie ein Kürbis. Mangos werden noch unreif geerntet. Erst wenn sie auf Fingerdruck leicht nachgeben und aromatisch duften, haben sie die Genussreife erlangt.

Mangos sind sehr druckempfindlich und werden bei grober Behandlung schnell matschig. Deshalb: reife Früchte nicht lange lagern. Sie verlieren schnell an Aroma, und ihr Fleisch wird unansehnlich braun. Früchte, die noch hart sind, lagert man am besten bei Zimmertemperatur.

Antidepressive Wirkung durch orange Farbe

Farbpsychologen vertreten die Meinung, dass die Farbe Orange bei zu Melancholie neigenden und depressiv veranlagten Menschen das Stimmungsbarometer spürbar hebt. Beißt man in die aprikosenfarbene Mango, dann hält der Geschmack, was die Optik verspricht: Man spürt die Sonne, Ferien und paradiesische Exotik förmlich auf der Zunge.

■ Verwendung in der Küche

Reife Mangos sind eine paradiesische Köstlichkeit. Leider lässt sich das faserige Fruchtfleisch schlecht von dem großen, oval-flachen Kern lösen. Es gibt aber einen Trick, den die Brasilianer praktizieren – und der geht folgendermaßen:

▶ Sie schneiden die Frucht längs auf und halbieren sie, indem Sie mit einem Obstmesser direkt an dem harten, glatten Kern entlangschneiden.

▶ Als Nächstes legen Sie die Hälften auf den Schalenrücken und ritzen das Fleisch in würfelige Planquadrate. Wichtig dabei ist, dass Sie die ledrige Haut nicht mit durchschneiden.

▶ Wölben Sie das Fleisch nach außen, so dass eine aufgeritzte Mangohälfte wie ein Igel aussieht. Nun können Sie die auseinandergespreizten Würfel elegant von der Schale kappen.

▶ Legen Sie unreife Mangos nie in den Kühlschrank, sondern lassen Sie sie immer bei Zimmertemperatur (20 bis 21 Grad Celsius) nachreifen. Beachten Sie beim Verarbeiten und Essen unbedingt, dass sich Mangoflecken aus Tischdecken, Servietten, Kleidern usw. nicht mehr entfernen lassen!

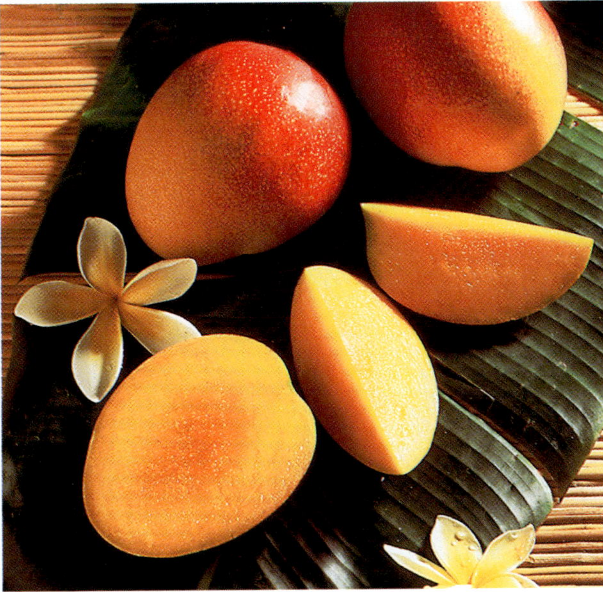

■ *Mangos schmecken zu pikanten Gerichten genauso wie zu Desserts.*

■ Spezialitätentipps

▶ Kochen Sie aus Mangofruchtfleisch mit etwas Rum, Zucker und Zitronensaft ein Mus, das mit Vanilleeis oder Mousse besonders fein und exquisit schmeckt.

▶ Machen Sie Marmeladen, erfrischende Sorbets, Cremes und Obstsalate (mit Curry und Ingwer würzen!).

▶ Berühmt ist das »Mango Chutney« – ein mit Essig, Ingwer, Zimt, Zucker und Rosinen gewürztes Mango-Gericht. Die indische, aber auch die chinesische Küche kombiniert Mangos gern zu Fleischgerichten. Sie machen das Fleisch zart und durch die Enzyme leichter verdaulich.

▶ Der etwas harzige Geschmack einiger Mangosorten (erinnert ein wenig an Terpentin) lässt sich leicht beseitigen, indem man die Frucht direkt vor dem Verzehr kurz in den Kühlschrank legt.

Achtung
Mangosaftflecken lassen sich aus Kleidung und Tischdecken nicht mehr entfernen.

Maracuja (Passionsfrucht)

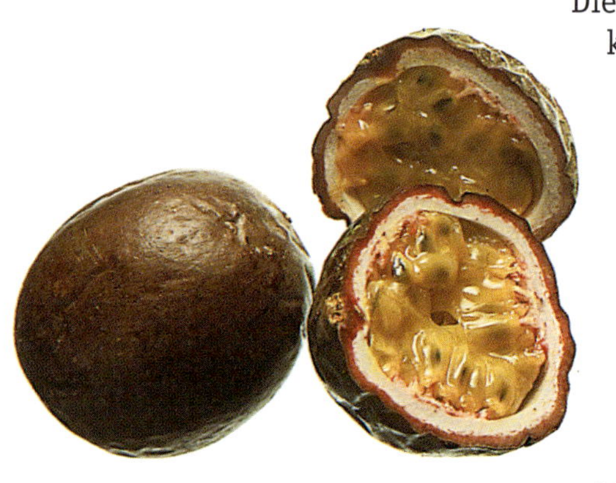

Die Heimat der Maracuja ist Mittel- und Südamerika. Zu uns kommt die erfrischende Frucht mit der leicht schrumpeligen Schale inzwischen aber auch aus vielen Ländern Afrikas sowie aus Kalifornien. Die Maracuja gehört zu den Passiflora-Pflanzen, von denen es sehr viele verschiedene Arten gibt. Diese haben wunderschöne Blüten und werden wegen ihrer meterhohen Triebe zu den Lianen gezählt. Die Maracujas weisen nahezu die gesamte Farbpalette von gelb über orange, rot und lila bis braun auf. Im Fruchtfleisch fallen sofort die etwa 200 schwarzen Kerne auf, die ein intensives, exotisches Aroma haben und von einer gallertartigen Masse umhüllt sind.

■ Der optimale Verzehrtermin ist, wenn die Schale schon leicht zu schrumpeln beginnt.

■ Mit »Biobomben« gegen Vitamin-B-Räuber

Passionsfrüchte kann man ohne Übertreibung als Biobomben bezeichnen – und das nicht nur, weil sie wie kleine Handgranaten aussehen. Ihr Gehalt an Pflanzenstoffen ist wirklich erstaunlich hoch. Besonders üppig vertreten ist die Gruppe der wasserlöslichen B-Vitamine, die gemeinsam an nahezu allen lebenswichtigen Stoffwechselvorgängen beteiligt sind. Wer ausreichend mit ihnen versorgt ist, ist innerlich meist ziemlich ausgeglichen. Keine andere Frucht hat einen so hohen Anteil an Vitamin B3 wie die Maracuja: Mit 2,1 Milligramm Niazin auf 100 Gramm Frucht stellt sie selbst den Niazin-»Riesen« Vollkornbrot in den Schatten. Die Wirkung des Niazins ist breit gefächert. Seine wichtigsten Aufgaben sind folgende:

- ▶ Niazin sorgt für eine funktionierende Zellatmung.
- ▶ Niazin regt die Verdauung an.
- ▶ Niazin fördert den Zellstoffwechsel in den Muskeln und Nerven.

Niazinbombe Maracuja
Das Niazin der Maracuja stärkt die Nerven, ist am Sauerstoffhaushalt beteiligt und fördert die Gallensynthese. Für Raucher ist die entgegengesetzte Wirkung zum Nikotin interessant: Niazin erweitert die Gefäße.

Höherer Vitaminbedarf durch die »Pille«

Frauen unter 30 Jahren nehmen besonders häufig östrogenhaltige Präparate zur Empfängnisverhütung ein. Hohe Hormongehalte in der Pille können jedoch den Vitaminbedarf erhöhen. Dies gilt vor allem für die Vitamine B3 und B6, aber auch für die Vitamine Folsäure, B2 und B12.

Auch Vitamin B2 (Riboflavin) ist in der Maracuja reichlich vorhanden. Dieses Vitamin ist vor allem für Kinder, die noch wachsen, besonders wichtig. Als Enzymbestandteil sorgt es für eine optimale Verwertung des außergewöhnlich hohen Eisengehaltes der Maracuja. Zusammen mit Provitamin A pflegt das Riboflavin Haut und Haare, Augen sowie Magen- und Darmschleimhäute. Magnesium, Phosphor und Kalium halten Nerven, Knochen und Zähne sowie den Verdauungstrakt und das Bindegewebe gesund und vital. Hier noch einmal auf einen Blick die Inhaltsstoffe der Maracuja:

- Provitamin A
- Alle Vitamine der B-Gruppe
- Magnesium
- Phosphor
- Kalium
- Eisen

Frauen, die viele Maracujas essen, können ihr Herzinfarkt-Risiko halbieren. Dies ist das Ergebnis der Nurses-Health-Study, in der seit 1976 das Wohlergehen von über 80.000 amerikanischen Krankenschwestern verfolgt wurde. 1980 waren die Schwestern zu Ernährung und Vitaminkonsum befragt worden. Die Angaben zu den Ernährungsgewohnheiten stellten die Forscher den in den folgenden 14 Jahren aufgetretenen 939 Infarkten gegenüber: Von 1.000 Frauen, die zu den 20 Prozent mit dem höchsten Maracuja-Konsum gehörten, erlitten sechs bis sieben Infarkte. Bei der 20-Prozent-Gruppe mit dem niedrigsten Konsum lag die Rate bei elf bis zwölf.

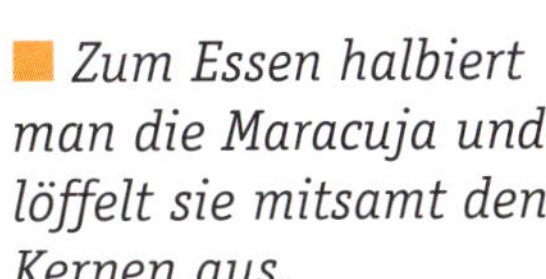

■ *Zum Essen halbiert man die Maracuja und löffelt sie mitsamt den Kernen aus.*

■ Verwendung in der Küche

Lassen Sie sich nicht von der verschrumpelten, meist braunen Schale davon abhalten, Maracujas ganzjährig zu kaufen. Die Schrumpeln zeigen nur an, dass die Frucht inzwischen optimal gereift ist. Roh gegessen werden die Maracujas, indem man sie halbiert und mitsamt den Kernen auslöffelt. Die Schale ist ungenießbar. Die Maracuja eignet sich hervorragend zur Herstellung von Marmeladen, Cremes, Likör, Eis und vor allem Saft oder Nektar. Der größte Anteil an Maracujasäften auf dem Weltmarkt kommt aus Brasilien.

Maracujas lassen sich etwa zwei Wochen bei fünf bis zehn Grad Celsius und 90 Prozent Luftfeuchtigkeit optimal lagern.

Melone

Melone ist nicht gleich Melone: Wassermelonen, Netzmelonen, Zuckermelonen, Honigmelonen – man kann sie eigentlich gar nicht alle auf einen Nenner bringen. Die einen sind praktisch rund, die anderen oval, wieder andere groß wie ein Medizinball, einige wenige klein wie ein Handball. Und auch was die Farbe angeht, sind so ziemlich alle Variationen möglich: von gelb und grün über rosa und orange bis hin zu gestreift.

Die meisten Melonen schmecken einzigartig süß (wenn auch unterschiedlich stark) und sind sehr saftig. Beheimatet sind sie in vielen Mittelmeerländern, aber auch in Südafrika, Südamerika, Neuseeland und Israel; inzwischen gibt es sogar holländische Treibhausmelonen. Außer den großen grünen Wassermelonen mit dem knallroten Fruchtfleisch werden die meisten Melonen ganzjährig auf unseren Märkten angeboten.

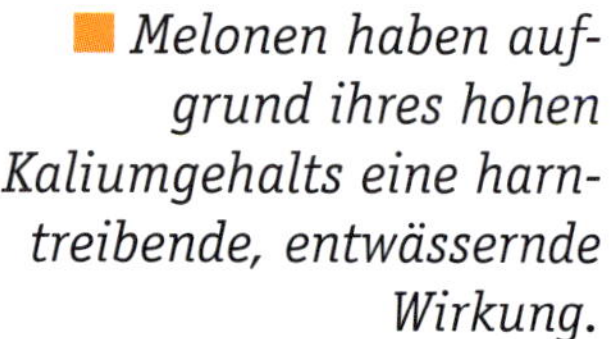

■ *Melonen haben aufgrund ihres hohen Kaliumgehalts eine harntreibende, entwässernde Wirkung.*

Gesundheitstipp
Angeschimmelte Melonen gehören ausnahmslos in den Abfall. Schimmelpilze sind Krebserreger und verteilen sich rasch in dem dichten, saftigen Fruchtfleisch.

■ Optimaler Durstlöscher mit Entwässerungsfunktion

Melonen sind kalorienarm und besonders reich an Mineralstoffen, so dass man sie gern auch »Mineralwasserwerke« nennt. Sie löschen nicht nur zuverlässig den Durst, sondern sorgen durch ihren hohen Kaliumgehalt (kein Obst hat soviel Kalium wie die Melone!) auch gleich für eine optimale Entwässerung des Körpers sowie für eine gut funktionierende Verdauung. Sie entlasten effizient das Herz und die Gefäße und fördern die reibungslose Nährstoffversorgung von Gehirn und Nerven. Je nach Sorte beinhalten sie mehr oder weniger Zucker.

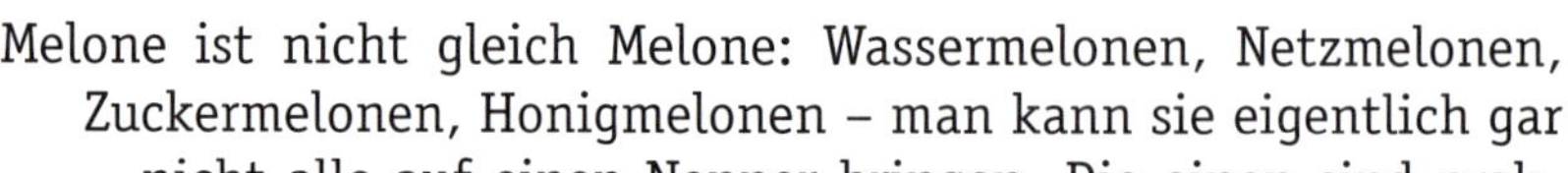

Honigmelonen gegen Krampfadern

Besonders reich an Biostoffen ist die Honigmelone, die man oft als Vorspeise zum Parmaschinken serviert. Sie ist eine hervorragende Hilfe für Personen, die von Krampfadern geplagt sind. Zum einen entwässert ihr Kalium die Extremitäten, zum anderen bauen die Enzyme der Melone den Blutgerinnungsstoff Fibrin an den Venenwänden ab, der für die Klumpenbildung im Blut und Thrombosenentstehung verantwortlich ist. Krampfadern haben so keine Chance.

Die Honigmelone ist die an Vitamin A reichste Obstart überhaupt. Mit 783 Mikrogramm auf 100 Gramm Frucht stärkt sie nicht nur das Immunsystem, sondern macht auch Tumorzellen unschädlich, indem es diese neutralisiert. Vitamin A sorgt zudem für gesunde Schleimhäute, ein gutes Sehvermögen und eine faltenfreie, jugendliche Haut. Ohne Vitamin A würden die Schleimhäute austrocknen. Die Honigmelone ist darüber hinaus besonders gut mit Folsäure und Vitamin B3 ausgestattet.

■ Reife Früchte

Melonen kann man bei uns ganzjährig kaufen. Besonders viel Saft hat die rotfleischige Wassermelone mit den vielen

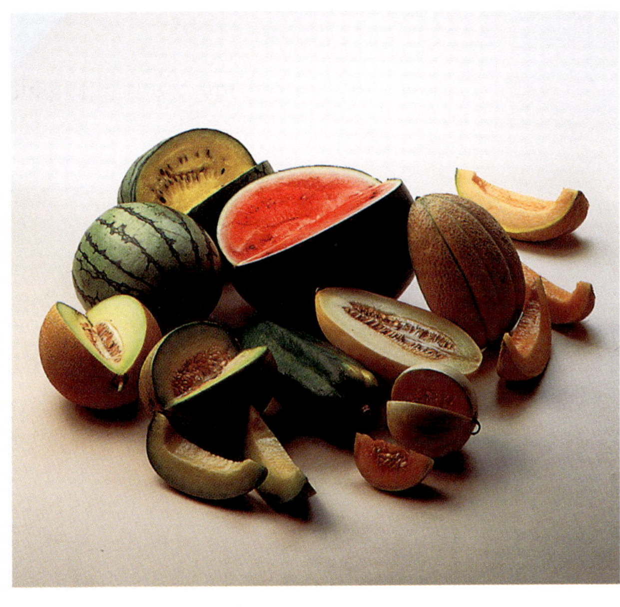

braunen Kernen. Richtig süß und aromatisch ist sie allerdings nur im Sommer. Die übrigen Melonen kommen aus allen Teilen der Erde auf dem Luftweg zu uns; sie sind sehr druckempfindlich und verderben schnell. Nicht selten werden sie deshalb noch unreif gepflückt, was ihrem Aroma abträglich ist. Reife Früchte weisen zwei untrügliche Erkennungszeichen auf:
- ▶ Milder, ananasähnlicher Duft (daran schnuppern!)
- ▶ Leichte Druckempfindlichkeit

■ Melonen, in ihren verschiedensten Erscheinungsformen, lassen sich als Nachtisch oder als exquisites Gericht zubereiten.

■ Rasch verzehren

Die besonders gesunden Honigmelonen weisen deutlich weniger Süße auf als die Zuckermelonen. Sehr aromatisch und süß sind indes die Netzmelonen. Aus Israel kommt die kleine, ovale, gestreifte Ogen-Melone – eine besonders süße Köstlichkeit mit einem wunderbaren Duft. Reife Melonen müssen rasch verzehrt werden. Ware kurz vor der Genussreife lagert man optimal bei sieben bis zehn Grad Celsius und 90 Prozent Luftfeuchtigkeit – so halten sie etwa zwei Wochen.

Die Melone ist eine äußerst vielfältige Frucht: Man kann sie einfach in Stücke schneiden und gut gekühlt als Vor- oder Nachspeise essen oder aber exquisite Gerichte mit ihr zubereiten. Die Melone passt sowohl zu Schinken als auch zu Krabben oder Geflügel – pikant mit Ingwer und weißem Pfeffer gewürzt.

Lagerungstipp
Legen Sie nie Melonen mit anderem Obst zusammen – auch wenn es dekorativ aussieht. Melonen produzieren Äthylen, ein Reifegas, das nebenliegendes Obst besonders schnell altern lässt.

Nashi

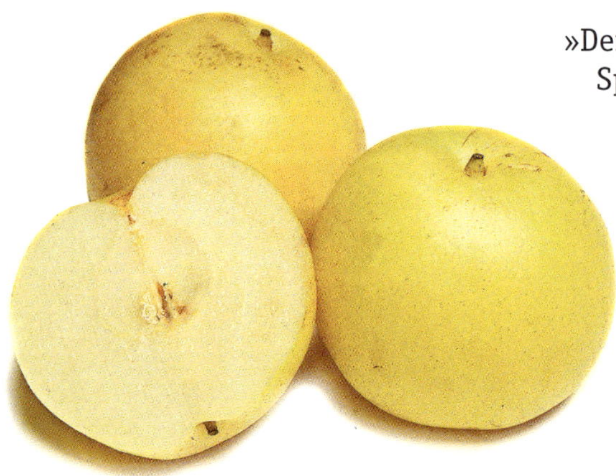

»Der Apfel fällt nicht weit vom Birnbaum« – dieser Spruch passt bestens zur Nashi. Denn manchmal wird sie auch Apfelbirne genannt, weil sie das Äußere eines Apfels und den Geschmack einer Birne hat. Seit einigen Jahrzehnten wird diese leckere asiatische Frucht auch bei uns immer populärer. Japanisch »Nijseiki« bedeutet: 20. Jahrhundert. In Japan wurde zuletzt vieles in Bewegung gesetzt, um die Exotin auf dem Obst-Weltmarkt zu etablieren. Japanische Sorten gleichen äußerlich unserem Golden Delicious-Apfel; chinesische Früchte wiederum ähneln der Williams Christ-Birne. Beide Typen schmecken angenehm süßlich.

Saftiges Fruchtfleisch, harte Konsistenz

Ihr Fruchtfleisch ist sehr saftig, etwas körnig und ohne Steinzellen. Die Nashi ähnelt im Geschmack der Birne, doch ist ihre Konsistenz eher hart und knackig wie die eines Apfels. Inzwischen werden Nashis auch in Amerika, Australien und Neuseeland angebaut. Je nach Exportland kommen sie zwischen Juli und März auf unsere Märkte.

Optimales Zusammenspiel von Mineralien und Spurenelementen

Die Nashi besitzt zahlreiche Mineralien und Spurenelemente, die in einem fein aufeinander abgestimmten Gleichgewicht für eine optimale Verwertung im Körper sorgen. Sie regeln den Wasserhaushalt, unterstützen die Nerven- und Muskelfunktionen und aktivieren den gesamten Stoffwechsel.

Spurenelemente »tanken«
Die meisten Mitteleuropäer haben einen Mangel an Eisen, Jod und Fluor. Die Nashi enthält diese wichtigen Spurenelemente in großer Menge und beugt so Fehlfunktionen der Schilddrüse vor.

Lange Haltbarkeit

Die Nashi hat eine sehr dünne, verletzbare Schale und wird deshalb oft in Schaumstoffhüllen verpackt angeboten. Bei maximal vier Grad und 80 Prozent Luftfeuchtigkeit hält sie sich gut und gerne drei Wochen – verglichen mit anderen exotischen Früchten eine kleine Ewigkeit.

Papaya

Die Papaya, die auch »Melone der Tropen« genannt wird, kommt ursprünglich aus Mittelamerika. Heute wird die pfundschwere Exotin vorwiegend in Mittel- und Südamerika, aber auch in Asien, Hawaii, Indien und Afrika angebaut. Die Papayas hängen wie Kokosnüsse an bis zu zehn Meter hohen Bäumen. Sie haben eine birnenähnliche Form und schmecken wie eine gelungene Mixtur aus Melonen, Aprikosen und Himbeeren. Die orangefleischige Frucht verfügt kaum über Säure und ist mit einer glatten, ledrigen Schale überzogen; die Schale ist orangefarben bis grüngelb. Auf unseren Märkten findet man sie das ganze Jahr über.

■ *Das in der Papaya enthaltene Enzym Papain sorgt für eine bessere Eiweißverdauung.*

■ »Wertvolle Biostoffe«

Die äußerlich etwas plump anmutende Frucht ist reich mit wertvollen Biostoffen gesegnet, die sich positiv auf unser Wohlbefinden auswirken: Provitamin A, Vitamin C, Vitamin E, Flavonoide, Magnesium, Kalium, Enzyme.

Der Vitamin-C-Gehalt der Papaya wird in der Obstgruppe lediglich von dem der schwarzen Johannisbeere übertroffen. Mit ca. 80 Milligramm auf 100 Gramm Frucht ist unser Tagesbedarf laut der Deutschen Gesellschaft für Ernährung gedeckt.

■ Balsam für den Magen

Magenempfindliche Personen profitieren besonders von der säurearmen Papaya, die Balsam für die Magenwände ist und sogar gegen Verstopfung hilft. In den siebziger Jahren wurden die enzymreichen Papayas und Ananas als Wunderdrogen für Schlankheitskuren gepriesen. Heute weiß man, dass Papayas nicht unbedingt als Schlankmacher wirken. Allerdings übernehmen Papayaenzyme wertvolle Aufgaben im zentralen Eiweißstoffwechsel. Etwa bis zum 25. Lebensjahr kann unser Körper Enzyme selbstständig produzieren. Danach sind wir auf Zufuhr von außen angewiesen. Erhält die »Verbrennungsmaschine« Mensch nicht genügend Zündstoff in Form von Enzymen, so bleibt fauliger Eiweißmüll an den Darmwänden kleben. Derartige Stoffwechselabbauprodukte können mit der Zeit den gesamten Organismus vergiften.

Die Folgen sind schnelleres Altern, Befindlichkeitsstörungen und Stoffwechselerkrankungen.

Gesundheitstipp
Wenn Sie an Verstopfung leiden, essen Sie regelmäßig morgens auf nüchternen Magen eine Papaya. Die Enzyme bringen den Stoffwechsel in Schwung und lassen eventuelle Entzündungen im Verdauungstrakt schneller abklingen. Wenn Sie allerdings zu Durchfall neigen, sollten Sie sich bei der verdauungsfördernden Papaya etwas zurückhalten.

Die Papaya scheidet ein Reifegas namens Äthylen aus, das umliegendes Obst schneller altern lässt. Also lagern Sie die Frucht stets von genussreifem Obst getrennt!

Kauf- und Küchentipps

Beim Einkauf heißt es aufgepasst: Natürlich gereifte Papayas sind eine paradiesische Köstlichkeit; zu früh geerntete, grüne und harte Supermarktfrüchte sind jedoch geschmacklos, herb, langweilig und ohne Süße. Sie reifen nicht nach und werden dann nie ihr wunderbares Aroma entwickeln können. Gehen Sie deshalb nur in Obstfachläden, um Papayas zu kaufen. Früchte kurz vor der Genussreife sind noch fest und grün; reife, gelbe Papayas geben auf Druck leicht nach.

▶ Papayas können bei 10 bis 15 Grad Celsius und 90 Prozent Luftfeuchtigkeit etwa zwei Wochen gelagert werden.

▶ Hierzulande landen die Kerne meist im Müll, obwohl sie nicht giftig sind. In Indien nehmen Frauen sie sogar gegen Menstruationsbeschwerden und Darmentzündungen.

Eiweiß spaltende Enzyme

Man isst die Papaya, indem man sie der Länge nach aufschneidet und das Fruchtfleisch aus den ledrigen Schalen löffelt. Man kann das Fruchtfleisch aber auch würfeln und in Obstsalaten verwenden (Zitrone darüberträufeln!). Wenn Sie sie in Fleischgerichten mitkochen, wird das Fleisch garantiert zart. Der Grund hierfür: die eiweißspaltenden Enzyme der Frucht wie das Papain. Enzyme sind »Zündfunken des Lebens«, die den ganzen Stoffwechsel auf Trab bringen und Entzündungen schneller abklingen lassen. Viele Enzympräparate bestehen aus getrocknetem Papayakonzentrat.

■ *Papayas sind empfindlich; reife Früchte sollten bald verzehrt werden.*

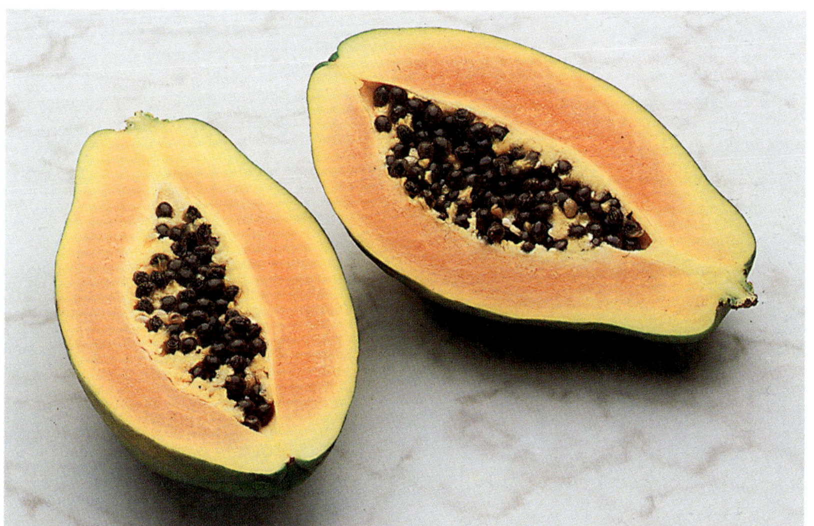

Pepino

Pepinos sind uralte Indianerfrüchte und wachsen besonders gut in den über zweitausend Meter hoch gelegenen Gebirgstälern Perus und Kolumbiens. Die apfelgroßen, lila gestreiften Früchte heißen wegen ihrer Form auch Melonenbirnen – sie schmecken übrigens auch so ähnlich. Eigentlich ist es verwunderlich, dass diese unscheinbare und wenig aromatisch schmeckende Wildfrucht neuerdings auch den europäischen Kontinent erobert. Der Grund dafür ist vermutlich ihre Unempfindlichkeit beim Transport und bei der Lagerung. Auf unseren Märkten findet man sie vor allem zwischen März und Mai, manchmal auch in den Wintermonaten.

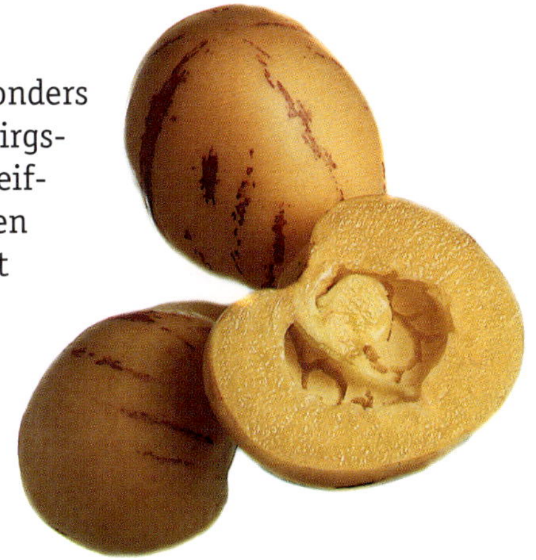

◼ *Die Pepino hat ein sehr saftiges Fruchtfleisch.*

Kultivierte Riesen-Pepinos

Nach Deutschland und Österreich kommen meist nur die größeren Pepinos, die speziell gezüchtet werden – nicht die Wildfrüchte aus den peruanischen Anden. Die kultivierten Früchte sind bis zu 20 Zentimeter lang und haben einen Durchmesser von etwa zehn Zentimetern. Ihre glatte, dünne Schale ist cremefarben bis gelb und weist eine rotviolette, streifenartige Zeichnung auf. Ihr zuckermelonenartiges Fleisch ist gelb und sehr saftig. Vorsicht: Fleckengefahr!

◼ Kauf- und Küchentipps

Je nach Sorte gibt es entweder viele kleine weiße Samen im Fruchtinneren oder aber gar keine. Pepinos sind relativ robust: Sie werden mit dem Schiff transportiert und können bei zwei bis fünf Grad Celsius und 90 Prozent Luftfeuchtigkeit fast zwei Monate gelagert werden.

▶ Reife Pepinos wechseln in der Farbe von grün nach hellbraun. Außerdem geben sie dann auf Druck nach. Ähnlich wie Melonen sind sie besonders erfrischend, wenn sie gekühlt genossen werden. Man kann sie roh wie einen Apfel essen oder auch aus der Schale löffeln.

▶ Besonders fein schmeckt die Frucht, wenn Sie etwas Zitrone über das Fruchtfleisch träufeln oder nach Belieben etwas Zucker daraufstreuen.

Gesundheitstipp
Eine Unterversorgung mit Spurenelementen führt zu vielfältigen, nicht immer klar zu diagnostizierenden Mangelerscheinungen. Hier kann die Pepino vorbeugen.

Pfirsich (Nektarine)

Der Pfirsichbaum stammt ursprünglich aus China. Schon im alten Kaiserreich verehrte man seine Früchte als Aphrodisiakum und Jungbrunnen. Die süßen und aromatischen Pfirsiche werden heute vor allem in Italien, dem »Pfirsichgarten Europas«, sowie in Griechenland und Frankreich angebaut; Winterfrüchte kommen aus Südafrika, Südamerika und Australien. Der Anbau dieses samthäutigen, kugelrunden Steinobstes mit dem saftigen Fleisch gelingt auch in einigen klimatisch begünstigten Weingegenden Deutschlands und Österreichs. Voraussetzung für eine gute Ernte sind allerdings ein frostfreier Frühling und ein warmer Sommer. Weinbergpfirsiche sind meist klein und grünfarben; ihr Fruchtfleisch ist weiß. Neben den flaumigen Sorten gibt es noch die kleine glatthäutige Nektarine. Pfirsich-Saison ist von Mitte Mai bis Ende September.

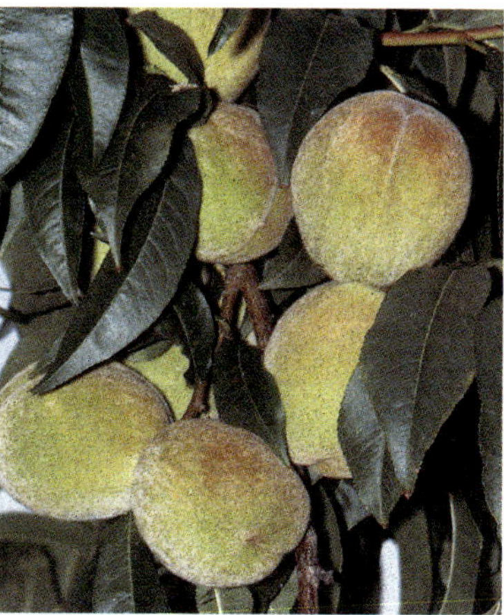

■ *Der Pfirsich beschleunigt die Zellerneuerung und wirkt aufhellend auf die Stimmungslage.*

Entgiftungskur mit Pfirsichen
Da Pfirsiche stark harntreibend sind und durch ihr sehr günstiges Kalium-Natrium-Verhältnis das Blut reinigen, übernehmen sie eine wichtige entgiftende Funktion.

■ Pfirsiche gegen Sonnenbrand

Glatte, junge und reife Pfirsiche sind leuchtend gelb bis rot – ein untrügliches Zeichen, dass sie über viel Beta-Karotin verfügen. Karotinoide sind (nicht nur) für die Früchte der beste Sonnenschutz, auch unsere Haut reagiert weniger sonnenempfindlich, wenn wir vor oder während einem Sonnenbad ein paar Pfirsiche essen. Bei alten, schrumpeligen Pfirsichen sind die Karotinoide bereits verbraucht.

▶ Der Pfirsich kann aber noch mehr: Sein fein abgestimmtes Verhältnis von Kalium, Natrium und Magnesium regt die Verdauung an und fördert die Wasserausscheidung. Vor allem Nierenkranken ist daher ein häufiger Pfirsichgenuss zu empfehlen.

▶ Darüber hinaus sind Pfirsiche reich an den Vitaminen A, B und C.

Zarte »Pfirsichhaut«

Die Kosmetikindustie preist den Pfirsich als Synonym für Jugendlichkeit und Schönheit an. Seine Fruchtsäuren finden in diversen Cremes und Salben gegen Hautalterung reichlich Verwendung. Sie beschleunigen die Zellerneuerung.

◼ »Blutpfirsiche« und Nektarinen

Es gibt zahlreiche verschiedene Pfirsichsorten. Auf unseren Märkten findet man ab Mitte Mai die ersten Pfirsiche aus Spanien. Von Juni bis September können wir die einheimischen Sorten und natürlich die sonnenverwöhnten, etwas unempfindlicheren Früchte aus Italien und Griechenland genießen. Die frühen Sorten sind etwas heller im Fleisch und mühsamer von dem harten, tieffurchigen Kern zu lösen. Die späteren Importe sind besonders süß und haben gelbes bis tiefrotes Fruchtfleisch (»Blutpfirsiche«). Außerdem sind sie so saftig, dass sie etwas scherzhaft auch »Badewannenobst« genannt werden – denn nur dort kann man sie verspeisen, ohne alles anzutropfen.

Nektarinen sind vermutlich eine Kreuzung aus Pfirsich und Pflaume. Ihr Kern ist besonders leicht vom Fruchtfleisch zu lösen, ganz im Gegensatz zu den Brugnolen (»clingstone nectarines«).

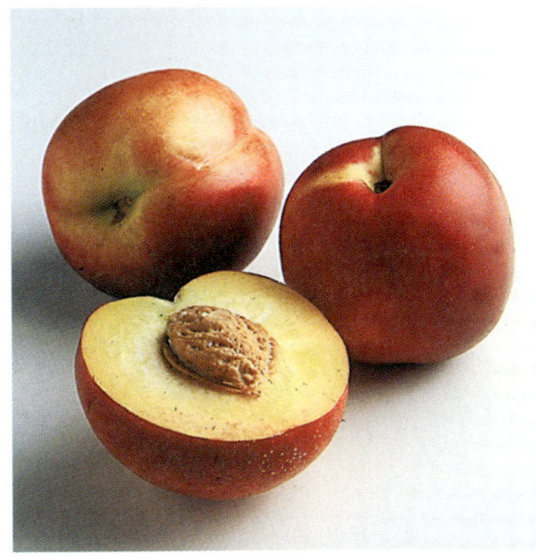

◼ *Nektarinen enthalten besonders viel Flüssigkeit.*

◼ Verwendung in der Küche

Pfirsiche lassen sich nicht lange lagern. Ihre dünne Haut reißt ein; bei der kleinsten Verletzung verfärbt sich die Frucht innerhalb weniger Stunden braun. Am besten halten sich noch die saisonal späteren Früchte. Die beste Lagertemperatur ist knapp über dem Gefrierpunkt (90 Prozent Luftfeuchtigkeit). Und hier einige Spezialitätentipps:

▶ Das feine, saftige und vor allem aromatische Fruchtfleisch ist ein erstklassiges Tafelobst. Blanchieren sie Pfirsiche und geben Sie das glatte Fruchtfleisch – gewürfelt oder in Spalten geschnitten – zu verschiedenen Desserts.

▶ Die saisonal späten Sorten eignen sich gut zum Einmachen. Halbiert und entkernt, halten die in Zuckersirup konservierten Früchte monatelang.

▶ Pfirsiche lassen sich hervorragend zu Marmelade, Saft und vor allem Nektar verarbeiten.

▶ Pfirsiche eignen sich ideal als Tortenbelag oder zu Eis.

Sogar das Innenleben ihrer harten Kerne wird kulinarisch ausgenutzt. Aus dem ölhaltigen, mandelartigen Samen wird Persipan hergestellt, was in Geschmack und Konsistenz dem Marzipan täuschend ähnlich ist.

Kauftipp
Achten Sie beim Einkauf unbedingt darauf, dass die Pfirsiche reif sind – also gelbrot und weich (aber nicht matschig!). Oft werden Pfirsiche noch grün geerntet, weil sie sehr druckempfindlich sind. Diese Früchte reifen leider nicht nach und entwickeln dementsprechend auch ihr Aroma nicht voll.

Pflaume (Zwetschge)

Die ursprüngliche Heimat der Pflaume ist Vorderasien, vor allem der Kaukasus und Turkestan. Heute werden Pflaumen jedoch in der ganzen Welt angebaut – es gibt mittlerweile über 2.000 verschiedene Sorten. Grundsätzlich unterscheidet man vier Arten, die zwar botanisch zusammengehören, äußerlich und geschmacklich aber sehr unterschiedlich sind:

▶ Die ovale violettschwarze Zwetschge (oder Zwetsche)

▶ Die grüngelbe Reneklode (oder Reineclaude; österreichisch: Ringlotte)

▶ Die kugelige gelbe Mirabelle

▶ Die rundliche rotblaue Pflaume

Die heimische Ernte findet zwischen Juli und Oktober statt. Winterware wird aus Amerika, Südafrika und Argentinien importiert.

■ *Pflaumen stärken durch Mineralstoffe das Knochengerüst.*

■ Von der Naturmedizin geschätztes »Allroundmittel«

Bereits antike Schriftsteller berichten, dass die Pflaume nicht nur ein ausgesprochen vielseitiger Leckerbissen, sondern auch eine sehr wirkungsvolle Heilfrucht ist. Die moderne Naturmedizin schätzt die Pflaume wegen ihrer zahlreichen positiven Wirkungen auf den Organismus:

▶ Die Pflaume ist harntreibend und fördert die Verdauung.

▶ Die Pflaume entwässert und befreit den Körper von Giftstoffen.

▶ Die Pflaume fördert die Konzentrationsfähigkeit.

▶ Die Pflaume beruhigt die Nerven.

Die Pflaume hat zwar nur relativ wenig Vitamin C und Vitamin E, jedoch sehr viele Karotinoide, die wertvollen Schutz für unsere Zellen liefern. Darüber hinaus vereinigt die Pflaume ein sehr gut aufeinander abgestimmtes Kontingent aller B-Vitamine in sich. Die meisten Mitteleuropäer sind unzureichend mit dieser hitzeempfindlichen Vitamingruppe versorgt. Typische Mangelerscheinungen sind schuppige Hautveränderungen, Entzündungen der Magen- oder Darmschleimhaut oder schlechte Nerven.

Die Pflaume besitzt zahlreiche Mineralstoffe und Spurenelemente, die vor allem bei der Entgiftung und Stärkung des Knochengerüsts eine wesentliche Rolle spielen: Kalium, Kalzium, Phosphor, Zink, Oxalsäure.

Gesundheitstipp
Wenn Sie Verdauungsprobleme haben, essen Sie jeden Tag einige gedörrte Pflaumen. Dörrpflaumen, abends in wenig Wasser eingeweicht und morgens auf nüchternen Magen gegessen, bringen Schwung in den trägen Magen-Darm-Trakt.

»Steingefahr« durch Pflaumen

Da Pflaumen relativ viel Oxalsäure besitzen, sollten Personen, die zu Steinbildung neigen, nicht zu viele Früchte verzehren – Harn- und Nierensteine bestehen nämlich aus Oxalsäure! Hier ist Vorsicht geboten!

■ Hilfe bei der Schlankheitskur

Pflaumen sind aufgrund ihres hohen Nährstoffwertes eine ideale Unterstützung bei Schlankheitskuren. Sie heizen den Kohlenhydratstoffwechsel an und lassen den Kohlenhydraten keine Zeit, sich als umgewandelte Fettpolster auf den Hüften anzusetzen. Die Pflaume hat außerdem einen hohen Gehalt an Zink – ein Spurenelement, das für einen gesunden Haarwuchs sorgt und die Fruchtbarkeit männlicher Keimzellen fördert.

Madengefahr!
Pflaumen enthalten manchmal Maden – winzige Löcher in der Schale verraten wurmige Eindringlinge.

■ Kauf- und Küchentipps

Hauszwetschgen halten sich sogar bei sommerlichen Zimmertemperaturen fast eine Woche frisch. Bei überreifen, prallen Früchten tritt manchmal eine harzartige Flüssigkeit am Stil aus. Wenn Sie die Früchte um den Gefrierpunkt und bei 90 Prozent Luftfeuchtigkeit lagern, können Sie sie mehrere Wochen lang aufbewahren. Frisch haben sie allerdings die meisten bioaktiven Stoffe. Mirabellen und Renekloden sind heikel und müssen rasch verbraucht werden. Allerdings lassen sich alle Pflaumenarten gut einfrieren – am besten vorher entkernen!

■ Spezialitäten

Kaum eine andere Frucht lässt sich so vielfältig verwenden wie die Pflaume. Wenn Sie die Pflaumen nicht direkt frisch vom Baum naschen wollen, hier einige Spezialitätentipps:

▶ Zwetschgendatschi
▶ Österreichische »Powidltascherln« (Pflaumenmus in Gebäck)
▶ Marmelade, Mus oder Kompott (österreichische Variante: Zwetschgenröster)
▶ Sorbet oder Eis
▶ Zwetschgenknödel
▶ Als Dörrobstfüllung im Enten- oder Gänsebraten
▶ Alkoholhaltige Getränke (Mirabellengeist, Zwetschgenwasser, Weinbrand, Branntwein aus Renekloden)

Kreative Pflaumenmahlzeiten
Pflaumen sind in der Küche im Vergleich zu anderen Früchten sehr vielseitig verwendbar. Hier kann der Koch sich kreativ austoben.

Preiselbeere

Die Preiselbeere ist die rote Verwandte der Heidelbeere. Genau wie diese wächst sie wild in üppigen Heide-, Moor- und Waldlandschaften. Zu Hause ist sie überall in Europa, vor allem in den skandinavischen Ländern, in Deutschland, Österreich und den Balkanstaaten. Das »rote Gold«, wie die Preiselbeere in Schweden genannt wird, hängt in kleinen Trauben an Zwergsträuchern. Im Reifestadium verfärben sich die kugeligen kleinen Beeren scharlachrot. Seit einigen Jahren kommen im Herbst die gezüchteten »Fresh Cranberrys« aus Amerika auf unsere Märkte. Im Vergleich zu den johannisbeergroßen europäischen Wildfrüchten sind die amerikanischen Cranberrys stachelbeergroß und dunkelrot bis schwarz.

Preiselbeeren fördern die Verdauung und helfen bei Rheuma und Gicht.

Bessere Verdauung und Senkung des Cholesterinspiegels

Wenn die leichte Sommerküche vorbei ist und im Herbst wieder üppige Wildgerichte mit Blaukraut (Rotkohl) auf den Tisch kommen, gesellt sich üblicherweise ein herzhaftes Preiselbeerkompott dazu. Und schon belastet die schwere Kost den Magen gar nicht mehr so sehr. Die kleinen aromatisch-herben Beeren haben nämlich einen hohen Säuregehalt und »locken« Säure aus den Magensäften. Das bedeutet, Braten und Kohl werden bereits im oberen Verdauungstrakt gut vorverdaut – die Folge: weniger Blähungen und kein Völlegefühl. Die Pektine der Preiselbeeren fördern zudem die Verdauung und senken den Cholesterinspiegel. Die wertvollen Säuren und Flavonoide machen die rote Frucht zu einem natürlichen Mittel für Rheuma- und Gichtkranke. Die arbutinhaltigen Preiselbeerblätter, zu einem Tee aufgebrüht, gelten seit alters her als bewährte entzündungshemmende und fiebersenkende Medizin.

Gesundheitstipp
Preiselbeeren helfen gegen Blasen- und Nierenentzündungen sowie gegen Steinleiden und Rheumatismus. Auch magenempfindliche Personen vertragen die Beeren in der Regel recht gut.

»Hauseigener« Schimmelschutz

Preiselbeeren verfügen über eine Art »hauseigenen« Schimmelschutz – die Benzoesäure. Ihr und der Frucht-, Gerb- und Apfelsäure sowie der Oxalsäure verdanken die Preiselbeeren ihren pikant herben Geschmack.

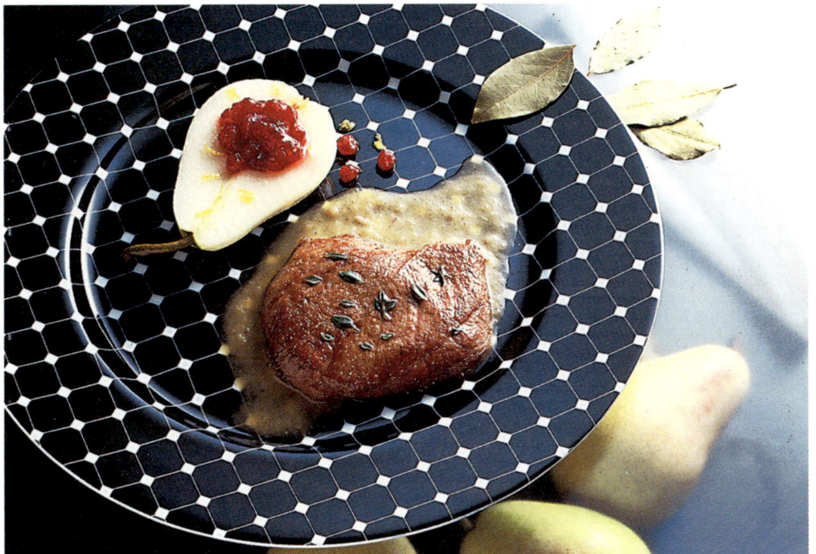

Bei den Preiselbeeren beeindruckt weniger der Vitamingehalt – Cranberrys haben übrigens mit 40 Milligramm auf 100 Gramm Frucht immerhin dreimal so viel Vitamin C wie die wilden Schwestern – als der Mineralstoffreichtum.

▶ Preiselbeeren verfügen über bis zu 2.700 Mikrogramm Mangan auf hundert Gramm Frucht – im Vergleich mit anderen Früchten ist das Rekord. Das Spurenelement ist ein wichtiger Zündstoff für Enzyme, die wiederum beim Stoffwechsel eine wesentliche Rolle spielen.

▶ Ein gut ausbalanciertes Verhältnis von Zink (Haarwuchs und Fruchtbarkeit des Mannes), Eisen (Blutbildung) sowie Kalium und Natrium (Wasserhaushalt und Verdauung) fördert die mentale und physische Vitalität.

◼ Kauf- und Küchentipps

Frische Beeren glänzen und sind knallrot. In ihrem Fruchtfleisch befinden sich viele winzige Samenkerne. Zu lang gelagerte Beeren erkennt man daran, dass sie glanzlos sind und schrumpeln. Preiselbeeren werden selten roh gegessen, weil sie herb und sauer schmecken. Besonders beliebt sind gesüßte Preiselbeer-Kompotte. Viele Gourmetköche verwenden die Preiselbeere auch sehr sparsam zum Garnieren und »Aufpeppen« deftiger Fleischgerichte. Bekannt sind auch Preiselbeerschnäpse, -marmelade und -mus.

Lagerungstipp
Aufgrund ihres eigenen Benzoesäuregehaltes sind Preiselbeeren bei etwa zwei Grad Celsius und 90 Prozent Luftfeuchtigkeit bis zu zwei Monaten haltbar.

Quitte

Die Heimat der Quitte ist der asiatische Raum. Heute werden die duftenden Quitten vor allem am Mittelmeer und in Nordafrika angebaut. Die Frucht hieß bei den Römern auch »kretischer Apfel«, weil es auf der griechischen Insel schon in der Antike riesige Quittenplantagen gab. Die Frucht mit der Form eines Apfels galt dort als Glückssymbol für Liebe und Fruchtbarkeit. Erntezeit ist von September bis November.

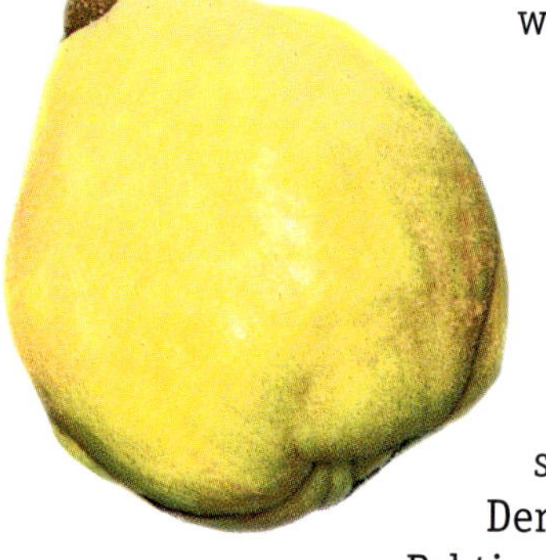

Die Quitte hat einen intensiven Zitronengeschmack.

■ »Kraftwerk« mit Pektin und Vitaminen

Laut ernährungswissenschaftlichen Analysen hat die Quitte folgende wertvolle Inhaltsstoffe: Pektin, Gerbstoffe, Kalium, Vitamine der B-Gruppe.

Der wichtigste Inhaltsstoff der Quitte ist zweifellos das Pektin. Dieser Ballaststoff sorgt für eine gute Verdauung, indem er im Darm zu quellen beginnt und dadurch die Peristaltik anregt. Gleichzeitig transportiert er Giftstoffe »huckepack« aus dem Körper. Mehrere Gerbstoffe und der hohe Kaliumgehalt der Quitte unterstützen diesen Vorgang. Außerdem enthält die Quitte alle Vitamine der B-Gruppe (mit Ausnahme von B12), vor allem jedoch das für Schwangere und Kinder wichtige Wachstumsvitamin Folsäure.

Lagerungstipp
Quitten verderben zwar nicht so schnell wie manche andere Frucht, aber sie sollten doch innerhalb weniger Tage aufgebraucht werden, weil der Vitamin-B-Gehalt sonst immer weiter absinkt.

■ Kauf- und Küchentipps

Je nach Form der Früchte unterscheidet man Birnen- und Apfelquitten. Birnenquitten sind etwas weicher und aromatischer als die Apfelquitten. Ihre gelbe, ledrige Haut verströmt bei voller Reife einen angenehmen zitronenartigen Duft. Zwar lassen sich Quitten wie Äpfel lange lagern. Ihr intensiver Zitronengeruch ist jedoch nicht jedermanns Sache. Quitten entwickeln erst in gekochtem Zustand ihr volles Aroma, roh kann man sie kaum genießen. Das Fruchtfleisch von Birnenquitten verfärbt sich während des Garens rosa, die Apfelquitte bleibt weiß. Hier ein paar Spezialitätentipps:

▶ Quittengelee ist eine nostalgische, wunderbare Köstlichkeit. Allerdings müssen Sie vor allem bei der Apfelsorte viel Zucker hinzufügen.

▶ Quitten eignen sich hervorragend zur Verarbeitung als Likör, Marmelade und Quittenbrot.

▶ Schneiden Sie Quitten in Ringe (ähnlich wie auch Äpfel!) und trocknen Sie sie. Dörrobst ist besonders bekömmlich.

Sanddorn

Sanddorn wächst wild an den Küsten und in den Bergen Europas, aber auch in Asien. Kultiviert werden die orangegelben bis roten, erbsengroßen Beeren unter anderem in Kasachstan. Die vergleichsweise anspruchslose Frucht wächst vor allem an dornigen Sträuchern und Bäumen. Da ihre weidenartigen Blätter hell leuchten, ist sie eine hübsche Landschaftszierde.

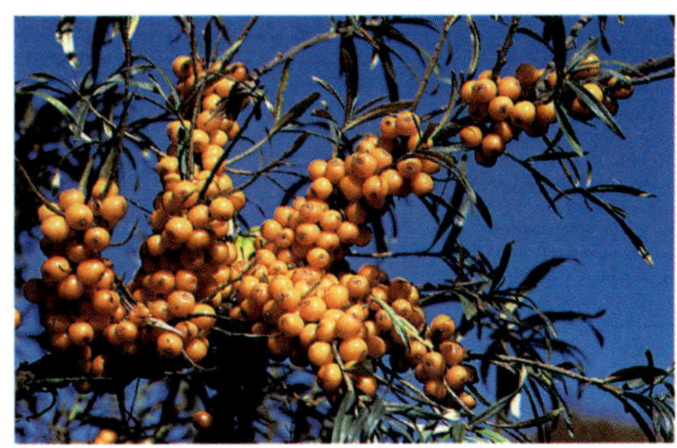

■ Sanddorn ist ein erstklassiges Mittel gegen Grippe.

■ Geheimtipp (nicht nur) für Schwangere

Der Sanddorn ist nach wie vor ein Geheimtipp. Keine andere Frucht – mit Ausnahme der Hagebutte – enthält so viele wertvolle Inhaltstoffe auf kleinster Fläche wie der Sanddorn. Auf 100 Gramm Frucht entfallen folgende Substanzen:

▶ 450 Milligramm Vitamin C
▶ 3,2 Milligramm Vitamin E
▶ 250 Mikrogramm Vitamin A
▶ Mehrere Vitamine der B-Gruppe
▶ Zahlreiche Flavonoide
▶ 7,1 Gramm Fette
▶ Eiweiße

Ideale Krebsvorbeugung

Studien an Universitätskliniken haben ergeben, dass die Vitamine A, C und E bei der Krebsvorbeugung bzw. -behandlung eine entscheidende Rolle spielen. Somit ist der Sanddorn ein ideales Vorbeugemittel gegen Tumore aller Art.

Kauftipp
Sanddorn kann man hierzulande praktisch nirgends als rohe Frucht kaufen. Statt dessen ist er als Marmelade, Gelee oder Sirup sowie als Saft oder Nektar erhältlich. Probieren Sie einmal Sanddornsaft zusammen mit Milchprodukten, zum Beispiel Jogurt – das schmeckt köstlich.

Der Sanddorn ist durch seine zahlreichen B-Vitamine vor allem für Schwangere und kleine Kinder unverzichtbar. Besonders hoch ist der Gehalt an Biotin (schöne Haut) und Folsäure (wichtig für die Blut- und Zellneubildung bei Kindern und Schwangeren). Manche Heilpraktiker verordnen hyperaktiven Kindern und Patienten, die unter Überlastungserscheinungen des vegetativen Nervensystems leiden, täglich ein Glas Sanddornsaft, weil die Vitamine der B-Gruppe unter anderem das Nervensystem beruhigen. Gegenwärtig wird von Wissenschaftlern die Wirkung des Sanddorns auf Depressionen untersucht.

Stachelbeere

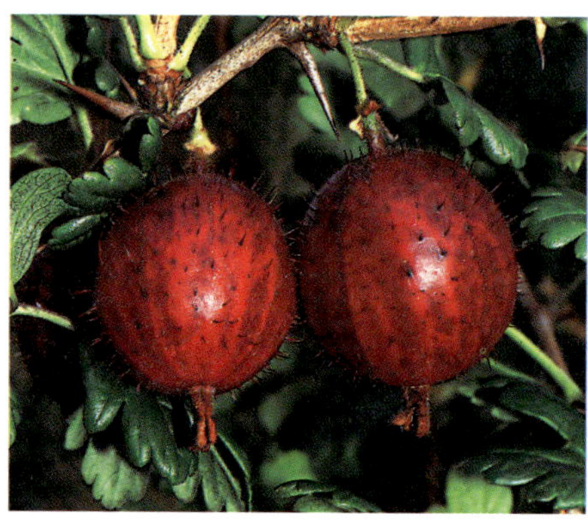

Die Stachelbeere ist im Vorderen Orient und in Nordafrika zu Hause, wird mittlerweile aber überall auf der ganzen Welt angebaut. Besonders beliebt sind die kirschgroßen Strauchbeeren in Großbritannien. Von dort kommen auch die meisten Sorten. Die flaumborstige Frucht ist je nach Typ und Reifegrad entweder sehr sauer oder aber besonders süß. Stachelbeeren sind die einzigen Beeren, die bereits grün und unreif gepflückt werden. Sie haben dann allerdings erst etwa ein Drittel ihrer ausgereiften Größe. Erntezeit ist von Mai bis Ende August.

■ Die Stachelbeere kräftigt das Bindegewebe.

■ »Energiebündel« mit hohem Zuckergehalt

Wer behauptet, Stachelbeeren seien eine saure Angelegenheit, wird Lügen gestraft. Nach den Weintrauben weisen vollreife Stachelbeeren den höchsten Zuckergehalt aller heimischen Beeren auf. Sie stellen demzufolge viel gut verwertbare Energie für Gehirn und Muskeln zur Verfügung. Ihre Säure, vor allem Apfel- und Zitronensäure, regt die Magensäfte an und fördert gemeinsam mit den quellenden Pektinen die Verdauung. Als Frühjahrskur leisten Stachelbeeren wertvolle Entgiftungsarbeit für den Körper. Sie haben einen sehr hohen Gehalt an Karotinoiden, die der Körper zum Zellschutz in Vitamin A umwandelt. Außerdem sind sie reich an Folsäure, was für die Zellneubildung bei Säuglingen und Schwangeren lebenswichtig ist. Ein hoher Zinkgehalt sorgt für kräftigen Haarwuchs und für eine ausreichende Spermienbildung beim Mann. Und der bei Beeren übliche hohe Vitamin-C-Gehalt – potenziert durch die stachelbeereigenen Flavonoide und den hohen Siliziumanteil – ist ein hervorragendes natürliches Tonikum für Immunsystem, Venen und Bindegewebe.

Gesundheitstipp
Wenn Sie zu Nierensteinbildung neigen, sollten Sie Stachelbeeren nur in Maßen genießen. Stachelbeeren haben nämlich unter den Früchten den höchsten Gehalt an Oxalsäure – das ist der Stoff, aus dem die Steine sind.

■ Verwendung in der Küche

▶ Stachelbeeren – egal ob rote oder gelbgrüne – werden meist unreif und grün angeboten. Sie reifen aber nach und entfalten dann ihr wunderbar süßes Aroma mit dem typischen leicht säuerlichen Geschmack.

▶ Die Früchte müssen rasch verbraucht werden – zum Beispiel als Tortenbelag, Marmelade oder Kompott. Stachelbeeren lassen sich auch gut einfrieren.

Weintraube

Die Wiege der Weintraube stand einst in Transkaukasien und Mittelasien. Mit dem Römischen Reich dehnte sich die Winzerkunst über die sonnenverwöhnten Mittelmeerländer bis hin nach Germanien aus. Keine Frucht wurde seit Menschengedenken so beständig gehegt und mit Hingabe gepflegt wie die Weintraube. Heute gibt es weltweit mehr Weintrauben als Äpfel, Apfelsinen und Bananen zusammen – vor allem Mittel- und Südeuropa ist ein einziger »Weingarten«. Neuerdings bekommen die erfahrenen Winzer aus Frankreich, Italien, Österreich, Spanien und Deutschland jedoch zunehmend Konkurrenz aus Osteuropa, Kalifornien und sogar aus Südafrika. Von dort importieren wir in den Wintermonaten die Tafeltrauben. Europäische Weintrauben gibt es nur von Juli bis Ende Oktober.

■ Eine Weintraubenkur im Herbst ist ein gutes Mittel zur Entschlackung und Entgiftung.

■ Leckere »Fitmacher« (nicht nur) für den Winter

Sind Erdbeeren und Stachelbeeren im Frühjahr eine ideale Entschlackungskur, so ist eine Weintraubenkur im Herbst eine optimale Voraussetzung, fit in den Winter zu gehen. Weintrauben heizen den gesamten Stoffwechsel an, killen überflüssige Fettpolster und entgiften den gesamten Organismus. Ihre Schale ist ballaststoffreich und fördert die Verdauung.

▶ Tafeltrauben haben unter allen heimischen Beeren mit Abstand den höchsten (Trauben-)Zuckergehalt. Die Glukose, wie der Traubenzucker mit wissenschaftlichem Namen heißt, hebt rasch den Blutzuckerspiegel, was vor allem kurzzeitige Höchstleistungen ermöglicht.

▶ Weintraubensäuren sind stark harntreibend und unterstützen Niere und Blase, indem sie Giftstoffe und Harnsäureablagerungen ausschwemmen.

Weintrauben gegen Karies

Durch den säurebedingt vermehrten Speichelfluss werden beim Genuss von Weintrauben Bakterien im Mundbereich ausgespült. Die Folge: Bakterien und Karies haben keine Chance. Also öfter mal Weintrauben naschen!

Zahlreiche Traubensorten
Es gibt mittlerweile unüberschaubar viele Sorten, die aus der ganzen Welt nach Europa in die Supermärkte drängen. Die »Marktschlager« sind Muskat- und Italiatrauben sowie Datteltrauben und kleine griechische und türkische Trauben.

Gesundheitstipp
Jeden Abend ein oder auch zwei Gläschen Wein schaden nicht nur nicht, sondern fördern sogar die Gesundheit – das ist wissenschaftlich erwiesen. Allerdings sollte man es wegen des Alkoholgehalts nicht übertreiben. Als Alternative bleibt immer noch Traubensaft.

Zwar enthält die Weintraube nur kleine Kontingente an den Vitaminen A, C und E, dafür aber alle Vitamine der B-Gruppe (außer B12). Der hohe Folsäuregehalt kommt vor allem Schwangeren, Kindern und Senioren zugute, die vermehrt Folsäure für die Zellneubildung brauchen. Außerdem verfügen Trauben über einen hohen Gehalt an dem Blutgerinnungsvitamin K. Speziell die blauen Trauben sind zudem reich an Eisen, Kalzium und Kalium.

■ Gesunde Franzosen – Wein macht's möglich!

In den letzten Jahren machte vor allem die rote Weintraube Furore. Wissenschaftler stellten sich die Frage, warum ausgerechnet die Franzosen viel seltener an Herz-Kreislauf-Erkrankungen und an Arteriosklerose leiden als ihre deutschen Nachbarn und andere Europäer. Ausgerechnet dort, wo die besten Köche herkommen, wo leidenschaftlich gern und fettreich gegessen, darüber hinaus besonders viel geraucht wird, treten die häufigsten Zivilisationskrankheiten am wenigsten auf. Die Mediziner machten für dieses Phänomen das französische Nationalgetränk, den Rotwein, verantwortlich. Generell enthalten blaue Trauben mehr Gerbstoffe als die weißen, aber weniger Querzetin als die roten. In der Schale der blauen Traube finden sich hingegen Anthocyan-Farbstoffe. Auch sie fördern ähnlich wie das Querzetin die Durchblutung, kräftigen schwache Blutgefäße und sind sogar gegen Viren aktiv. Viel versprechend sind Erkenntnisse, die Wissenschaftler der amerikanischen Harvard-Universität kürzlich in Tierversuchen gewannen: Die in Weintrauben vorhandene Ellagsäure scheint das Wachstum von Krebstumoren zu blockieren.

Rotwein gegen Herzinfarkt und Depression

Rotwein hat einen besonders hohen Gehalt an dem Flavonoid Querzetin – das fanden Wissenschaftler der berühmten Pariser Sorbonne heraus. Dieser Biostoff »bürstet« schädliche Ablagerungen von den Gefäßwänden, senkt den Blutdruck und schützt vor Herzinfarkt. Er beugt wirksam Arteriosklerose vor, hält den Cholesterinspiegel (vor allem das »böse« LDL-Cholesterin) in Schach, hilft gegen depressive Verstimmungen und schützt sogar vor Krebs. Zu ähnlichen Ergebnissen kamen die Wissenschaftler übrigens auch bei rotem alkoholfreien Traubensaft.

■ Viele Traubensorten

Saison für Weintrauben ist im Spätsommer und Herbst. Es gibt mittlerweile unüberschaubar viele Sorten, die aus der ganzen Welt nach Europa in die Supermärkte drängen. Wir nennen deshalb hier nur einige wenige »Marktschlager«:

▶ Muskat- und Italiatrauben: Diese weiße Sorte hat eine sehr dünne Schale und ein besonders edles Aroma.

▶ Datteltrauben: Hierzu gehören viele Sorten von ovalen, süßen Tafeltrauben, deren Schale fast knackig ist und nicht leicht verdirbt.

▶ Kleine griechische oder türkische Trauben: Sie sind ausgesprochen süß. Vor allem Kinder lieben diese kernlosen »Zuckerpillen«, die sich auch für das Müsli gut eignen.

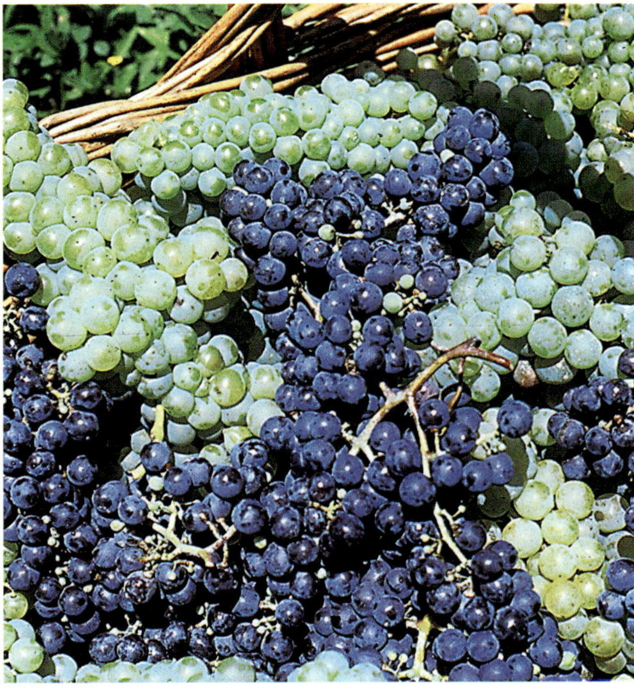

■ *Blaue Weintrauben haben einen höheren Anteil an Gerbstoffen als die weißen.*

▶ Glashausware aus Belgien und Holland: Diese Trauben sind in der Regel nicht so aromatisch wie die Saisontrauben.

▶ Importtrauben aus Südafrika und Kalifornien: Sie füllen ab Advent die Regale unserer Supermärkte, reichen vom Geschmack aber selten an die aromatischen europäischen Trauben heran.

■ »Überspringende« Fruchtfäule

Grundsätzlich lassen sich Trauben gut lagern. Am längsten sind sie bei Temperaturen von ein bis vier Grad Celsius und 90 Prozent Luftfeuchtigkeit haltbar. Wichtig: faule Trauben regelmäßig aussortieren, damit die Fruchtfäule nicht auf einwandfreie Beeren »überspringt«!

■ Gründlich waschen

Trauben müssen vor dem Verzehr gründlich gewaschen werden, da in dem Kondensfilm Staub, Spritzmittel und Schadstoffe aus der Luft besonders gut haften bleiben. Weiße und blaue Trauben passen gut zu Käsetellern, sind aber auch zu verschiedenen Fleischgerichten eine Delikatesse. Wer Zeit und Lust hat, kann sich selbst seinen Traubensaft auspressen oder einen Most keltern.

Kauftipp
Da Trauben nach der Ernte nicht mehr nachreifen, machen Sie beim Einkauf unbedingt eine Kostprobe – dies gilt vor allem bei der Winterware aus fernen Ländern.

Zitrone

Die Heimat der Zitrone ist vermutlich China. Angebaut wird sie heute auf allen Erdteilen, die tropische oder subtropische Temperaturen haben. Auf unseren Märkten bekommt man die gelbe Baumfrucht das ganze Jahr über. Die kleine Limette bezeichnet man zwar volkstümlich oft als »grüne Zitrone«, doch ist der Limettenbaum lediglich weitläufig mit dem Zitronenbaum verwandt.

■ Hervorragender Immunschutz

Der Griff zur Zitrone ist bei Erkältungskrankheiten obligatorisch. Ihr hoher Vitamin-C-Gehalt wird von den sekundären Pflanzeninhaltsstoffen der Zitrone noch »gestreckt« und wirkt deshalb in potenzierter Form. Das Universalvitamin der Zitrone bewirkt unter anderem folgende Effekte:

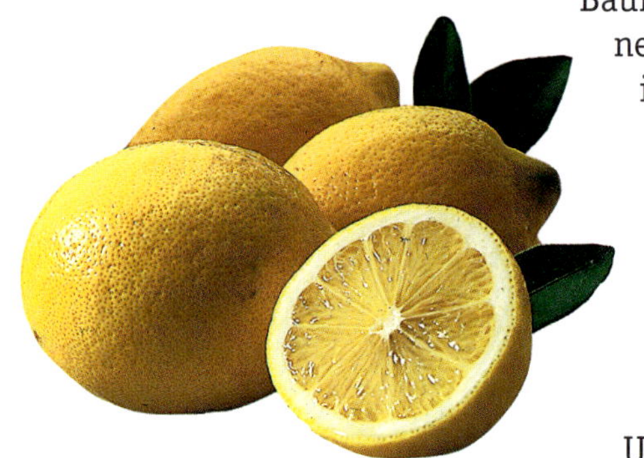

■ *Zitronensaft wirkt baktrientötend und fiebersenkend.*

▶ Stärkung des Immunsystems
▶ Kräftigung des Herzens
▶ Senkung des Blutdrucks
▶ Kräftigung der Venen (wichtig bei Krampfadern)
▶ Verbesserung der Wundheilung (zum Beispiel bei Zahnfleischbluten)
▶ Verbesserung der Eisen- und Sauerstoffzufuhr
▶ Verbesserung der Kalziumverwertung im Blut

Von den Italienern haben wir gelernt, Fisch und andere Meeresfrüchte mit Zitronensaft zu beträufeln. Hier spielt nicht nur die empfindliche Nase eine Rolle, sondern auch die offensichtlich bessere Eiweißverwertung und Bekömmlichkeit. Die Enzyme der Zitrone machen Fleisch- und Fischgerichte leichter verdaulich. Die Fruchtsäuren sind zudem Bakterienkiller.

■ Geriebene Zitronenschale zum Kochen

Gesundheitstipp
Gurgeln Sie bei Halsschmerzen mit reichlich Zitronensaft – das desinfiziert und lässt das entzündete Gewebe schneller heilen.

Kaufen Sie prinzipiell nur kräftig gelbe, glänzende Zitronen! Die Frucht reift nach der Ernte nicht mehr nach. Dünnschalige Früchte sind besonders saftig. Wollen Sie eine geriebene Zitronenschale zum Kochen oder Backen verwenden, greifen Sie unbedingt auf eine ungespritzte, unbehandelte Zitrone aus dem Reformhaus oder dem Bio- bzw. Naturkostladen zurück. In den Schalen gespritzter Zitronen sammelt sich nämlich das ganze Gift an.

■ Grippemittel

Wenn Sie nach einer Grippe wieder rasch auf die Beine kommen wollen, empfiehlt es sich, den Saft von ein bis zwei Zitronen in eine Tasse Kakao zu träufeln. Das im Kakaopulver enthaltene Kupfer gleicht den infektbedingten Mangel dieses Mineralstoffes aus. Und das Vitamin C bewirkt, dass der Körper es besser aufnimmt. Mit diesem Hausmittel sind Sie nach ca. drei Tagen wieder fit.

■ Die Zitrone als Heilmittel

Die Zitrone hat vielfältige Heilwirkungen. Am bekanntesten ist zweifellos ihr hoher Wert bei Erkältung und Grippe. Naturheilkundige Therapeuten empfehlen ihren Patienten die Zitrone zusätzlich bei folgenden Anlässen:

▶ Wer eine längere Fastendiät hinter sich gebracht hat, sollte am ersten Tag danach in kleinen Portionen ein Gläschen reinen Zitronensaft trinken. Das regt die Verdauungssäfte an und verbessert den Appetit.

▶ Wer häufig Zahnfleischbluten hat, kann die blutenden Stellen mehrmals täglich mit Zitronensaft massieren. Das zieht das Zahnfleisch zusammen und stoppt die lästigen Blutungen.

▶ Gegen Schluckauf kann ein wenig reiner Zitronensaft mit Pfeffer und gegebenenfalls etwas Honig helfen.

▶ Wer von Pickeln und Mitessern geplagt ist, sollte die unreine Haut regelmäßig mit Zitronensaft und etwas Salz beträufeln – diese stark antiseptische Mischung muss 20 bis 30 Minuten einwirken. Danach mit klarem Wasser nachspülen.

▶ Zitronensaft hilft auch bei Muskelkater und Muskelschmerzen infolge von Überanstrengung, beispielsweise durch Sport. Einfach die schmerzenden Stellen mehrmals täglich einreiben und einwirken lassen.

▶ Auch die ätherischen Öle der Zitrone kommen heilend zum Einsatz: Bei schrundiger, rissiger Haut schafft Einreiben mit Zitronensaft Abhilfe.

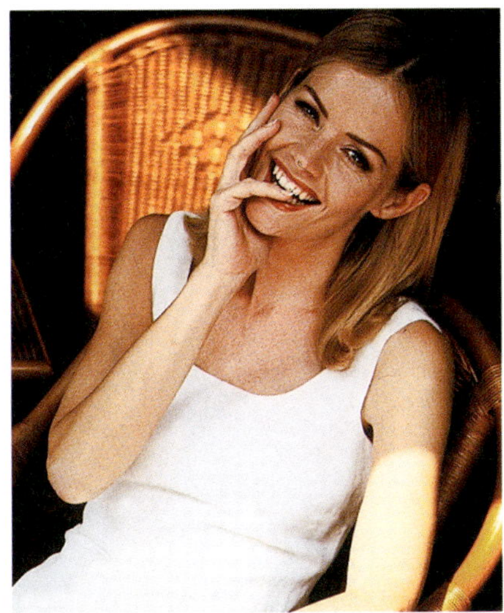

■ *Zitronensaft hilft gegen Akne – einfach auf die unreine Haut träufeln.*

Nüsse und Samen

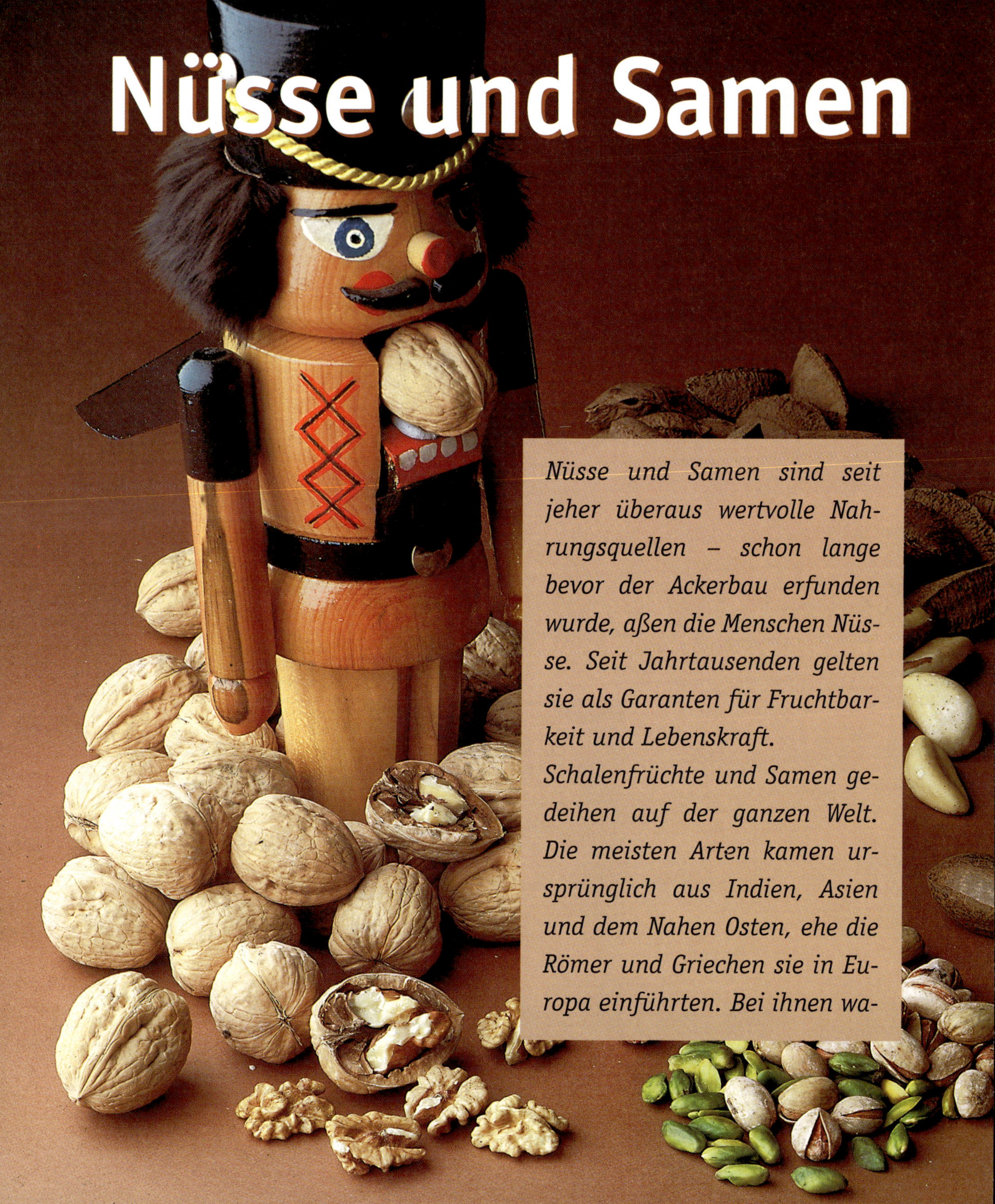

Nüsse und Samen sind seit jeher überaus wertvolle Nahrungsquellen – schon lange bevor der Ackerbau erfunden wurde, aßen die Menschen Nüsse. Seit Jahrtausenden gelten sie als Garanten für Fruchtbarkeit und Lebenskraft. Schalenfrüchte und Samen gedeihen auf der ganzen Welt. Die meisten Arten kamen ursprünglich aus Indien, Asien und dem Nahen Osten, ehe die Römer und Griechen sie in Europa einführten. Bei ihnen wa-

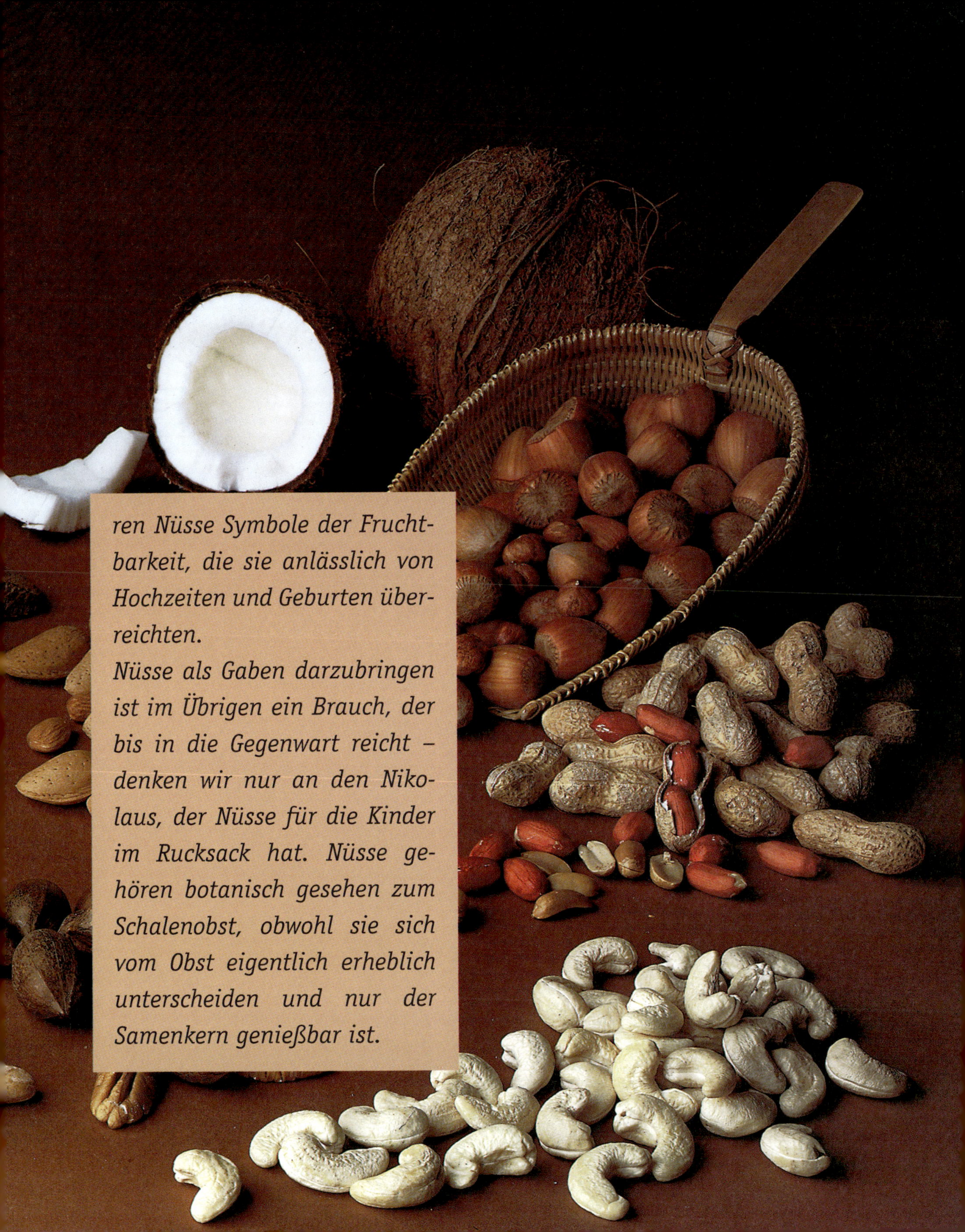

ren Nüsse Symbole der Fruchtbarkeit, die sie anlässlich von Hochzeiten und Geburten überreichten.

Nüsse als Gaben darzubringen ist im Übrigen ein Brauch, der bis in die Gegenwart reicht – denken wir nur an den Nikolaus, der Nüsse für die Kinder im Rucksack hat. Nüsse gehören botanisch gesehen zum Schalenobst, obwohl sie sich vom Obst eigentlich erheblich unterscheiden und nur der Samenkern genießbar ist.

»Kraftpakete« in Schalen

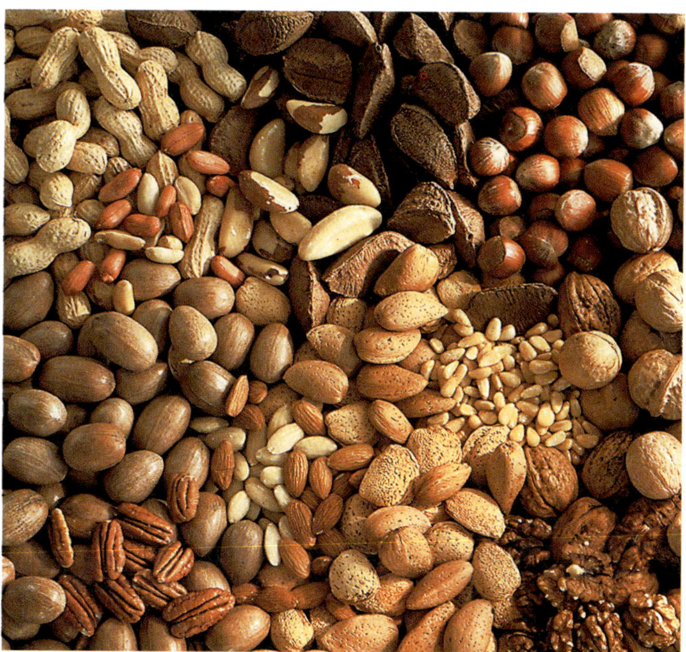

Nüsse enthalten viele Nährstoffe auf wenig Raum.

Nüsse und Samen sind wahre Nährstoffbomben. Da sie nur maximal sechs Prozent Wasser enthalten, sind Nüsse und Samen vergleichsweise lange haltbar. Eine Handvoll dieser Schalenfrüchte – also etwa 100 Gramm – deckt mit durchschnittlich 600 Kalorien bereits ein Viertel des täglichen Energiebedarfs eines Erwachsenen. Dieser Kaloriengehalt ist auf den hohen Anteil an Fetten und Ölen zurückzuführen. 40 bis 70 Prozent Fett dienen als Energiespeicher für die Pflanzen und liefern uns wertvolle mehrfach ungesättigte Fettsäuren, die der Körper selbst nicht herstellen kann, aber für nahezu alle Stoffwechselfunktionen benötigt. Vor allem der Linolsäure kommen wichtige Aufgaben im Zellstoffwechsel zu. Sie hält die Zellwände und Gefäße geschmeidig, ist zuständig für den Abtransport von Cholesterin und unterstützt die Herzfunktionen.

■ Nüsse – eine optimale Gehirnnahrung

Nüsse enthalten etwa genauso viel Eiweiß wie Fleisch und sind randvoll mit B-Vitaminen, die unser Gehirn »füttern«, die Konzentrationsfähigkeit fördern und unser gesamtes Nervensystem stärken. Der Gehalt an Mineralstoffen und Spurenelementen ist so enorm, dass er alle anderen Lebensmittelgruppen weit übertrifft. Ist Ihnen schon mal aufgefallen, dass Walnusskerne in ihrem Aussehen einem menschlichen Gehirn mit seinen beiden Hälften ähneln? Dies ist kein Zufall – als bewährtes Studentenfutter haben sie schon manche »Kopfnuss« zu knacken geholfen.

▶ Nüsse haben außerdem überdurchschnittlich viel Vitamin E, das unsere Zellen schützt sowie Herz- und Gefäßerkrankungen vorbeugt. Allerdings beeinträchtigen die mehrfach ungesättigten Fettsäuren leider die Resorption des Vitamins im Darm, so dass

Vorsicht, chemische Behandlung
Nüsse entfalten nur dann ihre Wirkstoffe vollständig, wenn sie nicht chemisch behandelt wurden. Geröstete oder gesalzene Nüsse sind eines Großteils ihrer Inhaltsstoffe beraubt.

dem Organismus letztlich nur ein Teil des reichen Vitamin-E-Gehalts zur Verfügung steht.

▶ Besonders wertvoll macht Nüsse der hohe Anteil an Ballaststoffen, der sogar Kohlgemüse um das Zwei- bis Dreifache übertrifft. Zusammen mit ihren Ölen und Fetten sind Nüsse deshalb wertvolle Verdauungshilfen. Unbehandelte Nüsse enthalten kaum Salz und Zucker und sind deshalb sowohl für Diabetiker als auch für Bluthochdruck- oder Nierenkranke erstklassige und wohlschmeckende Nährstofflieferanten.

▶ Nüsse, allen voran natürlich die Kokosnuss, sind ein ausgezeichneter Milchersatz. Viele Völker, zum Beispiel die Indianer, verwendeten die milchige Flüssigkeit von Nüssen sogar zum Kochen von schmackhaften Suppen und zum Kuchenbacken.

■ Versteckter Schimmelbefall

Aufpassen muss man allerdings, wenn es um die Qualität der Nüsse geht. Verbraucherorganisationen warnen immer wieder davor, dass viele Nüsse bereits in den Geschäftsregalen verdorben sind.

▶ Besonders gefährlich an schlechtem Schalenobst sind die sogenannten Aflatoxine – das sind giftige Stoffwechselprodukte bestimmter Schimmelpilze. Aflatoxine haben möglicherweise eine Krebs erregende Wirkung, vor allem in Nieren und Leber. Häufig befallen sind Erdnüsse, auch Erdnussbutter oder Mus, Pistazien und Paranüsse. Seltener kommt dieser Schimmelpilz in Walnüssen, Haselnüssen und Kokosnüssen vor.

▶ Ein weiterer wichtiger Punkt: Verzehren Sie Bittermandeln stets nur in kleinen Mengen roh! Durch den enzymatischen Abbau des Glykosids Amygdalin wird nämlich Blausäure freigesetzt, die in großen Mengen gesundheitsschädlich, ja sogar tödlich wirken kann. Für Kinder sind Bittermandeln absolut tabu!

Aflatoxine
Diese giftigen Schimmelpilze sind mit bloßem Auge leider nicht zu erkennen. Daher sollte man beim Kauf von abgepackten Nüssen stets auf das Verfallsdatum achten. Auch Nüsse, die beim Öffnen »stauben«, enthalten diesen Pilz.

Vorsicht vor Aflatoxinen

Diese Schimmelpilze entstehen in Nüssen, welche lange in feuchtwarmer Umgebung gelagert wurden. Die meisten Nüsse riechen schlecht, wenn sie verdorben sind. Weder sehen noch riechen kann man jedoch Aflatoxine bei Pistazien, die auch häufig als Zutaten von anderen Lebensmitteln dienen – hier ist also besondere Vorsicht angebracht. Das gilt auch für Pistazieneis.

■ Was Sie bei Kauf und Lagerung beachten sollten

Besonderer Tipp
Nüsse verlieren ihre braune Haut am schnellsten, indem man sie über Nacht in Milch einlegt. Sie bleiben dann schön weiß und werden nicht glasig – das passiert nur, wenn man sie in Wasser einlegt.

Erntezeit für Nüsse ist im September und Oktober. Walnüsse werden bereits unreif im Juli gepflückt und zum Einwecken verwendet. Ganze Nüsse halten etwa ein Jahr lang. Man lagert sie an einem trockenen, kühlen Ort, vorzugsweise in einer geschlossenen Dose. Der beste Schutz gegen Schädlingsbefall und Verderben sind ihre eigenen Schalen. Verdorbene oder ranzig gewordene Nüsse erkennt man am schlechten Geruch, an sichtbarem Schimmelbefall oder an »Staub« innerhalb der Schale. Folgendes sollten Sie beim Kauf beachten:

▶ Fast alle Nüsse sind im Handel auch bereits geschält erhältlich. Gemahlene Nüsse halten in der Regel nur wenige Monate. Schalenobst eignet sich hervorragend zum Einfrieren, auch mit der Schale.

▶ Aus der arabischen Küche sind Nüsse nicht wegzudenken. In Asien gehören Nüsse wie selbstverständlich zu pikanten Gemüse-, Fleisch- und Geflügelgerichten. In unseren Breitengraden verwendet man Nüsse eher zum Backen und für verschiedene Süßspeisen. Grundsätzlich gilt, dass man Nüsse vor der Verwendung in der Küche kritisch kosten sollte. Schon eine einzige verdorbene Nuss stört beispielsweise den Geschmack eines ganzen Kuchens empfindlich.

▶ Mandeln und Pistazien lassen sich leicht häuten, indem man sie heiß überbrüht, abschreckt und mit den Fingern aus der locker sitzenden Haut quetscht.

Cashewnuss

Die Cashewnuss wird in Südamerika, Indien und Afrika kultiviert, im Rahmen eines von der Bundesregierung finanzierten Entwicklungsprojektes auch in der Sahelzone. Die nierenförmigen, gekrümmten Kerne sind eine nicht gerade billige Delikatesse mit einem süßen, etwas mandelartigen Aroma. Meist werden die weißgelben Cashews vakuumverpackt angeboten. Sie eignen sich besonders gut als Beilage zu pikanten Gerichten und als Knabberei.

Erdnuss

Die Erdnuss ist eigentlich ein Gemüse, das zu den Hülsenfrüchten gehört. Sie stammt ursprünglich aus Südamerika, wo die Inkas sie kultivierten, ehe sie von den Spaniern nach Europa gebracht wurde. Heute wird sie in Europa, vor allem aber auf riesigen Erdnussfarmen in Asien und in den USA angebaut. In Amerika rangiert die Erdnuss nach der Sojabohne, was die pflanzliche Ölgewinnung angeht, auf dem zweiten Platz.

Sie wird außerdem zu Erdnussbutter und Mus verarbeitet. Als Schmetterlingsblütler entwickelt sich die Erdnuss drei bis fünf Zentimeter unter der Erde und wird ähnlich wie die Kartoffel geerntet. Sie hat roh einen fast bohnenähnlichen Geschmack und erhält ihr unverwechselbares Aroma erst durch Rösten. In der asiatischen Küche stellen Erdnüsse beliebte Zutaten für Fleisch- und Gemüsegerichte dar.

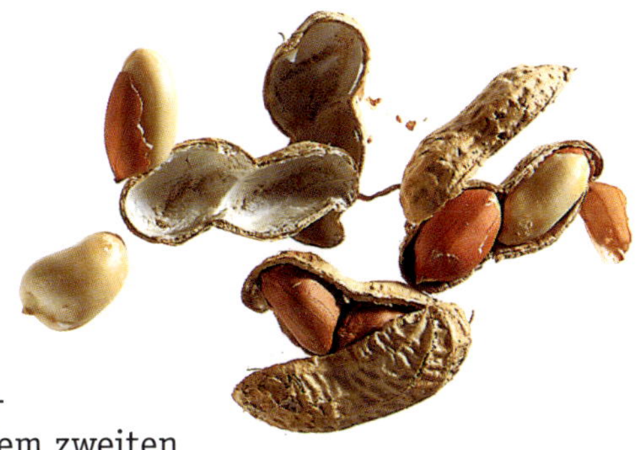

■ *Erdnüsse werten Fleischgerichte auf.*

Haselnuss

Haselnusssträucher werden vor allem in Italien, der Türkei, Spanien, aber auch in den USA kultiviert. Die dürftigen deutschen Ernten können den großen einheimischen Bedarf nicht decken. Haselnüsse werden bei uns vor allem in der Süß- und Backwarenindustrie verwendet.

Deutsche Ware wird meist mit der Schale angeboten. Die länglichen, etwas platten Sorten sind geschmacklich etwas besser als die kugelrunden. Frische Ware hat eine hellbraune Schale, die sich mit zunehmendem Alter dunkelbraun verfärbt. Importierte Ware ist meist nach Größe geordnet und vakuumverpackt.

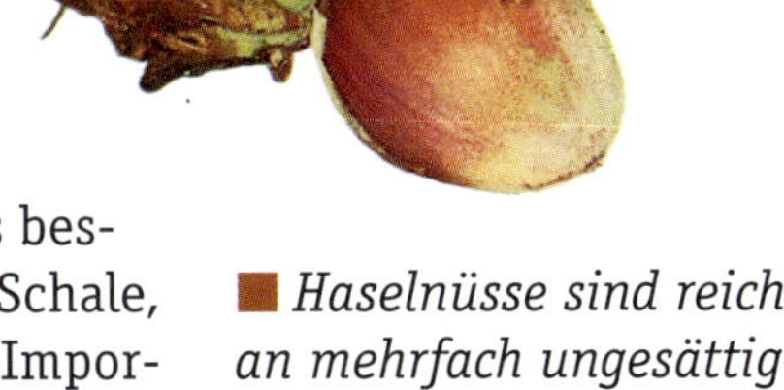

■ *Haselnüsse sind reich an mehrfach ungesättigten Fettsäuren.*

■ Ungesättigte Fettsäuren

Haselnüsse enthalten bis zu 70 Prozent Fett, dabei besonders viele der wertvollen mehrfach ungesättigten Fettsäuren. Haselnüsse haben auch einen enorm hohen Mineralstoff- und Vitamingehalt und einen großen Ballaststoffanteil. Unter anderem sind in der Haselnuss reichlich Phosphor, Magnesium, Kalium, Eisen und Kalzium enthalten.

Besonderer Tipp
Haselnüsse werden relativ schnell ranzig und müssen unbedingt kühl gelagert werden.

Kokosnuss

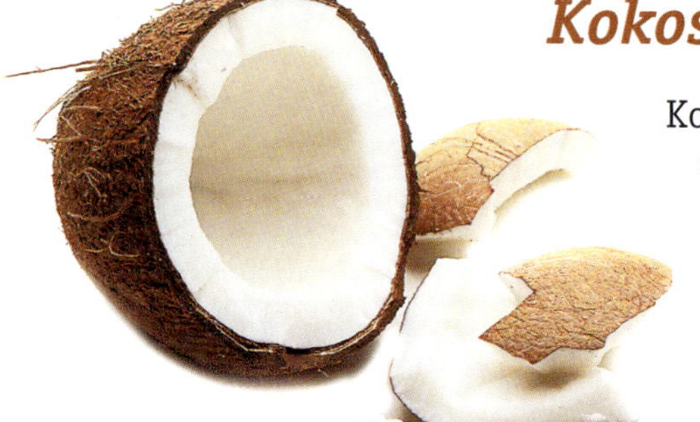

Kokospalmen wachsen in den Küstengebieten zwischen den Wendekreisen und werden vor allem auf den karibischen Inseln angebaut. Die eiförmigen Kokosnüsse können bis zu drei Kilogramm schwer werden und haben eine fast steinharte, braunbehaarte Schale. Aus dem weißen Kokosfleisch – Kopra genannt – wird auch das Kokosöl gepresst, aus dem Bratfette und Margarinen hergestellt werden. In den Tropen gilt Kokosmilch als besonders nahrhaftes Erfrischungsgetränk. Bei uns ist das getrocknete Palmenfleisch meist in geraspelter Form oder als Flocken im Handel erhältlich. Wichtig: Kokosnüsse müssen bald nach dem Einkauf verbraucht werden, weil sie mit zunehmendem Alter einen seifigen Geschmack annehmen.

■ Kokosöl ist reich an gesättigten Fettsäuren: deshalb sparsam verwenden.

Kürbiskerne

Kürbiskerne haben in den letzten Jahren einen beachtlichen Aufschwung erlebt. Die ursprünglich in Mexiko beheimateten Kürbisse werden heute in China, Südamerika sowie im östlichen Europa angebaut; Erntezeit ist im September. Die grünen Kerne enthalten 40 Prozent Kürbiskernöl, das durch Auspressen ungeschälter, gerösteter Samen gewonnen wird. Es schmeckt angenehm weich und nussig und verleiht Käse und Salaten ein besonders schmackhaftes und volles Aroma. Auf unseren Märkten findet man vornehmlich das teure Kürbiskernöl aus der österreichischen Steiermark. Wichtig: Kerne und Öle müssen kühl und dunkel gelagert werden.

■ Kürbiskerne beugen einer Prostatavergrößerung vor.

■ Gegen Prostataleiden

Kürbiskerne wirken nachweislich Prostataleiden entgegen, weswegen viele Ärzte älteren Patienten empfehlen, jeden Tag vorsorglich mehrere Kürbiskerne zu kauen. Wem das zu anstrengend ist, der kann sich auch eine Kürbiskernspritze verabreichen lassen. Der Grund, weshalb Kürbiskerne bei Prostataleiden helfen, liegt darin, dass sie die mangelhafte Elastizität der Vorsteherdrüse positiv beeinflussen.

Leinsamen

Der echte Lein ist eine Pflanze aus dem Orient, die inzwischen in Europa weit verbreitet ist. Aufgrund seines (sehr hohen) Ballaststoffanteils von 39 Prozent wird Leinsamen in der Naturheilkunde auch als Heilsamen genutzt, um Darmträgheit oder Darmentzündungen entgegenzuwirken.

Leinsamen mit Schale halten an einem kühlen, dunklen Ort ein Jahr, geschroteter Leinsamen nur etwa halb so lang. Generell sollten geschrotete Körner möglichst frisch verbraucht werden, um ihr Wirkungspotenzial, aber auch ihren nussigen Geschmack optimal zu nutzen. Leinsamen werden für Brot, Gebäck und in Müslis verwendet.

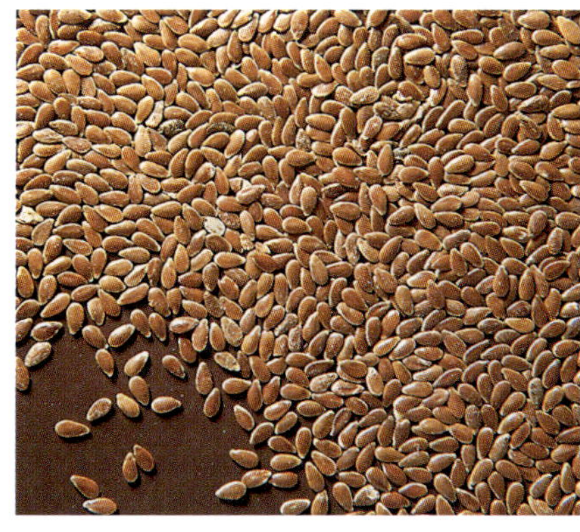

■ *Leinsamen wirkt gegen Darmträgheit.*

Mandeln

Der Mandelbaum gehört zu der Familie der Rosengewächse und stammt vermutlich aus China. Heute wird die Mandel aber auch im östlichen Mittelmeerraum, in den USA, in Mexiko und im Iran kultiviert. Die Mandel ist in einer samtig behaarten, graugrünen Schale gut verpackt.

▶ Mandelbäume blühen im Frühling rosa und tragen ihre Steinfrucht bis zur Ernte im August und September einjährig. Man unterscheidet zwischen Süß- und Bittermandeln, die sich äußerlich absolut gleichen.

▶ Mandeln werden meist geschält, gehackt oder gerieben, selten enthäutet angeboten – dafür verderben sie zu schnell. Wer keinen Wert auf die (genießbare) Mandelhaut legt, muss sie durch Blanchieren vom Kern lösen.

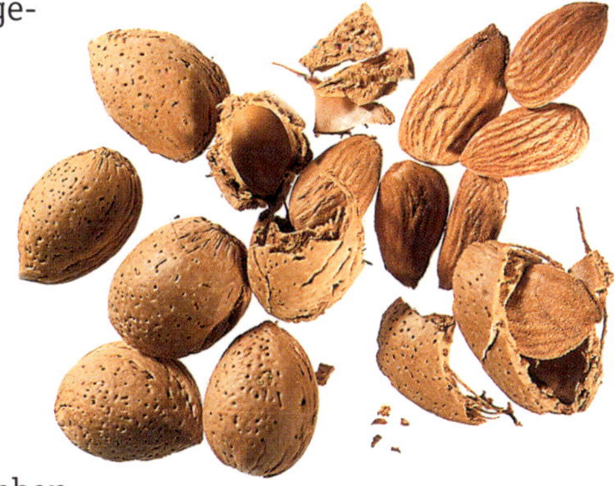

■ *Mandeln können relativ lang gelagert werden.*

▶ Mandeln mit Schale halten bei kühler Lagerung etwa ein Jahr lang. Aus Mandeln werden seit jeher Marzipan, Nougat und Liköre hergestellt. Aus der Feinbäckerei sind die Edelnüsse schon lange nicht mehr wegzudenken. Ebenso begehrt sind sie in pikanten Fleisch- und Geflügelgerichten – oder aber als gesalzene, in Zucker gebrannte oder geröstete Leckerei.

▶ Die bittere Sorte sollte man wegen der entstehenden giftigen Blausäure nur in Maßen genießen.

Besonderer Tipp
Kinder dürfen wegen der Blausäure überhaupt keine Bittermandeln essen! Beim Backen und Kochen verflüchtigt sich die schädliche Substanz.

Maroni

Maroni haben mit unseren einheimischen (ungenießbaren!) Rosskastanien nichts zu tun. Die Marone kommt aus Kleinasien. Heute wird sie in vielen Mittelmeerländern, aber auch in Deutschland, Österreich und Nordamerika angebaut. Maroni sind eine besonders wohlschmeckende, aromatische, etwas kleinere und feinere Sorte der gewöhnlichen Esskastanie. Sie fallen entweder im September und Oktober selbst vom Baum oder werden bis in den November hinein geerntet.

Frische Maroni erkennt man an ihrer rotbraunen, glänzenden Schale. Ihre Form ist rund mit typisch flacher Unterseite. Fast cremig schmecken die zur Adventszeit so beliebten Maroni, deren Schale beim Rösten aufspringt.

Um ihre zähe Schale zu entfernen, schneidet man Maroni kreuzweise ein und kocht sie. Sie eignen sich hervorragend zu Füllungen oder Ragouts. Delikat schmecken Maroni als Mousse mit Cognac oder Rum, oder auch konserviert als Marrons glacés in Zucker und Sirup eingelegt. Maronen müssen schnell verarbeitet werden, sonst schmecken sie muffig.

■ *Maronis werden zur Adventszeit geröstet gegessen.*

Paranuss

Die Paranuss kommt aus Südamerika, genauer gesagt, aus Brasilien. Ihre Schale ist steinhart und braunschwarz, dreikantig und etwas runzelig. Die daumengroße Nuss gedeiht in einer großen Kapselfrucht, die etwa 30 der Dreikantnüsse beherbergt und drei Kilogramm schwer werden kann. Ähnlich wie auch Pistazien entwickeln sie – vor allem unter der Schale – gesundheitsschädigende Aflatoxine. Abgesehen davon, dass Paranüsse sehr mühsam zu knacken sind, empfiehlt sich durch die Gefahr der Schimmelbildung eher vakuumverpackte und geschälte Ware. Paranüsse ähneln in ihrem Geschmack den Mandeln.

Aufgrund ihres hohen Anteils an Vitamin B profitieren vor allem Personen, die geistig arbeiten müssen, von der Paranuss. Die B-Vitamine fördern die Konzentrationsfähigkeit und schützen das Nervensystem nachhaltig vor Überlastung.

■ *Kaufen Sie vakuumverpackte und geschälte Ware: die Paranuss schimmelt schnell unter der Schale.*

Pekannuss

Der Pekannusskern sieht ähnlich wie eine Walnuss aus und erinnert auch im Geschmack an sie. Seine Schale allerdings ist länglicher, dünner und glatt. Pekannüsse sind mit immerhin 72 Prozent Fettanteil die fett- und kalorienreichsten aller bekannten Nüsse. Pekannüsse wachsen an über 30 Meter hohen Bäumen in den USA. Hier werden sie in zahllosen Knabbereien, Soßen und Eiscremes verarbeitet. Hierzulande wird die nicht ganz billige Schalenfrucht gern über Salate gestreut, aber auch zu Süßspeisen gereicht.

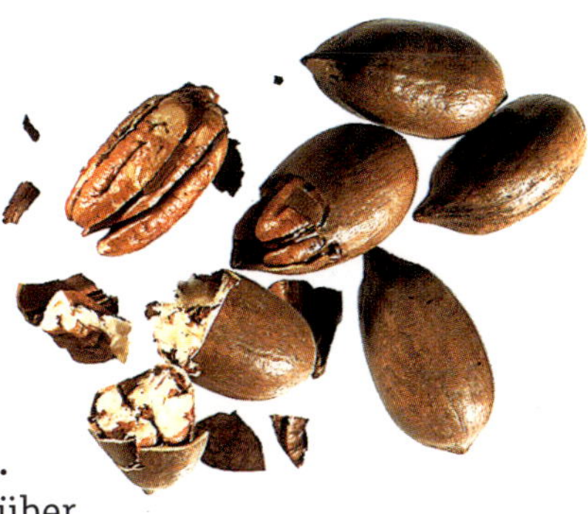

■ *Die Pekannuss passt gut zu Salat.*

Pinienkerne

Pinienbäume sind Kieferngewächse, die vornehmlich in mediterranen Wäldern wachsen. Die nach zwei Jahren reifen Zapfen enthalten kleine, süße Samen, die im Sommer geerntet werden. Unter der Bezeichnung »Pignoli« werden die gelbweißen Kerne meist aus der Toskana importiert und bereits ohne Schale im Handel angeboten. Als Delikatesse bekommt man aber auch die gerösteten und gesalzenen Kerne mit Schale. Pinienkerne gehören zu den besonders fettreichen Samen, die gern zu pikanten Fleisch-, Pilz- und Reisgerichten verwendet werden.

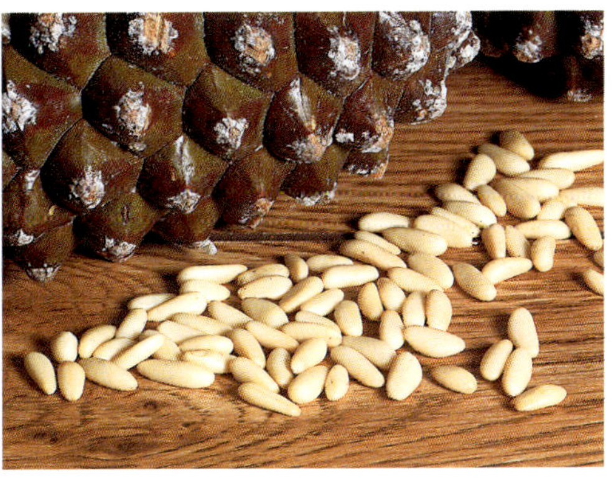

■ *Wichtige Zutat von »Pesto«: Pinienkerne.*

Pistazien

Seit Tausenden von Jahren werden Pistazien im Nahen Osten und am östlichen Mittelmeer angebaut. Sie sind die hell- bis mittelgrünen Samen einer Steinfrucht, die nur alle zwei Jahre blüht. Ihre ovale Schale ist hellgelb und springt auf, wenn sie reif ist. Zu uns nach Europa kommen größtenteils geröstete und gesalzene Pistazien. In mediterranen Gegenden werden sie obligatorisch zum Wein als Knabberei gereicht. Ob als Pistazieneis, in Terrinen, zu Fleischgerichten oder in Salaten – Pistazien geben dem Essen immer eine feine und dekorative Note.

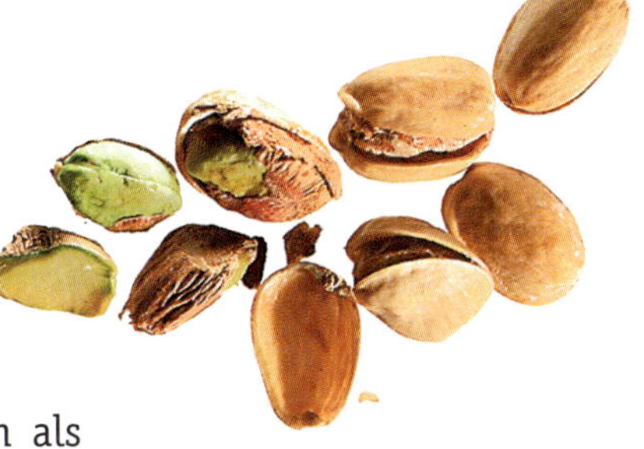

■ *Achtung: Pistazien können verschimmelt sein.*

Sesamsamen

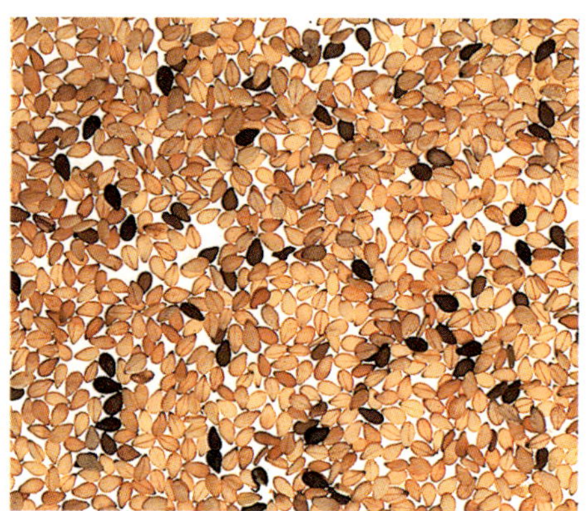

Diese Samen erinnern vielleicht manchen an das »Sesam-öffne-Dich-Märchen« aus Tausendundeiner Nacht. Und tatsächlich: Sesamsamen werden seit Jahrtausenden im Orient, Nahen Osten, in Asien und in einigen Mittelmeerländern angebaut. Zum Zwecke der Speiseölgewinnung werden sie neuerdings auch in Afrika und Indien gezielt kultiviert. Lange schon weiß man, dass Sesamöl zu den gesündesten und schmackhaftesten Ölen gehört.

Sesamsamen sind die Körner einer weiß schimmernden Kapselfrucht, die dem Fingerhut ähnlich sieht. Die leicht gerösteten Sesamkörner nutzt man in der Feinbäckerei und Süßwarenindustrie, als Würze für Brot und Hefegebäck, aber auch zu Salaten, Gemüsen und Fleisch- und Geflügelgerichten. Sie geben ihnen ein dezent nussiges Aroma. Wer in den Genuss des würzigen Aromas des Sesamsamens kommen möchte, röstet ihn 15 Minuten bei 220 Grad Celsius im Backofen.

Walnuss

Das intensiv schmeckende Walnussöl eignet sich gut zu bitteren Salatsorten.

Der Mutterboden des Walnussbaums ist Asien. Erntezeit für Walnüsse ist im September und Oktober, aber auch im Juli können unreife Nüsse schon gepflückt werden. Die noch weichen Walnüsse werden mit süßsauren Gewürzen eingelegt und vornehmlich als Beilage zu asiatischen Gerichten und zu Fleisch serviert. Walnussöl schmeckt besonders edel und intensiv; es eignet sich zu Rohkostsalaten, besonders zu den bitteren Sorten wie Radicchio, Lollo Rosso oder Endivien.

▶ Die schmackhaften Nüsse werden heute in Kalifornien und den Mittelmeerländern künstlich kultiviert. In Deutschland und Österreich gedeihen Walnüsse vor allem in den klimatisch milden Weinbaugebieten.

▶ Im Handel sind neben den ganzen Nüssen auch solche ohne Schale in Vakuumverpackungen erhältlich – meist gewaschen und geschwefelt. Nicht geschwefelte, also naturbelassene Walnuss-hälften haben eine bräunliche Haut. Wichtig: »Geknackte« Nüsse bald aufbrauchen, da sie schnell bitter und ranzig werden.

Weitere Kerne und Nüsse

Vor allem in Amerika kennt man noch viele weitere Kerne und Nüsse, die uns fremd sind: Butternüsse, Herznüsse und schwarze Walnüsse zum Beispiel. Auch in der Karibik und anderen exotischen Ländern gibt es geradezu unzählige Nussarten. Hier nur eine kleine Auswahl:

Macadamia
Die Macadamia (auch Queensland-Nuss genannt) ist die mit Abstand eiweißreichste Nuss, sie hat aber auch zahlreiche Vitamine und Mineralstoffe:
- Vitamin A
- Vitamin B
- Vitamin E
- Magnesium
- Eisen

Botanisch gesehen gehören die Nüsse zum Schalenobst, wobei aber nur der Samenkern genießbar ist.

Dazu kommen noch zahlreiche mehrfach ungesättigte Fettsäuren.

Ungesättigte Fettsäuren

Diese Fettsäuren machen das Blut dünnflüssiger, schützen die Blutgefäße und senken die Cholesterinwerte. Sie beugen somit Herz- und Kreislaufer-krankungen vor. Außerdem unterstützen sie die Konzentrationsfähigkeit.

Tamarinde
Der Tamarinden-Baum wächst vor allem in Asien. Seine Kerne enthalten bis zu 60 Prozent natürlichen Pflanzenzucker, daneben große Mengen Eiweiß und Phosphor. Die Tamarinden-Kerne haben eine schmerzstillende Wirkung, da sie Salizylsäure enthalten, die auch in Aspirin enthalten ist. Salizylsäure kann allerdings, wenn Sie längere Zeit zugeführt wird, die Magenschleimhaut angreifen.

Gesundheitstipp
Wer ein Magengeschwür hat, sollte wegen der Salizylsäure Tamarinden-Mus meiden.

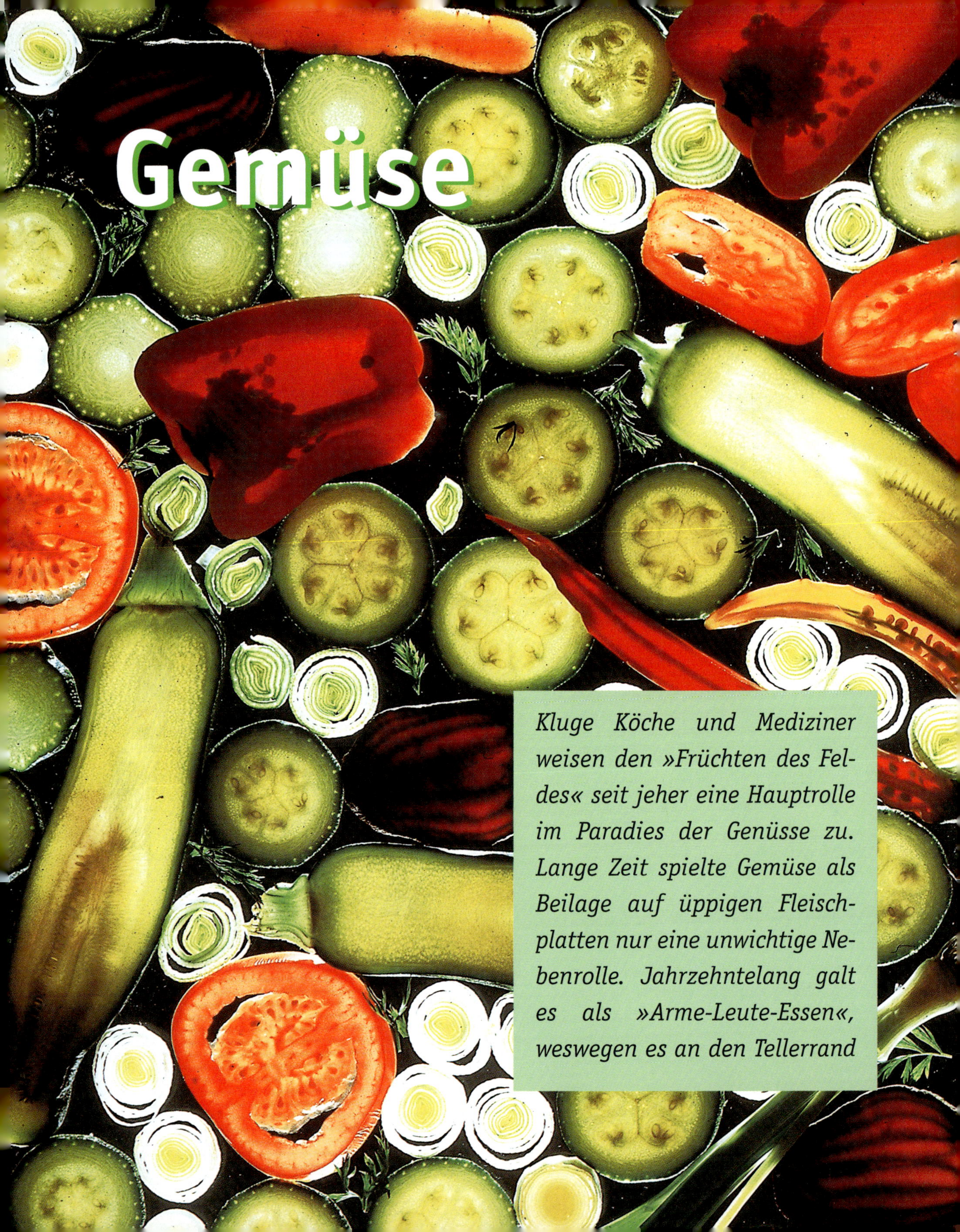

Kluge Köche und Mediziner weisen den »Früchten des Feldes« seit jeher eine Hauptrolle im Paradies der Genüsse zu. Lange Zeit spielte Gemüse als Beilage auf üppigen Fleischplatten nur eine unwichtige Nebenrolle. Jahrzehntelang galt es als »Arme-Leute-Essen«, weswegen es an den Tellerrand

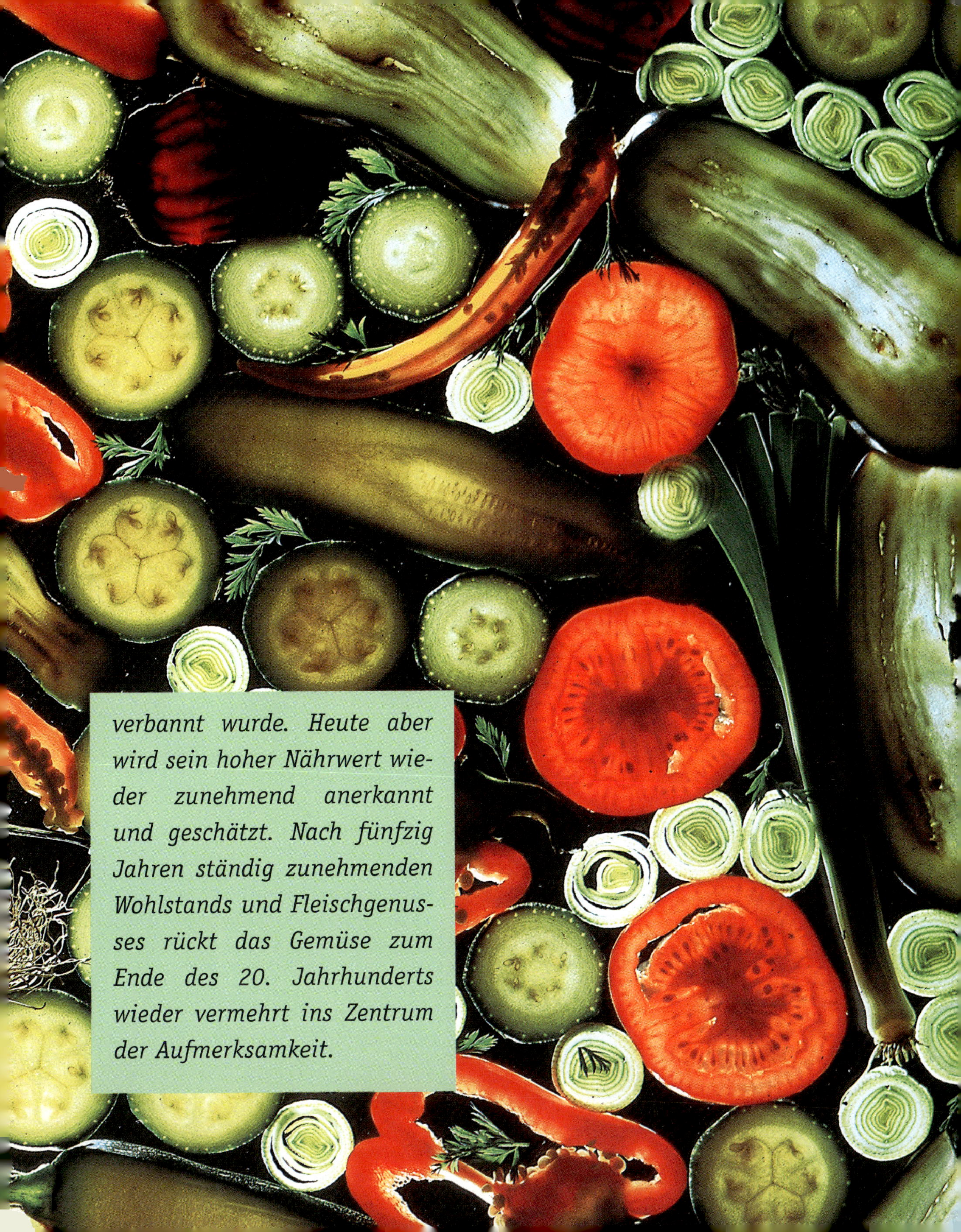

verbannt wurde. Heute aber wird sein hoher Nährwert wieder zunehmend anerkannt und geschätzt. Nach fünfzig Jahren ständig zunehmenden Wohlstands und Fleischgenusses rückt das Gemüse zum Ende des 20. Jahrhunderts wieder vermehrt ins Zentrum der Aufmerksamkeit.

Der hindernisreiche »Siegeszug« des Gemüses

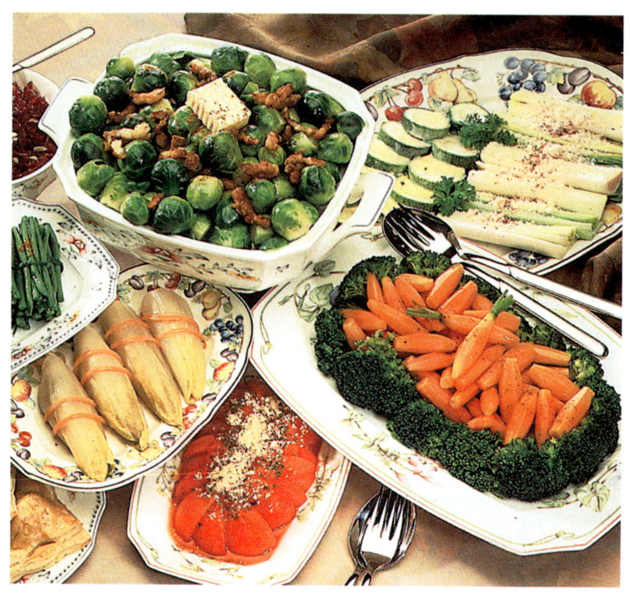

Wenn wir einen Blick auf die Geschichte der Gastronomie werfen, stellen wir schnell fest, dass die Hausmannskost nördlich der Alpen in den vergangenen Jahrhunderten mit Gemüse nicht allzu viel anzufangen wusste. Das verrät allein schon die Herkunft des germanischen Wortes »Gemüse«: Es ist die Kollektivform von »Mus« und bedeutet breiige Speise; speziell gemeint ist der »Brei aus gekochten Nutzpflanzen« – so der Duden. In der Tat zerkochten Generationen von Hausfrauen ihr Gemüse so lange, bis sich Form, Aroma, Farbe, Geschmack und mit Sicherheit auch das letzte Vitamin verabschiedet hatten. Die artifizielle französische »Nouvel cuisine«, bei der drei gegarte Erbsen und eine Babykarotte auf dem Teller geradezu zelebriert wurden, brachte die Menschen auf die Idee, dass Gemüse auch gut schmecken kann. Aber erst der unprätentiöse und selbstverständliche Umgang der Italiener und Spanier mit allem, was aus dem Gemüsekorb kommt, machte mittel- und nordeuropäische Urlauber zunehmend neidisch.

■ Europäische Gemüseverbrauch-Statistik

Hierzulande wurde die Renaissance des Gemüses nach dem Zweiten Weltkrieg in den siebziger Jahren durch die immer größer werdende Vielfalt der Salate eingeleitet. Heute verspeist der Durchschnittsdeutsche knapp 87 Kilogramm Gemüse im Jahr. Damit liegen wir im europäischen Mittelfeld. Am wenigsten Wert auf Gemüse legen die Schweden mit 47 Kilogramm pro Einwohner. Zum Vergleich: Ein Italiener isst jährlich 174 Kilogramm, ein Spanier 163 Kilogramm und eine Franzose 121 Kilogramm Gemüse. Bei uns hat man dem Gemüse lange Zeit vorrangig Attribute wie »gesund« oder »heilsam« verpasst und es zu Unrecht in die Alternativ- oder Kräuterecke abgeschoben.

Gemüse als Hauptgericht, Fleisch als Beilage

Dass sich heute nicht nur die Gastronomie, sondern auch Privathaushalte wieder vermehrt um eine abwechslungsreiche und schmackhafte Gemüseküche bemühen (müssen), ist nicht zuletzt auch eine Folge der vielen Fleisch- und Fischskandale – es seien hier nur die Schlagworte BSE, Schweinepest und Fischwürmer genannt. Angesichts dessen scheint sogar das Problem, dass die meisten Gemüsesorten mit Pestiziden behandelt werden und/oder demnächst auch in genmanipulierter Form auf den Markt kommen werden (bzw. teilweise schon auf dem Markt sind), etwas in den Hintergrund zu rücken. Die meisten Ernährungsphysiologen empfehlen heute, Fleischgerichte möglichst auf zwei wöchentliche Mahlzeiten zu reduzieren. Gemüse aber gehört in jedem Fall täglich auf den Tisch – darüber sind sich alle Gesundheitsforscher einig. Gemüse ist zweifellos die wichtigste Quelle für natürliche, wertvollste Biostoffe. Daran ändern auch mögliche Pestizidrückstände wenig. Durch die teilweise übertriebene Panikmache der Medien über schadstoffbelastete Produkte sollte man sich auf keinen Fall generell vom Gemüsegenuss abhalten lassen. Vielmehr sollte man verstärkt auf die Herkunft des Gemüses achten.

Gemüseesser leben besser

Wer Gemüse anstatt Fleisch isst, muss sich nicht darum kümmern, ob sein Rindfleisch vielleicht BSE-verseucht oder mit künstlichen Wachstumshormonen belastet ist. Gemüse ist zudem die beste Krebsprophylaxe.

Gemüse aus biologischem Anbau

Wer sicherstellen möchte, dass sein Gemüse nicht mit Pestiziden belastet oder genmanipuliert ist, sollte ausschließlich Gemüse aus biologisch-ökologischem Anbau kaufen.

Und überhaupt: Krebs erregende Nitrosamine, die sich im Körper aus Nitrat (in Düngemitteln) bilden können, sind in geselchtem oder gepökeltem Fleisch 20-mal mehr vorhanden als in Salatblättern!

Gemüsearme Ernährung macht krank

Wer häufig viel frisches, schmackhaftes Gemüse isst, lebt vielleicht nicht unbedingt länger, ohne Zweifel aber besser – weltweite Vergleichsstudien bestätigen diese Theorie jedenfalls immer wieder: Wer täglich Gemüse zu sich nimmt, erkrankt seltener an Bluthochdruck, Arteriosklerose, Gicht, Rheuma, Leberleiden, Nieren- und Gallensteinen. Auch die Gefahr, an einem Schlaganfall, Herzinfarkt oder sogar an Krebs zu sterben, sinkt deutlich. Allein

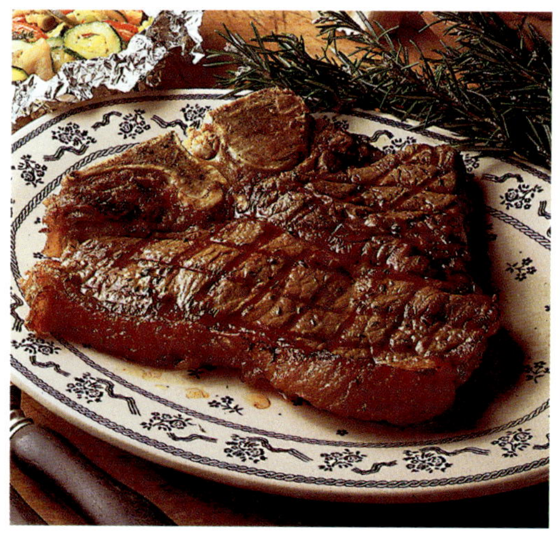

Fleisch belastet die Verdauuungsorgane und verfettet das Herz.

Keine Osteoporose in China
Auffällig ist, dass in China und Japan Osteoporose (Knochenbrüchigkeit) nahezu unbekannt ist, obwohl die Menschen dort keine Milch trinken. Wissenschaftler sehen den Grund hierfür in dem hohen Gemüsekonsum.

in den westdeutschen Bundesländern ist die Zahl der Magenkrebsopfer nach dem Zweiten Krieg um 80 Prozent zurückgegangen. Das Deutsche Krebsforschungszentrum in Heidelberg führt diese erfreuliche Entwicklung auf die verbesserte Versorgung mit frischem Obst und Gemüse zurück.

Die Ernährungswissenschaft ist zwar eine relativ junge Forschungsdisziplin, Ernährungsempfehlungen für gesundes Gemüse gab es allerdings auch schon im 19. Jahrhundert. Der bekannte Gourmetphilosoph Karl Friedrich von Rumohr, der keineswegs ein Kostverächter war, beschrieb 1822 in seinem Buch »Geist der Kochkunst« das Gemüse als »wahre Hausarzenei«. Er formulierte weiter: »Jede brave Hausmutter sollte daher ihre Wirkungen kennen und ihren Gebrauch den Jahreszeiten anzumessen wissen. In der Tat gibt nichts einen so sinnlichen Begriff von der Wichtigkeit des Gebrauches der Gemüsepflanzen, als die Schilderung von Reisenden, welche nach langer Seefahrt eine Küste erreichten und dort ihre Kranken in kurzer Zeit durch den bloßen Genuss frischer Vegetabilien wieder herstellten.«

Asiaten mit weniger Zivilisationskrankheiten

Laut Statistik leiden Fleischverächter deutlich weniger an Erkrankungen der Verdauungsorgane, der Gelenke, des Herzens oder der Blutgefäße als die Gesamtbevölkerung. Auch gibt es unter ihnen deutlich weniger Krebskranke. Allerdings schneiden in einigen Untersuchungen gemäßigte Fleischesser überraschenderweise noch besser ab. Aber der Reihe nach.

Tatsache ist, dass in den großen ländlichen Teilen Chinas, wo schlicht kein Fleisch zur Verfügung steht, kaum jemand an Herz-Kreislauf-Erkrankungen, Diabetes oder Krebs leidet. Chinesen ernähren sich zu über 90 Prozent von Gemüse und Getreide. Aber auch in reicheren Gebieten Asiens ist Fleisch stets »nur« Beilage zu Gemüse und Reis – und nicht umgekehrt.

In der Regel nimmt der Durchschnittschinese mit dem Essen maximal sieben Prozent tierisches Eiweiß auf. Sogar die Säuglinge gedeihen prächtig ohne Kuhmilch, die in China übrigens völlig unbekannt ist. Nach der Muttermilch werden die Babys mit Sojamilch großgezogen.

Bis vor drei Jahrzehnten war auch in Japan Darmkrebs nahezu unbekannt. Hier kam fast ausschließlich Gemüse, Obst und Getreide auf den Tisch. Zunehmender Wohlstand und westliche Orientierung einschließlich Hamburger und Steaks lassen inzwischen die Darm- und Brustkrebsrate rapide ansteigen. Ganz deutlich wird dies bei den Asiaten, die bereits in zweiter Generation in den USA leben. Sie unterscheiden sich in ihren Krankheiten heute nicht mehr von den Amerikanern, die sich durchschnittlich zu 70 Prozent von tierischem Eiweiß ernähren.

■ »Ost-West-Verhältnis«

Je mehr sich das Verhältnis Fleisch-Gemüse zu Ungunsten des Gemüses verschiebt, desto mehr Krankheiten gibt es. Auf diese vereinfachte Formel läßt sich das Problem reduzieren. Das eben beschriebene »Ost-West-Verhältnis« macht dies ganz deutlich. Grundsätzlich bestätigt sich das auch innerhalb Europas von Norden nach Süden. Zwar sind auch Italiener und Spanier große Fleischesser, aber ihr weit überdurchschnittlich hoher Gemüsekonsum hält die Schäden in Grenzen. Die Südländer erkranken viel seltener an den genannten Zivilisationskrankheiten.

Gesunde Südeuropäer
Die Südeuropäer haben vermutlich deshalb weniger Zivilisationskrankheiten als Mittel- und Nordeuropäer, weil sie mehr Gemüse essen.

Vegetarier kontra Fleischesser

Eine Langzeitstudie des Heidelberger Krebsforschungszentrums über die Gesundheit von Vegetariern und Fleischessern brachte ein erstaunliches Ergebnis an den Tag. Elf Jahre lang untersuchten die Wissenschaftler 1.900 Frauen und Männer und unterteilten sie nach ihren Essgewohnheiten in drei Gruppen: strikte Vegetarier, gemäßigte Fleischesser, die nicht mehr als zwei mal die Woche Fleisch genossen, und Fleischliebhaber. Erwartungsgemäß hatte die reine Vegetarier-Gruppe eine höhere Lebenserwartung als diejenigen, die mehrfach in der Woche Fleisch essen. In der letzten Gruppe traten nicht nur Herz-Kreislauf-Erkrankungen viel häufiger auf, sondern auch Magen-, Darm- und Lungenkrebs. Noch besser als die strikten Fleischverächter schnitten interessanterweise jene ab, die gemäßigt Fleisch zu sich nahmen. Die Wissenschaftler führen dieses Ergebnis darauf zurück, dass viele Vegetarier sich zu einseitig ernähren und möglicherweise zu wenig Proteine aufnehmen.

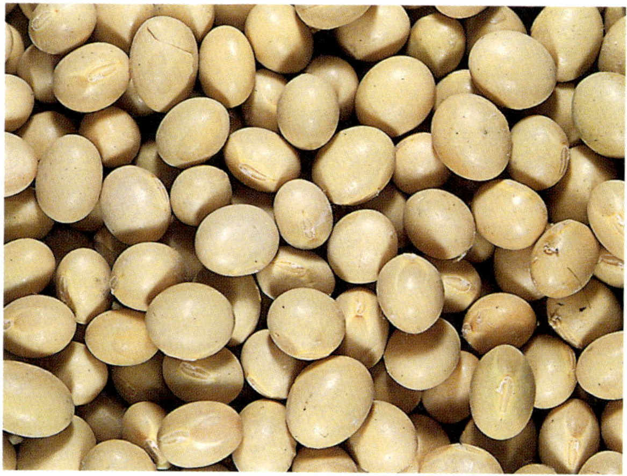

■ Auf das Eiweiß kommt es an ...

Vor allem Kinder und Jugendliche benötigen, um gut zu wachsen und gesund zu bleiben, viel wertvolles Eiweiß. Besonders viel Eiweiß brauchen wegen ihres schnellen Zellwachstums kleine Kinder: Ein Säugling beispielsweise benötigt etwa zwei Gramm Eiweiß pro Kilogramm, Erwachsene hingegen kommen mit 0,8 Gramm an Proteinen pro Kilogramm aus. Selbstverständlich können Menschen ohne Fleisch und Fisch gesund leben. Denn auch bestimmte Pflanzen beinhalten – je nach Art – ein bis fünf Prozent Eiweißverbindungen. Unsere Vorfahren waren mehr Sammler als Jäger, betrieben zum Spaß die Jagd und ernährten sich größtenteils durch Beeren und Früchte. Und auch die Hochkulturen der Inkas und Mayas haben vorgelebt, dass man nur durch Ackerbau gesund bleiben kann. Allerdings ahnten sie instinktiv, welche Lebensmittel man miteinander kombinieren muss, um nicht unter Eiweißmangel bzw. dessen Folgen zu leiden. So aßen sie zum Beispiel Mais oder Hülsenfrüchte immer nur zusammen mit Getreide. Dadurch waren sie mit allen essenziellen Aminosäuren – also lebensnotwendigen Eiweißbausteinen, die der Körper selbst nicht herstellen kann – bestens versorgt.

■ Strenge Vegetarier kontra Ovo-Lacto-Vegetarier

Strenge Vegetarier
Viele große Persönlichkeiten der Weltgeschichte von Pythagoras über Sokrates und Platon bis hin zu Darwin und Nietzsche waren strenge Vegetarier.

Wie wir heute wissen, laufen strenge Vegetarier Gefahr, sich einseitig zu ernähren. Fehlt ihnen beispielsweise die Kenntnis über die biologische Wertigkeit einzelner Produkte, so können sie mit Eiweiß unterversorgt sein. Führen wir dem Körper nämlich nicht gleichzeitig und in ausreichendem Maße alle Aminosäuren zu, die er benötigt, wird er bald leistungsschwach, nervenkrank und unfruchtbar; außerdem kann er sich nach Krankheiten nur langsam regenerieren.

So genannte Ovo-Lacto-Vegetarier (von lateinisch »ovum« = Ei; »lac« = Milch) indes, die neben Gemüse auch Milchprodukte und Eier zu sich nehmen, brauchen sich über ihre Eiweißversorgung keine Sorgen machen. Dennoch: Um die Entwicklung von Kleinkindern nicht zu gefährden, empfehlen Wissenschaftler nachdrücklich, dem Nachwuchs zweimal in der Woche Fleisch zuzubereiten – auch wegen der vielen B-Vitamine und dem hohen Eisengehalt der tierischen Nahrung. Zwei Fleischgerichte und einmal Fisch pro Woche wären optimal – so lauten derzeit die meisten wissenschaftlichen Empfehlungen.

Vorsicht vor Mangelerscheinungen

Gemüse gehört zweifellos mit zu dem gesündesten, was Mutter Natur zu bieten hat. Sich jedoch ausschließlich von Gemüse und Obst zu ernähren, würde mit der Zeit Mangelerscheinungen nach sich ziehen. Getreide und Nüsse und am besten zusätzlich Eier und Milchprodukte gehören zu einer ausgewogenen Ernährung, die Mangelkrankheiten vorbeugt.

Hoher Nährstoffwert

Gemüse hat eine sehr hohe Nährstoffdichte. Bei sehr wenig Kalorien liefern alle Gemüsearten ausgesprochen viele wertvolle Inhaltsstoffe. Für die heutige Gesellschaft, in der der Energiebedarf wegen der geringer werdenden körperlichen Anstrengung immer niedriger wird, spielt das eine große Rolle. Zwar brauchen die meisten weitaus weniger Kalorien als ein körperlicher Schwerarbeiter, aber fast genauso viele Vitamine, Nährstoffe und Spurenelemente. Und davon hat Gemüse »auf engstem Raum« genügend zu bieten. Deshalb können wir Gemüse sogar im Übermaß essen, ohne – bei höchsten Nährwerten – dicker zu werden.

■ Woraus besteht eigentlich Gemüse?

Gemüse besteht zu 80 bis 96 Prozent aus Wasser. Der Rest sind Eiweiß, Fett sowie Kohlenhydrate (bei Frischgemüse), Ballaststoffe, Mineralien, Spurenelemente, Vitamine, sekundäre Pflanzenstoffe, Bitterstoffe, ätherische Öle, Chlorophyll und viele verschiedene Säuren. Alle diese wertvollen Inhaltsstoffe brauchen wir für unser Wachstum sowie für die Erhaltung unserer Gesundheit und Fruchtbarkeit. Die in Gemüse enthaltenen Substanzen stärken das Immunsystem, bekämpfen (in größeren Mengen) Entzündungen, senken zu hohen Blutdruck und verbessern den Cholesterinspiegel. Und sie ersetzen die Einnahme von Vitaminpillen.

»Schlankheitskur« mit Gemüse
Da Gemüse nur wenig Kalorien hat, können wir davon essen, so viel wir wollen – wir nehmen trotzdem nicht zu. Ganz im Gegenteil: Regelmäßiger Gemüsegenuss ist die optimale »Schlankheitskur«.

■ Hoher Gehalt an Mineralien

Nahezu alle Gemüsesorten haben einen sehr hohen Vitamin-A-Gehalt (vor allem Spinat, Karotten, Mangold, Feldsalat, Brokkoli, Salat) und sind reich an lebenswichtigen Mineralien. Die meisten Gemüsearten verfügen über viel Kalzium, das Zähne und Knochen aufbaut und gesund erhält. Überdurchschnittlich hoch sind außerdem die Kalium-, Chlorid- und Natrium-Werte. Diese sind für die Gewebespannung verantwortlich, regeln den Wasserhaushalt im Körper und steuern die Reizleistungen der Nervenzellen. Auffallend hoch sind auch der Gehalt an Eisen, Folsäure und Zink. Diese drei Stoffe sind für den Aufbau, das Wachstum und die Teilung von Zellen unentbehrlich. Ernährungsphysiologisch besonders hoch bewertet werden Kohl und Hülsenfrüchte.

■ Gemüse garen

Im Gegensatz zum Obst müssen viele – nicht alle – Gemüsearten gegart werden, ehe sie verzehrt werden können. Einige, wie zum Beispiel Bohnen oder Rhabarber, sind roh nicht nur ungenießbar, sondern sogar gesundheitsgefährdend. Dieser Umstand bringt einerseits den Nachteil mit sich, dass viele Nährstoffe beim Kochen verloren gehen. Andererseits bleiben aufgrund des überdurchschnittlichen Mineralstoffgehalts immer noch genügend Mineralien und Spurenelemente übrig.

Kohl gegen Krebs

Internationale Studien an Universitätskliniken haben bestätigt, dass der regelmäßiger Verzehr von Kohl (wie Weiß- und Rotkohl, Blumenkohl und Brokkoli, Rosenkohl und Wirsing) Magen- und Darmkrebs sowie Krebserkrankungen der Atemwege vorbeugt, ja sogar bereits vorhandene Krebs erregende Substanzen unschädlich macht. Hülsenfrüchte wie Bohnen, Erbsen und Soja sowie Kartoffeln – also Gemüse mit langkettigen Kohlenhydraten, die nur langsam im Darm abgebaut werden – sind nachweislich eine hervorragende Darmkrebsprophylaxe.

■ Was ist besser: Salat oder gegarte Grünkost?

Viele Menschen nehmen Gemüse hauptsächlich in Form von Salaten zu sich. Zum einen sind Salate schnell und unkomplizierter

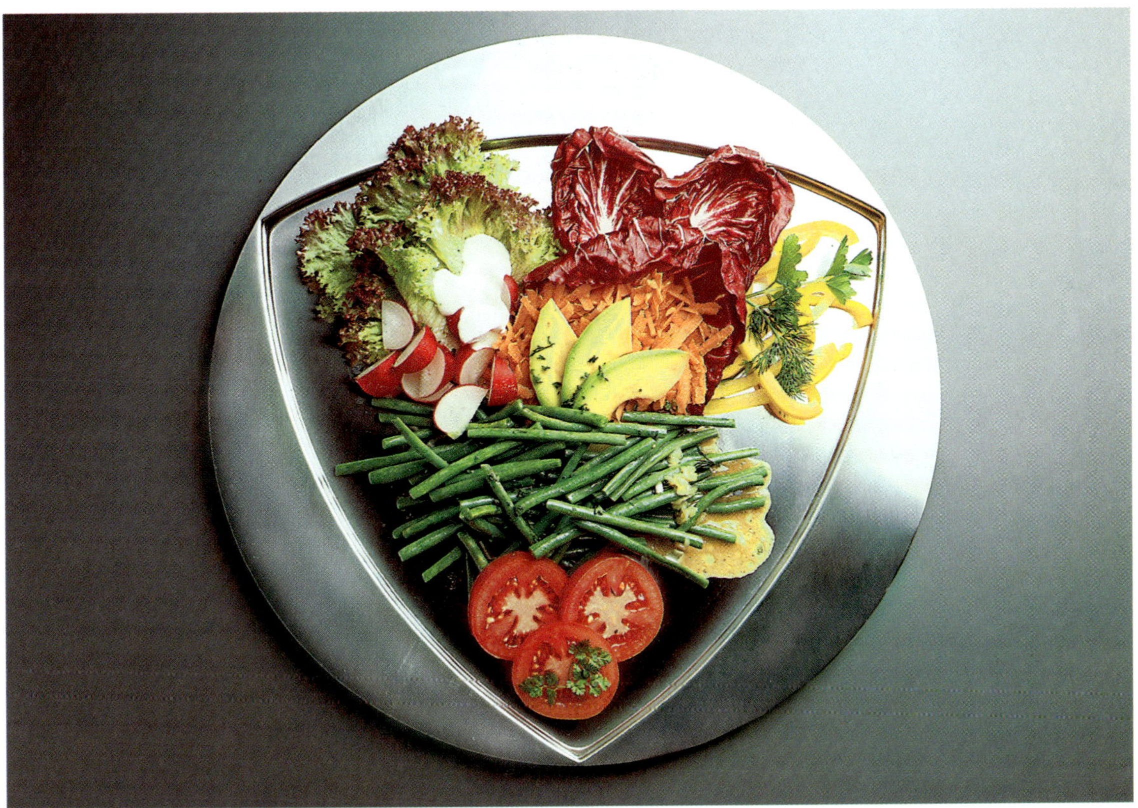

zubereitet; und außerdem, so meint man, enthalten sie mehr Inhaltsstoffe als gegarte Grünkost. Tatsache ist aber, dass viele Gemüsearten, allen voran Kohl und Karotten, sogar noch in gekochtem Zustand mehr zu bieten haben als pure, grüne Blätter auf dem Teller. Die Verfügbarkeit einiger Stoffe hängt nämlich vor allem von der Zubereitung bzw. der Art der Zubereitung ab. Die vielen wertvollen Karotinoide in Möhren zum Beispiel können nur dann von der Darmschleimhaut zu Vitamin A umgebaut werden, wenn die Möhren geraspelt, gedünstet oder püriert werden. Dazu etwas Butter oder ein Paar Tropfen Öl – und das fettlösliche Vitamin A kann optimal verwertet werden.

Wer also genügsam und vermeintlich gesundheitsbewusst an einer rohen Karotte knabbert, scheidet die Karotinoide ungenutzt wieder aus. Beim Kohl werden reinigende und antibiotische Senföle erst durch das Zerkleinern und Kochen frei. Ernährungsexperten empfehlen deshalb, Gemüse und Rohkost möglichst abwechslungsreich und vielseitig zu verwenden.

■ *Knackige Salate sind nicht nur schnell und unkompliziert zubereitet, sondern enthalten auch viele wertvolle, bioaktive Stoffe.*

Jedem das richtige Gemüse

Wer ohnehin schon gesund ist, kann nach Lust und Laune in den Gemüsekorb greifen. Das Gemüse wird seine Gesundheit noch weiter stärken, ihn vital machen und attraktiv aussehen lassen. Gemüse kann aber auch vielen Stoffwechselerkrankungen direkt entgegenwirken. Es gibt allerdings einige Gemüsearten, die aufgrund ihrer natürlichen und umweltbedingten Inhaltsstoffe von bestimmten Personengruppen gemieden werden sollten:

Gesundheitstipp **Nicht alle Gemüsesorten sind für alle Personen gleich gut geeignet – hier muss man gesundheitsbewusst selektieren.**

▶ In Spinat, Rhabarber, Rote Bete oder Bohnen ist der Gehalt an Oxalsäure besonders hoch. Menschen, deren Nierenfunktionen eingeschränkt sind oder die vielleicht sogar schon einen Oxalatstein hatten, müssen sich mit oxalsäurereichen Lebensmitteln entsprechend zurückhalten.

▶ Vor allem außerhalb der Saison sind Spinat, Mangold, Kopfsalat, Radieschen oder Fenchel oft hoch mit Nitraten belastet. In den Treibhäusern werden sie mit Stickstoff intensiv gedüngt. Unter Einwirkung von Bakterien wandeln sich Nitrate in Nitrosamine um, die Krebs erregend wirken können. Unbedingt vermieden werden soll deshalb das Wiederaufwärmen dieser Lebensmittel – dann nämlich entsteht aus den Nitrosaminen Nitrit, das sich mit dem roten Farbstoff Hämoglobin verbindet und den Sauerstofftransport im Körper beeinträchtigt. Gefährlich werden kann dieser Prozess vor allem für Säuglinge und Kleinkinder. Im Extremfall kann es sogar zum Erstickungstod kommen. Abhilfe schaffen Vitamin-C-reiche Zutaten wie Zitronensaft oder Paprika. Askorbinsäure (Vitamin C) verhindert die Nitrosaminbildung.

Enormes Gemüseangebot

»Typisch deutsch« **Die häufigsten in Deutschland angebauten Gemüsesorten sind Kartoffeln, Karotten, Tomaten, Kopfsalat, Gurken – und Kohl.**

Beim Gemüse hält sich die Experimentierfreudigkeit der mitteleuropäischen Verbraucher gegenwärtig (noch) ziemlich in Grenzen. Die in Deutschland am häufigsten angebauten und genutzten Gemüsearten sind Kartoffeln, Karotten, Weißkohl, Blumenkohl sowie Tomaten, Kopfsalat und Gurken – und sie werden auch am meisten gekauft bzw. gegessen. Ein Blick auf unsere Wochenmärkte offenbart jedoch eine bunte Palette an Pflanzen, die sich in der Gemüseküche ganz unterschiedlich verwenden lassen: Da gibt es zum Beispiel Gemüsearten, bei denen wir nur die Blätter verzehren – wie Kohl, Salate oder Porree. Andere Arten schätzen wir besonders wegen ihrer schmackhaften Früchte – wie Auberginen, Tomaten oder Kürbisse. Manche Blüten können sogar gegart werden – wie Artischocken oder Blumenkohl.

Das vielleicht delikateste (und zugleich teuerste) Stangengemüse, das Mutter Natur zu bieten hat, ist der Spargel, der hierzulande im Sommer Hochsaison hat und besonders wegen seiner entwässernden Wirkung hochgeschätzt wird. Um die Aufzählung vollständig zu machen, seien noch zwei Gemüsesorten genannt, die wir vor allem wegen ihrer Samen schätzen: Erbsen und Bohnen – sie sind aus der europäischen Küche seit Generationen kaum wegzudenken.

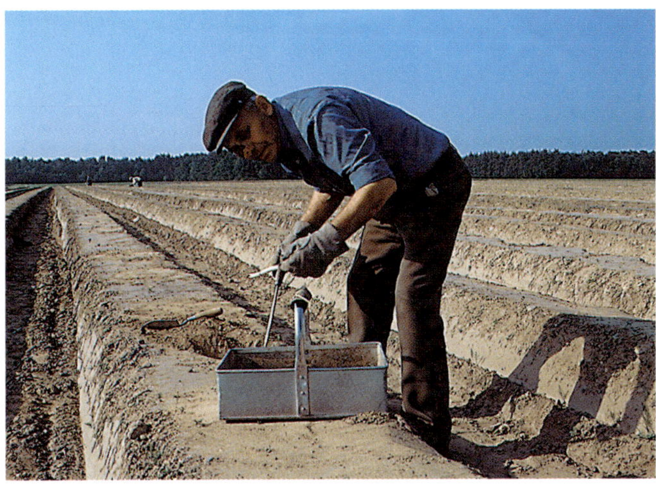

■ *Spargel sollte wegen seines hohen Nitratgehaltes nicht aufgewärmt werden.*

■ Gemüsepulver

Gemüsepulver ist seit einigen Jahren ganz groß in Mode. Verschiedene Hersteller bieten alle möglichen Gemüsesorten in pulverisierter Form an. Die Vorteile von Trockenextrakt beziehungsweise Kapseln liegen auf der Hand: kein lästiger Abfall, geringere Kosten, keine Mühe bei der Zubereitung. Über eines muss man sich jedoch im Klaren sein, wenn man Gemüsepulver verwendet: Selbst das beste Trockenextrakt kann nie das Esserlebnis ersetzen, das man hat, wenn man genüsslich in eine rot leuchtende Tomate hineinbeißt.

■ Saisonales Gemüse schmeckt am besten

Auf unseren Märkten sind die meisten Gemüsearten das ganze Jahr über erhältlich. Ist die inländische Freilandsaison vorbei, werden ausländische Produkte und Treibhausware angeboten. Wer gern und viel Gemüse isst, weiß: Saisonale und möglichst inländische Produkte schmecken am besten und sind auch noch preiswerter. Tomaten haben zur üblichen Erntezeit im August unvergleichlich mehr Aroma und Süße als jene wässrigen aus niederländischen Unterglaskulturen im Winter. Rosenkohl hingegen hat im Hochsommer keinen würzigen Geschmack.
Blattsalate werden ebenfalls ganzjährig angeboten. Allerdings weisen Treibhaussalate durch intensive Düngung im Winter sehr hohe Nitratwerte auf. Eine abwechslungsreiche und weniger belastete Alternative sind in der kalten Jahreszeit Feldsalat, Chicorée, Endivien, Radicchio und Spinat.

Höchste Vitaminwerte
Die höchsten Vitaminwerte weisen stets die Gemüse der Saison beziehungsweise der Region auf. Denn je weiter der Transportweg ist, desto mehr Inhaltsstoffe gehen verloren.

GEMÜSE

	Januar	Februar	März	April	Mai	Juni	Juli	August	September	Oktober	November	Dezember
Aubergine	●	●	●	●	●	●	●	●	●	●	●	●
Blumenkohl						●	●	●	●	●		
Bohnen						●	●	●				
Brokkoli						●	●	●	●	●		
Chicorée	●	●	●	●	●	●	●	●	●	●	●	●
Chinakohl	●	●	●	●	●	●	●	●	●	●	●	●
Endivien	●	●	●	●	●	●	●	●	●	●	●	●
Erbsen						●	●	●				
Fenchel							●	●	●	●		
Grünkohl	●	●	●	●	●	●	●	●	●	●	●	●
Gurke					●	●	●	●	●	●		
Kartoffel	●	●	●	●	●	●	●	●	●	●	●	●
Kohlrabi				●	●	●	●	●	●	●		
Kürbis								●	●	●		
Möhren				●	●	●	●	●	●	●		
Porree				●	●	●	●	●	●	●	●	●
Radicchio	●	●	●	●	●	●	●	●	●	●	●	●
Radieschen			●	●	●	●	●	●				
Rettich	●	●	●	●	●	●	●	●	●	●	●	●
Rosenkohl	●	●	●	●	●	●	●	●	●	●	●	●
Rote Bete	●	●	●	●	●	●	●	●	●	●	●	●
Schwarzwurzel	●	●	●	●	●	●	●	●	●	●	●	●
Sellerie	●	●	●	●	●	●	●	●	●	●	●	●
Spargel				●	●	●						
Spinat			●	●	●							
Tomate							●	●	●	●		
Weißkohl, Wirsing	●	●	●	●	●	●	●	●	●	●	●	●
Zucchini	●	●	●	●	●	●	●	●	●	●	●	●
Zwiebel	●	●	●	●	●	●	●	●	●	●	●	●

Was Sie bei Kauf und Lagerung beachten sollten

Gemüsekauf ist Vertrauenssache. Denn die Qualitätsklassen bieten dem Kunden leider nur wenig Orientierungshilfen. Bezeichnungen wie »Handelsklasse Extra« und »Handelsklasse 1« definieren lediglich die größten Produkte derselben Sorte und garantieren höchstens eine fehlerfreie Oberfläche und Farbe. Über ernährungsphysiologisch relevante Informationen wie Nährstoffgehalt oder Schadstoffbehandlungen geben sie indes nicht Auskunft. Einziger Wegweiser ist hier die Kennzeichnung von Gemüse aus »biologischem Anbau« oder »biologischer Landwirtschaft«. Diese ökologischen Produkte werden vor allem in Reformhäusern und Naturkostläden oder vom Biobauern selbst angeboten. Alle übrigen Anbauverfahren – ob Unterglaskulturen, Freiland, Folientunnel oder High-Tech-Anbau ohne Erde in Nährstofflösungen – werden nicht kenntlich gemacht. Leider muss man feststellen, dass es heute nur noch wenige Produkte gibt, die nicht mit chemischen Schädlingsbekämpfungsmitteln oder Düngemitteln künstlich aufgepäppelt wurden. Und gerade diese Produkte sehen dann oft nicht sonderlich appetitlich aus – hier trügt jedoch manchmal der Schein.

»Klasse«-Gemüse? Typenbezeichnungen wie »Handelsklasse 1« oder »Güteklasse A« sagen überhaupt nichts über den Nährstoffgehalt und die Schadstoffbelastung aus.

■ Die wichtigsten Kaufkriterien

Wenn Sie geschmackvolles, aromatisches und möglichst wenig belastetes Gemüse kaufen wollen, beachten Sie vor allem folgende Kriterien:

▶ Oberstes Qualitätsmerkmal ist die Saison. Wählen Sie aus dem Gemüseangebot nur das aus, was gerade frisch geerntet wird. Inländische Freilandware reift fast bis zur Genussreife an der Mutterpflanze und erlangt dadurch den höchsten Aromagrad.

▶ Achten Sie auf das Herkunftsland! Je weiter der Transportweg, desto größer ist in der Regel der Aromaverlust. Je nördlicher das Herkunftsland und je weiter von der Hauptsaison entfernt, desto größer die Wahrscheinlichkeit, dass es sich um stark gedüngte Treibhausware handelt.

▶ Wählen sie einwandfreies Gemüse, dem man die Frische ansieht! Typische Merkmale sind: straffe, volle Feldfrüchte, grüne (nicht welke) Blätter, typisch leuchtende Farben und helle, nicht eingetrocknete Schnittstellen an Strunk oder Stange.

Frisches Gemüse **Wer frisches beziehungsweise hochwertiges Gemüse auf den Tisch bringen will, muss beim Kauf besonders kritisch vorgehen und auf untrügliche Qualitätsmerkmale und auf das Herkunftsland achten.**

▶ Setzen Sie ihre Nase ein! Gemüse strömt einen typischen Geruch aus, wenn es die Genussreife erlangt hat. Nur dann kann man auch ein kräftiges Aroma erwarten.

▶ Gehen Sie am besten in Gemüse-Fachgeschäfte, die ständig frische Ware anbieten. Produkte, die zu lange grellem Supermarktlicht ausgesetzt sind oder auch am Stand in der Sonne schmoren, altern entsprechend schneller.

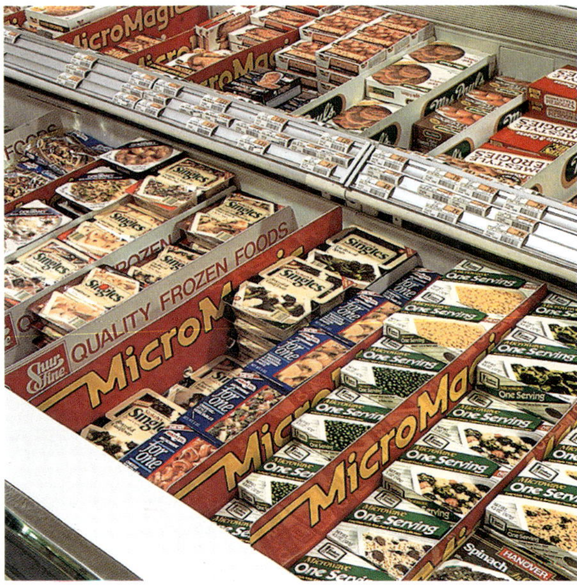

Gemüse, das »schockgefroren« wird, behält nahezu alle wertvollen Inhaltsstoffe.

■ »Zwischenlager Kühlschrank«

Gemüse sollte – wie auch Obst – vor dem Verzehr nach Möglichkeit nur kurz zwischengelagert werden. Konventionelle Kühlschränke trocknen die Ware zudem rasch aus. Allerdings gibt es auch einige wenige Ausnahmen: Tomaten, Zucchini, Spargel, Auberginen oder Paprika sind diesbezüglich nicht so empfindlich. Diese kälteempfindlichen Pflanzen halten sich am besten bei Temperaturen zwischen 5 und 13 Grad Celsius frisch. Bei niedrigeren Temperaturen werden sie glasig und wässrig. Moderne Kühlschränke, die sogenannte »Nullgradzonen« haben und über 90 Prozent relative Luftfeuchtigkeit aufweisen, sind für die übrigen Gemüsearten optimal.

Am längsten haltbar ist Kohlgemüse und Wurzelgemüse. Je zarter die Pflanze ist, desto schneller welkt sie. Blattsalate verlieren in der Wärme bereits nach kurzer Zeit ihre Frische.

■ Schockgefrierung auf dem Feld

Industriell tiefgefrorenes Gemüse behält seine Konsistenz und auch seine Nährstoffe besser als jenes, welches in privaten Haushalten eingefroren wird. Das liegt daran, dass das Gemüse hierbei oft bereits auf dem Feld verarbeitet und sofort mit höheren Minusgraden »schockgefroren« wird. Manchmal weist industriell hergestelltes Frostgemüse dadurch sogar höhere Nährstoffwerte auf als zu lang gelagertes Frischgemüse. Dies gilt allerdings nicht für Fertiggerichte, sondern nur für rohe, pure Ware! Konserven sind zwar besser als ihr Ruf, sollten aber die Ausnahme sein. Gemüsekonserven müssen auf über 120 Grad Celsius erhitzt werden, um auch hitzebeständige und Sporen bildende Bakterien abzutöten, die sonst gesundheitsgefährdend wären. Dadurch verlieren sie weitgehend ihre wertvollen Biostoffe und ihr natürliches intensives Aroma. Geschälte Dosentomaten bilden hier eine Ausnahme. Sie haben nicht nur einen relativ guten Geschmack, sondern sogar einen noch höheren Vitamin-A-Gehalt als frische Tomaten.

In Tücher oder Folien einpacken

In jedem Fall sollte man das Gemüse im Kühlschrank vor dem Austrocknen schützen: Spargel oder Artischocken behalten ihre Frische am besten in feuchten Tüchern. Brokkoli, Bohnen, Salate oder Gurken sollten in Folien oder gelochten Plastiksäcken aufbewahrt werden. Aber auch hier bewirkt zu lange Lagerung Fäulnisbildung. Lichtempfindliches Gemüse wie Blumenkohl sollte man zur Farberhaltung möglichst in nicht bedrucktes Papier wickeln.

»Tatort Küche«

Gemüse wird in der Küche oft so lange malträtiert, bis vom Geschmack, von der Farbe und Struktur nicht mehr viel übrig ist – von den Nährstoffen gar nicht erst zu reden. Dabei ist es eigentlich kinderleicht, Gemüse schonend zuzubereiten. Hier die wichtigsten Grundregeln und Tipps:

■ Waschen und Säubern

Vor dem Gebrauch muss das Gemüse gründlich unter fließendem Wasser gewaschen werden. Langes Wässern beeinträchtigt die Struktur und spült die Nährstoffe in den Abfluss. Ausnahme: Blumenkohl und Brokkoli. Hier werden die kleinen (unschädlichen) Tierchen durch 15-minütiges Wässern aus den Röschen gelockt. Bei außersaisonalem Gemüse, wie Kopfsalat im Winter, müssen die äußeren Blätter und Rippen entfernt werden. Diese enthalten die meisten Nitrate. Ähnliches gilt für Kohlblätter. Blattsalate werden unter fließendem Wasser gesäubert und gut trockengeschleudert. Wasserreste machen das Dressing wässrig. Bittersalate wie Chicorée, Radicchio oder Endivien verlieren ihren bitteren Geschmack, wenn man sie etwa 20 Minuten in handwarmes Wasser

Kochen oder garen? **Man kann Gemüse matschig kochen oder nur ganz leicht garen. Wer auf die gesundheitsfördernden Nährstoffe nicht verzichten will, sollte Gemüse entweder roh essen oder allenfalls leicht dünsten.**

legt. Salate, die schon etwas schlapp geworden sind, werden noch einmal fest, wenn man sie für einige Minuten in lauwarmes Wasser legt. Besonders knackig werden Salatblätter, wenn man sie nach dem Säubern noch einmal zehn Minuten in einem Plastiksack in den Kühlschrank legt.

■ Garnieren

Salatdressings erst unmittelbar vor dem Servieren auf den Salat geben. Er fällt sonst rasch zusammen.

■ Schneiden

Gemüse erst schneiden, kurz bevor es im Topf landet. Die Schnittstellen werden sehr schnell braun und verlieren sauerstoffempfindliche Vitamine. Schneiden Sie das Gemüse in gleich große Stücke, damit es gleichzeitig gar wird.

■ Garen und Kochen

Besonderer Tipp
Gönnen Sie sich mindestens einen fleischfreien Tag. Nicht nur, weil Gemüse gesund ist! Es schmeckt ganz einfach paradiesisch.

Will man einen ganzen Blumenkohl garen, schneidet man den Strunk mit dem Messer tief über Kreuz ein. Dann ist er gleichzeitig mit den zarten Knospen weich. Dieser Trick empfiehlt sich auch bei Brokkoliröschen, sonst sind die Röschen bereits matschig, wenn der Stiel noch gar nicht »durch« ist. Gemüse bleibt nur dann knackig, wenn man es kurz und mit möglichst wenig Flüssigkeit gart. Dabei behält das Gemüse nicht nur seinen kräftigen, aromatischen Geschmack, sondern weitgehend auch seine Vitamine und Mineralstoffe. Grüne Bohnen bilden hier eine Ausnahme: Sie müssen etwa 15 Minuten gekocht werden, damit ihr gesundheitsgefährdender Eiweißstoff Phasin abgebaut werden kann.

■ Blanchieren

Grüne Gemüsesorten wie Brokkoli, Erbsen oder Blattspinat behalten ihre frische grüne Farbe dann, wenn man sie blanchiert: Das Gemüse in kochendes Salzwasser geben, nach Geschmack weichkochen, dann sofort in Eiswasser kurz abschrecken. Eventuell noch einmal kurz erwärmen.

■ Braten

Wasserhaltige Gemüsesorten wie Zucchini oder Auberginen werden nicht matschig, wenn man sie in einer großen Pfanne kurz brät. Wichtig ist dabei, dass alle Gemüsestücke den Pfannenboden berühren und nicht übereinander liegen. Das Öl muss bereits heiß

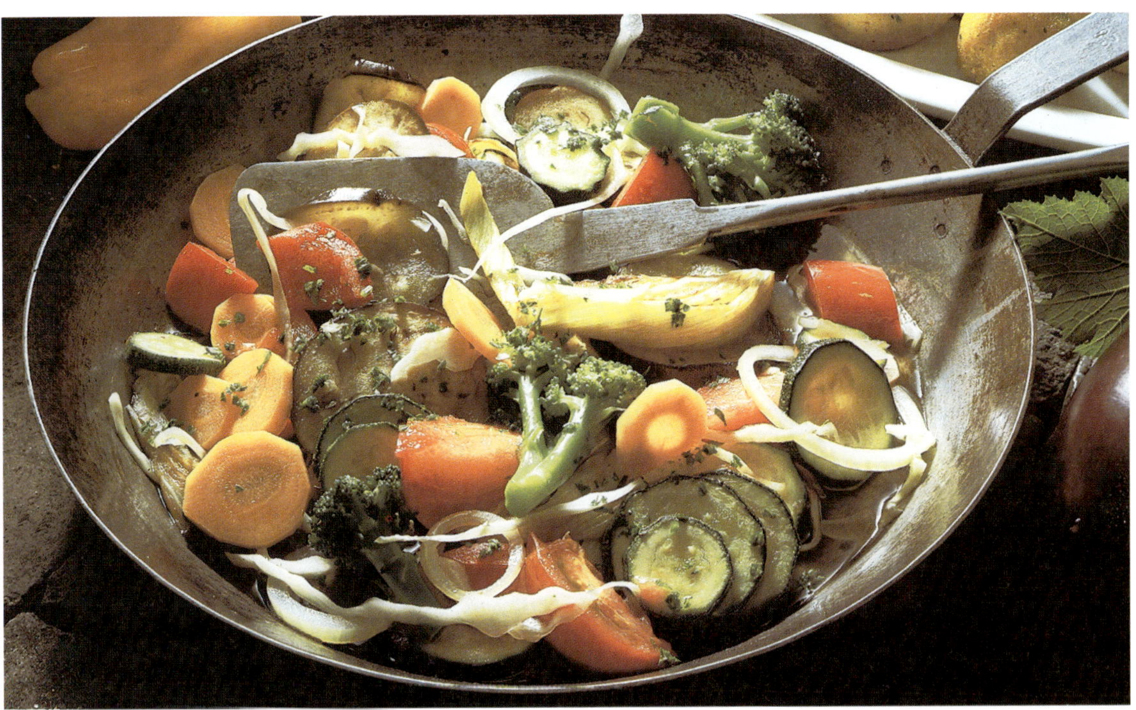

sein, sonst saugt das Gemüse zu viel Fett auf, lässt zu viel Wasser und wird schlapp. Das gilt im Übrigen auch für Bratkartoffeln!

◼ Schnellkochtöpfe

Ein gut schließender Deckel verkürzt die Garzeit und hält die Nährstoffe im Topf. Es gibt auch spezielle Gemüsetöpfe, in denen das Gemüse im eigenen Saft gegart werden kann. Schnell-kochtöpfe haben den Nachteil, dass man Gemüse schlecht »auf den Punkt« garen kann. Hier zählt praktisch jede Sekunde. Stark säurehaltiges Gemüse wie zum Beispiel Rhabarber wird in Alumi-niumtöpfen grau.

◼ Kräuter

Kräuter haben drei Vorteile: Erstens braucht man nicht viel Salz, zweitens schmeckt Gemüse unvergleichlich besser und drittens ersetzen sie »in höchster Potenz« die beim Kochen verlorenen wertvollen Inhaltsstoffe des Gemüses. Gehackte Kräuter geben mehr Geschmacksstoffe an das Gemüse ab als ganze Blätter. Trotz-dem sollten die Kräuter nie zu klein gehackt werden. Sie schmecken sonst fad oder sogar bitter!

◼ *Zum Braten sollten wertvolle Pflanzenöle mit einem hohen Anteil mehrfach ungesättigter Fettsäuren verwendet werden.*

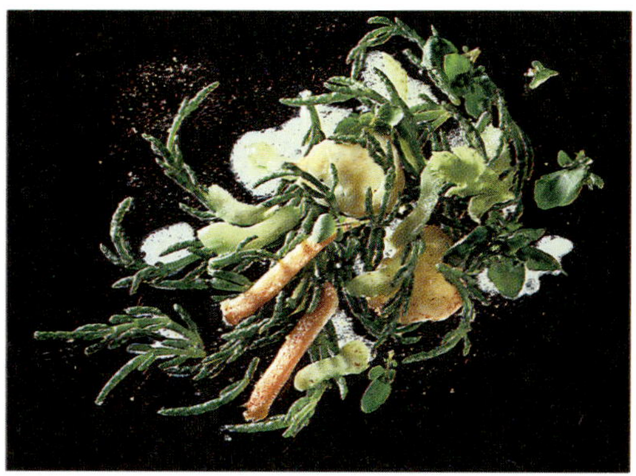

Vitamin B12 in Algen
Das in Algen enthaltene Vitamin B12 ist an zahlreichen Stoffwechselreaktionen unseres Körpers beteiligt; besonders wichtig ist es für die Herstellung der roten Blutkörperchen.

Algen

Algen waren vermutlich die ersten Formen organischen Lebens. Seit Milliarden von Jahren ernähren sich die Süß- und Meerwasserpflanzen von Kohlendioxid und setzen Sauerstoff frei. Sie sind die »Lungen der Erde«. Seit Menschengedenken sind Algen Nahrungsquellen für die Menschen. Schon vor 2000 Jahren entdeckten die Asiaten die vielseitig heilenden Qualitäten der Pflanze. Aber auch auf anderen Kontinenten wusste man schon früh den Wert von Algen zu schätzen. Der Spanier Hernando Cortez staunte auf seiner Expeditionsreise 1519 nach Mexiko über das rege Treiben der Azteken. Diese sammelten nämlich den grünen Schlamm aus den Seen und verarbeiteten ihn zu Speisen – und zu Medizin. Heute ist Japan das größte Verbraucherland, was Algen angeht. Von den zahlreichen verschiedenene Algenarten ist die Rotalge der Gattung Porphyra (auf japanisch Nori) am populärsten.

■ Algen sind »in« – nicht nur in Amerika

In den Regalen amerikanischer Drugstores gibt es stapelweise die unterschiedlichsten Algenpulver und Tabletten zu kaufen. Laut Werbung sollen sie gegen zu hohen Cholesterinspiegel, zu hohen Blutdruck und gegen Verdauungsbeschwerden helfen. In europäischen Küchen weiß man noch nicht allzu viel mit Algen anzufangen. Aber immerhin – sie sind »in«: Trendige Sushi-Läden und asiatische Restaurants tragen erheblich zur Popularität hierzulande bei. Die Kosmetikindustrie weiß schon etwas länger den Wert der Algen für die Schönheit und Fitness zu nutzen: Französische Thalassokuren (Algenbäder und vieles mehr) sind schon lange kein Privileg mehr für reiche Prominente.

▶ In Japan gelten Algen, die in Suppen und als Gemüsebeilage regelmäßig konsumiert werden, als Grundnahrungsmittel. Algen haben alle Vitamine sowie 41 Mineralstoffe und Spurenelemente in hoher Menge. Bei nur 35 Kalorien auf 100 Gramm bieten sie 5,6 Gramm wertvolles Eiweiß, darunter das gesamte Paket aller essenziellen Aminosäuren. Diese Eiweißbausteine kann der Körper selbst nicht herstellen, er muss sie also durch die Nahrung aufnehmen. Auf den Punkt gebracht: Algen sind die reinste Frischzellenkur. Darüber hinaus sind Algen die einzige Gemüseart, die das Wachstumsvitamin B12 enthalten.

Mit Algen gegen Krebs

Das amerikanische National Cancer Institute (NCI) investiert derzeit eineinhalb Millionen Dollar in eine Studie über Algen. Ziel der Untersuchung ist es, herauszufinden, ob man Algen gezielt gegen Krebs einsetzen kann. Bisherige Versuche geben nämlich Anlass zur Hoffnung, dass bestimmte Algen gegen bestimmte Krebserkrankungen (zum Beispiel Brustkrebs) wirken. Verantwortlich hierfür ist der Wirkstoff Fukoidan der Meeresalge Laminaria (Kombu).

▶ Besonders hoch ist der Gehalt an dem Spurenelement Jod. In Süddeutschland und anderen meeresfernen Alpenländern tritt häufig Jodmangel auf. 100 Gramm frische Algen oder zehn Gramm getrocknete Algen reichen bereits für den gesamten Tagesbedarf. Ein ausgewogenes Verhältnis von Magnesium und Kalzium unterstützt Herz, Kreislauf und Muskeln. Die optimalen Werte zueinander begünstigen eine hohe Bioverfügbarkeit beider Stoffe. Das heißt, sie behindern sich nicht gegenseitig und werden gut vom Körper verwertet. Einige Algensorten haben zehnmal so viel Kalzium (für die Knochen) wie Milch.

▶ Ebenso günstig ist die Relation von Kupfer zu seinem Gegenspieler Mangan. Mangan stärkt die Abwehrkraft und ist wesentlich am Aufbau des Bindegewebes beteiligt.

▶ Der bereits erwähnte Wirkstoff Fukoidan, der in fast allen Algenarten nachgewiesen wurde, gilt als Krebskiller. Die rote Nori-Alge, deren tumorhemmende Wirkung bereits anfangs beschrieben wurde, ist in der Lage, Bakterien abzutöten.

▶ Erwähnt sei hier noch das Algenprodukt Agar-Agar. In Reformhäusern gibt es diesen Stoff, der aus dem Pflanzenschleim von Algen gewonnen wird, als Pulver und Geliermittel. Agar-Agar wird auch gegen Darmbeschwerden und Verstopfung eingesetzt.

▪ Verwendung in der Küche

Frische Algen findet man bei uns fast ausschließlich in den Regalen von Naturkostläden und Asienshops. Allerdings gibt es gelegentlich im Supermarkt tiefgefrorene Ware für diverse Gerichte.

▶ Algen sind so vielseitig einsetzbar, dass eine vollständige Beschreibung den Rahmen dieses Buches sprengen würde. Wir beschränken uns daher auf zwei Tipps für »Anfänger«:

Gesundheitstipp
Schon manchem Patienten mit erhöhtem LDL-Cholesterinwert hat eine tägliche Portion Laminaria-Alge geholfen.

»Schadstoff-Algen«
Algenpulver gibt es inzwischen von verschiedenen Anbietern. Aber nicht alle verwenden schadstofffreie Algen aus biologischem Anbau. Hier sollten Sie bei der Auswahl kritisch sein.

▶ Getrocknete Algen müssen etwa zwanzig Minuten in Wasser eingeweicht werden. Man kann sie entweder zur Ummantelung von Sushi-Häppchen zuschneiden oder – in Streifen geschnitten – als Suppeneinlage verwenden.

▶ Wok-Liebhaber garen Algen gerne zu diversen Gemüse- und Fleischgerichten. Sind Meeresalgen enthalten, kann auf Speisesalz weitgehend verzichtet werden, da diese recht scharf sind.

Artischocke

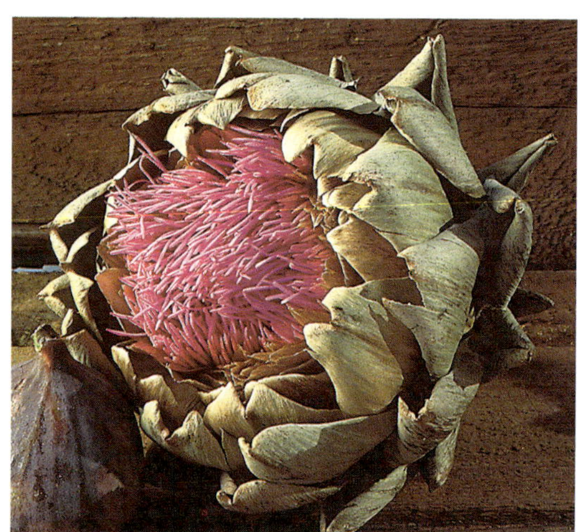

Vermutlich stammt die Artischocke aus Arabien. Angebaut wird die feinherbe Pflanze heute in allen Mittelmeerländern, im Iran und in den USA. In Frankreich hat die distelartige Staude seit alters her eine besondere Tradition. Sie war das standesgemäße Gemüse der Adeligen. Deshalb gibt es vor allem in Frankreich die köstlichsten Artischockengerichte. Von der mannshohen Artischockenpflanze nutzt man die kiefernzapfenähnlichen Blütenköpfe, die kurz vor dem Aufblühen geerntet werden. Diese grünen bis violetten Köpfe können ein Pfund schwer werden. Auf unseren Märkten gibt es Artischocken das ganze Jahr über.

■ Die Artischocke enthält den Wirkstoff Cynarin, der die Fettverdauung fördert.

■ Mit Artischocken gegen »Fettleber«

Wer über Jahre hinweg beim Essen »sündigt«, kann schnell eine »Fettleber« bekommen – diese schafft es nicht mehr, das Überangebot an Fett, Alkohol und Kohlenhydraten abzubauen. Die Folge: Man ist antriebslos bzw. müde und leidet unter Völlegefühl und Blähungen. In diesem Fall drückt einem der Apotheker in der Regel höchstwahrscheinlich Artischockenpräparate in die Hand. Artischocken enthalten nämlich den erst 1954 entdeckten Wirkstoff Cynarin. Dieser regt die Gallenbildung in der Leber an und fördert die Ausschüttung des Gallensaftes in den Dünndarm.

Artischocken sind außerdem reich an Eisen (Blut bildend) und haben ein ausgewogenes Kupfer-/Manganverhältnis. An Vitaminen hat die Artischocke indes vergleichsweise wenig zu bieten, dafür stimulieren deren Enzyme die Schleimhäute.

Was bewirkt der Bitterstoff Cynarin der Artischocke

Dieser Bitterstoff unterstützt die Leber und die Galle nachweislich in ihrer Arbeit, indem er deren Durchblutung fördert, den Cholesterinausstoß der Leber anregt und so den Fettspiegel senken hilft. Durch die Entlastung der oberen Verdauungsorgane funktioniert der gesamte Stoffwechsel mit der Zeit wieder normal. Die Verdauungsbeschwerden verschwinden, die Cholesterin- und Triglyceridwerte sind wieder »im grünen Bereich« und die Gefahr, dass die überlastete Galle sich mit schmerzhaften Gallensteinen »wehrt«, ist deutlich gesunken. Also öfter mal Artischocken!

■ Kauf- und Küchentipps

Artischocken gehören immer noch zu den teuren Gemüsearten. Nur zwanzig Prozent des Blütenkopfes können verspeist werden, der Rest landet im Abfall. Es gibt sehr viele Artischockensorten – von hell über violett bis dunkelgrün, aber auch von klein über groß bis oval und kugelrund. Am beliebtesten sind die runden, grünen Artischocken, die meist aus der Bretagne kommen. Frische Artischocken erkennt man an prallen und geschlossenen Blütenblättern. Artischocken mit bräunlichen, vertrockneten Blatträndern sind schon etwas älter.

► Artischocken müssen gekocht werden – aber aufgepasst: Sie werden bitter, wenn sie nicht fachgerecht geputzt wurden. Reißen Sie den Stiel der Artischocke ab, aber schneiden Sie ihn nicht ab! Beim Abreißen zieht man nämlich die Fäden mit aus der Blüte, die beim Kochen bitter werden. Damit ihre Farbe erhalten bleibt, reibt man den Boden der Artischocke mit Zitronensaft ein und taucht sie mit der Spitze nach unten für etwa 45 Minuten in Kochwasser. Dazu etwas Salz und den Saft einer halben Zitrone. Den Topf unbedingt schließen.

► Zur gegarten Artischocke serviert man diverse Dressings, zum Beispiel Vinaigrette, Mayonnaise oder Remoulade.

► Eine besondere Delikatesse ist ein Risotto mit kleinen Artischocken (so genannten Baby-Artischocken). Dazu brauchen Sie ferner etwas Gemüsebrühe, Petersilie, einen Esslöffel Olivenöl und eine weiße gehackte Zwiebel. Das Ganze können Sie mit wenig Parmesan garnieren. Kulinarischer Tipp: Ein großer bunter Salat passt besonders gut dazu.

Lagerungstipp
Artischocken lassen sich nicht lange lagern. Sie trocknen schnell aus und verlieren an Aroma. Wenn Sie sie nicht sofort aufbrauchen, wickeln Sie sie am besten in eine Folie oder in ein feuchtes Tuch und lagern sie um den Gefrierpunkt bei 90 Prozent relativer Luftfeuchtigkeit. So halten sie sich ungefähr zwei Wochen frisch.

Besonderer Tipp
Verwenden Sie zum Kochen von Artischocken keine Aluminiumtöpfe – diese lassen nämlich das Gemüse grau werden.

Aubergine (Melanzane)

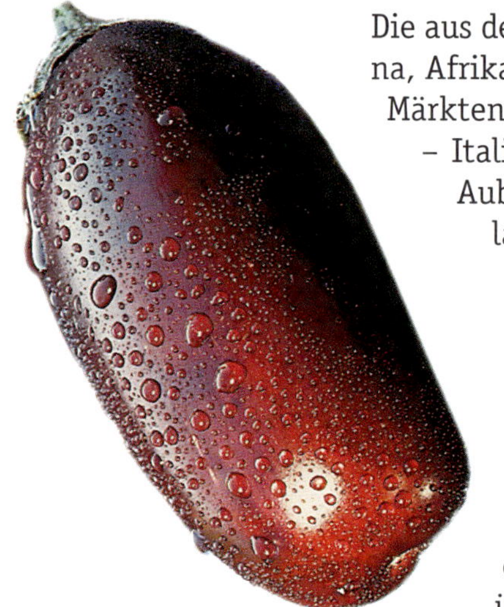

Die aus den indischen Tropen stammende Aubergine kam über China, Afrika, Ägypten und Arabien zu uns nach Europa. Auf unseren Märkten ist vor allem Freilandgemüse aus den Mittelmeerländern – Italien, Südfrankreich und Spanien – zu finden. Treibhaus-Auberginen werden neuerdings zunehmend in den Niederlanden produziert.

Die Aubergine gehört zu den Nachtschattengewächsen. Am meisten verbreitet ist bei uns die längliche tiefviolette oder schwarze Frucht. Die Stammfrucht aus Indien war elfenbeinfarben und hatte die Größe und Form eines Hühnereis – deshalb wird sie auch »eggplant« (= Eierfrucht) genannt. Durch vielfältige Kreuzungen gibt es inzwischen gelbe, blaue, purpur- oder cremefarbene Früchte. Ihre Formen variieren von rund über oval und länglich bis hin zu keulenartig oder tropfenförmig. Auberginen kann man bei uns das ganze Jahr über kaufen.

Gesundheitstipp
Obwohl die Aubergine über relativ wenig Vitamine und Mineralien verfügt, gilt sie in vielen Kulturen als Heilpflanze. Ihre Bitterstoffe und ätherischen Öle sollen laut der indischen Heilkunde gegen Rheuma, Ischias und Nierenleiden wirksam sein. Das reichlich vorhandene Fruchtwasser soll die Gallensekretion anregen und zu hohe Cholesterinwerte senken.

■ Ideales Gemüse für Diabetiker

Eigentlich schmeckt die Aubergine recht fade. Für den Rohverzehr ist sie daher völlig unattraktiv. Das ist auch gut so. Denn ungekocht können zu früh geerntete und junge Früchte noch den giftigen Stoff Solanin enthalten.

Das kalorienarme Gemüse ist außerdem ein idealer Genuss für Diabetiker, die mit jeder Broteinheit rechnen müssen. Die meisten Wirkstoffe sitzen in und unter der Schale. Diese sollte also nach Möglichkeit nicht entfernt werden.

■ Kauf- und Küchentipps

Reife Auberginen erkennt man daran, dass die stark glänzenden Früchte parallel zur fortschreitenden Reifung etwas matter werden. Die essbaren Kerne in dem weißen, schwammigen Fleisch müssen weich und weiß sein. Auf Druck geben genussreife Auberginen leicht nach. Überreif und nicht mehr empfehlenswert sind sie, wenn das Innere der Frucht sich bräunlich verfärbt und auch die Samenkörner dunkel werden.

▶ Die italienische und französische Küche hat viele Rezepte zu bieten, mit denen man aus der Aubergine allerlei Leckereien machen kann. Grundsätzlich sollte man die dünne Schale nicht abschneiden – denn sie enthält die meisten Aromastoffe. Wer den etwas bitteren Geschmack nicht mag, kann die Früchte in Scheiben schneiden, salzen und mit Zitrone beträufeln. Nach einer haben Stunde abwaschen und mit Küchenkrepp abtrocknen.

▶ Die einfachste Garmethode ist das Braten der Scheiben oder Schnitzel in einer großen Pfanne. Das Öl muss heiß sein, sonst werden sie matschig. Auberginen ergeben zusammen mit Tomaten und Paprika, Zwiebeln und Pilzen das herzhafte französische Gericht »Ratatouille«.

Bambussprossen

Bambussprossen sind die Triebe immergrüner Gräser in den tropischen Gebieten Ostasiens. Angebaut werden diese Sprossen in ganz Südostasien und in Mittel- und Südamerika. Bambussprossen wachsen als Schößlinge an bis zu 25 Meter hohen Stämmen. Die kurzen, spitzkegeligen Sprossen werden, wie bei uns der Spargel, bei einer Größe von etwa 30 Zentimetern gestochen. Sie werden bis zu 200 Gramm schwer und sind schuppenartig von Niederblättern umhüllt.

■ Wertvoller Kieselsäure-Lieferant

Keine andere Pflanze enthält so viel Kieselsäure wie die Bambussprosse. Kieselsäurehaltige Medizin wird in der chinesischen Heilkunde gegen Epilepsie und Nervosität eingesetzt. Auch bei uns wissen naturheilkundliche Therapeuten um die Wirkung der Kieselsäure auf das Denkvermögen und auf die Konzentrationsfähigkeit. Sie hält alle körperlichen Stützelemente straff und elastisch: Unsere Knochen, Knorpel und unser Bindegewebe werden durch die Kieselsäure gestärkt und widerstandsfähig.

■ *Bambussprossen wirken Cellulite entgegen.*

Natürliches Mittel gegen Kaliummangel

Bambussprossen zeichnen sich durch ihren extrem hohen Kaliumanteil aus. Kalium reguliert als Gegenspieler des Natriums den Flüssigkeitshaushalt im Körper und aktiviert verschiedene Enzyme, was den gesamten Stoffwechsel und das Wohlbefinden verbessert.

▶ Noch sind frische Bambussprossen vielerorts Mangelware auf unseren Märkten – dabei sind sie vergleichsweise lange haltbar. Im feuchten Kühlschrankteil beispielsweise halten sie sich durchaus einige Wochen frisch.

▶ »Bamboo sprouts« gibt es auch als Konserven, als Würfel, in Hälften, Streifen oder Stücken. Die Dosenware kommt aus China, Taiwan und Amerika.

■ Verwendung in der Küche

Jeder, der gern in asiatischen Restaurants speist, weiß, dass die allermeisten Gerichte Bambussprossen beinhalten. In Würfeln oder Streifen geschnitten sind sie leicht mit Kohlrabi zu verwechseln. Fein geraspelt schmecken sie aber auch hervorragend als Salat in Öl und Essig.

Blumenkohl (Karfiol)

In deutsche Kochtöpfe gelangte der in Kleinasien beheimatete Blumenkohl, den man in Österreich unter der eingedeutschten Bezeichnung »Karfiol« (von italienisch »Cavolfiore«) kennt, über Italien. Als Gourmetgemüse erlangte der grüne, bizarre »Türmchen-Blumenkohl« Romanesco Popularität. Und sogar Kohl mit violetten Köpfen aus Sizilien sorgt inzwischen für farbige Abwechslung auf dem Gemüseteller.

In Deutschland wird Kohl vom Frühjahr an bis in den Herbst geerntet. Allerdings sind unsere Märkte das ganze Jahr über auch mit ausländischer Ware hervorragend versorgt. Importiert wird hauptsächlich von der französischen und englischen Kanalküste, aber auch aus italienischen Küstenlandschaften. Im Winter kommt der Treibhausblumenkohl aus Holland und Belgien.

■ Schon- und Diätkost mit wenig Kalorien

Blumenkohl, so schrieb der deutsche Gourmetphilosph Karl Friedrich von Rumohr vor über 150 Jahren, gehört zu den »Gemüsen, welche bei einem festeren Zellengewebe und bei schwerfälliger Verdaulichkeit mehr würzen als nähren«. In seinem Werk »Geist der Kochkunst« lobte er das italienische Gemüse als

»höchst leckerhaft«. Blumenkohl hat wenig Kalorien und sättigt aufgrund seiner wertvollen Ballaststoffe gut. Wegen seiner Zellstruktur zählt er sogar zu den am leichtesten verdaulichen Gemüsearten; er wird daher oft als Schon- und Diätkost empfohlen. Blumenkohl ist ferner reich an Vitaminen der B-Gruppe. Ernährungswissenschaftler haben herausgefunden, dass Personen, die unter starker psychischer Belastung stehen, öfters zu pantothenhaltigen Lebensmitteln wie Blumenkohl greifen sollten. Pantothensäure kommt eine zentrale Bedeutung im Stoffwechsel aller Nährstoffe zu. Außerdem unterstützt sie die Wundheilung und die Gesundung bei Infektionen. Vor allem bei Darm- und anderen Schleimhautentzündungen kann eine Blumenkohlkur rasche Besserung bringen. Der hohe Vitamin-C-Gehalt kräftigt das Immunsystem, während der enorm hohe Kaliumanteil entwässernd wirkt.

Pantothensäure im Blumenkohl
Pantothensäure wird unter anderem für den Stoffwechsel von Fetten, Kohlenhydraten und verschiedenen Aminosäuren benötigt. Zudem bietet sie uns Schutz vor Infektionen und für Haut und Haare.

Vorbeugung gegen Magen- und Darmkrebs

Europäische und amerikanische Studien ergaben, dass ein regelmäßiger Konsum von Kohlgemüse der Entstehung von Magen- und Darmkrebs, aber auch Krebserkrankungen der Atemwege entgegenwirkt.

Verantwortlich für diese Wirkung sind die so genannten Glukosinolate. Sie sollen sogar positiven Einfluss auf den Östrogenstoffwechsel haben und somit auch vor Brustkrebs schützen.

■ Kauf- und Küchentipps

Den Blumenkohl gibt es in einer großen Sortenvielfalt. In Deutschland, Österreich und der Schweiz ist der schneeweiße Blumenkohl am beliebtesten. Gelbweiße Köpfe sind kein Anzeichen für alte Ware, sondern für eine andere Sorte. Dieser Blumenkohl hat in der Regel sogar mehr Beta-Karotin als der weiße.
Blumenkohl ist sehr licht- und druckempfindlich. Deshalb findet man häufig Köpfe, die in ihre eigenen Herzblätter regelrecht verpackt sind. Schon nach wenigen Stunden Sonneneinstrahlung wird der Kohl gelb bis bräunlich, manchmal sogar unregelmäßig violett (nicht zu verwechseln mit den tatsächlich violetten Sorten). Druckstellen färben sich ebenfalls dunkel. Frische Ware erkennt man allerdings weniger an einem makellos strahlenden Weiß und an knackigen Blättern, sondern am Geruch.

Lagerungstipp
Blumenkohl ist nicht lange haltbar. Im Gemüsefach des Kühlschranks hält er nur wenige Tage. Alle Sorten lassen sich gut einfrieren – am besten gleich in Röschen zerteilt.

Riecht die Schnittfläche des Strunks unangenehm, ist er zu lange gelagert. Blumenkohl hat viele kleine »Mitbewohner«. Winzige Raupen und allerlei Kleingetier kommen aus den Röschen gekrochen, wenn man den Kopf zehn Minuten in Salzwasser wässert. Ins Kochwasser gehören Salz und Zitrone, um die Farbe zu erhalten. Damit die harten Stengel gleichzeitig mit den zarten Röschen gar sind, schneidet man die Stengel über Kreuz ein. Die weichen, kleinen Blättchen müssen übrigens nicht im Abfall landen. Sie enthalten nicht nur viele Mineralstoffe, sondern haben auch einen fantastischen Geschmack. Blumenkohl kann man auch roh als Salat essen.

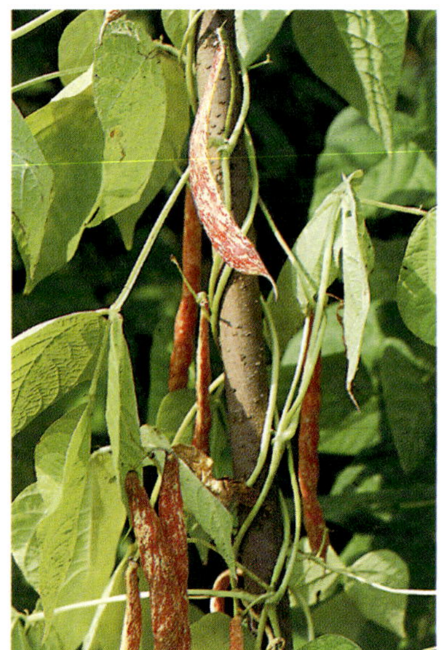

Bohnen sind wertvolle Eiweißlieferanten und in vielen Ländern ein unverzichtbares Grundnahrungsmittel.

Bohnen (Fisolen)

Bohnen sind in Mittel- und Südamerika beheimatet. Zusammen mit Mais gehören sie dort aufgrund ihres Eiweißreichtums seit Tausenden von Jahren zu den Grundnahrungsmitteln. Seit dem 16. Jahrhundert gibt es sie auch bei uns. Zahlreiche Farben (von grün über gelb und rot bis hin zu weiß) und Sorten (klein und groß, rund oder flach) werden heute in Ostasien, Afrika und in Europa angebaut.

Bohnen gehören wie Erbsen zu den Gemüsearten, die man wegen ihrer Samen isst. Man unterscheidet frische Bohnen von getrockneten Bohnen. Von Mai bis Oktober kommt die Frischlandware aus Deutschland oder europäischen Nachbarländern. Treibhausbohnen aus den Niederlanden erhält man von April bis Dezember. Im Winter und Frühjahr werden Bohnen vorzugsweise aus afrikanischen Ländern importiert.

■ Bohnen gegen Stoffwechselstörungen und Rheuma

Mönche und Kräuterdoktoren sagten den Bohnen bereits im Mittelalter die »tugendt« nach, »geschwulst und schmertzen zu stillen an dem heymlichen Ort und anderswo« – so das »Newe Kreuterbuch« aus dem 16. Jahrhundert. Auch in der chinesischen Medizin gelten Bohnen seit jeher als hervorragendes Vorbeugungsmittel gegen Magen- und Darmkrankheiten. Und auch hierzulande bestätigen Ernährungsphysiologen zunehmend die heilende Wirkung der Hülsenfrüchte – allen voran die der Schalen. Bohnen sind wertvolle Eiweißlieferanten. Keine Gemüseart hat so viele Proteine auf engstem Raum wie Bohnen: Auf 100 Gramm getrocknete Bohnen kommen genau 20,7 Gramm Eiweiß. Die pflanzlichen Proteine regen die Zellerneuerung an und bringen frischen Schwung und Energie. Die Ballaststoffe der Bohne regen die Verdauung an und binden Fett- und Giftstoffe. Bohnen haben außerdem ein fein aufeinander abgestimmtes Mineralstoffprofil, nämlich Kalzium, Kalium, Zink, Biotin. Wissenschaftler haben herausgefunden, dass in der Bohnenschale Biostoffe vorhanden sind, die eine blutzuckersenkende Wirkung haben.

Toxine in der Bohne
Rohe Bohnen sind giftig. Sie enthalten Toxine, die erst nach etwa 15-minütigem Kochen unschädlich werden.

Entwässernder Bohnentee

Die getrockneten Hülsen ohne Samen sind – zu Tee verkocht – harntreibend und entwässernd. Sie bessern vor allem Stoffwechselstörungen. »Schuld« an der positiven Wirkung auf den Harnstoffwechsel ist vor allem das Spurenelement Molybdän. Obwohl frische, grüne Bohnen selbst einen relativ hohen Purin-anteil haben (42 mg auf 100 Gramm Gemüse), bauen Molybdän und der hohe Anteil an Mangan die Purine ab. Deshalb können auch Gichtkranke Bohnen in begrenztem Maß genießen.

Das abwehrstärkende Spurenelement Mangan unterstützt zudem die Entgiftung von Leber und Nieren.

Lagerungstipp
Bohnen altern sehr schnell. Schon einige Stunden ohne Kühlung lassen sie gummiartig, fleckig oder sogar schimmelig werden. Im Gemüsefach des Kühlschranks halten sie sich zwei Tage frisch. Bei etwa sieben Grad Celsius und 90 Prozent Luftfeuchtigkeit kann man sie etwa eine Woche lagern. Frische Bohnen kann man gut einfrieren. Getrocknete Bohnen halten sich maximal zwei Jahre.

■ Zahlreiche frische und getrocknete Bohnensorten

Von den zahlreichen frischen Bohnen wollen wir hier nur die häufigsten kurz vorstellen:

▶ Die grünen, rundschaligen Brechbohnen, die »Haricots verts«, deren grüne Hülsen stricknadeldünn und ohne Samen sind. Ähnlich sind die Kenia-Bohnen.

▶ Prinzess- und Delikatessbohnen sind ganz zart, aber etwas stärker; sie haben kurze grüne Hülsen.

▶ Zuckerbohnen haben etwas runzelige Hülsen, sind fleischig und um die Samen etwas eingefallen.

▶ Wachs- oder Butterbohnen sind gelbe, runde Stangenbohnen.

▶ Speckbohnen haben lange, fleischige Hülsen und süßes Fleisch. Schwertbohnen sind in flache, platte Hülsen gebettet.

Unter den getrockneten Bohnen gibt es wiederum eine reichhaltige Palette. Sie haben in der Regel eine harte Schale und sind für den Frischverzehr ungeeignet. Hier die wichtigsten Varianten:

▶ Wachtelbohnen sind mittelgroß und wie Wachteleier gefärbt.

▶ Barlotti-Bohnen kommen aus Italien. Sie sind mittelgroß und haben rote Streifen, die beim Kochen grün werden. Sie werden oft zu Salaten verwendet. Die dicken, breitflächigen Coco-Bohnen eignen sich gut für Eintöpfe.

▶ Die roten, mehligen Kidney-Bohnen aus Amerika und Afrika kennt man durch das scharfe Fleischgericht »Chili con carne«. Frische Bohnen sind fest und knackig. Die Hülsen müssen beim Umbiegen durchbrechen. Geben sie gummiartig nach, so sind sie alt. Die Bruchstelle frischer Bohnen ist grün und saftig.

Vorsicht
Rohe Bohnen sind ungenießbar. Ihre natürlichen Giftstoffe werden erst nach etwa 15 Minuten restlos durch Kochen abgebaut. Nur kurz blanchierte Bohnen sind also ungesund.

■ Verwendung in der Küche

Inzwischen gibt es viele fadenlose Bohnen, die einem das mühsame »Abfädeln« beim Putzen ersparen. In diesem Fall muss man nur die Enden abschneiden. Die gewaschenen Bohnen kocht man etwa 15 Minuten in wenig siedendem Salzwasser; dann gießt man das Wasser durch ein Sieb und lässt die Bohnen abtropfen. Hervorragend schmecken Zubereitungen mit Speck, Butter, Sahne, gratiniertem Fenchel, geselchtem Fleisch oder grüne Bohnen mit viel Dill.

Brokkoli

Der Brokkoli ist ein Verwandter des Blumenkohls. Wie dieser stammt die Urform des Brokkoli aus Kleinasien. In den letzten zehn Jahren trat der Brokkoli seinen Siegeszug durch ganz Europa an. Sein grünspargelähnlicher Geschmack, der überhaupt nicht an Kohl erinnert, und seine differenzierten Blütenröschen machen ihn überaus beliebt. In Amerika ist die Anbaufläche inzwischen doppelt so groß wie die des Blumenkohls. In Italien wird auch der farbige Blumenkohl Brokkoli genannt.

■ *Brokkoli besitzt fast soviel Kalzium wie Vollmilch.*

■ Synergistisches »Dreigespann« im Brokkoli

Die im Brokkoli enthaltenen Beta-Karotine und die Vitamine C und E sorgen als synergistisches Dreigespann für eine Mobilmachung des Immunsystems.

Kein Gemüse und auch kein Obst hat einen so hohen Anteil an Querzetin (drei Milligramm). Dieses Bioflavonoid aktiviert Enzyme, die Krebs auslösende Substanzen unschädlich machen. Außerdem wirken sie nachweislich entzündungshemmend. Nebenbei vertreiben querzetin- und zeaxanthinhaltige Nahrungsmittel wie Brokkoli, Spinat oder Zwiebeln schlechte Laune und Wetterfühligkeit. Brokkoli hat fast so viel Knochen bildendes Kalzium wie Vollmilch und ist dadurch ein erstklassiger Ersatz für Kuhmilch.

Kalzium für die Knochen
Wer regelmäßig Brokkoli isst, bekommt durch den hohen Kalziumgehalt kräftige Knochen.

Mit Flavonoiden gegen Tumorzellen

Das amerikanische National Health Institute (NCI) zählt Brokkoli zu den fünf gesündesten Gemüsearten überhaupt. Bei nur wenigen Kalorien hat er eine überdurchschnittlich hohe Nährstoffdichte. Der bedeutende Gehalt an Antioxidanzien in Verbindung mit den Flavonoiden hemmt die Entstehung von Tumorzellen, was in vielen Studien nachgewiesen werden konnte. Der sehr hohe Vitamin-C-Gehalt von 115 Milligramm auf 100 Gramm Gemüse wird durch die Bioflavonoide noch um ein Vielfaches gestreckt.

■ Kauf- und Küchentipps

Beim Sommerbrokkoli müssen Sie darauf achten, dass die kleinen Blütenknospen nicht zu stark geschwollen bzw. aufgeblüht oder locker (geworden) sind – dies ist ein untrügliches Zeichen für eine zu späte Ernte. Die Folge: Der Geschmack geht verloren, die Stengel werden holzig und die Knospen werden gelblich. Letzteres kann auch ein Zeichen von zu viel Lichteinfluss sein.

▶ Brokkoli wird genauso zubereitet wie Blumenkohl, hat aber – je nach Größe – eine kürzere Garzeit in kochendem Wasser (noch kürzer im Wok!). Vor dem Garen sollte man Brokkoli etwa 15 Minuten mit Salz und etwas Zitronensaft wässern, um kleine Tierchen aus den Knospen zu locken. Die Stengel schneidet man über Kreuz ein, damit sie gleichzeitig mit den Röschen weich sind. Um Brokkoli nicht grau und schlapp werden zu lassen, sollte er bei hoher Hitze gekocht oder blanchiert und sofort mit kaltem Wasser kurz abgeschreckt werden. Durch Dämpfen verliert grünes Gemüse leider die Farbe.

▶ Ein sehr beliebtes Gericht ist die fein pürierte Brokkoli-Creme-Suppe. Neben Brokkoli benötigt man dafür zwei Knoblauchzehen und eventuell einen Esslöffel Olivenöl sowie etwas Petersilie oder Schnittlauch.

Lagerungstipp
Brokkoli trocknet sehr schnell aus und ist selbst im Gemüsefach des Kühlschranks nur ein bis zwei Tage haltbar. Um die Nullgrad-Grenze und bei 90 Prozent Luftfeuchtigkeit hält sich frischer Brokkoli höchstens eine Woche. Er lässt sich allerdings hervorragend einfrieren.

Chicorée

Chicorée, ein Verwandter der Endivie, ist eigentlich ein Zufallsprodukt: Belgische Bauern setzten 1870 die Wurzeln von überschüssiger Zichorie – die Kriegsgeneration verwendete sie als Kaffeersatz – über Winter in dunkle Gewächshäuser. Überraschenderweise wuchsen im Winter darauf kräftige Knospen aus den Trieben, deren ausgereifte maiskolbenförmige Sprossen aufgrund des Lichtmangels hellgelb und zartsaftig blieben.

Belgien ist der größte Exporteur geblieben (»Brüsseler Endivie«); auf unsere Märkte gelangen aber auch französische und niederländische Produkte. Selbst Deutschland hat sich zu einem beachtlichen Chicorée-Produzenten gemausert. Ab Anfang Oktober gibt es frisch geerntete Ware, die bis April verkauft wird. Roter Chicorée mit seinen flammigen Blättern ist eine Kreuzung aus Radicchio und Chicorée.

■ *Chicoréewurzeln dienten im Krieg als Kaffeeersatz.*

Hervorragender natürlicher Schleimhautschutz

Chicorée hat einen hohen Gehalt an Beta-Karotinen, die der Körper zu Vitamin A umwandelt. Dieses Vitamin wirkt der Krebsbildung entgegen, schützt die Schleimhäute und arbeitet mit wichtigen Sexualhormonen zusammen.

Bitterstoff Intybin
Chicorée zeichnet sich vor allem durch seinen Bitterstoff Intybin aus, der die Verdauung und die Drüsensekretion fördert. Er bindet außerdem Giftstoffe und transportiert sie aus dem Körper ab.

▶ Neuere Chicoréesorten sind längst nicht mehr so bitter wie die älteren Generationen. Trotzdem zeichnet sich Chicorée auch heute durch seine feinwürzige und leichte Bitterkeit aus. Die Sprossen enthalten im Milchsaft den Bitterstoff Intybin, der die Arbeit der Verdauungsorgane unterstützt. Er regt ferner die Drüsen zur Saftproduktion an.

▶ Durch die »hervorgelockte« Magensäure wird die Nahrung gut vorverdaut und die Arbeit der Bauchspeicheldrüse unterstützt. Bitterstoffe fördern die Ausschüttung des Gallensaftes, regenerieren die Darmschleimhaut und lassen Entzündungen schneller abheilen. Dabei binden sie Gift- und Fettstoffe, die danach ausgeschieden werden können. Das in Chicorée reichlich vorhandene Spurenelement Mangan unterstützt zudem die körperlichen Abwehrkräfte.

■ Typischer Wintersalat

Chicorée gilt als typischer Wintersalat, obwohl er das ganze Jahr über angebaut werden könnte. Im Sommer gibt es aber genügend andere Gemüsearten im Angebot. Frischer Chicorée hat weiße, saftige fiederspaltige Sprossenblätter, die fest und knackig eng aneinanderliegen. Ihre Spitzen haben einen hellgelben Rand. Grüne und lockere Blätter sind nicht mehr frisch; rotbraune Flecken sind die Folge von zu großem Druck auf die saftigen Blätter. Länglich-rötliche Kerben sind ebenfalls ein untrügliches Zeichen zu langer Lagerung.

■ Verwendung in der Küche

Chicorée ist leicht zu handhaben. Da bei den neuen Sorten selbst der fleischige Sprossenkern nicht mehr unangenehm bitter schmeckt, kann man auf lauwarmes Wässern verzichten. Schneiden Sie eventuell äußerlich beschädigte Blätter ab und zerteilen Sie die restlichen. Chicorée kann als Gemüse und als Salat gegessen werden. Beim Garen in eisernem Kochgeschirr verfärbt sich Chicorée unansehnlich schwarz!

Chicorée harmoniert hervorragend mit Milchprodukten – besonders gut mit Sauerrahm, etwas Zitrone und Zwiebeln, aber auch mit Schimmelkäse. Mit Früchten wie Mandarinen, Äpfel oder Ananas werden Chicoréesalate besonders frische und köstliche Vitaminbomben während der kalten Jahreszeit.

Lagerungstipp
Selbst ganz frischer Chicorée wird nach einigen Stunden in einem hellen Wohnraum grün und bitter. Er muss unbedingt kühl und dunkel gehalten werden. Bei einem Grad Celsius und hoher Luftfeuchtigkeit bleibt er – in Folie eingewickelt – eine gute Woche knackig.

Chinakohl

Chinakohl ist das Lieblingsgemüse im Reich der Mitte. Über Amerika kam der »Zahn des weißen Drachen«, wie man ihn in Asien nennt, Anfang diesen Jahrhunderts zu uns. Inzwischen wird das milde, gar nicht nach Kohl schmeckende Gemüse sogar in Deutschland, Österreich, Italien, Spanien und den Niederlanden angebaut. Der wirsingähnliche Kohlkopf ist fast das ganze Jahr über in den Geschäften erhältlich.

■ Schonkost für Magenempfindliche

Chinakohl ist ein vielseitiges und vor allem mildes Gemüse, das Magenempfindliche besonders schont. Im Gegensatz zu vielen anderen Kohlsorten bläht Chinakohl nicht und ist leicht verdaulich.

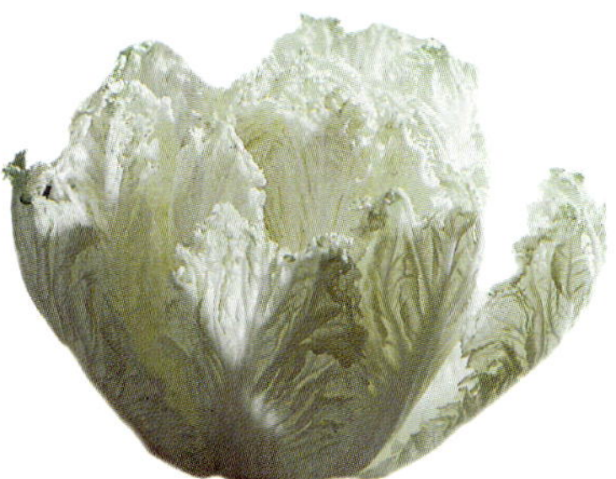

■ *Chinakohl hat einen geringen Eigengeschmack und bläht nicht.*

Chinakohl ist ein wichtiger Eiweißlieferant für Vegetarier und reich an wertvollen Aminosäuren. Seine geschmacksbestimmenden Senföle und die Ballaststoffe fördern die Verdauung und entgiften den Darm.

Lagerungstipp
Der empfindliche Kohl hält sich in einer Folie nur etwa zwei Tage im Kühlfach. Sie sollten ihn also rasch aufbrauchen.

▶ Chinakohl gibt es in kugeliger und in langköpfiger Form. Die Sorte mit den runden Köpfen hat gelbgrüne Blätter, die stärker gekräuselt sind und etwas würziger schmecken als die länglichen. Da die runde Züchtung aus Japan kommt, läuft sie auch unter dem Namen Japankohl. Die langköpfigen Sorten gehören zu der alten Generation der Chinakohle und schmecken weniger aromatisch. Frischer Kohl ist knackig und geschlossen, hat unversehrte Blätter und eine helle Schnittstelle am Grund des Kopfes. Dunkle Bruchstellen sind ein Zeichen zu langer Lagerung.

▶ Da Chinakohl einen geringen Eigengeschmack hat, kann man ihn mit vielen Zutaten zu süßen und pikanten Gerichten, aber auch zu Salat verarbeiten. Je nach Schnittgröße sollte das zartmilde Gemüse nur wenige Minuten garen.

Endivien

Endivien sind in Zentralasien und Indien beheimatet, werden aber auch schon lange in den Mittelmeerländern angebaut. Italien und Frankreich sind derzeit die Hauptproduzenten und auch die Hauptkonsumenten. In einigen Gebieten hat der zartbitter schmeckende Endiviensalat den gleichen Popularitätsrang wie der milde Kopfsalat. Im Unterschied zu diesem wächst die Endivie aber größtenteils im Freien anstatt im Gewächshaus.

■ Verdauungsfördernder »Appetizer«

Endivien werden roh als Salat gegessen, was ihre vielen wertvollen Nährstoffe optimal erhält. Ihren typischen Geschmack erhält die Endivie durch ihren milchigen Saft, in dem der Bitterstoff Inulin enthalten ist. Inulin bringt alle Verdauungssäfte zum Fließen. Er ist appetitanregend, fördert die Gallensekretion und ist harntreibend, was sich besonders günstig für Rheuma- und Gichtkranke auswirkt. Endivien haben überdurchschnittlich viel Blut bildendes Eisen und wertvolles Eiweiß. Sie sind reich an Kalium, was dem Flüssigkeitshaushalt im Körper zugute kommt. Außerdem enthalten sie viele Beta-Karotine.

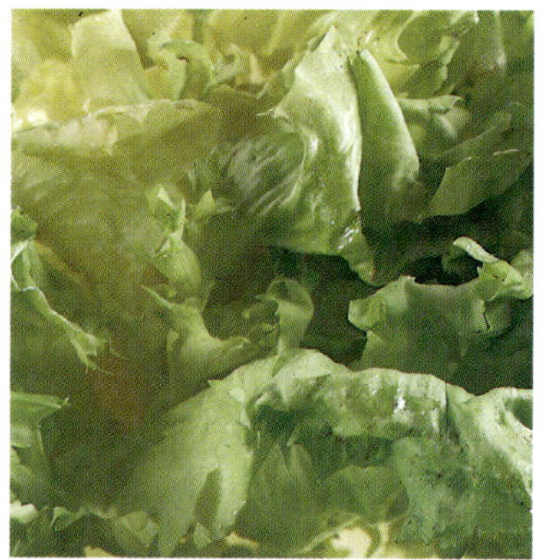

■ *Endivien enthalten den verdauungsfördernden Bitterstoff Inulin.*

■ Verwendung in der Küche

Es gibt zwei Arten von Endiviensalat: den Escariol (auch die »glatte Endivie« genannt), der aus einer platten Rosette mit am Rand unregelmäßig gezahnten Blättern besteht; und den Frisée – die so genannte »krause Endivie«; sie ist ebenfalls platt, hat aber feine, lange und krause Blätter, die unregelmäßig gezahnt sind. Die Außenblätter sind bei beiden Sorten hellgrün, das Herzstück ist gelb.

▶ Endivien müssen stets gründlich gewaschen werden.

▶ Wer den Salat nicht so bitter mag, sollte auf den Strunk verzichten. Ansonsten wie alle anderen Salate nach Geschmack zubereiten.

Lagerungstipp
Je größer das gelbe Blattzentrum, desto besser die Ware. Frische Köpfe sind knackig und kräftig in der Farbe. Wie Kopfsalate auch, sind Endivien nur zwei Tage haltbar, der Frisée noch kürzer.

Erbsen

Erbsen gehören zu den ältesten Gemüsearten überhaupt. Die frühesten Quellen, die über Erbsen berichten, reichen zurück bis um 9.000 vor Christus. Beheimatet sind sie am östlichen Mittelmeer und in Mittelasien. Heute werden Erbsen auf der ganzen Welt angebaut und stehen im weltweiten Gemüseverbrauch an vierter Stelle. Die meisten der grünen süßen Perlen landen in Konservendosen. Wie bei den Bohnen, ist die Sortenvielfalt der Erbse enorm groß – schätzungsweise gibt es über hundert verschiedene Sorten. Die heimische Erbsenernte dauert von Juni bis Ende August.

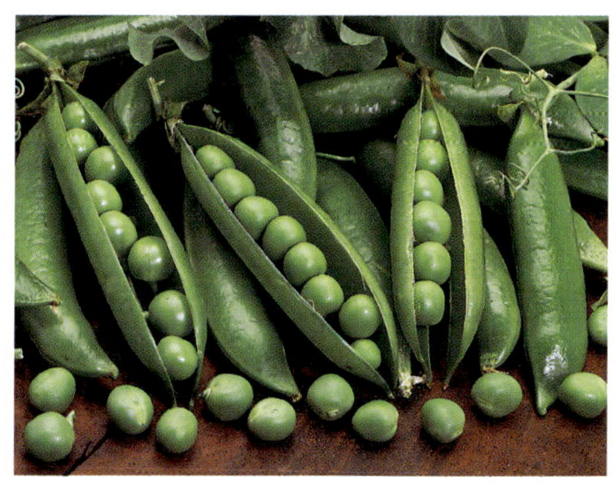

■ *Erbsen besitzen ein ausgewogenes Mineralstoffverhältnis und wertvolles Eiweiß.*

■ Schmackhaftes Verjüngungsmittel

Konserven schmecken meist fade und sind der meisten Nährstoffe beraubt. Dagegen sind frische, junge Erbsen ein wunderbares Gemüse, das vitalisiert und gute Laune macht. Erbsen enthalten viel wertvolles Eiweiß, das in Verbindung mit ihren Nukleinsäuren den Zellstoffwechsel enorm ankurbelt. Erbsen machen deshalb geistig fit.

Erbsen enthalten außerdem zahlreiche Mineralien, die Mutter Natur hervorragend aufeinander abgestimmt hat und daher sehr gut vom Körper aufgenommen werden können: Zink, Mangan, Eisen, Phosphor, Kalzium, Magnesium. Dazu kommen noch Niazin und Vitamin B12.

■ Die wichtigsten Erbsensorten

Grundsätzlich gilt: Je kleiner und jünger die Erbsen, desto zarter, süßer und weniger mehlig schmecken sie. Man unterscheidet folgende Sorten:

> **Erbsen für Migräne und Schwangere**
>
> Migränepatienten sollten niazinreiche Kost essen. Außerdem haben Erbsen sehr viel Folsäure, ohne die sich die Zellen nicht teilen und vermehren könnten – dies macht sie besonders wertvoll für Schwangere.

▶ Die Schalenerbsen haben eine runde, harte Schale und harte, innen mehlige Samen, die nicht besonders süß sind. Man muss die Erbsen aus den Hülsen herausschälen.

▶ Die Markerbsen ähneln den Schalenerbsen. Allerdings sind sie weniger mehlig, dafür etwas süßer. Die Hülsen beider Arten sind wegen ihrer pergamenthaften Innenschicht nicht genießbar.

▶ Die Zuckererbsen hingegen kann man »mit Haut und Haar« genießen. Sie sind besonders süß und aromatisch.

▶ Die Trockenerbsen werden vorzugsweise für Eintöpfe verwendet. Sie sind im Prinzip nichts anderes als getrocknete Schalenerbsen.

■ Verwendung in der Küche

Bittere, mehlige Erbsen wurden entweder zu spät geerntet oder aber zu lange gelagert. Erbsen gehören zu den Gemüsearten, die nachreifen. Zu lange gelagerte Erbsen entwickeln aus ihrem reichhaltigen Zucker Stärke. Dann werden sie mehlig und etwas bitter. Sie sollten deshalb so frisch wie möglich verbraucht werden. Erbsen lassen sich ohne Qualitätseinbußen besonders gut einfrieren.

Fenchel

■ *Fenchel wirkt beruhigend auf die Magennerven.*

Fenchel gehört wie die Karotte oder der Sellerie zu den Doldenblütlern. Die etwas nach Anis schmeckende, frostempfindliche Gemüseknolle ist am Mittelmeer beheimatet. Aber auch in China, Arabien und Indien kennt man Fenchel seit Jahrtausenden – und zwar vor allem als Heilpflanze. Frisch geerntet kommt der Fenchel zwischen Juli und November aus Italien, Griechenland, Südfrankreich und der Türkei auf unsere Märkte. Überseeimporte decken aber auch den Bedarf in der übrigen Jahreszeit.

■ Fencheltee (nicht nur) gegen Blähungen

In Frankreich und Italien ist Fenchel ein sehr beliebtes Gemüse. In der leichten und schmackhaften mediterranen Küche nimmt Fenchel sowohl als Gemüse als auch als Salat einen festen Platz ein. Bei uns hingegen ist der aromaintensive Fenchel eher unpopulär. Wir trinken allenfalls mal Fencheltee gegen Blähungen.
Die wenigsten wissen, dass Fenchel genauso viele wertvolle Ballaststoffe enthält wie der schwere, extrem faserreiche Grünkohl. Nach einem Fenchelgericht fühlt man sich nicht träge und matt. Im Gegenteil: Die ätherischen Fenchelöle Anethol und Fenchelon regen die Durchblutung der Schleimhäute an. Die Verdauungsorgane werden in ihrer Tätigkeit unterstützt, Gifte und Keime abgetötet und ausgeschieden.

■ Antioxydanzien-Bombe Fenchelknolle

Die Vitamine des Fenchel aktivieren zusammen mit den Bioflavonoiden wie kaum ein anderes Gemüse unsere körpereigene Gesundheitspolizei. Mit doppelt so viel Vitamin C wie eine Apfelsine und mit fast dem dreifachen Vitamin-A-Gehalt wie die Aprikose ist die Fenchelknolle eine unvergleichliche Antioxydanzien-Bombe. Sie stärkt unser Immunsystem, schützt unsere Zellen gegen Erreger von Krebskrankheiten und sorgt für ein junges, festes Bindegewebe. Das Vitamin C unterstützt auch die schwierige Aufnahme von Kalzium in unserem Körper.

▶ Fenchel enthält Kalzium, Kalium, Zink, Natrium, Kupfer, Magnesium und Eisen.

▶ Hinzu kommen noch Vitamine der B-Gruppe, die den Organismus im Alltag unterstützen.

■ Florentiner oder Neapolitaner?

Auf den Märkten findet man vor allem zwei Sorten Fenchel:
▶ Der Florentiner ist die kleinere Knolle mit den zarten Stangen. Er eignet sich wegen seines besonders intensiven Aromas besonders als Gemüse.
▶ Der Neapolitaner ist der große, kräftige Bruder, dessen saftige Blätter gut für Salate sind.

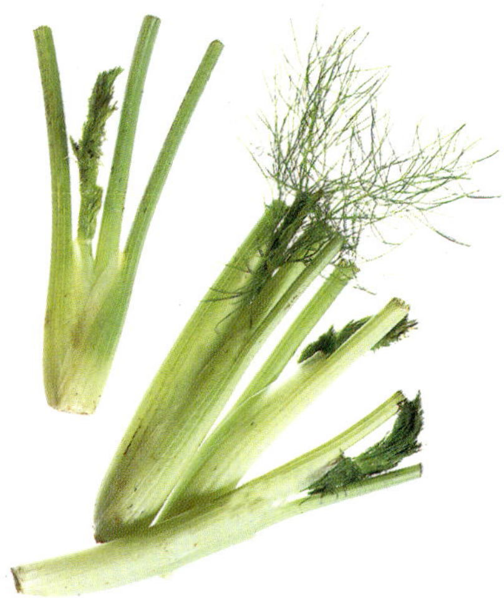

■ *Frischer Fenchel ist saftig und knackig. Die Blätter dürfen nicht gelb sein.*

Frische Knollen haben saftige, knackige und grüne Stangen. Ihr grünes, dillförmiges Grün darf nicht gelb und lasch sein. Braune Stellen an den Blättern oder eine dunkle Schnittstelle am Grund und biegsame Stengel sind Anzeichen für eine zu lange Lagerung.

■ Verwendung in der Küche

In Blätter zerlegt oder fein geschnitten ist der süßwürzige Fenchel ein schmackhafter Salat, zu dem milde Rahmsoßen genauso gut passen wie eine Vinaigrette. Wie Endivien kann man ihn schmackhaft mit Obst kombinieren. Fenchelgratins oder gedünsteter Fenchel mit Karotten bzw. Erbsen sind eine Delikatesse. Ganz besonders gut passt er zu Fisch und Meerestieren.

Da Fenchel einen sehr starkes Eigenaroma besitzt, braucht er kaum Geschmacksunterstützung: Es genügen schon ganz wenig Salz und Pfeffer. Das feine Fenchelgrün eignet sich sehr gut als Dillersatz zum Würzen von Tomaten, Kopfsalat sowie Fleisch- und Fischgerichten.

Grünkohl

Die Heimat des Grünkohls ist das östliche Mittelmeer. Da Frost ihn besonders milde und bekömmlich macht, wird er inzwischen größtenteils in Nordwesteuropa angebaut und von Oktober bis Februar in den Geschäften angeboten. Der hell- oder dunkelgrüne Kohl mit den großen, länglichen und feingekrausten Blättern wächst in Norddeutschland, aber auch an den skandinavischen und englischen Küsten. Grünkohl scheint eher der Hausmannskost vergangener Zeiten anzugehören. Die arbeitsintensive Zubereitung schreckt jedenfalls viele (Hobby-)Köche und -Köchinnen ab. Deshalb wird der Bedarf unserer Märkte auch weitgehend durch eigene Produktion abgedeckt. Allerdings entdeckt man den Winterkohl, wie er auch genannt wird, neuerdings zunehmend auf den Speisekarten einiger Sterneköche.

■ Grünkohl hat von allen Lebensmitteln den höchsten Gehalt an krebsabwehrenden Biostoffen.

■ Gemüse mit höchster Nährstoffdichte

Grünkohl muss sich selbst vor eisigem Wind und Wetter schützen. Das kann er – genauso wie die Menschen – durch entsprechend viele Vitamine, Mineralstoffe und Biostoffe. Diese »Lebensretter«

des Kohls stehen uns ebenso zur Verfügung – vorausgesetzt, wir machen uns die Mühe und gönnen uns dieses schmackhafte und gesunde Gemüse. Die Weltgesundheitsorganisation WHO zeichnete Kohlsorten kürzlich sogar als »gesündestes Gemüse« aus.

Glukosinolate blockieren die Krebsentstehung

Regelmäßiger Kohlgenuss schützt nachweislich vor Magen- und Darmkrebs. Kohl rückt immer mehr ins Zentrum wissenschaftlicher Neugier. Die Glukosinolate im Kohl beugen nicht nur Krebsentstehung vor, sondern blockieren sogar die Krebsentwicklung im frühen Stadium. An den Flavonoiden Querzetin und Kämpferol hält Grünkohl den Rekord unter allen Lebensmitteln. Auch diese unterstützen die Krebsabwehr, wirken antioxydativ und keimtötend und potenzieren teilweise die Wirkung der Vitamine.

▶ Das bekannte Antioxydanzien-Trio – die Vitamine A, C und E – ist im Grünkohl besonders reichhaltig vertreten. Vitamin E schützt die Zellmembran und damit auch das Erbgut im Inneren der Zelle gegen Angriffe aggressiver Substanzen.

▶ Höchstwerte erreicht Grünkohl außerdem beim Kalium (reguliert den Wasserhaushalt und die Verdauung), beim Kalzium (für den Knochenaufbau), beim Magnesium (für starke Nerven und Muskeln) und beim Eisen (für die Blutbildung).

▶ Wer viel Grünkohl im Winter ist, kann sicher sein, dass er den besten Schutz gegen Erkältungskrankheiten genießt, schlank bleibt, die Verdauung in der bewegungsarmen Jahreszeit in Schwung hält und eine effiziente Krebsprophylaxe betreibt.

Gesundheitstipp
Das in Gemüse selten enthaltene Jod fördert (mit 12 Mikrogramm auf 100 Gramm) die zentralen Funktionen unserer Schilddrüse; Chrom fördert die Zuckerverwertung im Körper. Grünkohl ist deshalb auch gut für Diabetiker.

■ Kauf- und Küchentipps

Nach dem ersten Frost schmeckt der Grünkohl am besten. Er entwickelt dann ein herbsüßliches und feinwürziges Aroma. Dieser Prozess beruht auf der Umwandlung von Stärke in Zucker. Außerdem wird das Zellgewebe durch die eisigen Temperaturen locker und milde und deshalb bekömmlicher. Sollte im frühen Winter noch kein Frost den Kohl mild und süß gemacht haben, so kann man ihm durch einen Schock im eigenen Gefrierschrank ein wenig »auf die Sprünge« helfen. Allerdings darf dieser Schock nur ein paar Minuten dauern.

Grünkohl bekommt man heute selten als ganze Staude. Die Grünkohlblätter werden meist im Netz oder in Folie verpackt angeboten. Frische Blätter sind sattgrün, knackig und saftig.
Viele Gemüsefreunde essen Grünkohl roh als Salat. Dann schmeckt er allerdings sehr herb. Seine schöne Farbe behält er aber auch gedünstet (blanchieren und in etwas Öl dünsten). Früher wurde Grünkohl traditionell so lange gekocht, bis er unansehnlich braun wurde. Die Nährstoffe gehen bei dieser unnötig rabiaten Garmethode natürlich allesamt verloren. In Norddeutschland liebt man die Spezialität »Kohl und Pinkel« (eine kräftig geräucherte und gewürzte Wurst, die das Gemüse deftig macht). Wichtig: Wärmen Sie Grünkohl nicht auf – er entwickelt dadurch schädliche Stoffe.

Lagerungstipp
Grünkohl kann man relativ gut lagern. Sogar im Gemüsefach des konventionellen Kühlschranks ist er etwa eine Woche haltbar.

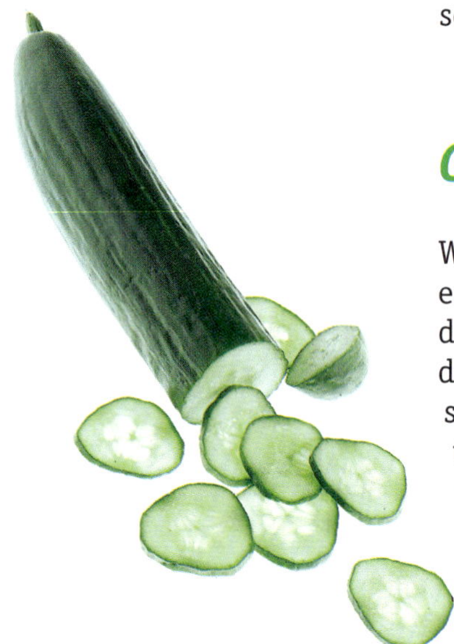

■ *Die in Gurken enthaltenen Bitterstoffe wirken entschlackend. Der hohe Basenanteil entsäuert den Körper.*

Gurke

Wo das erste Exemplar dieses Kürbisgewächses das Licht der Welt erblickte, ist unklar. Hartnäckig hält sich allerdings die Theorie, dass Gurken schon vor 4.000 Jahren in Nordindien kultiviert worden sein sollen. Mit einem Gurkensamenfund in einer thailändischen Höhle, der auf 9.750 vor Christus datiert wird, übertrumpften Höhlenforscher jedoch alles bisher Dagewesene. Egal, woher die Gurke stammt – Tatsache ist, dass die alten Römer sie zu den Germanen und auch nach Frankreich brachten. Dort erfand Königin Katharina de Medici im 16. Jahrhundert die Gurkenmaske. Die Kukumber, wie die Gurke auch genannt wird, ist übrigens eine Beerenfrucht. Sowohl die Salatgurke als auch die Einlegegurken haben heute in allen Kulturen ihren festen Platz. Man bekommt sie ganzjährig auf den Märkten. Ab Juli gibt es heimische Freilandware.

■ Durstlöscher und Entschlackungsmittel

Im Sommer sind frische Gurken hervorragende Durstlöscher. Ihr Saft beinhaltet nämlich zahlreiche Elektrolyten, die erfrischen und Flüssigkeitsverluste schnell ersetzen. Von dem hohen Gesundheitswert der Gurke weiß man schon seit Jahrhunderten, wenngleich selbst der Gourmetphilosoph Karl Friedrich von Rumohr diese »sonderbare Gemüsefrucht« nicht eindeutig klassifizieren konnte: »Also wollen wir, mit Rücksicht auf ihren trefflichen, Blut reinigenden, Lunge und Leber stärkenden Saft, die Gurke vorerst unter die nährenden Gemüsepflanzen ordnen.« Gurken können außerdem mithelfen, den Blutzuckerspiegel zu senken. Ein insulinverwandtes Ferment macht die Gurke auch zu einem empfehlenswerten Lebensmittel für Diabetiker.

Bitterstoffe gegen Rheumatismus und Gicht

Verantwortlich für tatsächlich entschlackende Leistung sind die Bitterstoffe, die bei den heutigen bitterstoffarmen Züchtungen vornehmlich in der Schale sitzen. Diese Bitterstoffe bringen alle Verdauungssäfte zum Fließen, wirken harnsäurelösend und wassertreibend und fördern die Verdauung. Unterstützt wird die Blut-, Organ- und Gewebereinigung durch das Kalium.

Allerdings gilt das nur für die Salatgurke. Einlegegurken haben einen unvergleichlich hohen Natriumgehalt und sollten nicht – wie die Salatgurke – gegen Nierensteine eingesetzt werden.
Gurken haben von allen Gemüsesorten den höchsten Basenüberschuss, entsäuern also den Körper und sind deshalb das ideale Gemüse für Gicht- und Rheumakranke.

Lagerungstipp
Gurken werden oft in Folie eingeschweißt angeboten, damit sie nicht zu schnell austrocknen, schimmeln oder verletzt werden. Beschädigte (frische) Ware muss sofort verbraucht werden. Einwandfreie Gurken halten im Gemüsefach bei hoher Luftfeuchtigkeit bis zu zwei Wochen.

■ Kauf- und Küchentipps

Freilandgurken schmecken ohne Frage am besten, denn sie haben das intensivste Aroma. Treibhausware kommt aus den Niederlanden, aber auch Freilandware aus Griechenland und Spanien ist das ganze Jahr über erhältlich. Frische Salatgurken (sie werden bis zu 40 Zentimeter lang) haben eine gleichmäßige Farbe und sind am Ende stumpf. Aufhellungen sind ein Zeichen von Überlagerung. Außerdem lassen sich alte Früchte leichter durchbiegen. In den letzten Jahren werden vermehrt auch kleine, meist aromatischere Zwerg-Freilandgurken angeboten.

▶ Freilandgurken können mit der Schale gegessen werden – diese muss man allerdings gründlich waschen. Treibhausware sollte man besser schälen, da ihre Schale meist mit Pestiziden behandelt ist. Hier lohnt sich Ware aus dem Bioladen!

▶ Aus Salatgurken kann man nicht nur diverse Salate machen; sie eignen sich auch bestens zu erfrischenden Kaltschalen mit Knoblauch, als Schmorgemüse oder als Suppe. Passende Kräuter sind Basilikum, Beifuß, Brunnenkresse und Estragon.

Schönheitstipp
Gurken sind seit jeher ein beliebtes Schönheitsmittel. Ihr Saft spendet langanhaltende Feuchtigkeit und beseitigt Hautunreinheiten. Bekannt sind Gurkenmasken mit Jogurt.

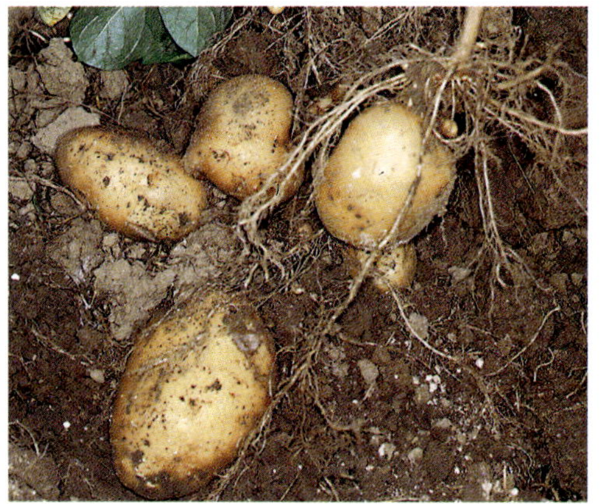

Dass Kartoffeln dick machen, haben Ernährungswissenschaftler schon lange widerlegt.

Gesundheitstipp
Die »dolle Knolle« – wie die Kartoffel in Berlin auch genannt wird – gehört zu den Lebensmitteln, die auch Allergiker sehr gut vertragen.

Vorsicht
Grüne Kartoffeln gehören in den Abfall. Sie sind unreif und enthalten den Giftstoff Solanin. Dieser kann Magen- und Darmkrämpfe auslösen. Kleine grüne Stellen an sonst reifen Erdäpfeln müssen großzügig weggeschnitten werden.

Kartoffel (Erdapfel)

Die Kartoffel war schon bei den Inkas ein selbstverständliches Lebensmittel, bevor spanische Eroberer nach Peru kamen und neben dem berühmten Inka-Gold auch die »goldene Knolle« raubten. Trotzdem gelang es erst Friedrich dem Großen, dieses äußerst nahrhafte Nachtschattengewächs den Deutschen nahezubringen. Vor allem die Preußen betrachteten die Kartoffel mit Argwohn und Spott. Trotz der Hungersnot in Berlin beschränkte man sich auf Bohnen. Der »Alte Fritz« erzwang jedoch den Anbau unter Gendarmenaufsicht, nötigte das Gesinde unter Strafandrohung, Kartoffeln zu essen und rettete letztendlich durch den Kartoffelanbau seine Untertanen während des Siebenjährigen Krieges vor dem Hungertod.

Jahresernte von 300.000 Tonnen

Heute wird die Kartoffel auf der ganzen Welt mit einer Jahresernte von 300.000 Tonnen angebaut. Die wenigsten Kartoffeln in Europa verspeisen die Italiener mit 38 Kilogramm pro Kopf und Jahr. Die emsigsten Esser sind mit 175 Kilogramm nicht die Deutschen, sondern die Iren. Deutschland liegt mit 72 Kilogramm jährlichem Pro-Kopf-Verbrauch im Mittelfeld (bei abnehmender Tendenz).

Kartoffeln enthalten wenige Kalorien

Am Anfang der »Kartoffelära« musste man den Deutschen die Kartoffel im wahrsten Sinne des Wortes einprügeln, dann wurde sie vor allem durch die Weltkriege zu einem wichtigen Grundnahrungsmittel. Manche Diätfanatiker lehnten in den sechziger und siebziger Jahren die Kartoffel mit dem Argument ab, dass sie dick mache. Dies entpuppte sich jedoch nach ernährungswissenschaftlichen Analysen als glattes Vorurteil. Im Gegenteil: 100 Gramm Kartoffeln haben 70 Kilokalorien, Nudeln oder Reis hingegen das fünffache. Fettreiche Pommes frites oder Chips sprengen allerdings bei regelmäßigem Verzehr jeden Hosenknopf.
Die Kartoffel enthält neben viel wertvollem Eiweiß vor allem Stärke. Diese gehört zu den langkettigen Kohlenhydraten, die nur langsam im Körper abgebaut werden und deshalb lange sättigen.

■ Kartoffeln gegen Darmkrebs und Bluthochdruck

Ernährungswissenschaftler untersuchten kürzlich das Verhältnis von stärkereicher Nahrung und Darmkrebsraten in verschiedenen Ländern. Dabei kam ein eindeutiges Ergebnis heraus: je seltener der Genuss stärkehaltiger Lebensmittel, desto höher die Rate der Krebserkrankungen des Zwölffingerdarms. Australische Männer und amerikanische Frauen schnitten hier am schlechtesten ab. Chinesen, die aufgrund ihres Reiskonsums viermal so viel Stärke zu sich nehmen wie die Amerikaner, leiden wesentlich seltener unter Darmkrebs. In Kartoffeln erhöht sich der Anteil wiederstandsfähiger Stärke sogar, wenn sie nach dem Kochen erkalten – Kartoffelsalate oder kalte Pellkartoffeln sind daher zur aktiven Krebsprophylaxe besonders gut geeignet.

Auch für Personen mit Bluthochdruck sind Kartoffeln ein hervorragendes Lebensmittel. Verschiedene Kartoffeldiäten versprechen sogar Linderung bei Rheuma und Gicht, Magen- und Darmleiden.

■ Verschiedene Kartoffelsorten

Kartoffeln gibt es beinahe überall. Die Sortenliste ist daher entsprechend lang. Wir wollen hier nur eine grobe Übersicht bieten:

▶ Fest kochende (oder speckige) Kartoffeln

▶ Mehlig kochende Kartoffeln

▶ Frühkartoffeln oder »Heurige« kommen in der Spargelzeit (etwa im Juni) auf den Markt. Sie sind meist fest kochend, sehr wasserhaltig und haben eine helle, sehr dünne Schale.

▶ Sommerkartoffeln gibt es ab Anfang August.

▶ Spätkartoffeln haben das beste Aroma, sind kräftig in ihrer Konsistenz und zumeist goldgelb in der Farbe. Sie werden im Spätherbst geerntet.

▶ Die süßlich schmeckende Batate-Kartoffel aus Südamerika, Afrika oder Asien gibt es auf unseren Märkten hauptsächlich in der warmen Jahreszeit.

▶ Die aus Amerika stammende Topinambur-Knolle gilt als Kartoffelersatz. Sie ist im Geschmack nussig bis artischockenähnlich.

Grundsätzlich gilt: Je früher die Ernte, desto weniger lang sind Kartoffeln haltbar. Am besten lagerfähig sind die Spätkartoffeln. Zum Überwintern gehören sie in einen trockenen und dunklen Keller bei etwa vier Grad Celsius. Zu viel Wärme und Licht lassen sie schnell keimen und weich werden.

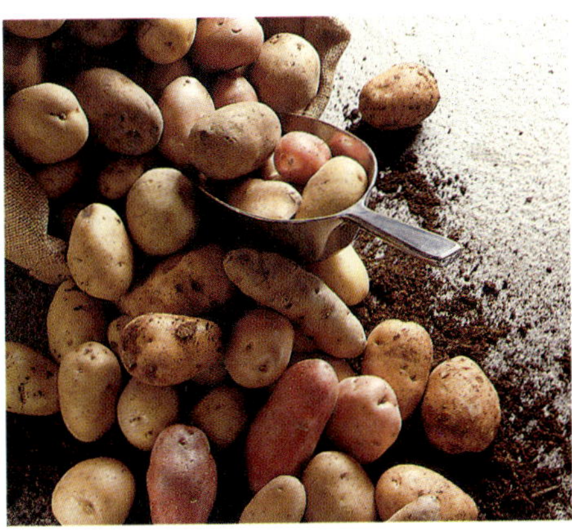

■ Verwendung in der Küche

Kartoffeln haben einen Großteil ihrer Biostoffe in der Schale. Frische, gut gebürstete und gewaschene Kartoffeln »mit Pelle« sind deshalb ein wirklich gesunder Genuss. Aber selbst wenn Sie Kartoffeln schälen, sollten Sie sie vorher waschen. Grüne Stellen müssen wegen des giftigen Solanins großzügig weggeschnitten werden. Solanin wird auch durch Kochen nicht zerstört.

▶ Mehlige Kartoffeln eignen sich am besten für Pürees, Suppen, Kartoffelknödel oder -klöße und Folienkartoffeln. Außerdem lassen sich mit ihnen gute Soßen zaubern. Kenner lieben mehlige Kartoffeln zu Kaviar! Speckige oder feste Kartoffeln nimmt man für Salate, als Beilage und zu Röst- oder Bratkartoffeln.

▶ Werden Kartoffeln in der Schale gekocht, müssen sie gleich groß sein, damit sie gleichzeitig gar werden. Zu große Kartoffeln sticht man mit der Gabel ein. Dann garen sie schneller.

▶ Bratkartoffeln müssen unbedingt in heißes Fett gelegt werden. Ist das Fett »lau«, saugen sich die Erdäpfel mit Fett voll und werden nicht knusprig.

▶ Folgende Kräuter und Gewürze passen gut zu Kartoffeln: Petersilie, Kerbel, Dill, Paprika, Muskatnuss, Kümmel, Knoblauch, Liebstöckel, Majoran, Rosmarin und Bohnenkraut.

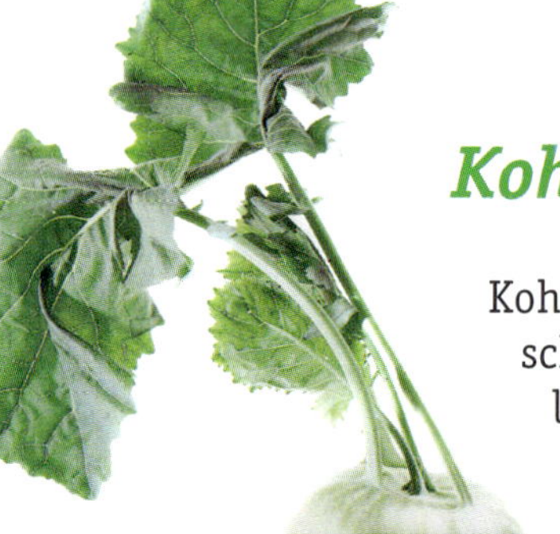

Kohlrabi

Kohlrabi ist ein nordeuropäisches Gemüse und wird fast ausschließlich im deutschsprachigen Raum konsumiert. Deutschland ist das größte Produktionsland. Geringe Anbauflächen gibt es in Österreich, Polen, Italien und Holland. Kohlrabi gehört zu der Familie der Kohlgewächse, hat aber keinen typischen Kohlgeschmack. Bei ihm verzehrt man auch nicht wie beim Weiß- bzw. Blumenkohl die Blätter oder die Blüte, sondern die Sprossachse. Kohlrabis sind je nach ihrem Anthocyangehalt weiß, grün oder violett und mit einem weißlichen Wachsbelag überzogen. Frische Freilandernten werden zwischen April bis Ende Oktober verkauft.

■ Vitamin C für die Immunabwehr

Kohlrabi hat genauso viel wertvolles Vitamin C wie Orangen. Die Askorbinsäure hält die Immunabwehr in Trab, kräftigt das Binde-

gewebe und unterstützt die schwierige Aufnahme des Kalziums, das in rohen Rüben steckt. Kalzium sorgt für einen gesunden Knochenaufbau und kräftige Zähne. Das Vitamin C unterstützt aber auch den Abbau des leider hohen Nitratanteils im Kohlrabi. Im Körper kann Nitrat unter Einwirkung von Bakterien in Nitrosamine umgewandelt werden, die Krebs erregend sind. Da diese Nitrate vorwiegend im Randbereich konzentriert sind, sollte man Kohlrabi großzügig schälen.
Weitere Mineralstoffe im Kohlrabi: Kalium, Eisen, Jod, Magnesium.

Vitamin C kontra Nitrat
Das reichlich vorhandene Vitamin C im Kohlrabi neutralisiert den überdurchschnittlich hohen Nitratgehalt.

■ Verwendung in der Küche

Frischer Kohlrabi – ob weiß, grün oder violett – hat kräftige Stangen, an denen leuchtend grüne, frische Blätter stehen. Eingerissene Knollen sind trocken und holzig. Die frühen Kohlrabisorten halten sich im Gemüsefach des Kühlschranks ungefähr eine Woche lang.

▶ Das Grün sollte man entfernen, denn es zieht den Saft aus der Knolle. Späte Sorten sind besser haltbar. Bei einem Grad Celsius und 90 Prozent relativer Luftfeuchtigkeit behalten sie sogar vier Wochen ihre Qualität. Kohlrabi kann man roh verzehren oder als Gemüse garen.

▶ Besonders gut schmeckt glaciertes Gemüse mit Butter. Folgende Kräuter und Gewürze passen gut zu Kohlrabi: Basilikum, Liebstöckel, weißer Pfeffer und Muskatnuss.

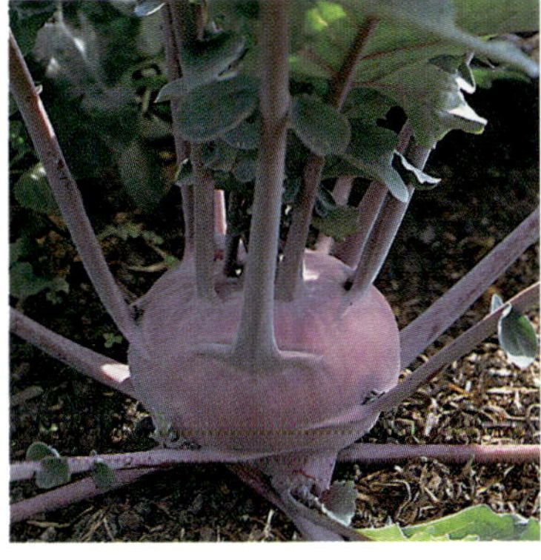

■ *Die Randschichten des Kohlrabi sind der nitrathaltigste Pflanzenteil: deshalb großzügig schälen.*

Kürbis

Der Riesenkürbis oder Speisekürbis ist in Mexiko beheimatet. Die meist orange- oder gelbfarbigen, bis zu 70 Kilogramm schweren Beerenfrüchte werden heute auch in Griechenland, Argentinien, China, Italien, Frankreich, Spanien und der Türkei angebaut. Übrigens gehören zu der Kürbisfamilie auch Zucchini, Melonen und Gurken.
In Osteuropa gewinnt zunehmend das Kürbiskernöl an kulinarischer Bedeutung. Kürbisse werden frisch zwischen September und November angeboten. Bekannt sind die Kürbisgesichter, die zum Erntedankfest im Herbst aus diesen riesigen Köpfen geschnitzt werden.

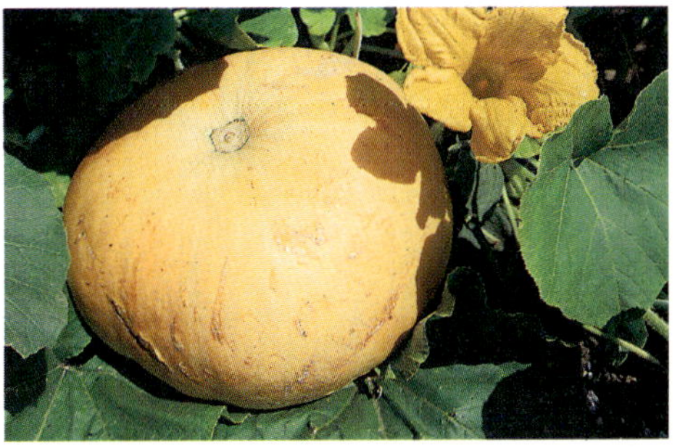

■ *Ein Prachtexemplar: Der Kürbis stammt ursprünglich aus Mexiko.*

Lagerungstipp
Kürbisse lassen sich hervorragend lagern – am besten in einem dunklen Keller. Bei zehn Grad Celsius halten sich ganze Kürbisse bis ins Frühjahr.

■ Harntreibendes Gemüse mit Radikalenfängern

Kürbis ist vor allem wegen seiner harntreibenden Wirkung bekannt und geschätzt. Nierenleiden können durch den häufigen Genuss von Kürbisfleisch, aber auch durch das regelmäßige Kauen von Kürbiskernen gelindert werden. Der Kürbis enthält viel Kalium, Beta-Karotin sowie die Vitamine A,C und E. Daneben ist der Kürbis wegen seiner mehrfach ungesättigten Fettsäuren – vor allem Linolsäure – besonders wertvoll. Diese Säuren sind ein hervorragender Schutz gegen Herz-Kreislauf-Erkrankungen.

Kürbiskerne gegen Prostatavergrößerung

Kürbiskerne erlangen immer mehr Bedeutung. Grüne Samen gelten als Prophylaxe gegen Prostatavergrößerungen. Die dafür verantwortlichen Delta-7-Sterole können sogar zu einer Rückbildung der gutartig vergrößerten Prostata führen.

Außerdem sind Kürbisse ein bewährtes Hausmittel gegen Bandwürmer.

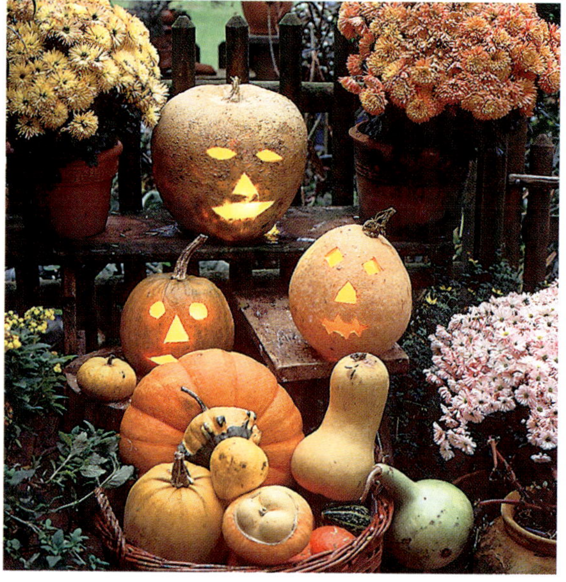

■ *Kürbisgesichter – ein alter Brauch zum Erntedankfest.*

■ Kauf- und Küchentipps

Kürbisse gibt es meist nur auf regionalen Märkten – hauptsächlich im Herbst. Kürbisliebhaber und Gartenbesitzer können sich dieses süßlich schmeckende, leckere Gemüse aber auch leicht selbst anbauen.

Frische Kürbisse weisen eine intakte Schale auf und haben einen kurzen Stiel. Verkauft wird nach Gewicht, kleinere Kürbisse werden stückweise verkauft. Kürbiskerne gibt es fast nur im Reformhaus. Kürbiskernöl ist in Österreich und Russland eine Spezialität.

Am einfachsten schneidet man Kürbisse in Scheiben und lässt die gelben »Schnitzel« in Butter braten. Mit Salz und Pfeffer würzen. Fertig. Mit Rahm oder Sahne ist Kürbis ein richtiger Schmaus. Beliebt ist speziell in Mittelmeerländern die Verarbeitung zu süßsaurem Essiggemüse oder als Suppe. Anis, weißer Pfeffer, Curry oder Paprika passen am besten zum Kürbis.

Linsen

Archäologen fanden Linsen in Pyramiden, die 2.500 Jahre vor Christus gebaut wurden. Später, so ist im Alten Testament zu lesen, verkaufte Esau sein Erstgeburtsrecht für ein Linsengericht an seinen Bruder Jakob. »Etwas für ein Linsengericht hingeben« ist seit biblischen Zeiten ein Sprichwort für einen Tausch mit zu geringem Gegenwert.

Linsen waren immer ein »Arme-Leute-Essen«. In einigen Kulturen gehören sie noch heute zu den Grundnahrungsmitteln – wie in Ägypten, Indien oder der Türkei. Linsen sind Samen, die nur zu zweit in kleinen, aufgeblähten Pflanzenhülsen gedeihen. Es gibt diese scheibenförmigen Hülsenfrüchte heute in verschiedenen Farben: hellbraun, grün, gelb, rot oder marmoriert. Sie werden ganzjährig verkauft.

■ *Linsen bestehen zu rund 50 Prozent aus Kohlenhydraten und verfügen somit über einen hohen Sättigungsgrad.*

■ Aminosäuren für das Wachstum

Ein Viertel der flachgewölbten Linsenkörner besteht aus hochwertigen essenziellen Aminosäuren. Diese Bausteine der Eiweißstoffe braucht der Mensch besonders für das Wachstum, aber auch für die Erneuerung von Zellgewebe – zum Beispiel nach Verletzungen oder Krankheiten. Da unser Körper diese lebenswichtigen Eiweißstoffe nicht selbst herstellen kann, benötigen wir möglichst ständig Nachschub.

Die Bildung roter Blutkörperchen wird durch das in den Linsen enthaltene Eisen, aber auch durch Kupfer und Folsäure wesentlich unterstützt.

Gute Laune dank der »Nervennahrung« Tryptophan

Die Aminosäure Tryptophan, die außer in Linsen auch in Bohnen, Spinat oder Fenchel enthalten ist, regeneriert Gewebezellen, auch die des Gehirns und der Nerven. Linsen sind deshalb für alle Fleisch- und Fischverächter erstklassige Eiweißlieferanten. Sie sorgen für körperliche Vitalität und geistige Frische. Da Stress der größte Eiweißräuber ist, sind Linsen bestens geeignet, den Speicher wieder aufzufüllen und angegriffene Zellen wieder zu reparieren. Tryptophan ist übrigens auch wichtig für die Bildung von Serotonin. Dieser Nervenbotenstoff ist für unsere gute Laune zuständig.

Tryptophan in Linsen
Tryptophan ist ein Eiweißbaustein, der in vielen kohlenhydratreichen Nahrungsmitteln vorkommt und im Körper zum »Glückshormon« Serotonin umgebaut wird.

Hoher Sättigungsgrad **Linsen sättigen bekanntlich sehr gut. Verantwortlich dafür ist der hohe Kohlenhydratanteil (52 Prozent), der vom Körper nur langsam abgebaut wird.**

▶ Personen, die einen Mehrbedarf haben, wie Schwangere, Kleinkinder, alte Menschen oder Kranke –, sind mit zwei Linsengerichten in der Woche ausreichend versorgt.

▶ Da Linsen zu 52 Prozent aus Kohlenhydraten bestehen, die der Körper nur langsam abbaut, haben sie einen relativ hohen Sättigungsgrad. Die im Darm relativ lang verweilende Stärke ist übrigens – wie Wissenschaftler herausfanden – eine außerordentlich wirkungsvolle Darmkrebsprophylaxe.

▶ Linsen werden nach Größe sortiert angeboten. Die kleineren mit etwa drei Millimeter Größe haben aufgrund des größeren Schalenanteils das intensivere Aroma. Nach der Ernte weisen Linsen eine grünliche bis gelbe Farbe auf. Nach einem Jahr werden sie hellbraun bis rot. Dunkle Linsen sind also die ältesten. Linsen lassen sich kühl und trocken fast unbegrenzt aufbewahren.

■ Verwendung in der Küche

Es gilt: Je älter die Samen, desto länger die Einweichzeit in Wasser. Am bekanntesten sind Linseneintöpfe, denen man auch mit getrockneten Aprikosen eine süß-pikante Note geben kann. »Linsen mit Spätzle« sind im Schwäbischen ein Nationalgericht. Überhaupt eignen sich Linsen sowohl geschmacklich als auch physiologisch besonders gut in Kombinationen mit Kartoffeln, Reis oder Nudeln. Folgende Kräuter und Gewürze passen gut zu Linsen: Oregano, Bohnkenkraut, Majoran, Lorbeer, Schnittlauch, Petersilie und Pfeffer.

Mais

Die Heimat des Mais ist das peruanische Hochland. Die Mayas und Inkas kultivierten das gelbe Kolbengemüse, machten es zum Grundnahrungsmittel und brachten es als Dank den Göttern dar. Kolumbus entdeckte das »goldene Korn« 1492 in Kuba. Aber erst portugiesische Seefahrer führten die Samen zur Kultivierung nach Europa ein.

Den zarten, süßen Zuckermais gibt es erst seit Mitte des vorigen Jahrhunderts. Er entstand als Mutationsergebnis des bis dahin bekannten Futtermaises, den man an Viehfutter verwendete. Die USA sind derzeit die Hauptproduzenten von Zuckermais. Der »Sweetcorn« kommt vor allem in Konserven auf den europäischen

■ *Mais – das Grundnahrungsmittel der Mayas und Inkas.*

Markt. Als typisch amerikanische Maisprodukte sind bei uns Popcorn, Cornflakes oder auch Whiskey bekannt.

Da das anspruchslose Gemüse selbst in gemäßigten Klimazonen gedeiht, gibt es auch in Europa – Frankreich, Israel, Holland, Spanien und Süddeutschland – zunehmend mehr Maisanbauflächen. Die Maisernte ist bei uns zwischen Juli und November. Vor allem auf dem Balkan – dort wird er Kukuruz genannt – ist er Bestandteil vieler Gerichte.

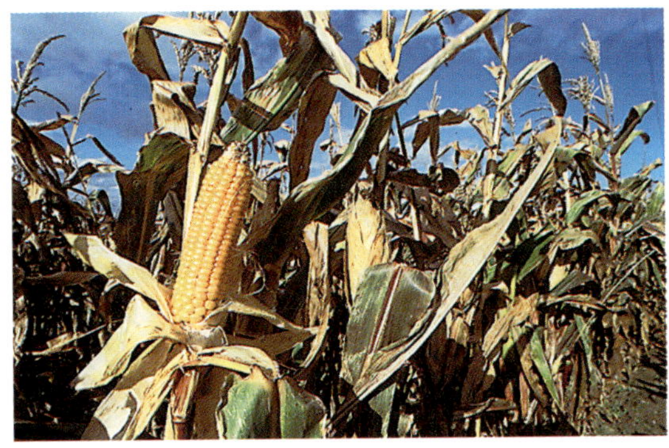

■ *Auch in unseren Breitengraden nimmt der Maisanbau stetig zu. Das Gemüse gedeiht prächtig auch in gemäßigten Klimazonen.*

■ Bei Kindern besonders beliebte »Nervennahrung«

Mais besteht zu über 60 Prozent aus Kohlenhydraten. Ein hoher Anteil an Ballaststoffen sorgt für eine gute Verdauung und eine entgiftende Wirkung im Darm. Fast 10 Prozent Eiweiß, durchschnittlich 7,8 Prozent Zucker und sogar 1,2 Gramm Fett auf 100 Gramm sind die Gründe, warum Mais sehr gut sättigt und mit 86 Kalorien zu den kalorienreichsten Gemüsearten gehört. Kinder lieben die gelben »Zuckerperlen« besonders.

Erhitzter Mais als »Nervenstabilisator«

Gemüsemais ist aufgrund seiner vielen B-Vitamine ein wertvoller Nervenstabilisator. Mit 1,7 Milligramm Niazin ist Mais Spitzenreiter unter allen Gemüsearten. Allerdings ist das B-Vitamin, das an allen Stoffwechselvorgängen beteiligt ist und für eine gesunde Haut sorgt, erst dann voll verfügbar, wenn man den Mais erhitzt.

Lagerungstipp
Mais sollte aufgrund des raschen Zuckerverlustes möglichst schnell verbraucht werden. Für kurze Lagerungen im Kühlschrank am besten die langen Hüllblätter abschneiden, weil dadurch die Verdunstung der Kolben vermindert wird. Durch den hohen Fettgehalt können auch getrocknete Maiskörner und Vollkornmehl nur etwa ein Vierteljahr lagern.

Mais hat sehr viel Kalium, das der Darm zur Verdauung der Speisen und der Körper zur Wasserregulierung benötigt. Mais verfügt außerdem über besonders viel Zink, das durch das günstige Verhältnis zum Kupfergehalt sehr gut resorbiert werden kann. Zinkmangel kann zu Libido- und Potenzverlust führen. Weitere Inhaltsstoffe sind Chrom, das zur Zuckerverwertung benötigt wird, sowie Selen (für den Immunschutz und die Krebsabwehr). Maiskeime sind ferner reich an Vitamin E, weshalb Maiskeimöl als besonders leistungssteigernd gilt. Dieses Antioxydans kräftigt die Zellmembran und schützt das Zellinnere.

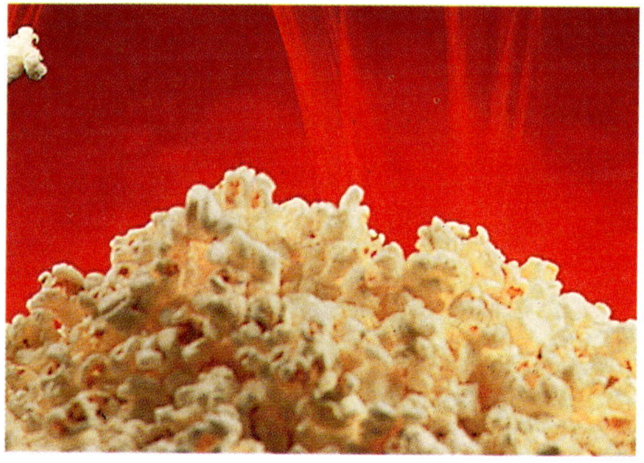

Popcorn - das wohl typischste amerikanische Maisprodukt.

■ Kauf- und Küchentipps

Im Spätsommer gibt es frische Maiskolben, die man mit Salz und Pfeffer in Butter garen kann. Je jünger der Mais, desto süßer ist er. Schnell wandelt sich bei zunehmender Lagerung der Zucker in Stärke um, die das Gemüse dann mehlig macht.

▶ Frischen jungen Mais erkennt man daran, dass die Körner prall und glänzend sind und etwas milchiger Saft aus dem Korn tritt, wenn man es mit dem Fingernagel einritzt. Außerdem gibt es Maisgrieß und Vollmehl.

▶ Mit Butter bestrichen sind Maiskolben auf dem Holzkohlegrill gegart köstlich, wenn auch etwas mühsam abzunagen. Zum Garen in Wasser fügt man etwas Zucker hinzu und salzt erst danach, damit die Schalen nicht zäh werden. Mais lässt sich gut mit Bohnen, Tomaten, Paprika oder Pilzen kombinieren.

▶ Berühmte Maisgerichte sind Polenta, Tortilla und Maisgrieß. Aus speziellen Maiskörnern kann man Popkorn herstellen.

Mangold

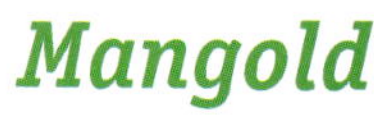

Mangold ist ein europäisches Gemüse. Das mit der Roten Bete und dem Spinat verwandte Gänsefußgewächs wird seit Urzeiten an allen Mittelmeerküsten angebaut. Größere Anbauflächen gibt es außerdem in der Schweiz und in den Niederlanden. Die deutschen Erträge reichen nur für regionale Märkte. Die 10 bis 15 Zentimeter großen grünen Blätter werden ähnlich zubereitet wie Spinat und schmecken auch so ähnlich. Haupterntezeit ist Mai bis Herbst.

■ Die eiweißreichen Mangoldblätter erfreuen sich in den letzten Jahren zunehmender Beliebtheit.

■ Betain und Raphanol zur besseren Fettverarbeitung

Um die Jahrhundertwende war Mangold in Deutschland bekannter als Spinat – heute fristet das feine, delikate Gemüse eher ein Stiefmütterchendasein. Dabei enthält Mangold viel Eiweiß, darunter die wichtige Aminosäure Betain. Dieser Baustein stärkt das Immunsystem, wirkt antibakteriell und unterstützt die Fettverarbeitung von Leber und Galle. Diese Funktionen unterstützt auch das schwefelhaltige Mangold-Öl Raphanol, das darüber hinaus antibiotisch und schleimlösend wirkt. Die Aminosäure Asparagin, die auch im Spargel vorkommt, wirkt harntreibend und löst Harnsäurekristalle. Das Vitamin A des Mangold wirkt zusammen mit Vitamin C antioxydativ und schützt die Schleimhäute.

Leider ist Mangold sehr nitratreich. Man sollte deshalb versuchen, Mangold aus biologischem Anbau zu bekommen. Auf keinen Fall soll Mangold wieder aufgewärmt werden. Die Nitrate verwandeln sich durch die Wiedererhitzung in Krebs erregende Nitrosamine.

■ Kauf- und Küchentipps

Frischer Mangold hat kräftige, knackige Blätter. Man unterscheidet zwischen Stielmangold und Schnittmangold. Beim Stielmangold sind die Blätter groß und sitzen an 45 Zentimeter langen und bis zu zehn Zentimeter breiten, recht fleischigen Blattstielen, die weiß, gelb oder rot sind. Man isst die Stiele mit. Der Schnittmangold hingegen hat kleine, breite Blätter und feine Stiele. Verkauft werden nur die kleinen Blätter, die etwas milder schmecken als die des Stielmangold.

Mangold wird so zubereitet wie Spinat, schmeckt aber kräftiger und würziger. Entweder als Blattgemüse oder als Püree eignet sich Mangold zu vielen Fleisch- und Fischgerichten. Verwendet man die etwas nussig schmeckenden Stiele beim Stielmangold, muss die faserige Haut der Stiele wie Spargel abgeschält werden. Meist werden sie in Stücke geschnitten, gedünstet und mit einer hellen Soße serviert. Folgende Kräuter und Gewürze passen zu Mangold: Muskatnuss, Basilikum, Kerbel, Liebstöckel, Knoblauch, Sesam.

Möhre (Karotte)

Möhren oder Karotten gibt es seit Urzeiten. Schon die Römer schätzten die Möhre als Heilmittel. Und die Schweizer gehören seit jeher zu den emsigsten Möhrenessern. Aber auch auf anderen Kontinenten vermutet man vorzeitlichen Karottengenuss. Im Übrigen waren Karotten bis zum 17. Jahrhundert schwarz oder violett. Erst die Holländer züchteten die typisch orangefarbene Möhre. In Amerika werden übrigens sogar weiße Karotten angebaut.

Gesundheitstipp
Wer Probleme mit Nierensteinen hat, sollte Mangold meiden. Die Blätter enthalten viel Oxalsäure, die sich mit Kalzium unlöslich verbindet und Kristalle bildet.
Reichen Sie zu Mangold aufgrund seines hohen Nitratgehalts Vitamin-C-reiche Kost, wie zum Beispiel Paprika. Die Askorbinsäure macht die schädlichen Nitrate zu einem Großteil unschädlich.

■ *Neben Vitamin A ist auch das Antioxidanz Selen reichlich in Karotten enthalten.*

446.000 Tonnen jährlich allein in Deutschland

Die Mohrrübe, wie die Möhre auch genannt wird, ist eine der am meisten konsumierten Gemüsearten der Welt. Die Deutschen essen im Jahr sage und schreibe 446.000 Tonnen der gelben Doldenblütler-Wurzel. Davon sind etwa die Hälfte aus Italien, Frankreich, den Niederlanden, Belgien, Polen und Großbritannien importiert.

Besonderer Tipp
Das fettlösliche Vitamin A wird vom Körper nur dann aufgenommen, wenn Sie zusätzlich Fett oder Öl essen. Möhrensaft, Salate und Gemüsegerichte brauchen einen Schuss Vitamin-E-haltiges Weizenkeim- oder Sonnenblumenöl oder Butter.

■ Leicht verdauliche Kost – nicht nur für Babys

Nach der Milch bekommt ein neuer Erdenbürger als Nächstes meist einen Karottenbrei. Dieser ist süß und leicht verdaulich. Das befriedigt den Hunger des Babys und das Gesundheitsgewissen der Mutter. Der Säugling gedeiht, bekommt farbige Wangen und hat einen angenehm festen Stuhl.

Kein anderes Gemüse hat so viel Karotinoide wie die Karotte – deshalb heißt sie wohl auch so. Der extrem hohe Anteil an Beta-Karotin, Alpha-Karotin und Lutein wird von der Darmschleimhaut in Vitamin A umgewandelt. Dieses Vitamin gilt als einer der wichtigsten Krebskiller. Als Radikalfänger beugt Vitamin A nicht nur der Zellalterung und Krebserkrankungen vor, sondern wird inzwischen in hohen Dosierungen auch wirkungsvoll in der Krebstherapie angewandt. Außerdem ist Vitamin A ein ausgezeichneter Schleimhautschutz – viele teure Kosmetikprodukte enthalten Vitamin A.

■ Folsäure und Eisen gegen chronische Krankheiten

Ein hoher Anteil an Folsäure verbessert die Aufnahme von Eisen im Körper. Diese Kombination macht Möhren besonders wertvoll für Jugendliche, die noch wachsen. Außerdem beinhalten Möhren einen hohen Vitamin-K-Gehalt. Dieses Vitamin steuert die Blutgerinnung. Säuglinge können es aufgrund fehlender Darmbakterien nicht selbst herstellen und sind auf die Vitamin-K-haltige Muttermilch oder entsprechende Nahrung angewiesen.

Möhren gelten außerdem als Balsam für den Darm. Ätherische Öle, allen voran die Terpene, töten schädliche Bakterien im Darm, die Durchfall verursachen. Die reichhaltigen Pektine der Möhre, die sonst nur im Apfel in dieser Konzentration vorkommen, reinigen darüber hinaus den Darm, fördern die Verdauung und senken den Cholesterinspiegel.

Möhren müssen leicht gedünstet oder fein geraspelt werden, damit die in Zellulose eingeschlossenen Karotinoide überhaupt freigesetzt und resorbiert werden können. Beim Genuss einer ganzen, rohen Möhre kommt nur ein Zehntel des Vitamin-A-Angebotes zum Einsatz.

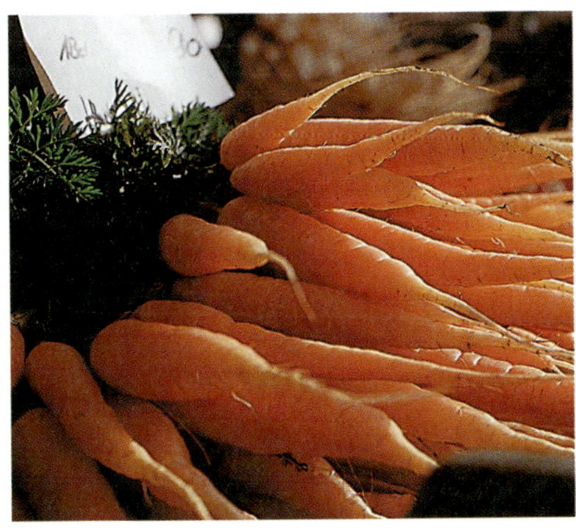

■ Kauf- und Küchentipps

Die Frühkarotten werden im Juni geerntet. Sie sind meist als Bundmöhren mit Kraut im Handel und besonders zart und süß. Sie eignen sich speziell als Rohkost. Im Herbst und Sommer werden die so genannten Waschmöhren (ohne Kraut) verkauft. Zu früh geerntete Möhren haben noch grüne Stellen und sind schlecht im Geschmack. Genussreife, frische Wurzeln haben eine kräftige Farbe und sind knackig.

■ *Bei Bundmöhren entzieht das Kraut der Wurzel Wasser und Nährstoffe; deshalb sollte es zum Frischhalten der Möhren abgeschnitten werden.*

▶ Frühe Bundmöhren bleiben im Gemüsefach des Kühlschranks nur wenige Tage frisch. Das Kraut sollte dabei abgeschnitten werden. Es entzieht der Wurzel Saft. Spätmöhren können gut im frostfreien, aber kühlen Keller als Wintergemüse gelagert werden. Sie lassen sich auch bestens einfrieren.

▶ Karotten können roh und gegart gegessen werden. Besonders gut als Rohkost schmecken die Frühkarotten. Die Sommer- und Herbstsorten eignen sich allerdings eher zum Entsaften oder zu schmackhaften Gemüsegerichten.

Okra (Essbarer Eibisch)

Dass Okras auf unseren Märkten einen festen Platz für Feinschmecker eingenommen haben, ist vor allem den türkischen und griechischen Arbeitnehmern in deutschsprachigen Landen zu verdanken. Die bohnenähnlich schmeckenden Okras sind in deren Heimat ein beliebtes Gemüse, das man sogar als Konserve kaufen kann. Beheimatet ist der Essbare Eibisch oder auch »Ladyfinger« – wie er oft genannt wird – eigentlich in Äthiopien. Dort kennt man diese peperoniähnlichen, fingerdicken und mehrkantigen Schoten seit rund 4.000 Jahren. Heute werden sie in allen Erdteilen angebaut und verkauft. Okras sind auf vielen Märkten das ganze Jahr über erhältlich.

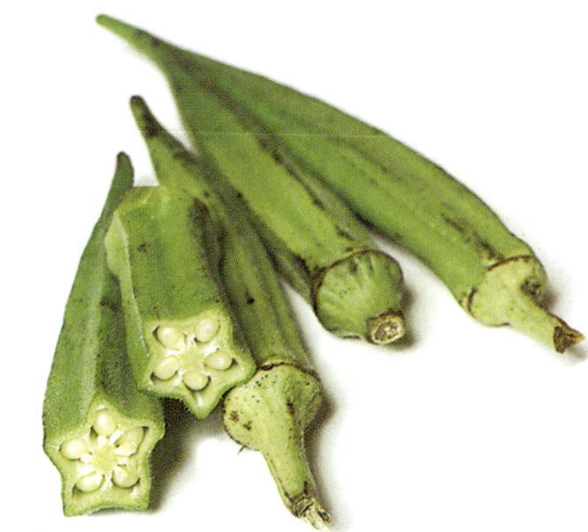

■ *Die Okra stammt aus Äthiopien.*

■ Okras werden entweder roh als Salat oder gegart als Gemüse zubereitet. Ihr Pflanzensaft wird in der Naturheilkunde gegen Magenschleimhautentzündungen eingesetzt.

■ Zellerneuerung und starke Nerven

Die Weltgesundheitsorganisation reiht die Okras unter die Gemüsesorten ein, die der Krebsentstehung vorbeugen.

Die bis zu 15 Zentimeter langen Samenkapseln enthalten viel Kalzium und Vitamin C. Viele Menschen, insbesondere Männer, sind mit Kalzium unterversorgt. Abgespanntheit, Gereiztheit und schwache Nerven können ein Folge von Kalziummangel sein, der durch Okras schnell ausgeglichen werden kann. Weitere Inhaltsstoffe der Okras:

- ▶ Vitamin A
- ▶ Vitamine der B-Gruppe
- ▶ Zellenerneuernde Aminosäuren
- ▶ Sättigende und kräftigende Kohlenhydrate
- ▶ Blut bildendes Eisen

■ Kauf- und Küchentipps

Okras haben einen milchartigen Schleim. Sie werden noch unreif geerntet und reifen dann nach. Genussreife Schoten sind kräftig grün, knackig und saftig. Überreife Früchte werden fleckig und brüchig. Okras müssen bei sieben bis zehn Grad Celsius gelagert werden. Sie halten dann etwa drei bis fünf Tage. Man kann sie auch gut einfrieren.

▶ Okras bereitet man entweder als rohen Salat oder als Gemüse zu. Sie werden wie Bohnen geputzt, also vom Stielansatz und von der Spitze befreit. Die Samen werden mitgegessen. Je kleiner man die Schoten schneidet, desto mehr milchiger Schleim tritt aus, den Naturheilkundler gegen Magenschleimhautentzündungen einsetzen.

▶ Okras passen auch zu Lammbraten und zu Fleisch-, Geflügel- und Fischgerichten. Da sie keinen starken Eigengeschmack haben, erfordern sie kräftige Gewürze, zum Beispiel Knoblauch, Koriander, Pfeffer, Chili und Curry.

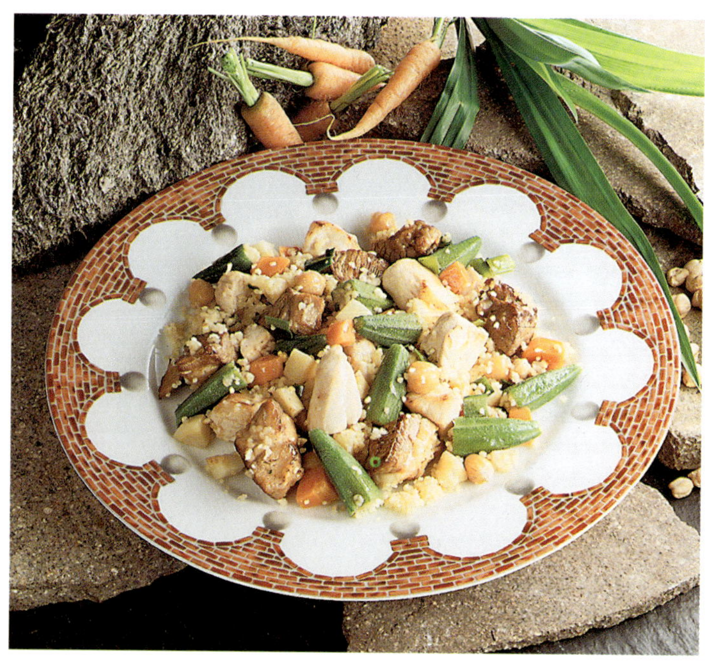

Olive

Die Heimat der Olive ist die Mittelmeerregion; auch heute noch werden Oliven ausschließlich in mediterranen Ländern produziert. Italien baut die meisten und begehrtesten Oliven an, gefolgt von Spanien, Griechenland, Tunesien und der Türkei.

Olivenbäume können bis zu tausend Jahre alt werden. Seit Urzeiten bekannt, wurden sie in der griechischen Antike besungen, und die Bibel erzählt von der Taube Gottes, die mit einem Olivenzweig im Schnabel zur Arche Noahs fliegt. Oliven werden größtenteils zu fruchtigen, kalt gepressten oder erhitzten Ölen verarbeitet. Aber auch als Früchte sind die grünen oder länger gereiften schwarzen Früchte nicht aus der mediterranen Küche wegzudenken. Olivenernte ist im Herbst.

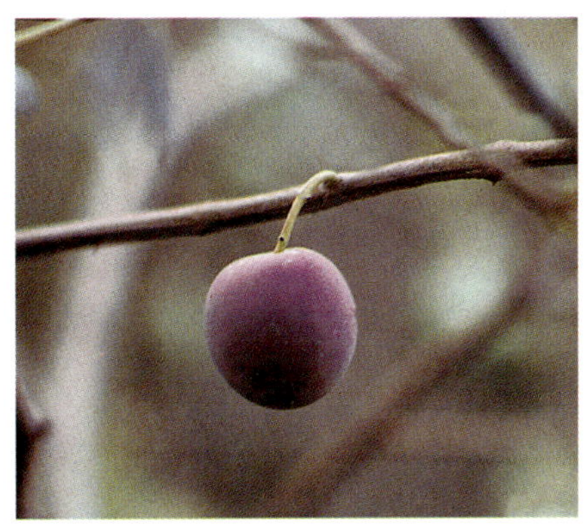

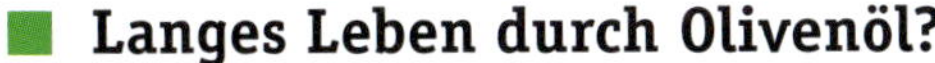

■ *Seinen Mangel an mehrfach ungesättigten Fettsäuren macht Olivenöl durch den Inhaltsstoff Squalen wett, der antioxidativ wirkt und und das Immunsystem stärkt.*

■ Langes Leben durch Olivenöl?

Wissenschaftler stellten sich die Frage, warum Spanier das höchste Lebensalter in Europa erreichen. Das Ergebnis ihrer Studien war einigermaßen überraschend: Ein langes Leben gewinnt man durch viel Olivenöl, Knoblauch und regelmäßige Siesta. Über die Seriosität dieser Untersuchungen lässt sich möglicherweise streiten, aber in jedem Fall glaubt man sie gern. Die herb schmeckenden Oliven bestehen aus wertvollen pflanzlichen Fetten – die grünen zu über 13 Prozent, die reif gewordenen schwarzen zu fast 36 Prozent. Entsprechend hoch ist ihr Kaloriengehalt (auf 100 Gramm 133 Kilokalorien bei den grünen, fast das dreifache bei den schwarzen).

Zudem haben Olivenöle den Vorteil, lästige Cholesterine aus tierischer Nahrung daran zu hindern, ins Blut überzugehen. Damit sinkt auch das Risiko, an Arteriosklerose zu erkranken oder einen Herzinfarkt zu erleiden.

Die Bewohner der Mittelmeeranreinerstaaten haben im Verhältnis zum restlichen Europa viel weniger von diesen Krankheiten – und das, obwohl ihr Fleisch- und Tabakkonsum weit überdurchschnittlich ist. Oliven sind reich an einfach ungesättigten Fettsäuren. Diese halten unsere Blutgefäße elastisch und schützen die Mitochondrien, die Schutzhäutchen der Zellen; ferner unterstützen einfach ungesättigte Fettsäuren die Gehirn- und Nervenfunktionen.

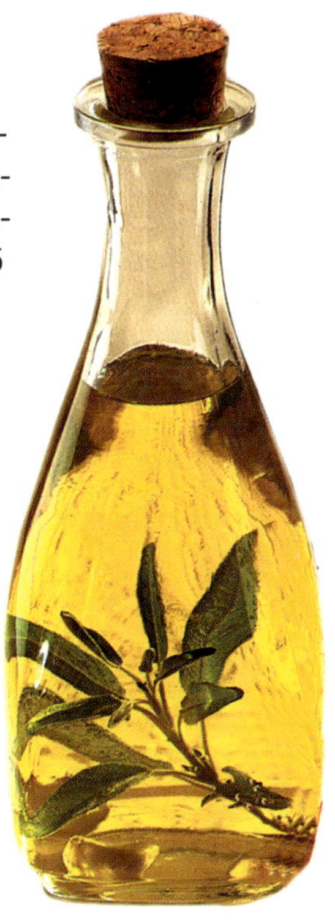

Weniger mehrfach ungesättigte Fettsäuren

Verglichen zu anderen Pflanzenölen wie Sonnenblümenöl oder Distelöl schneidet Olivenöl mit Abstand »schlechter« ab, wenn es um die »guten« mehrfach ungesättigten Fettsäuren geht. Dieses Defizit macht das Olivenöl jedoch durch das so genannte Squalen wett. Diese lipidähnliche Substanz hat eine ähnliche Wirkung wie die Karotinoide. Es schützt vor Sonneneinstrahlung und stärkt das Immunsystem. Außerdem beugt es Krebserkrankungen vor.

Olivenöl hat den Vorteil, dass man es aufgrund seines hohen Anteils an einfach ungesättigten Fettsäuren erhitzen, also auch gut zum Braten verwenden kann. Distel- und Keimöle mit ihrem extrem hohen Anteil an mehrfach ungesättigten Fettsäuren können bei zu großer Brat- und Backhitze Krebs erregende Stoffe entwickeln. Je höher der Anteil mehrfach ungesättigter Fettsäuren, desto thermosensibler sind die Öle. Antioxydativ wirken die Vitamine A und E. Die B-Vitamine der Oliven beruhigen die Nerven. Bewährt hat sich die Anwendung von Olivenöl bei Gallenkrankheiten – es fördert nämlich den Gallenfluss.

■ Kauf- und Küchentipps

Oliven werden selten roh verkauft. Ihre vielen Bitterstoffe machen sie ungenießbar. Im Handel sind fast ausschließlich marinierte Oliven zu finden. Besonders begehrt sind die großen, fleischigen Speiseoliven, die ein fruchtig-herbes Aroma haben. Die schwarzen Oliven sind eigentlich nichts anderes als gereifte »grüne« Oliven.

Unraffiniertes Öl erster Pressung

Das qualitativ hochwertigste Olivenöl ist das unraffinierte Öl der ersten Pressung. Dieses goldgelbe Jungfernöl wird aus den besten Oliven ohne chemische Verfahren und Erhitzung gewonnen. Auf den Flaschen ist diese teuerste Qualität der »kalt gepressten« oder »nativen« Öle, wie sie auch genannt werden, mit dem Hinweis »Extra Vergine« oder »Natives Olivenöl Extra« gekennzeichnet.

▶ Nicht so hochklassige Oliven werden dann raffiniert und mehrfach gepresst, wenn zu viele freie Fettsäuren enthalten sind, die dem Öl einen unangenehmen Geruch und Geschmack verleihen würden. Raffinierte Öle haben ein sehr kräftiges Aroma und ein intensives Grün. Der ohnehin geringe Anteil der wertvollen mehrfach ungesättigten Fettsäuren geht verloren – und damit auch die cholesterinsenkende Wirkung.

▶ Oliven werden – wie auch das Öl – bei zu langer Lagerung ranzig. Lose gekaufte Ware, ob in Öl oder in Salzlake eingelegt, sollte so schnell wie möglich verbraucht werden. Kalt gepresstes Olivenöl hält etwa ein halbes Jahr. Am besten haltbar bleibt es in kühlen, dunklen Räumen oder im Kühlschrank.

▶ Oliven passen hervorragend zu sehr vielen mediterranen Gerichten – zu frischen rohen Salaten genauso gut wie zu gekochten Speisen, zum Beispiel Pizza, als Fleischfüllung, zu Tomaten- und Auberginengemüse oder als Snack zu Käse mit Knoblauch und Mandeln. Oliven vertragen sich mit den meisten Kräutern.

▶ Es gibt viele verschiedene Olivensorten, die sich untereinander gut mischen lassen.

Kalt gepresstes Öl
Achten Sie beim Kauf darauf, dass Sie nur frisches, kalt gepresstes Olivenöl kaufen (also nicht raffiniert). Dieses ist besonders stoffwechselaktiv.

■ *Neben reichlich Vitamin C und Karotinoiden enthält Paprika den Wirkstoff Capsaicin, der von alters her als Heilmittel bei Durchblutungsstörungen und ihren Folgen eingesetzt wird.*

Paprika

Die Paprika war ein Mitbringsel spanischer Eroberer aus Mittel- und Südamerika im 16. Jahrhundert. Heute wird der »Spanische Pfeffer«, wie die Paprika auch genannt wird, in vielen Ländern aller Kontinente angebaut, wo die anspruchsvolle Pflanze viel Sonne und Wärme bekommt. Gemüsepaprika ist allerdings nicht so scharf wie seine Verwandten, die Chilis, sondern in ausgereiftem Zustand sogar eher süß. Genau genommen ist die Paprika keine Schote, sondern eine Beere. Der Bedarf des europäischen Marktes wird durch große Anbauflächen in Italien, Ungarn, Südfrankreich, Rumänien, Israel, Griechenland und Serbien gedeckt. In Deutschland galt die Paprika noch nach dem Zweiten Weltkrieg als eine exotische Pflanze. Grüne Paprika sind übrigens keine eigenständige Sorte, sondern nicht voll ausgereifte gelbe oder rote. Paprikaschoten sind ganzjährig erhältlich.

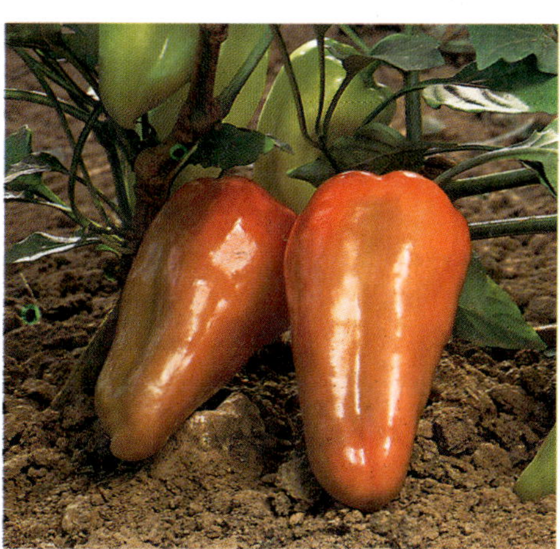

■ Bis zu 400 Milligramm Vitamin C auf 100 Gramm Gemüse

Die Paprika ist eine regelrechte Vitaminbombe – besonders dann, wenn sie ausgereift ist und nicht schon grün verspeist wird, wie das zumeist in Deutschland der Fall ist. Die grüne Paprika ist im Vergleich zu den rot, gelb und orangefarbigen Paprikafrüchten weitaus ärmer an Nährstoffen.

Paprika gegen Muskelkater
Paprikaschoten dämpfen Stressreaktionen; darüber hinaus helfen sie auch gegen Muskelkater und Gelenkschmerzen.

■ *Paprikaschoten mit Naturreisfüllung: eine rundum gesunde Mahlzeit, die viel bietet – komplexe Kohlenhydrate, Ballaststoffe, B-Vitamine, Vitamin C und Karotinoide.*

Nobelpreis für die Entdeckung des Vitamin C

1932 entdeckte der ungarische Professor Albert Szent-Györgyi von der Szegediner Universität das Vitamin C. In seiner ungarischen Heimat fand der Wissenschaftler diese Substanz in dem Nationalgemüse, der roten Paprika. Für diese Leistung erhielt er 1937 den Nobelpreis. Kurz vorher entdeckte er auch noch eine andere Substanz – er bezeichnete sie nach dem Paprika als Vitamin P. Heute reiht man diesen Wirkstoff unter die Bioflavonoide und bezeichnet ihn als Rutin. Rutin reguliert die Durchlässigkeit in den Blutgefäßen, dichtet die Kapillaren ab und »repariert« sie bei Bedarf. Es kommt übrigens auch in Kirschen vor.

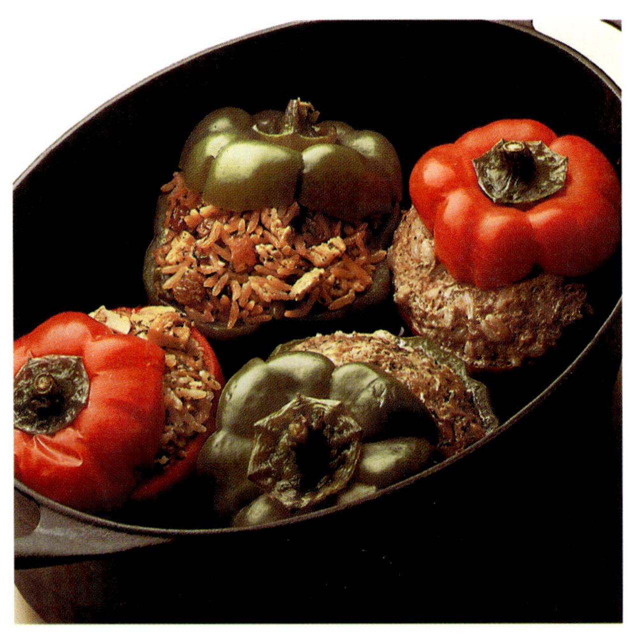

▶ 100 Gramm rote Gemüsepaprika enthält bis zu 300 Milligramm Vitamin C, grüne Paprika nur etwa 140 Milligramm. Doch selbst das übertrifft noch alle anderen Gemüsesorten. Die scharfsüße Tomatenpaprika, die im Aussehen der Fleischtomate ähnelt, hat sogar bis zu 400 Milligramm Askorbinsäure auf 100 Gramm Gemüse zu bieten. Das ist mehr als das Fünffache, was in Deutschland als Tagesbedarf empfohlen wird.

▶ Der scharf schmeckende Wirkstoff in der Paprika ist das Capsaicin. Es befindet sich in den Kernen und in den Scheidewänden der Fruchtkammern, vor allem aber in Chilischoten. Dieses Capsaicin, was man in höheren Dosen nur in scharfen Paprikagewürzen genießen kann, heizt den Blutkreislauf an, bewirkt eine Gefäßerweiterung und sorgt für einen verbesserten Fluss des Blutes. Bei empfindlichen Menschen oder einem besonders hohen Schärfegrad kann man hier Schweißausbrüche, vermehrte Tränenproduktion und Nasenschleimsekretion beobachten. Letztendlich verhindert das »feurige« Capsaicin aber Durchblutungsstörungen und Blutverklumpungen. Die Paprika regt obendrein auch noch den Appetit an, bringt die Körpersäfte zum Fließen und desinfiziert Schleimhäute und Verdauungsorgane.

■ »Anfeuerung« des Liebeslebens

Die roten Paprikafrüchte enthalten viele Beta-Karotine. Diese beugen Krebserkrankungen vor und sorgen für einwandfrei funktionierende Schleimhäute. Außerdem wird Paprika hier seinem Ruf gerecht, das Liebesleben »anzufeuern«: Das vom Organismus aus Beta-Karotin produzierte Vitamin A ist an der Produktion einiger Sexualhormone beteiligt und fördert somit Libido und Potenz. Ferner enthält Paprika viel Selen und besonders viel Coenzym Q 10, das die Pharmaindustrie heute auch in Kapselform für teures Geld anbietet.

■ Verwendung in der Küche

Die dünne, feste Haut entfernt man am leichtesten, indem man geviertelte Paprika mit der Hautseite nach oben und mit etwas Wasser auf ein Backblech legt. Unter dem Backofengrill wirft die Haut nach einigen Minuten (teilweise schwarze) Blasen. Dann mit einem mit kaltem Wasser getränkten Geschirrtuch abschrecken und schälen.

► Die heimische Paprika wird im Sommer bis Herbst geerntet. Grundsätzlich bekommt man aber das ganze Jahr über frische Importware. Frische Paprika haben eine einwandfreie, glatte und glänzende Haut.

► Paprikaschoten lassen sich relativ gut lagern. Im Gemüsefach des Kühlschranks und hoher Luftfeuchtigkeit halten sie fast zwei Wochen – allerdings nicht unter sieben Grad Celsius lagern sonst verlieren sie rasch an Qualität.

► Leckere, knackige Salate oder in Öl eingelegte Paprika-Vorspeisen findet man inzwischen nicht nur beim »Italiener«. Überall beliebt sind gefüllte Paprikaschoten, Schaschlik-Spieße oder diverse Gemüsegerichte wie Ratatouille oder Eintopf.

Gesundheitstipp
Damit die vielen Karotinoide vom Körper aufgenommen werden können, brauchen sie etwas Fett. Ein wenig Öl oder Sahne machen Paprika noch schmackhafter und besonders wirkungsvoll. Magenempfindliche Personen sollten geschälte Früchte probieren – diese sind wesentlich bekömmlicher.

Porree (Lauch)

Lauch gehört zu den Liliengewächsen. Die bis zu 40 Zentimeter langen und bis acht Zentimeter dicken weißgrünen Stangen sind Verwandte von Zwiebel, Knoblauch und Spargel. Der Anbau konzentriert sich auf Europa. Am meisten wird in Frankreich produziert, gefolgt von Deutschland, Belgien, Holland, Italien, Spanien und Ägypten. Es gibt Sommer-, Herbst- und Winterporree. Für Porree ist also immer Saison.

■ Reinigender Muntermacher

Porree ist ein Muntermacher und räumt im Magen und Darm auf. Er ist zwar nicht so scharf wie Zwiebeln, hat aber eine ähnliche reinigende Wirkung. Seinen typischen Geschmack erhält der Porree durch seine schwefelhaltigen Aromastoffe – Allizin ist einer dieser Stoffe. Die Senföle des Porree regen die Leber- und Nierenfunktionen an und wirken Rheumaleiden entgegen.

Aktivierung von Enzymen

Porree gehört zu den wenigen Gemüsearten, die reichlich mit Kämpferol ausgestattet sind. Dieses Bioflavonoid hemmt die Tumorentstehung, indem es Enzyme aktiviert, die wiederum Krebs erregende Substanzen vernichten. Außerdem wirkt Kämpferol entzündungshemmend und antioxydativ, schützt also die Zellen vor aggressiven Angreifern. Somit können Lauch-Liebhaber die geballte Macht der Antioxydanzien – viel Vitamin A, C und E, sogar Selen – aufnehmen. Zusammen sind sie ein erstklassiger Schutz vor Krebs, vorzeitiger Alterung und Herz-Kreislauf-Krankheiten. Ähnlich wie Zwiebeln und Knoblauch ist Porree in der Lage, bei regelmäßigem Verzehr hohe Cholesterinwerte zu senken. Er soll aber nur kurz gekocht werden.

Lagerungstipp
Porree ist im Gemüsefach des Kühlschranks maximal fünf Tage haltbar, in der Nullgradzone spezieller Kühlschränke etwa doppelt so lang. Porree sollte nicht mit anderen aromaempfindlichen Produkten wie Butter oder vielen Obstsorten zusammenliegen. Die Würze überträgt sich sonst. Lauch kann man auch gut einfrieren. Am besten drei Minuten blanchieren, abschrecken und in Gefrierbeutel geben.

■ Kauf- und Küchentipps

Lauch hat wegen seiner Überdüngung leider oft sehr hohe Nitratwerte. Es gibt aber ein großes Angebot biologisch angebauter Ware. Im Zweifel sollten Sie Vitamin-C-reiche Zutaten wie Paprika oder Zitrone hinzufügen, um sich vor den Krebs erregenden Nitrosaminen zu schützen.

Dünnschaftigen, besonders zarten Lauch gibt es im Mai und Juni. Ab dann werden die Stangen immer dicker, aber auch länger und kräftiger im Geschmack. Beim frischen Lauch sind die Blattspitzen fest und tiefgrün.

▶ Welke, schlappe Blätter sind ein Zeichen von zu langer oder schlechter Lagerung, auch wenn die Stange selbst vielleicht noch einwandfrei aussieht. Die Nährstoffe sind hier bereits größtenteils verloren.

▶ Frühe Sommerernten kann man wunderbar roh essen. Die kräftigen späteren Sorten eignen sich besser für den Kochtopf. Porreestangen werden von den harten Blättern befreit und gründlich gewaschen. Porree passt gut zu Karotten, Erbsen, Pfifferlingen, verschiedenen Eintöpfen und Sellerie.

▶ Aus dem Elsass stammt das oft variierte Rezept »Quiche Lorraine«, bei dem man das klein geschnittene Lauchgemüse zuerst in Weißwein dünstet und es schließlich mit einer Sahnesauce auf Mürbteigtorte bäckt.

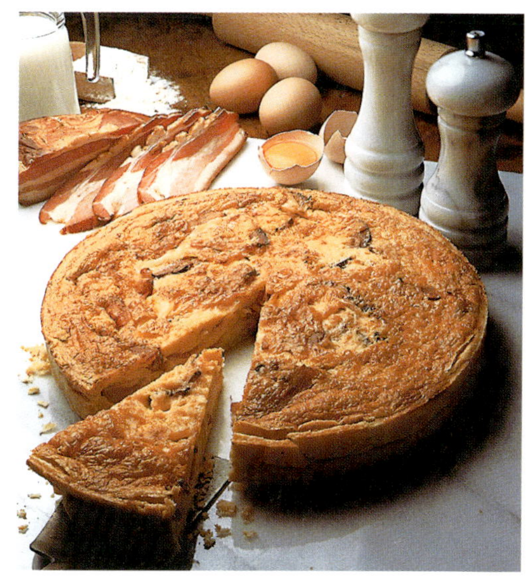

■ *»Quiche Lorraine« stammt aus dem Elsass.*

Radicchio

Radicchio wird auf der ganzen Welt angebaut. Beheimatet ist er in Europa oder Vorderasien. Der faustgroße violettrote »Kopfsalat« mit seinen weißen Adern wird fast ausschließlich roh gegessen. Frisch kommt der dekorative Radicchio von Oktober bis Mai auf den Markt, ist also ein typisches Wintergemüse. Die meiste Ware wird aus Italien und Frankreich importiert.

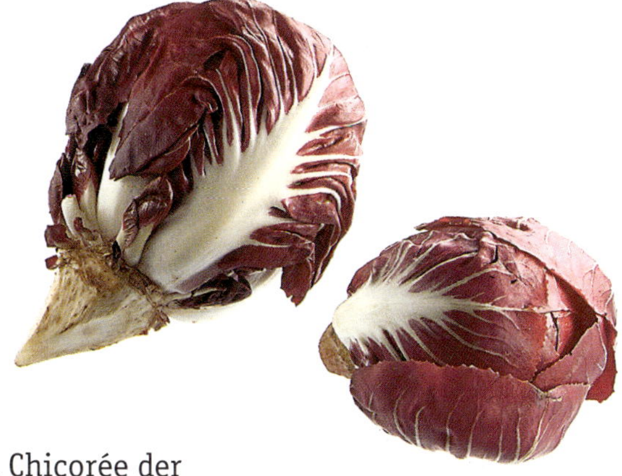

■ *Enthält Radicchio zuviel des Bitterstoffs Intybin, kann sein Genuss Kopfschmerzen verursachen.*

■ Bitterstoffe für den Stoffwechsel

Im Radicchio steckt wie auch in der Endivie und dem Chicorée der Bitterstoff Intybin. Dieser sitzt vor allem in den weißen Rippen, weniger in den roten, zarten Teilen. Intybin regt den gesamten Stoffwechsel an und verbessert die Durchblutung von Magen, Leber, Galle und Nieren. Die Organe werden dadurch entgiftet.

Hämoglobinbildung durch Radiccio
Ohne Eisen, das im Radiccio besonders reichhaltig vertreten ist, könnte kein roter Blutfarbstoff (Hämoglobin) gebildet und kein Sauerstoff im Blut transportiert werden. Die wichtigsten Organe wären demnach mit Sauerstoff unterversorgt.

Sein Gehalt an Vitaminen und Mineralien ist zwar etwas geringer als der seiner beiden Verwandten. Trotzdem gehört er zu den antioxydanzienreichsten Gemüsearten, die einen ausgezeichneten Immunschutz im Körper aufbauen – diese Tatsache macht ihn gerade in der infektionsreichen Winterzeit zu einem besonders wertvollen Gemüse.

Hoher Eisenanteil zur Blutbildung

Überdurchschnittlich hoch ist der Eisenanteil des Radicchio. Die dadurch angeregte Blutbildung im Organismus wird durch viel Vitamin C ausgezeichnet unterstützt.

■ Verwendung in der Küche

Frische Radicchioblätter sind glänzend, kräftig in der Farbe und knackig. Wie Kopfsalat muss die rote Blattrosette möglichst schnell verbraucht werden. Am besten hält sich das Gemüse in Papier eingewickelt im Kühlschrank – maximal jedoch vier Tage. Bei zu viel Feuchtigkeit beginnen die Blätter zu faulen.

Radicchio wird wie grüner Kopfsalat verwendet. Wem der Radicchio zu bitter ist, legt ihn 20 Minuten in lauwarmes Wasser. Folgende Kräuter und Gewürze passen gut zu Radicchio: Schnittlauch, Estragon, Liebstöckel, Pfeffer.

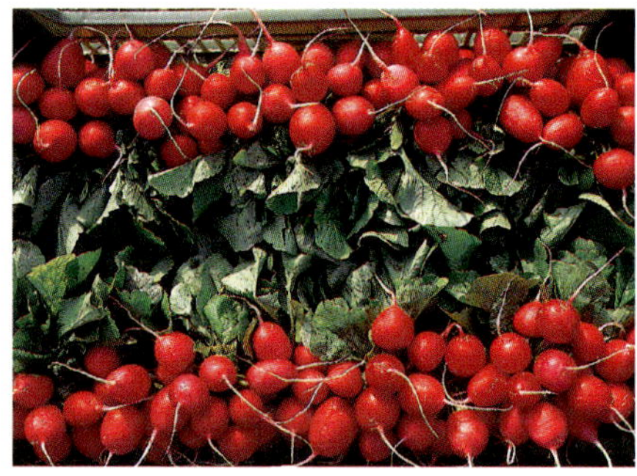

■ *Die in Radieschen enthaltenen Senföle wirken desinfizierend und antibiotisch. Außerdem regen sie die Verdauung an.*

Radieschen

Radieschen sind mit dem Rettich verwandt. Die roten oder weißen, zweifarbigen oder rübenförmigen Wurzeln mit dem scharfen, saftigen Fleisch sind vermutlich in Asien beheimatet. Dort gibt es noch heute viele wild wachsende Formen. Radieschen waren schon im alten Ägypten bekannt, ebenso im antiken Griechenland. Die ersten europäischen Radieschen tauchten in Frankreich auf. Heute werden sie weltweit angebaut und liegen im Gemüseverbrauch nach Tomaten, Salat, Gurken und Paprika an fünfter Stelle. Die meisten Radieschen auf unseren Märkten kommen aus niederländischen Treibhäusern, einige aus Italien. Sie sind das ganze Jahr über erhältlich.

»Schmerzmittel« Radieschen

Radieschen haben nur wenig Vitamin A, dafür aber vergleichsweise viel Vitamin C und viele Mineralstoffe – vor allem Eisen, Kalium, Jod und Fluor.

▶ Radieschen haben von allen Gemüsearten den höchsten Salizylsäuregehalt – diese Säure kommt im Anti-Schmerzmittel Aspirin vor.

▶ Der größte »Schatz« der kleinen roten Kugeln sind die Senföle, vor allem das Allylsenföl. Dieses Öl bestimmt den scharf-würzigen Geschmack und verursacht leider auch einen etwas unangenehmen Mundgeruch. Dafür leisten die Senföle, die auch den Rettich so gesund machen, viel Positives: Die scharfen Öle »verbrennen« schädliche Bakterien und Pilze, sie wirken also desinfizierend und antibiotisch. Gleichzeitig regen sie die Verdauungsdrüsen zu einer verstärkten Saftproduktion an. Der Magen kann dadurch seinen Inhalt besser verdauen, Leber und Galle werden entlastet, und der Darm kommt in Bewegung.

▶ Naturheilkundler empfehlen Menschen mit Gallen-, Nieren- oder Blasensteinen frischen Rettichsaft, um die Steinkristalle aufzulösen.

▶ Außerdem wirken Radieschen schleimlösend, reinigen den Nasen- und Rachenraum und fördern das »Abhusten«. Freilandradieschen haben übrigens mehr von dieser heilenden Schärfe als Unterglaskulturen.

Verwendung in der Küche

Welke, vergilbte Blätter sind ein Anzeichen für zu lange Lagerung. Radieschen sollen prall, knackig, saftig und nicht aufgeplatzt sein. Je später die kleinen Knollen geerntet werden, desto größer werden die kleinen Hohlräume zwischen den Zellen. Diese pelzig-holzige Konsistenz spürt man bei leichtem Fingerdruck.

▶ Radieschen bleiben im Gemüsefach des Kühlschranks nur maximal zwei Tage knackig frisch – am besten im Folienbeutel. Dabei müssen aber die Blätter entfernt werden, da diese der Wurzel Saft entziehen. Knapp über dem Gefrierpunkt und bei hoher Luftfeuchtigkeit halten sie im Folienbeutel sogar eine gute Woche.

▶ Radieschen werden bei uns fast nur roh als Salat verzehrt. Man könnte sie aber auch kochen, allerdings verlieren sie dann ihre attraktive Farbe und natürlich auch einen Großteil der Vitalstoffe. Bei jungen Radieschen können sogar die Blätter mitverwendet werden.

Gesundheitstipp
Falls Sie gegen Salizylsäure allergisch sind, sollten Sie Radieschen von ihrem Speisezettel streichen.

Vorsicht Nitrate
Radieschen gehören zu den nitratbelasteten Gemüsearten. Entweder sollten Sie zu biologisch angebauter Ware greifen oder sie nur mit Vitamin-C-reichen Zutaten wie Zitronen essen. Die Schadstoffe werden dadurch reduziert.

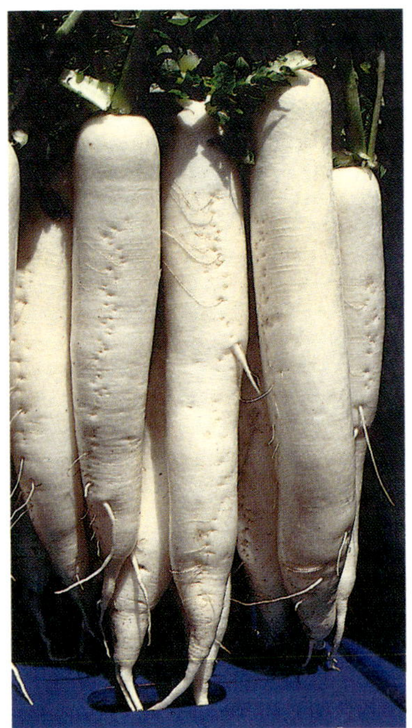

Senföle, Ballaststoffe und Kalium hat der Rettich zu bieten; mit seinen Inhaltsstoffen wirkt er desinfizierend bei Erkältungen, unterstützt die Verdauung und trägt zur Darmentgiftung bei.

Gesundheitstipp
Naturheilkundige Therapeuten empfehlen bei Gallen-, Blasen- oder Nierensteinen, frisch gepressten Rettichsaft zu trinken – eventuell mit Honig gesüßt, um die Steinkristalle aufzulösen.

Rettich

Der Rettich gehört zu unseren ältesten Kulturgemüsen. In altägyptischen Grabkammern und Tempeln zeugen Wandmalereien von dem hohen Wert dieser weißen Rübe. Man schreibt ihm – neben dem Knoblauch und der Zwiebel – den großen Verdienst zu, die Pyramidenerbauer gestärkt und gesund erhalten zu haben. Die Römer brachten den Kreuzblütler über die Alpen. Bei den Bayern ist die meist weiße (manchmal aber auch rote oder schwarze) oft bis zu 30 Zentimeter lange Rübe schnell ein beliebtes Gemüse geworden. Je weiter man nach Norden kommt, desto weniger findet man den Rettich auf den Märkten. In Asien dagegen wird er ungeheuer geschätzt. In Korea liegt der Pro-Kopf-Verbrauch des Rettich im Jahr bei über 30 Kilogramm, in Japan noch bei immerhin 13 Kilogramm. Die Deutschen essen pro Kopf – zusammen mit den Radieschen – gerade mal 250 Gramm im Jahr. In Europa werden Rettiche vor allem in Frankreich, Italien, Österreich, Bayern und den Niederlanden angebaut. Zu einem Großteil wird der inländische Bedarf durch einheimische Produktion gedeckt. Er ist – je nach Sorte – das ganze Jahr über erhältlich.

■ Senföle gegen Schnupfen und Gallenerkrankungen

Der Rettich ist ein uraltes Hausmittel gegen Schnupfen und Husten. Seine Senföle lösen den Schleim und desinfizieren den Nasen- und Rachenraum. Zu Anfang des Jahrhunderts stellte man in Deutschland fest, dass die großen »Radi-Esser« aus Bayern viel seltener an Gallenerkrankungen litten als die Norddeutschen. Auch dies geht eindeutig auf das Konto verschiedener Senföle – wie das Allylsenföl, das Butylsenföl und das Thiocyanat. Diese Öle verleihen dem Rettich seinen typischen scharfen Geschmack und Geruch.

▶ Je schärfer ein Rettich ist, desto gesünder und wirkungsvoller ist er. Besonders die zartrosafarbenen Frühjahrsrettiche enthalten viel wertvolles Senföl; asiatische Rettiche hingegen sind eher mild.

▶ Rettiche haben zwar nicht viele Vitamine, dafür aber umso mehr wertvolle Ballaststoffe, die die Verdauung in Schwung bringen und auch ihren Teil zur Entgiftung des Darms beitragen. Die weiße Rübe gilt deshalb auch als wichtiger Schutz vor Krebskrankheiten. Hoch ist außerdem ihr Kaliumanteil, was sich auf den Wasserhaushalt im Körper positiv auswirkt.

■ Kauf- und Küchentipps

Von Mai bis Juli gibt es den weißen oder rosafarbenen Frühjahrs-Rettich, der auch Mairettich heißt. Von Juli bis September wird der Sommer- und Herbst-Rettich geerntet. Und im Oktober bis Februar folgt der rote, violette oder gar schwarze Winter-Rettich. Im Spätsommer und Herbst findet man auf gut sortierten Märkten auch die milden japanischen Rettiche.

▶ Frische Rettiche haben eine glatte, feste, nicht geplatzte Außenhaut und ein saftiges, kräftiges Aussehen mit grünen Blättern. Wie bei den Radieschen spürt man mit etwas Erfahrung durch sanften Fingerdruck, ob Rettiche innen schon holzig beziehungsweise hohlräumig geworden sind.

▶ Rettiche kann man roh und auch gekocht genießen. In Bayern sind die »Bierradi« berühmt, die – in feine Spiralen geschnitten und gesalzen – sehr gut zu einer Maß Gerstensaft passen.

▶ In geraspelter Form kann man Rettich auch dünsten. Er verliert dadurch jedoch an Schärfe und Geschmack. Japanischer Rettich wird in seiner Heimat gewürfelt oder geraspelt vor allem als gekochtes Gemüse gegessen, aber auch als Salat.

Lagerungstipp
Rettiche sind im Vergleich zu Radieschen recht gut haltbar. Schneiden Sie das grüne Büschel ab und legen Sie den Rettich ins Gemüsefach des Kühlschranks – dort hält er sich etwa eine Woche lang frisch; in den Gemüsezonen moderner Kühlschränke knapp über dem Gefrierpunkt und bei hoher relativer Luftfeuchtigkeit sogar bis zu einem Monat.

Rhabarber

Rhabarber ist eine alte chinesische Heilpflanze, die schon seit mindestens 2.700 Jahren (andere Quellen sprechen sogar von 5.000 Jahren) medizinisch genutzt wird. Diese Rhizomstaude wird fälschlicherweise oft als Obst bezeichnet. Man verspeist jedoch nicht die Frucht, sondern seine grün- oder rotfleischigen, bis 60 Zentimeter langen Stangen. In Europa kennt man den »Rheum Barbarum« erst seit der Mitte des 18. Jahrhunderts – zuerst kam der Rhabarber nach England, von wo aus er über den Kanal Hamburg erreichte; hier wird er seit 1840 angebaut. Rhabarber wird heute auf der ganzen Welt kultiviert. Auf unsere Märkte kommt von April bis Juli fast nur Ware aus heimischen Freilandkulturen.

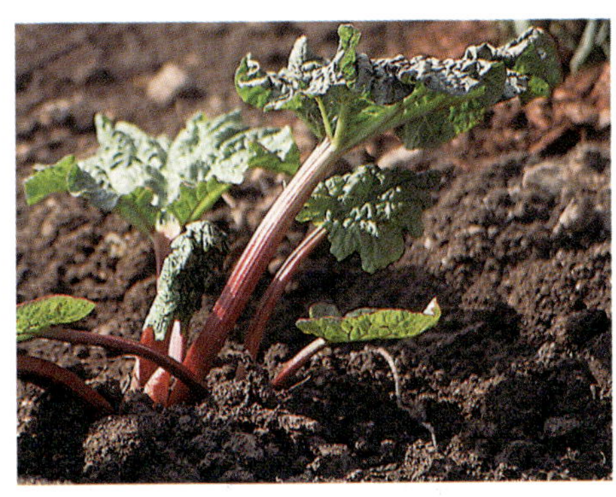

■ Pharmazeutisch wertvolle Wurzeln, aber giftige Blätter

Angesichts seines hohen medizinischen Werts müsste man Rhabarber eigentlich in der Apotheke kaufen – und zwar als »ver-

■ *Kochen Sie Rhabarber mit kohlensaurem Kalk aus der Apotheke, und kombinieren Sie ihn mit kalziumreichen Lebensmitteln wie Milch oder Pudding, um die Oxalsäure unschädlich zu machen.*

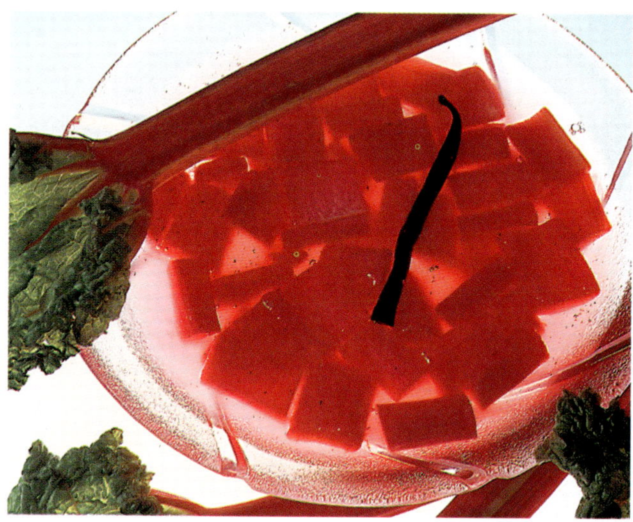

Rhabarber-Wurzeln und -Stiele gekocht unterstützen mit vielen darmreinigenden Inhaltsstoffen das Entschlacken.

schreibungspflichtiges« Lebensmittel. Denn Rhabarber hat auch seine Tücken: In den Wurzelstöcken stecken die pharmazeutisch wertvollen Ingredienzien, die Blätter hingegen sind giftig!

▶ Die Wurzeln beinhalten Stoffe, die stark verdauungsfördernd wirken. Diese sind so aggressiv, dass sie als regelrechte Abführmittel eingesetzt werden können. Aber auch die Stiele helfen dem Körper bei seinem »Frühjahrsputz« – sie müssen allerdings gekocht verspeist werden. Sie enthalten viele Ballaststoffe, unter anderem wertvolle, darmreinigende Pektine. Außerdem unterstützen Gerbstoffe die Entgiftung des Körpers.

▶ Zusätzlich enthält Rhabarber »gute« und »schlechte« Säuren: zu den »guten« zählen die Zitronen- und Apfelsäure. Sie entschlacken den Körper, töten schädliche Bakterien und regen die Darmeigenbewegung (die Peristaltik) an, wirken also verdauungsfördernd. Aufpassen muss man bei der ebenfalls enthaltenen Oxalsäure. Diese ist in den Stangen verhältnismäßig wenig vertreten – am konzentriertesten kommt sie in der Schale und vor allem in den giftigen Blättern vor.

Kein Rhabarber für Nieren- und Gichtkranke

Nach dem Kochen spürt man den Rest der Oxalsäure: Sie lässt den Speichel im Mund »stumpf« werden. Deshalb sollte man Rhabarber nicht öfter als zweimal in der Woche genießen. Die Säure greift sonst die Zähne an, kann zu Gicht und Rheuma führen und sogar die Ausbildung von Oxalsäuresteinen in der Niere oder Galle zur Folge haben. Für Nieren- und Gichtkranke ist Rhabarber daher tabu.

■ So machen Sie die »bösen« Säuren unschädlich

Um sich aber den Geschmack auf dieses erfrischende Gemüse nicht ganz verderben zu lassen, gibt es einige Tricks, um die Oxalsäure größtenteils unschädlich zu machen:

▶ Der Säuregehalt und die Faserigkeit nimmt mit dem Alter der Stangen zu. Bevorzugen Sie daher junge Ernten und schälen Sie die Stiele, obwohl die Schale grundsätzlich genießbar ist.

▶ Geben Sie kohlensauren Kalk aus der Apotheke in das Kochwasser. Dieser verbindet sich mit der Oxalsäure zu wasserunlöslichem, ungiftigen Kalziumoxalat. Schütten Sie dann das Kochwasser weg und verwenden Sie frisches.

▶ Da diese chemische Verbindung auch im menschlichen Körper stattfindet, Oxalsäure also unser wertvolles, knochen- und zähneaufbauendes Kalzium an sich bindet und raubt, sollte man Rhabarber möglichst mit kalziumreichen Lebensmitteln, wie Milch, Pudding oder Flammeris kombinieren. Dann dürfen auch Kinder mitnaschen!

Lagerungstipp
Rhabarber kann man – wie Spargel in ein feuchtes Tuch gewickelt – im Kühlschrank drei bis vier Tage lagern; in speziellen Frischzonen-Kühlschränken über dem Gefrierpunkt sogar drei Wochen. Tiefgefroren hält Rhabarber etwa ein ganzes Jahr.

■ Kauf- und Küchentipps

Von April bis Juni gibt es frische Freilandware. Sie ist entweder außen kräftig rot und innen rot- oder grünfleischig. Gelegentlich ist der Rhabarber aber auch innen und außen grün. Generell gilt: Freilandware ist kräftiger in Farbe, Geschmack und Konsistenz, aber auch saurer.

▶ Von Dezember bis April kommt der Rhabarber aus den meist holländischen Treibhäusern. Treibhausware ist meist milder im Geschmack, hat hellrote Stiele, ist zarter und gart schneller.

▶ Rhabarber ist ein fast nostalgisches Gemüse. Da die Säure viel Zucker braucht, werden meist Süßspeisen aus ihm gemacht: Kompotte oder Marmeladen, meist gemischt mit den im Juni gleichzeitig geernteten Erdbeeren; oder Grütze, hinreißende Flammeries und Säfte.

▶ **Wichtig:** Rhabarbersäuren greifen Blech- und Aluminiumgefäße an, sogar verzinnte. Das Gemüse muss deshalb immer in Edelstahl- oder emaillierten Töpfen gegart werden. Marmeladen und Kompotte sind am besten in Glasbehältern untergebracht.

■ *Die Rharbarbersäuren greifen Blech- und Aluminiumtöpfe an; zum Kochen und Aufbewahren sollten deshalb Edelstahl- oder Glasgefäße verwendet werden.*

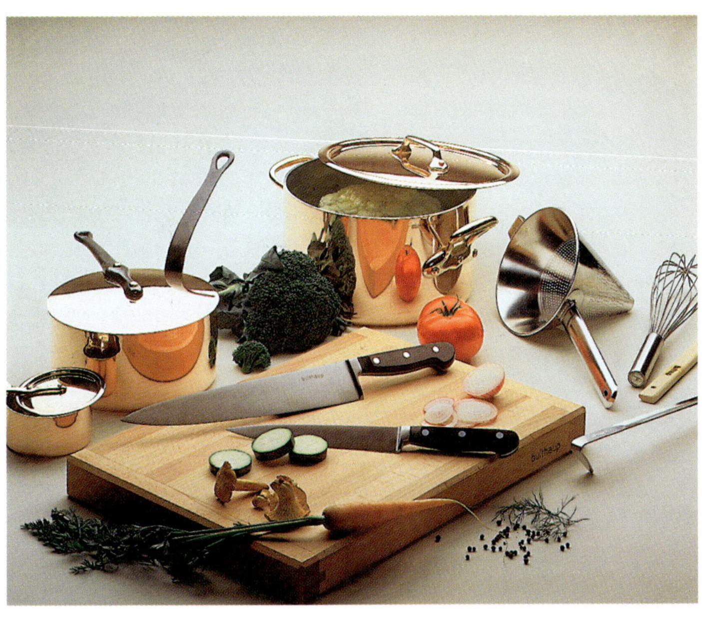

Rosenkohl (Kohlsprossen)

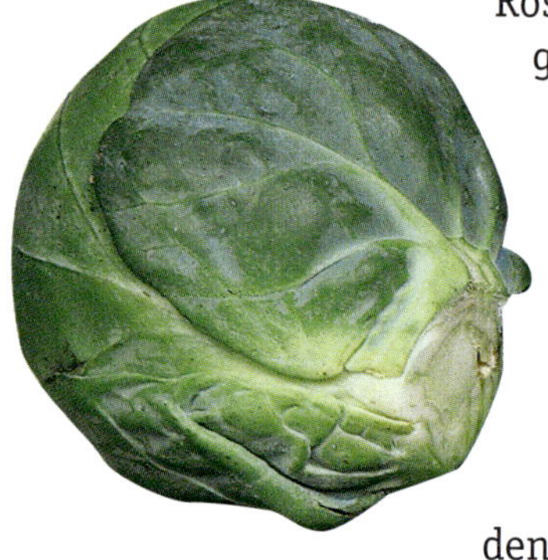

Rosenkohl wurde vor knapp 180 Jahren zuerst in Belgien angebaut. Deshalb heißt er auch oft »Brüsseler Kohl«. Die kleinen Röschen sind Triebknospen, die in den Achseln der Stengelblätter wachsen. Mit einem Durchmesser von gut vier Zentimetern entfalten die zarten, grünen Sprossen ihr bestes Aroma erst dann, wenn der Frost ihre Stärke zu Zucker verwandelt hat. Die ersten Rosenkohlernten beginnen allerdings schon ab Anfang September. Bis Ende April wird frische Ware angeboten. Heute kommt fast das gesamte Marktangebot aus den Niederlanden.

■ Kein anderes Gemüse enthält soviel des seltenen Spurenelements Selen wie der Rosenkohl.

■ Pflanzeneiweiß fördert die Vitalität

Der feinwürzige Minikohl gehört ohne Frage zu den gesündesten Wintergemüsen. Wie seine großköpfigen Brüder in der Kohlfamilie hat der Rosenkohl viele wertvolle Ballaststoffe, die die Verdauung wintermüder und bewegungsarmer Menschen auf Trab hält. Körperliche und geistige Vitalität schenken durchschnittlich 3,8 Gramm Pflanzeneiweiß. Rosenkohl hat außerordentlich viel Vitamin C und A und sogar etwas Vitamin E; außerdem enthält er sage und schreibe 18 Mikrogramm Selen. Kein anderes Gemüse kann so viel dieses seltenen Spurenelements aufweisen. Die erhöhte Infektionsanfälligkeit im Winter wird zusätzlich durch den sehr hohen Zinkgehalt gemindert.

Weitere Mineralstoffe und Vitamine im Rosenkohl sind Mangan, Eisen, Folsäure und Pantothensäure.

Lagerungstipp
Im Gemüsefach des Kühlschranks hält Rosenkohl maximal vier Tage. In Kältezonen moderner Kühlschränke, bei einem Grad Celsius und 90 Prozent relativer Luftfeuchtigkeit, kann man ihn aber über einen Monat lagern. Effizienter ist Einfrieren von kurz blanchierten Röschen in gelochten Folienbeuteln.

■ Kauf- und Küchentipps

Rosenkohl kann man fein geraspelt sehr gut als Salat essen. Dann bleiben die Knospen in der Tat regelrechte Vitaminbomben. Aber auch in gekochtem Zustand ist er ein winterliches Zartgemüse erster Wahl. Die Röschen müssen einwandfreie, grüne und saftige Deckblättchen aufweisen. Welke, gelbe Blätter sind ein Zeichen für starken Vitamin- und Geschmacksverlust. Nach dem ersten Frost schmeckt Rosenkohl besonders gut.

▶ Zum Kochen entfernt man von den Röschen die äußeren, härteren Deckblätter. Dann wäscht man das Gemüse und lässt es in Salzwasser je nach Größe etwa eine Viertelstunde garen. Wer den Kohlgeschmack mildern will, gibt etwas Milch oder ein Stückchen

Weißbrot ins Kochwasser. Man kann Rosenkohl auch mit Käse überbacken oder Aufläufe, Suppen oder Salat zubereiten. Damit die Röschenblätter und Stangen gleichzeitig gar sind, schneidet man die Stangen (oder Strüncke) kräftig über Kreuz ein.

▶ Sollten frühe Ernten noch keinen Frost abbekommen haben, kann man der Natur »nachhelfen«: Den begehrten süßlich-herben, feinwürzigen Geschmack erreicht man, indem man das Gemüse kurz im Tiefkühler schockfrostet. Folgende Kräuter und Gewürze passen gut zu Rosenkohl: Muskatnuss oder gemahlene Nelke, Salbei, Basilikum, schwarzer Pfeffer.

Gesundheitstipp
Da Rosenkohl Purine enthält, sollten Personen, die an Gicht leiden oder Harnsäuresteine haben, auf Rosenkohl möglichst verzichten.

Rote Bete (Rote Rübe, Rande)

Die Rote Bete stammt aus dem östlichen Mittelmeerraum. Schon die alten Griechen und Römer kannten die weinroten Wurzelknollen. In Deutschland wurden alte Kulturformen seit dem 13. Jahrhundert geschätzt. Heute werden die süßsauren Knollen in allen Ländern mit gemäßigtem Klima angebaut. Man bekommt sie das ganze Jahr über, größtenteils als Importware. Heimische Rote Bete wird im Oktober geerntet. Glashausware stammt vor allem aus den Niederlanden und aus Belgien.

■ *Die Rote Bete ist aufgrund ihres Folsäuregehaltes für Kinder und Schwangere besonders wertvoll.*

■ Roter »Fitmacher«

Rote Bete gilt seit alters her als »Fitmacher«, der dem Körper ein vitales Aussehen verschafft und jugendliche Energie verleiht. Kranken Personen wird zur Regeneration traditionell der Saft Roter Rüben verabreicht. Dieser soll nicht nur das Wachstum gesunder Zellen fördern und den Wangen eine rosige Farbe verleihen, sondern auch die gute Laune wieder wecken.

▶ Der erste Blick auf die Nährstofftabelle enttäuscht jedoch ein wenig: Vitamine sind, verglichen mit anderen Gemüsearten, spärlich vertreten. Auch der Eisengehalt, den man bei roten Rüben aufgrund seiner Farbe vermutet, ist unterdurchschnittlich. Lediglich das entwässernde Kalium ist nennenswert.

▶ Allerdings hat Rote Bete viel Folsäure zu bieten. Dieses wichtige B-Vitamin ist lebenswichtig; viele Menschen haben einen Folsäuremangel, ohne es zu wissen.

Gerade Schwangere und Kleinkinder, aber auch alte Menschen und Kranke, benötigen außerordentlich viel Folsäure. Um Fehlbildungen und -geburten zu vermeiden, werden Schwangeren heute prophylaktisch Folsäurepräparate verschrieben. Ohne Folsäure können sich rote und weiße Blutzellen nicht bilden, geschweige denn teilen. Außerdem mobilisiert sie das Immunsystem.

▶ Weitere gesundheitsfördernde Inhaltsstoffe der Roten Bete sind das Cholin (beugt Krebs vor und senkt zu hohe Blutfettwerte) sowie Betanin und Rutin (dichten die Kapillaren ab). Außerdem haben Rote Rüben einen Basenüberschuss und gleichen ein Zuviel an Säure in unserem Körper aus.

■ Kauf- und Küchentipps

Vor allem die Rote Bete, aber auch die weißen und gelben Sorten, sind das ganze Jahr über erhältlich. Heimische Ernten kommen im Oktober auf den Markt. Die Knollen können bis zu 600 Gramm schwer werden. Frische Rote Rüben sind in der Farbe einheitlich und haben wenig Seitenwurzeln.

▶ Kleinere Rüben sind meist hochwertiger als größere. Weiße Rüben werden oft für die Feinkost verwendet.

▶ Rote Bete eignet sich gut zum Einlegen in Essig. Sie schmecken hervorragend zu Fleisch- und Fischgerichten, werden aber auch vielfach für Heringssalate verwendet oder zu Saft verarbeitet. Zucker, Äpfel, Orangen und Zwiebeln passen besonders gut zu ihnen.

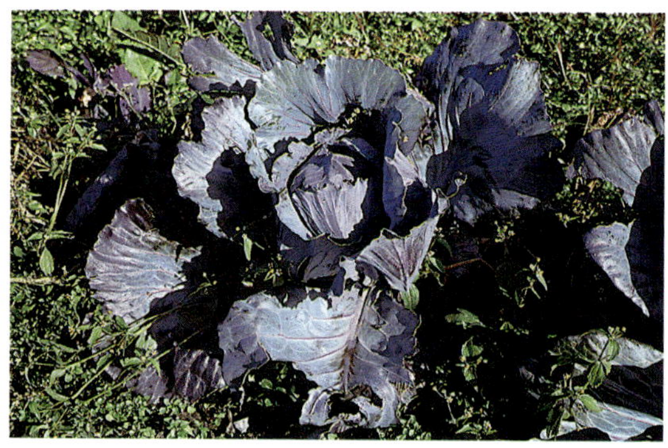

■ *Das in Rotkohl enthaltene Selen trägt zur Aktivierung der Schilddrüse bei.*

Rotkohl (Blaukraut, Rotkraut)

Der Rotkohl ist der »elegante« Bruder des Weißkohl. Beide stammen aus Kleinasien und haben eine ähnliche Anbaugeschichte, aber eine unterschiedliche »Karriere« hinter sich. Während das grobe, großköpfige Weißkraut – die bekannteste Kohlart überhaupt – eher beim »gemeinen« Volk in den Kochtopf kam, inspirierte der kleine blaue Bruder vor allem Gourmetköche zu kulinarischen Höhenflügen. Angebaut wird der Kohl mit den blauvioletten Blättern, die sich erst bei Säureeinwirkung rot färben, vor allem in Mittel- und Nordeuropa. Auf österreichischen und deutschen Märkten landet größtenteils Ware aus einheimischen Ernten. Der erste Frührotkohl kommt bereits im Juni auf den Markt. Bedeutender und schmackhafter ist der Herbst- und Winterrotkohl, der bis Ende März angeboten wird.

■ Pflanzeneiweiß und essenzielle Aminosäuren

Rotkohl hat mehr wertvolles Pflanzeneiweiß und essenzielle Aminosäuren als der Weißkohl – also jede Menge Rohstoff für die Regenerierung der Zellen. Vor allem die sekundären Pflanzenstoffe der Kohlsorten gelten als hervorragender Schutz vor Darmkrebserkrankungen. Die violette Farbe des Blaukrauts beruht auf dem Pflanzenfarbstoff Anthocyan, der die Tumorbildung hemmt und bewirkt, dass die Blätter sich bei Säureeinwirkung rot färben. Neben Vitamin C (50 Milligramm auf 100 Gramm Gemüse) enthält Rotkohl noch viel Vitamin E (1,7 Milligramm) – dies ist besonders nützlich für die kalte Jahreszeit.

Gesundheitstipp
Rotkohl sorgt durch einen überdurchschnittlich hohen Jodgehalt für eine gut funktionierende Schilddrüse und einen gesunden Stoffwechsel.

■ Frühjahrs-, Herbst- und Winterrotkohl

Die Köpfe des Frühjahrsrotkohls – bereits ab Juni erhältlich – sind noch relativ klein. Seine zarten Blätter lassen sich bestens zu rohen (und vitaminreichen) Salaten zubereiten. Ab November bis März gibt es dann den typischen Herbst- und Winterrotkohl, der bis zu zwei Kilogramm schwer werden kann. Typisch sind seine starken, farbintensiven Blätter, die mit einem natürlichen, weißen und schützenden Wachsbelag versehen sind. Obwohl der Kohl robust aussieht, muss man sorgsam mit ihm umgehen. Seine Außenblätter faulen nach Beschädigungen schnell.

Lagerungstipp
Rotkohl lässt sich gut lagern. Frühkohl sollte zwar nach vier Tagen üblicher Kühlschranklagerung verbraucht werden. Der späte Rotkohl dagegen hält sich in modernen Kühlschränken knapp über dem Gefrierpunkt und 90 Prozent Luftfeuchtigkeit bis zu sechs Monate frisch.

▶ Zum Putzen des Kohls sind Gummihandschuhe empfehlenswert, da sich die blaue Farbe beharrlich an Haut und Nägeln hält. Die äußeren Blätter schneidet man ab, die übrigen hobelt man fein. Für Salate werden die Schnitzel kurz in Essigwasser blanchiert und dann nach Belieben angerichtet.

▶ Für die Verarbeitung als Gemüse sollte man den gehobelten Rotkohl etwa zwei Stunden mit wenig Salz und Zucker in Rotweinessig (fünf Esslöffel) ziehen lassen – dann behält er garantiert beim Kochen seine Leuchtkraft. Äpfel und wenig Zwiebeln in Butter anschwitzen, dazu etwas Preiselbeerkompott sowie Brühe und Kräuter. Fertig.

▶ Als Salat muss der Rotkohl sehr fein gehobelt werden. Anschließend mit mildem Weinessig übergießen und Honig oder Ahornsirup dazugeben.

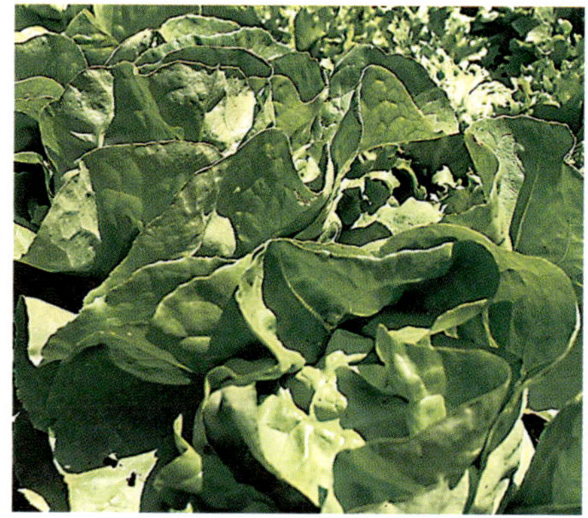

Salat

Bei uns gibt es fast 50 Sorten grüner Salate. An allererster Stelle rangiert der Kopfsalat oder Häuptelsalat, wie er in Österreich genannt wird. Nach den Gurken und Tomaten ist der klassische grüne Salat das dritthäufigste angebaute Salatgemüse.

Stark an Beliebtheit gewonnen haben inzwischen der knackige Eisbergsalat und sein etwas würzigerer, dafür weniger fester »Bruder«, der Bataviasalat. Dekorative und würzige Blattsalate wie der nussige Rucola, der rotkräuselige Lollo Rosso und der Feldsalat (Vogerlsalat) bringen Abwechslung auf den Salatteller.

Historisch gehen die verschiedenen Salatsorten übrigens auf den wilden Zaunlattich (lactuca serriola) zurück, der in Südeuropa und Westasien beheimatet ist. Schon vor mehr als 3.000 Jahren waren Salate bei den alten Griechen und Römern beliebte Kraftspender. Bittersalate wie Endivien, Chicorée und Radicchio sind an anderer Stelle in diesem Buch beschrieben (Endivien Seite 132, Chicorée Seite 130, Radicchio Seite 159).

Grüner Salat ist auf unseren Märkten das ganze Jahr über erhältlich. Von November bis Mai gibt es fast ausschließlich Treibhausware aus heimischer Produktion, den Beneluxländern, Frankreich und Italien.

■ »Grünes Blut« mit hohem Sauerstoffgehalt

Bei aller Kritik an den modernen Essgewohnheiten: Salate kommen laut Statistik immer häufiger auf den Tisch. Salatbuffets in Restaurants, Hotels und Supermärkten haben ihren festen Platz. Und sogar Schnellimbisse beruhigen das Gewissen der Fast-Food-Fans mit einem (wenn auch kleinen) gemischten Salat.

▶ Die grünen Blätter haben es in sich: Zunächst einmal weisen grüne Salate einen starken Basenüberschuss auf. Für Fleischesser oder ältere Menschen bedeutet dies, dass sie mit häufigem Salatgenuss ihren Organismus entsäuern und ihn vor Rheumatismus, Gicht und Infektionen schützen können. Außerdem bersten Salate geradezu vor Chlorophyll, ihrem »grünen Blut«.

▶ Salate sind die reinsten Sauerstoff-Fabriken – vor allem deshalb, weil sie roh gegessen werden. Das Chlorophyll stärkt das Immunsystem, entgiftet die Lunge und Leber und unterstützt die Körperzellen dabei, sich neu und frisch zu bilden.

▶ Grüne Salate bieten außerdem wertvolle pflanzliche Eiweiße, entgiftende Ballaststoffe, viel entschlackendes Kalium (besonders der Feldsalat!), Blut bildendes Eisen und Kalzium. An Beta-Karotinen übertrifft der Feldsalat die üblichen Kopfsalate mit 650 Mikrogramm um fast das Dreifache. Das fettlösliche Beta-Karotin (also unbedingt Öl zum Salat!) hält die Schleimhäute – nicht zuletzt die Darmschleimhaut – gesund und funktionsfähig.

▶ Alle Blattsalate enthalten in ihren Stengeln und Blütenständen den weißen Milchsaft mit dem Bitterstoff Lactucin, der für den erfrischenden, leicht bitteren Geschmack der Salate sorgt – und außerdem auch für einen gesunden Schlaf!

Salatteller gegen Schlafprobleme

Wissenschaftler vom Cornell Medical Center in New York haben herausgefunden, dass der opiatähnliche Stoff Lactucin beruhigend auf das vegetative Nervensystem wirkt. Außerdem hilft er der Zirbeldrüse im Gehirn, das Schlafhormon Melatonin zu bilden. Wer also unter Einschlaf- oder Durchschlafproblemen leidet, sollte abends regelmäßig einen großen Salatteller essen.

▶ Essen Sie Salat so frisch wie möglich. Salate sind lebende Produkte, die »atmen«. Schon nach einem Tag im Kühlschrank haben die Blätter ein Drittel ihres Vitamingehaltes verbraucht.

▶ Bereiten Sie den Salat erst kurz vor dem Verzehr zu. Helle Salatbuffets sind die reinsten Geschmacks- und Nährstoffkiller.

▶ Essen Sie den Salat wie die Italiener vor der Hauptmahlzeit. Die Salate verbessern die Verdauung und sättigen, so dass Sie von den folgenden Gängen automatisch weniger essen.

▶ Bevorzugen Sie im Winter saisonale Salate wie Endivien, Chicorée, Feldsalat oder Radicchio. Sie sind mit weniger Chemie behandelt als die geschmackloseren Treibhaussalate zur kalten Jahreszeit. Die Nitratwerte sind bei all diesen Salaten hoch, aber mit Vitamin-C-reichen Zutaten wie Zitronensaft oder Orangen zu reduzieren.

▶ Obwohl gerade in den dunklen Randblättern des Kopfsalates bis zu 60 Prozent des Vitamin-C-Gehaltes liegen (in den hellgrünen Herzblättern nur noch rund fünf Prozent), sollten Sie im Winter auf die schadstoffbelasteten Außenblätter verzichten.

95 Prozent Wasser
Salat hat sehr wenige Kalorien und gilt als ausgezeichneter Durstlöscher im Sommer, da er bis zu 95 Prozent aus Wasser besteht. Wissenschaftler haben herausgefunden, dass grüner Salat erhöhte Harnsäurewerte und zu hohen Blutdruck senkt.

■ Kauf- und Küchentipps

Im Sommer kommt hauptsächlich Freilandware in die Regale unserer Supermärkte. Die Köpfe solcher Salate sind größer, kräftiger und würziger als die zarten Treibhaussalate im Winter. Frische Salate haben feuchte, knackige Blätter und eine helle Schnittstelle am Strunk. Länger gelagerte Salate haben braune, später sogar schwarze Schnittstellen.

■ Lagerung

Salate sollten im Kühlschrank nicht lange aufbewahrt werden, da die Blätter schnell welken oder faulig werden. Notfalls sollten Salate in Papier (als Lichtschutz) gewickelt werden. Vor dem schnellen Austrocknen hilft ein Folienbeutel. In den Nullgradzonen moderner Kühlschränke hält sich der Salat zwar sogar fast eine Woche frisch, verliert aber deutlich an Geschmack. Im Kühlschrank sollte man Salate auch nicht neben Äpfel oder Melonen legen. Diese scheiden Äthylengase aus, die den Alterungsprozess des Salates fördern und rote Flecken an Blättern und Stengeln verursachen.

■ Gut waschen

Salate müssen in jedem Fall gut gewaschen werden – aber bitte nicht wässern! Geschmack und Nährstoffe landen sonst im Abfluss, und die Blätter machen schlapp. Nach dem Waschen muss der Salat in einer Salatschleuder (oder in einem Trockentuch) getrocknet werden, sonst schmeckt das Dressing wässrig. Feldsalat am besten in einem Nudelsieb waschen, damit der Sand verschwindet.

■ So »peppen« Sie schlappen Salat auf

Sollten sie doch einmal etwas schlapp gewordene Blätter auf den Tisch bringen müssen, hilft im Notfall ein kurzes Bad in lauwarmem Wasser. Der müde Salat »reißt sich dann noch einmal kurz zusammen«.

▶ Egal, welches der unzähligen, wunderbaren Dressings Sie zaubern – geben Sie es erst unmittelbar vor dem Servieren auf die schnell schlapp werdenden Salatblätter.

▶ Folgende Kräuter und Gewürze passen gut zu grünem Salat: Schnittlauch, Petersilie, Minze, Basilikum, Oregano, Bohnenkraut, Dill, Kerbel, Kresse, Sauerampfer, Knoblauch, etwas Liebstöckel, schwarzer Pfeffer und Paprika.

Schwarzwurzeln

Schwarzwurzeln sind ein typisch europäisches Gemüse, das bereits die alten Germanen kannten. Im Mittelalter galt die Wildform der Schwarzwurzel als Heilmittel gegen Pest und Schlangenbisse. Die heute schwarzschaligen und weißfleischigen Wurzeln nennt man auch »Winterspargel«. Diese bis zu 50 Zentimeter großen Wurzeln sind ähnlich im Geschmack und in den Läden von Oktober bis ins Frühjahr erhältlich. Die Ernten sind relativ gering, weil das Gemüse etwas aus der Mode geraten ist. Am häufigsten trifft man Schwarzwurzeln in Bayern und Österreich auf regionalen Märkten an.

■ *Schwarzwurzeln enthalten überdurchschnittlich viele Ballaststoffe und bringen so die Verdauung in Schwung.*

■ Entschlackungskur mit verdauungsfördernden Ballaststoffen

Schwarzwurzeln sind ein typisches Wintergemüse, das etwas nussig schmeckt. Die geschälten Stangen sind erstklassige Lieferanten von wertvollen Biostoffen. Zwar sind sie nicht übermäßig reich mit Vitaminen gesegnet (Ausnahme: Vitamin E), aber sie enthalten überdurchschnittlich viele verdauungsfördernde Ballaststoffe (17 Gramm auf 100 Gramm Wurzeln!) – Schwarzwurzeln eignen sich daher ausgezeichnet für Entschlackungskuren. Die nicht verwertbaren Fasern bringen die Verdauung in Schwung und entgiften Darm und Nieren. Bitterstoffe tun ihr Übriges dazu, die Verdauungsorgane gründlich von Schadstoffen zu reinigen. Außerdem regen sie Magen und Galle an, Säfte zu produzieren, die die Organe spürbar entlasten. Sie wirken zudem harntreibend und schweißtreibend.

Diätgemüse für Diabetiker und Bodybuilder

Die wesentlichsten Biostoffe der Schwarzwurzel sind die Glykoside (Zuckermoleküle). Der hohe Gehalt an Inulin macht die Schwarzwurzel zu einem erstklassigen Diätgemüse (nicht nur) für Diabetiker – Inulin lässt nämlich den Blutzuckerspiegel nur langsam ansteigen. Die Aminosäure Asparagin (auch im Spargel vertreten) spielt eine wichtige Rolle beim Muskelwachstum, was vor allem für Bodybuilder und schwächliche Personen wichtig ist.

Verbesserter Harnstoffwechsel
Die in der Schwarzwurzel enthaltene Aminosäure Asparagin spielt eine wichtige Rolle im Harnstoffwechsel, indem sie die Nierentätigkeit anregt.

Schwarzwurzeln verfügen über viel abwehrstärkendes Mangan und über verhältnismäßig viel Kupfer. Kupfer ist wichtig für die Zellneubildung, auch für eine geschmeidige Haut, kräftige Haarfarbe, für Knochenstärke und für den Kampf gegen die zellzerstörenden Sauerstoffradikale.

■ Kauf- und Küchentipps

Schwarzwurzeln sollen nach Möglichkeit eine unverletzte Haut haben. Einrisse können die Wurzeln schnell austrocknen, alte Wurzeln sind holzig. Im konventionellen Gemüsefach des Kühlschranks halten sich Schwarzwurzeln nur einige Tage. Bei einem Grad Celsius und 90 Prozent Luftfeuchtigkeit kann man sie allerdings bis zu vier Monaten lagern.

▶ Schwarzwurzeln sind ein fantastisches Abendessen – und das aus mehreren Gründen. Erstens belasten sie den Magen nicht. Zweitens hat ihr milchiger Saft eine beruhigende Wirkung, der einen ruhigen Schlaf fördert. Und drittens schmecken die Wurzeln köstlich.

▶ Beim Schwarzwurzelschälen sollte man Gummihandschuhe tragen. Es ist eine klebrige Angelegenheit, die sonst lästige Hautflecken verursacht.

▶ Man kann die gekochten (etwa 20 Minuten) Schwarzwurzeln zu Salaten mit Sauerrahm oder Mayonnaisen zubereiten, aber auch als Gemüse. Folgende Kräuter und Gewürze passen zur Schwarzwurzel: Paprika, Muskatnuss, Petersilie, Kerbel, Safran.

Besonderer Tipp
Der austretende Milchsaft beim Schneiden oxydiert bereits nach wenigen Sekunden. Am besten man legt die geputzten Wurzeln umgehend in Zitronenwasser, dann bleiben sie weiß.

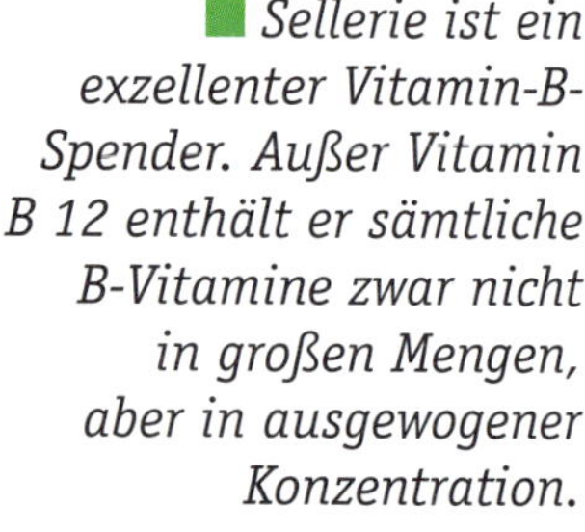

■ *Sellerie ist ein exzellenter Vitamin-B-Spender. Außer Vitamin B 12 enthält er sämtliche B-Vitamine zwar nicht in großen Mengen, aber in ausgewogener Konzentration.*

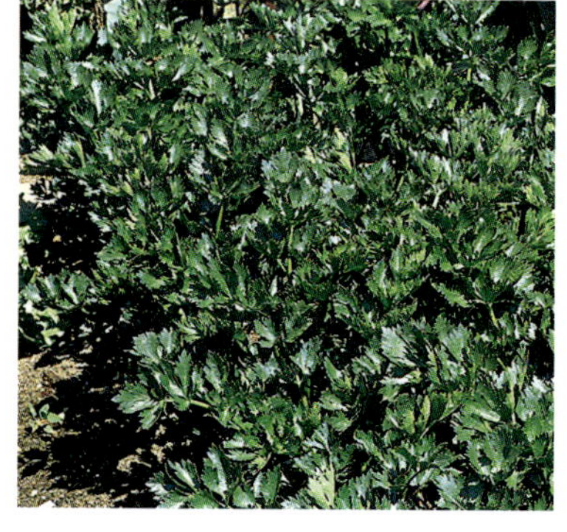

Sellerie (Zeller)

Beim Sellerie unterscheidet man zwischen Knollensellerie und Stangen- oder Bleichsellerie. Beheimatet sind beide im Mittelmeergebiet. Für die alten Griechen stellte das Doldengewächs ein Symbol des Triumphes dar: Sieger wurden mit einem geflochtenen Kranz aus Sellerieblättern gekrönt. Außerdem galt Sellerie als eine Pflanze, die die Manneskraft steigert. In unseren Breiten dagegen pflanzten Mönche Sellerie als Heilkraut an, das die Nerven beruhigen soll. Heute wird das würzige Gemüse für den europäischen Markt hauptsächlich in Frankreich, Spanien, Großbritannien, den Niederlanden, Belgien, aber auch in Skandinavien produziert.

Die Freilandernten sind zwischen Juli und November. Importe kommen von November bis Juni zu uns in die Läden.

■ Terpene mit harntreibender und reinigender Wirkung

Sellerie hat in erster Linie eine harntreibende, entschlackende und reinigende Wirkung. Verantwortlich dafür sind der überdurchschnittlich hohe Anteil an Kalium und die so genannten Terpene – dabei handelt es sich um aromatische Pflanzenschutzstoffe.

Die Sellerieblätter haben mit über 700 Milligramm Kalium auf 100 Gramm ungefähr doppelt so viel Wasser auschwemmendes Kalium wie die Knolle. Deshalb sollte das geschmacksintensive Grün möglichst mitverwendet werden.

Der sehr hohe Kalziumgehalt könnte eine Erklärung für die uralte Heilzusprechung des Sellerie sein, die Nerven zu beruhigen. Kalziummangel nämlich führt nicht nur zu Osteoporose, sondern auch zu Nervosität und Muskelverspannung. Wird der zu niedrige Kalziumspiegel wieder ausgeglichen, entspannt sich auch das gereizte vegetative Nervensystem.

■ Kauf- und Küchentipps

Frischer Knollensellerie wird im Sommer und Frühherbst mit Blättern angeboten. Das aromatische, knackige Grün zeigt nicht nur die Frischequalität an, sondern ist zudem ein erstklassiges Würzkraut. Späte Sellerieknollen kommen ohne Grün auf den Markt.

Sellerie hält sich bei Temperaturen über dem Gefrierpunkt und hoher Luftfeuchtigkeit wochenlang frisch. Sein intensives Aroma macht aber eine übermäßig lange Lagerung nicht sinnvoll. Obst und Gemüse nehmen schnell einen Selleriegeschmack an. Deshalb empfiehlt sich eine separate Lagerung in Folienbeutel.

▶ Stangensellerie ist ein knackiger und würziger Bestandteil italienischer gemischter Salate. In Frankreich werden sie oft »zum Dippen« mit verschiedenen Dressings gereicht. Der Knollensellerie ist bei uns zusammen mit Porree fester Bestandteil diverser Eintöpfe. Obligatorisch ist Sellerie im Walldorf-Astoria-Salat mit Äpfeln und Nüssen.

▶ Folgende Kräuter und Gewürze passen zu Sellerie: schwarzer Pfeffer, Estragon, Paprika, Petersilie und Muskatnuss.

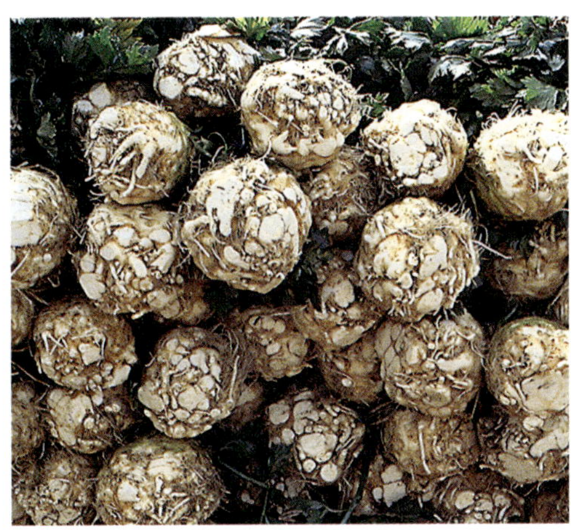

■ *Die ätherischen Sellerieöle, Terpene, behalten ihre antibakterielle und antimykotische Wirkung sogar noch im Stadium der Ausscheidung über die Nieren. Sie helfen bei Entzündungen der Harnwege und beugen Neuinfektionen vor.*

Gesundheitstipp
Harnwegsinfektionen und rheumatische Erkrankungen können durch eine Selleriekur gelindert werden. Die geschmacks- und geruchsbestimmenden Öle des Sellerie – unter anderem auch Apiin – wirken antibiotisch und verdauungsfördernd.

Sojabohne

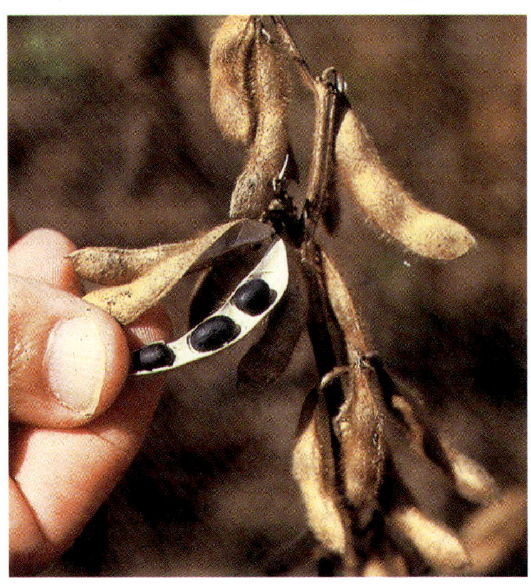

Soja ist eine sehr alte Kulturpflanze. Bereits um 2.700 vor Christus wurde die Sojabohne in China angebaut. Dort galt sie als Grundnahrungsmittel wie Reis, Hirse und Weizen. Zu Ehren dieser nahrhaften und gesundheitlich wertvollen Hülsenfrucht begab sich der Initiator der Sojakultivierung, der legendäre Kaiser Sheng-Nung, zur Aussaat höchstpersönlich auf die Felder. Über Japan gelangte die Sojabohne Anfang des 18. Jahrhunderts durch den deutschen Botaniker Engelbert Kaempfer nach Europa; erst 1804 kam sie auch nach Amerika. Heute gehört Soja zu den wichtigsten Weltwirtschaftspflanzen, als Hauptquelle für pflanzliches Eiweiß und Öl ist sie die bedeutendste Leguminosenfrucht der Welt. Angebaut wird sie weltweit zwischen dem 35. und 45.

■ Die Sojabohne ist aufgrund ihres hohen Eiweißgehaltes die pflanzliche Alternative zu Fleisch.

Breitengrad. Die USA als der größte Soja-Exporteur produzieren heute mehr als doppelt so viel Soja wie alle ostasiatischen Länder zusammen. Die Sojabohnen wachsen ähnlich wie Erbsen in Hülsen, die allerdings rotbraun behaart sind. Die meisten Sorten haben cremeweiße, einige aber auch grüne, rote und braunschwarze Samen. Auf unsere Märkte kommt die Sojabohne ganzjährig – größtenteils als Trockenfrucht.

■ Hervorragender Eiweißspender für Vegetarier

***Erhöhter Eiweißbedarf** Kinder im Wachstum, Schwangere ab dem vierten Monat und Stillende haben einen erhöhten Eiweißbedarf, der sich hervorragend durch die Sojabohne decken lässt.*

Soja ist ein erstklassiger Eiweißspender für Vegetarier. 100 Gramm Sojabohnen haben genauso viel Eiweiß wie ein mittelgroßes Filetsteak vom Rind (150 Gramm). Ein Kilo Sojabohnen beinhaltet genauso viel Eiweiß wie elf Liter Milch oder 60 Hühnereier! Diese Nährstoffdichte macht die Sojabohne zu einer hochwertigen Ressource für Gesellschaften ganz entgegengesetzter Bedürfnisse.

▶ In Asien, wo Fleisch größtenteils rar und unbezahlbar ist, ist Soja eine Art Lebensretter: Hier bekommen Säuglinge nach der Muttermilch ausschließlich Sojamilch – mit dem Ergebnis, dass sie bestens gedeihen.

▶ In den westlichen Industriestaaten, wo zu hoher Fleisch- und Wurstkonsum zu immer mehr Zivilisationskrankheiten führt, sind Sojaprodukte inzwischen für viele Ernährungsbewusste zum Rettungsanker in der Überflussgesellschaft geworden.

Mehrfach ungesättigte Fettsäuren

Sojaprodukte haben, verglichen mit tierischer Kost, einen wesentlichen Vorteil: Sojamilch, Sojabohnen, Sojamehl, Sojaöl sowie Sojaprodukte als Fleischimitat oder Tofu haben kein Cholesterin. LDL-Cholesterine begünstigen das Entstehen von Arteriosklerose und Herzinfarkt. Das pflanzliche Sojafett hingegen wirkt mit seinem hohen Anteil an mehrfach ungesättigten Fettsäuren genau entgegengesetzt. Es reinigt die Blutgefäße von schädigenden Ablagerungen und hält sie geschmeidig. Da wir diese essenziellen Fettsäuren selbst nicht herstellen können, sind wir auf sie – auch als Gehirn- und Nervennahrung – innerhalb unserer Lebensmittelzufuhr angewiesen.

Hinzu kommt, dass Sojaeiweiß leichter verwertbar ist als tierisches Eiweiß. Aus dem Nahrungseiweiß der Sojabohne löst der Körper die lebenswichtigen Aminosäuren – also die Eiweißbausteine – leichter heraus als aus Fleischproteinen. Das körperliche Eiweiß, das vom Körper nach den Mahlzeiten aus den Aminosäuren im Baukastensystem wieder »zusammengeschachtelt« wird, ist ein wichtiger Bau- und Reparaturstoff unserer Zellen. Nur eine optimale Versorgung der Zellen mit hochwertigem Eiweiß – also die gesamte Palette aller Aminosäuren – garantiert schnelles Wachstum, anhaltende körperliche Vitalität, geistige Frische und ein jugendliches Aussehen. Die einzige Aminosäure, die Sojaprodukten im Vergleich zum Fleisch fehlt, ist Methionin – diese lässt sich aber durch Milchprodukte, Weizenbrot, Mais, Knoblauch, Eier oder Nudeln leicht in der täglichen Nahrung ergänzen.

■ Wertvolle Biostoffe

Ein anderer wichtiger Biostoff ist das Lezithin. Nur Eigelb hat noch mehr Lezithin als die Sojabohne. Neben den Linolsäuren im Lezithin unterstützen zwei Vitamin-B-ähnliche Stoffe den Kampf gegen Verfettung, schwache Nerven und Leistungs- und Gedächtnisabfall: Cholin und Inosit. Cholin übt dort eine Schutzfunktion für männliche Keimzellen aus. Das heißt, Lezithin unterstützt sekundär auch die Zeugungsfähigkeit. Sojabohnen haben zudem einen hohen Gehalt an Querzetin – einem Flavonoid, das Magen und Dickdarm vor Krebs schützt.

Körpereiweiß aus Soja
Der Wert eines Nahrungsproteins hängt davon ab, wie viel Körpereiweiß daraus gebildet werden kann. Da Soja alle essenziellen Aminosäuren enthält, die der Körper nicht selbst herstellen kann, sondern über die Nahrung aufnehmen muss, ist es für den Organismus besonders wertvoll.

<table>
<tr><td colspan="2">Lezitihin gegen Konzentrationsmangel und »Fettleber«</td></tr>
<tr><td>

Amerikanische Untersuchungen ergaben, dass überraschend viele Menschen an einem Lezithinmangel leiden (der tägliche Bedarf eines Erwachsenen liegt bei etwa drei Gramm).

Zu wenig Lezithin führt zu Konzentrationsmangel und verringerter geistiger Leistung. Man fühlt sich außerdem schnell erschöpft und wird nervös und gereizt. Bekommt die Leber nicht genügend Lezithin, so verlangsamt sich der Abbau und Abtrans-

</td><td>

port der schädlichen Cholesterine. Die Fette bleiben als Müll in der Leber und überlasten sie. Die Folge: Der Betreffende wird müde und antriebslos, die Cholesterinwerte steigen und schlechte Laune kommt auf. Heute wird pharmazeutisch extrahiertes Soja-Lezithin als Therapeutikum zur Senkung des Cholesterinspiegels und zum Abbau der so genannten »Fettleber« (auch durch den Genuss zu vieler Süßigkeiten und zu viel Alkohol!) verschrieben.

</td></tr>
</table>

Weitere wichtige Inhaltsstoffe der Sojabohne:

- Vitamin A
- B-Vitamine
- Zink
- Mangan
- Selen

Gesundheitstipp
Sojabohnen und Sojaprodukte gehören zu den Lebensmitteln, auf die Menschen häufig allergisch reagieren. Außerdem sollten Gichtkranke ihren Sojakonsum einschränken. Sojabohnen enthalten viele Purine. Allerdings werden die vom Körper schneller abgebaut als Fleischpurine.

■ Kauf- und Küchentipps

Sojabohnen werden bei uns größtenteils getrocknet angeboten und sind bei kühler, trockener Lagerung nahezu unbeschränkt haltbar. Daneben gibt es viele weitere Sojaprodukte, unter anderem Sojasprossen (sie bleiben im Kühlschrank maximal drei Tage frisch) und Tofu – ein quarkähnliches Produkt, das möglichst frisch vebraucht werden sollte.

■ Gut einweichen und kochen

Rohe Sojabohnen sind ungenießbar. Sie enthalten Enzymhemmer, die die Eiweißverdauung behindern und zu einer Verklumpung des Bluts führen können. Also: Die Bohnen bis zu zwölf Stunden einweichen, die Schale ablösen und gut eine Stunde in Wasser kochen. Sojabohnen eignen sich zu Eintöpfen und Salaten.

Spargel

Woher der Spargel kommt, darüber scheiden sich bis heute die Geister. Einige Quellen sehen die Herkunft in den Meeresdünen Osteuropas. Andere vermuten die Heimat des Spargels in Vorder- oder Mittelasien. Auch die Chinesen sollen vor mehr als 5.000 Jahren das Liliengewächs als Heilpflanze geschätzt haben. Und sogar die alten Römer und Griechen erkannten, dass der Spargel nicht nur ein lukullisches Vergnügen ist, sondern auch vielfältige Heilwirkungen hat.

▶ Bis zum 17. Jahrhundert kannte man nur den kräftig schmeckenden Grünspargel. Erst Ende des 19. Jahrhunderts wurde in Erdwällen vielerorts der Bleichspargel gezogen.

▶ Die Spargelsaison eröffnet Frankreich für den europäischen Markt bereits im März, Deutschland ab April. Die Saison geht bis Anfang Juli.

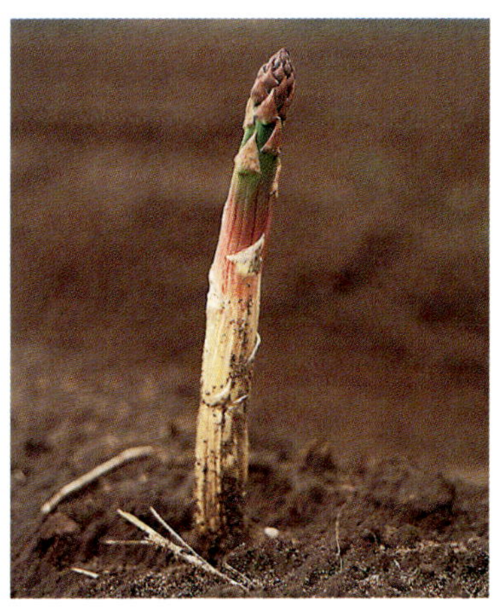

■ *Folsäuremangel ist der am weitesten verbreitete Vitaminmangel. Spargel kann Abhilfe schaffen: Schon 100 Gramm decken den täglichen Vitaminbedarf.*

Verschiedene Spargelfarben

Die Farbe des Spargels ist übrigens nicht nur eine Frage der Sorte, sondern sie zeigt auch den Erntezeitpunkt an. Bei den meisten Sorten bleibt der Spargel weiß, solange er in der Erde steckt. Lässt man die Köpfe aus der Erde sprießen, verfärben sie sich zuerst violett und später grün. In Deutschland wird vor allem weißer Spargel produziert. Die Franzosen bevorzugen für ihren eigenen Bedarf eher den grünen oder violetten Spargel. Und in Amerika gibt es so gut wie gar keinen weißen Spargel.

■ Ideale Frühjahrskur mit Spargelmahlzeiten

Die botanische Artbezeichnung »officinalis« für den Spargel besagt, dass die köstliche Stange schon seit alters her als Heilmittel eingesetzt wurde. Viele Menschen nutzen die Spargelzeit als Frühjahrskur. Spargel belebt den gesamten Stoffwechsel, befreit den Organismus von Schlackenstoffen und Giften und revitalisiert beziehungsweise entsäuert ihn durch eine Reihe Energie spendender und verjüngender Biostoffe. Wie sehr die weißen und grünen Stangen unsere Nierenproduktion anregen, nimmt man bereits eine halbe Stunde nach der Mahlzeit auf der Toilette wahr.

Gesundheitstipp
Personen mit Neigung zu Nierensteinen sollten sich bei Spargelgerichten etwas zurückhalten, ebenso Personen mit zu hohen Harnsäurewerten.

▶ Der typische Geruch ist auf die Asparaginsäure zurückzuführen. Zusammen mit dem hohen Gehalt an Kalium wirkt diese Aminosäure harntreibend.

▶ Der überdurchschnittlich hohe Gehalt an den Vitaminen A und E und etwas Vitamin C bringt in Verbindung mit den Pflanzenschutzstoffen die 70 Billionen Körperzellen des Organismus in Schwung. Diese antioxydativ wirkenden Biostoffe sind die reinsten »Rostschutzmittel« für unsere Zellen. In Zusammenarbeit mit den Vitaminen der B-Gruppe halten sie jung und sorgen für Ausgeglichenheit, entspannte Nerven, Konzentrationsfähigkeit sowie ausreichend Antriebskraft. Wer die Spargelsaison voll ausnutzt, wird an sich eine Verschönerung der Haut bemerken.

▶ Schließlich verfügt Spargel über viel Jod, wovon in vielen Regionen ein Mangel herrscht (vor allem in Süddeutschland und Österreich). Das lebenswichtige Spurenelement sorgt vor allem für einen ausgeglichenen Stoffwechsel.

■ Kauf- und Küchentipps

Auch wenn bei uns vor allem der weiße Spargel beliebt ist, versuchen Sie ruhig auch einmal den würzigeren grünen. Grüner Spargel übertrumpft den weißen Bruder an Biostoffen. Außerdem ist er schneller zubereitet und gekocht. Frisch gestochenen Spargel erkennt man an folgenden Merkmalen:

▶ Wenn Sie die Stangen aneinanderreiben, quietschen sie regelrecht. Außerdem brechen sie besonders leicht durch.

▶ Die Spitzen müssen geschlossen sein und dürfen beim Bleichspargel keine Verfärbung aufweisen. Andernfalls ist der Spargel zu spät gestochen.

▶ Das Schnittende muss hell sein und darf nicht ausgetrocknet oder eingeschrumpft sein.

▶ Zu stark gebogene Spargelstangen werden in zu schwerem Boden gezüchtet und können holzig sein.

▶ Der ideale Spargel ist ungefähr so dick wie ein Mittelfinger. Die grünen Sorten sind grundsätzlich etwas dünner. Gute Spargellieferanten sorgen dafür, dass ihre Delikatesse spätestens nach 24 Stunden auf dem Markt verkauft werden kann. Das Aroma und Zartheit lassen schon nach zwei Tagen nach.

▶ Idealerweise schälen Sie Spargel großzügig mit einem Spargelschäler. Beachten Sie dabei, dass holzige Schalenreste jedes Spargelessen verderben. Spargel wird unter lauwarmem Wasser kurz gewaschen.

▶ Keinesfalls soll Spargel gewässert werden. Die Köpfe saugen sich sonst voll Wasser, verfärben sich und werden matschig.

▶ Spargelkenner kochen Spargel aufrecht in einem hohen Topf – mit dem Kopf nach oben. Ins Wasser kommt Salz, Zucker, etwas Zitrone, Butter und eventuell ein Stückchen Weißbrot, um den Bittergeschmack auszugleichen. Je nach Stärke sind die Stangen nach etwa 15 Minuten gar.

▶ Grüner Spargel muss nicht geschält, sondern nur gewaschen werden. Die Schnittstelle wird gekappt. Farbiger Spargel ist nach fünf bis zehn Minuten Kochzeit gar.

▶ Spargel verträgt sich besonders gut mit anderen Gemüsearten wie Spinat, Karotten oder Avocado. Folgende Kräuter und Gewürze passen besonders gut zu Spargel: Schnittlauch, Ingwer, Kerbel, Curry und Safran.

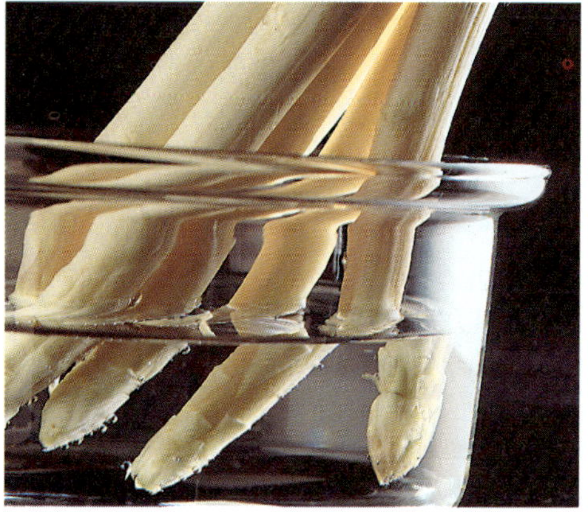

■ *Der Nitratgehalt des Spargels ist relativ hoch; Aufwärmen sollte deshalb vermieden werden, da sich beim Erhitzen krebsfördernde Nitrosamine bilden können.*

Spinat

Die Heimat des grünen Gänsefußgewächses war vermutlich Mittelasien. Wie seine Verwandten, der Mangold und die Rote Rübe, wird der Spinat innerhalb Europas vor allem in Italien und in Deutschland angebaut. Die fleischigen Blätter sind bei den Frühjahrs- und Sommerernten eher klein und zart. Der Winterspinat ist größer, gröber und auch bitterer. Freilandware kommt zwischen Mai und Oktober auf den Markt, den Rest des Jahres über stammt die Ware in den Regalen aus Unterglaskulturen.

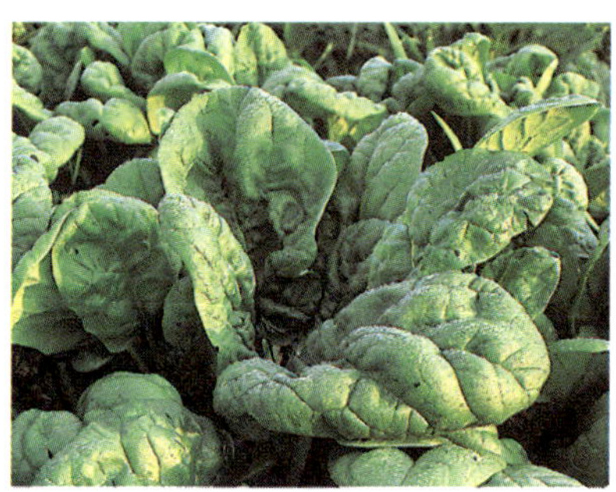

■ Optimale Säuglingsnahrung

Allen Unkenrufen zum Trotz: Spinat ist gesund und gehört zweifellos zu den eisenreichsten Gemüsearten: 100 Gramm roher Spinat enthält 4,1 Milligramm dieses Blut bildenden Mineralstoffes. Allerdings sollten Mütter, die ihre Babys nicht mit industriell hergestellter Säuglingsnahrung aus Gläschen füttern wollen, auf nitratarmen Spinat aus biologisch – dynamischem Anbau zurückgreifen. Spinat gehört nämlich zu den am meisten mit Nitraten belasteten Gemüsearten.

■ *Bei Einnahme von blutverdünnenden Medikamenten zur Thromboseprävention sollte übermäßiger Spinatgenuss vermieden werden, da das enthaltene Vitamin K den Medikamenten entgegenwirkt.*

Basenüberschuss gegen Übersäuerung des Körpers

Mit dem höchsten Basenüberschuss unter allen Gemüsearten entsäuert Spinat sehr wirkungsvoll den gesamten Organismus. Außerdem hat kein anderes Gemüse einen so hohen Anteil an Antioxydanzien wie Spinat. Besonders reichhaltig sind im Spinat die Radikalenfänger – also die Vitamine A, C und E sowie das Spurenelement Selen – vertreten. Sie neutralisieren freie Radikale.

Gesundheitstipp
Vor allem außerhalb der Saison wird das grüne Blattgemüse stark mit Stickstoff gedüngt und überschreitet trotz der 1993 festgelegten gesetzlichen Verordnung oft die Grenzwerte. Die an sich unschädlichen Nitrate werden innerhalb von 24 Stunden nach der erstmaligen Zubereitung unter dem Einfluss von Bakterien in das gesundheitsgefährdende Nitrit umgewandelt. Deshalb sollen nitrathaltige Speisen generell nicht wieder aufgewärmt werden. Das gilt vor allem für Babynahrung!

▶ Franzosen bezeichnen den Spinat scherzhaft als »Besen des Magens«. Daran ist durchaus etwas Wahres: Die Bitterstoffe des Spinats regen nämlich die Sekretion der Bauchspeicheldrüse an, schützen die Magenschleimhaut und beschleunigen die gesamte Verdauung.

▶ Der Reinigungsprozess wird unterstützt von dem höchsten Kaliumgehalt, den frisches Gemüse zu bieten hat. Überflüssiges Gewebewasser wird so ausgeschwemmt. Überdurchschnittlich viel Zink bewirkt einen gesunden Haarwuchs und eine gute Wundheilung; außerdem wappnet das Spurenelement das Immunsystem gegen grippale Infekte. Als jodreichstes Gemüse bietet Spinat auch den häufigen Schilddrüsenfehlfunktionen Paroli.

■ Schönmacher mit Hautvitamin

Schließlich sei noch erwähnt, dass Spinat ein regelrechter Schönmacher ist: Spinat hält nämlich den Gemüserekord an dem »Hautvitamin« Biotin, das sich neben vielen Stoffwechselfunktionen auch als Anti-Stress-Vitamin auszeichnet. Für gute Nerven sorgen auch die Vitamine B1 und B6. Weitere wichtige Inhaltsstoffe des Spinats: Folsäure, Proteine, Kupfer, Cholin.

Nitrit in der Nahrung kann den Sauerstofftransport gefährlich beeinträchtigen. Wer gern und viel Spinat isst, sollte einige Stunden nach der Mahlzeit seinen Kalziumhaushalt mit Milchprodukten wieder aufpäppeln. Spinat enthält sehr viel Oxalsäure, welche die Kalziumresorption im Körper verhindert.

■ Kauf- und Küchentipps

Tiefgefrorener Spinat ist in Deutschland populärer als frischer Blattspinat. Nur 15 Prozent der Spinaternte landet auf dem Frischmarkt. Immerhin erhält Tiefkühlware seine Nährstoffe zu 80

Prozent. Allerdings ist frisch geernteter Blattspinat natürlich viel schmackhafter. Idealerweise sind die Blätter frisch und einwandfrei, das heißt, ohne gelbe Flecken. Je älter die Blätter werden, desto bitterer schmecken sie.

▶ Zarter, kleinblättriger Frühlingsspinat kann roh gegessen werden. Damit beim Kochen alle Blätter gleichzeitig gar werden, drückt man am besten die oben liegenden Blätter mit einer Kelle leicht nach unten. Nach dem Kochen schreckt man die Blätter mit ebenso viel Eiswasser ab und drückt das Wasser aus. Nach Belieben mit einem Dressing marinieren.

▶ Spinat lässt sich zu unzähligen Gerichten verarbeiten – am beliebtesten sind Aufläufe, Ravioli, Suppen oder Gemüseteller. Spinat lässt sich auch hervorragend mit Fisch kombinieren. Folgende Kräuter und Gewürze passen zu Spinat: Muskatnuss, Zwiebel, Knoblauch, weißer Pfeffer, Basilikum, Kerbel, Liebstöckel.

Lagerungstipp
Frische Spinatblätter müssen schnell verarbeitet werden. Sie welken rasch – besonders, wenn sie Licht und Trockenheit ausgesetzt sind. Im Kühlschrank hält Spinat (locker eingewickelt in Pergamentpapier) bei einem Grad Celsius und hoher Luftfeuchtigkeit maximal fünf Tage.

Tomate (Paradeiser)

Die Tomate ist heute eine der bedeutendsten Gemüsearten der Welt. Der Deutsche isst im Durchschnitt 17 Kilogramm Tomaten im Jahr. Damit liegt das tropische Nachtschattengewächs im Gemüseverbrauch an erster Stelle. Allerdings machte das rote Gemüse erst im Ersten Weltkrieg bei uns »Karriere«. Bis dahin fristete das Nachtschattengewächs nur als Zierpflanze ein Schattendasein. Ärzte hielten die Tomate wegen ihres leicht bitteren Geschmacks nämlich lange Zeit für eine giftige Pflanze, die sogar den »Liebeswahnsinn« entfachen könne – zum »Liebesapfel« oder »Paradiesapfel« wurde sie erst später erkoren.
Die rote, fleischige Frucht wuchs ursprünglich als tropische Wildpflanze in den Anden Perus. Später wurden sie von den Ureinwohnern Mexikos, den Azteken, kultiviert. Christoph Columbus brachte die »tomatle« 1498 nach Europa, und 1890 erreichte sie deutschen Boden.

■ Lykopin in der Tomate
Tomaten sind ein wunderbares Sommergemüse, das vor Biostoffen nur so strotzt. Ihre knallrote Farbe erhält die Tomate durch die Farbstoffe Lykopin und Karotin.

■ Tomaten sind reich an Kalium und Zink; sie wirken deshalb positiv auf die Nährstoffversorgung der Zellen, unterstützen die Entwässerung des Körpers und sind wichtig für Bindegewebe und Hormonbildung.

▶ Lykopin schützt die Zellen vor Krebserkrankungen, stimuliert das Immunsystem, wirkt antioxidativ und keimtötend – all das haben US-Studien mehrfach bewiesen. Sogar industriell hergestellter Tomatensaft ist randvoll mit Lykopinen. Tomatenkonserven haben sogar noch mehr Vitamin A als rohe Tomaten.

▶ Die Fruchtsäuren der Tomate – allen voran die Zitronensäure – bringen die Verdauungssäfte zum Fließen und die Verdauung in Schwung. Das Flavonoid Querzetin wirkt außerdem wie ein Rohrputzer für die Gefäße, was zu hohen Blutdruck senken kann und das Herz spürbar entlastet. Tomaten enthalten viel Biotin und außerordentlich viel Chrom für die Zuckerverwertung, was das Gemüse besonders für Diabetiker geeignet macht.

Kauf- und Küchentipps

Freilandtomaten, von der Sonne »geküsst« schmecken deutlich besser als Glashaustomaten im Winter. Sie entwickeln einen höheren und ausgeglicheneren Zucker- und Säuregehalt. Am aromatischsten sind die Tomaten, die am Strauch voll ausreifen können. Nur sie entwickeln ihren unverwechselbaren süß-würzigen Geschmack voll. Leider kommen meist nur Gartenbesitzer in den Genuss solcher Tomaten. In der Regel wird das Gemüse noch grün geerntet und muss nachreifen.

Man unterscheidet im wesentlichen drei Sorten:

▶ Die runde, glatthäutige Tomate einschließlich der kleinen süßaromatischen Kirsch- oder Cocktailtomate

▶ Die große, gerippte Fleischtomate, die aromaschwächer und saftärmer ist als die kleineren Sorten

▶ Die ovale, längliche Tomate mit einem erstklassigen und intensiven Aroma; sie kommt meist aus Italien und Frankreich

Frostempfindliche »Sonnenliebhaber«

Tomaten sind frostempfindlich, weswegen sie in Europa am besten in sonnenverwöhnten Ländern wie Italien, Spanien, Griechenland, aber auch in Südfrankreich gedeihen. Tomatensaison in Deutschland ist zwischen Juli und Oktober.

Allerdings wird durch Eigenproduktion nur ein kleiner Teil des riesigen Bedarfs gedeckt. Über die Hälfte der Importware kommt ganzjährig aus den Niederlanden, ein Großteil aus Spanien, der Rest aus Italien und Marokko.

Tomaten in Pulver- und Tablettenform

Inzwischen gibt es auch auf dem deutschen Markt pharmazeutische Lykopin-Präparate, die in hoher Dosis als Medikament gegen Verdauungsstörungen wirken sollen. Allerdings kann bisher niemand mit Sicherheit sagen, ob isolierte Pflanzenstoffe genauso gesundheitsfördernd sind wie in ihrer natürlichen Umgebung mit anderen Phytochemikalien, die wechselseitig wirken.

Selten angeboten werden bei uns orangerote oder gar rosa Sorten. Öfter findet man gelbe Tomaten – eine süße Züchtung mit wenig Säure, die sich gut für Salate und zum Einmachen eignet.

▶ Tomaten sollten beim Kauf ihre volle Farbe entwickelt haben, glatthäutig und schnittfest sein und keine dunklen oder gelben Stellen aufweisen. Tomaten, die am Stielende grünlich oder gelb gefärbte Verhärtungen aufweisen (»Grünkragen« oder »Gelbrücken«), sind von minderer Qualität. Unreife Tomaten müssen bei Zimmertemperatur nachreifen, bis sie ihre volle Ausfärbung erreicht haben.

▶ Tomaten müssen grundsätzlich gut gewaschen werden. Die empfindlichen Früchte werden mit vielen Pflanzenschutzmitteln behandelt, was vor allem für die Wintersorten zutrifft. Für viele Menschen ist die Schale schwer verdaulich. Tomaten häutet man am besten, indem man sie für einige Sekunden in kochendes Wasser hält und anschließend in Eiswasser abschreckt.

▶ Im Winter kann man zum Kochen Dosengemüse wählen. Diese Tomaten sind mit Abstand aromatischer als die fade Import- und Glashausware. Den besten Geschmack haben in der kalten Jahreszeit noch die kleinen Kirschtomaten.

▶ Tomaten verändern je nach Zubereitung ihren Geschmack: Im Salat oder nur kurz gegart, behalten sie ihr typisches Aroma. Im Backofen entwickeln sie nach etwa einer Stunde ein süßes und saftiges Aroma. Schmort man sie zum Beispiel im

Lagerungstipp
Tomaten gehören nicht in den Kühlschrank. Da sie sehr kälteempfindlich sind, verlieren sie dort an Geschmack und werden glasig. Noch nicht ausgereifte Tomaten reifen am besten bei Zimmertemperatur nach. Beschleunigen kann man den Prozess, indem man sie mit äthylenhaltigen Äpfeln oder Melonen zusammenlegt.

▪ *Um die Karotene der Tomate, die sogenannten Lykopene, zu »knacken«, ist Hitzbehandlung zusammen mit etwas Öl oder Fett notwendig.*

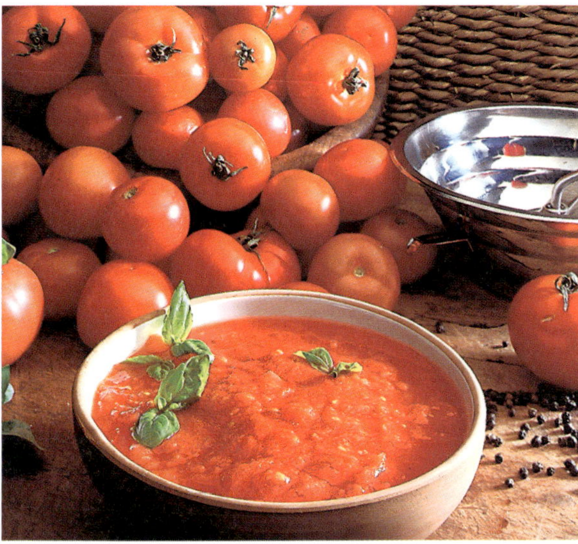

Ofen mit Fleisch, bekommen sie nach zwei Stunden einen sehr würzigen Geschmack. Die Palette der Tomatengerichte ist schier endlos – hier nur einige wenige Vorschläge:

▶ Tomatensuppe
▶ Gefüllte Fleischtomaten (zum Beispiel mit Reis)
▶ Pizza Margherita
▶ Tomatensoßen (zu Teigwaren)

Folgende Kräuter und Gewürze passen zur Tomate: Dill, Petersilie, Schnittlauch, Basilikum, Oregano, Rosmarin, Salbei, Lorbeer, Muskat, Knoblauch, Kerbel (aber nicht mitgekocht), Estragon.

Weißkohl

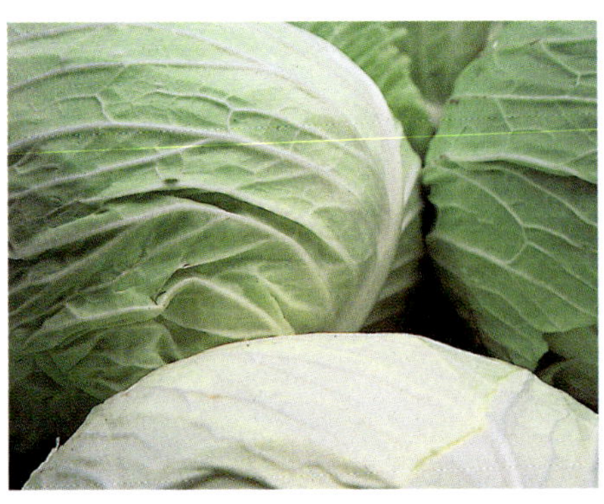

Weißkohl gilt als urdeutsches Gemüse, obwohl es seinen Ursprung in China hat. Deutschland ist neben den Niederlanden, England, Frankreich, Polen und Ex-Jugoslawien der führende Weißkohlproduzent. Zwei Drittel der Weißkohlernte werden zu Sauerkraut verarbeitet. Der Weißkohl liegt im deutschen Gemüseverbrauch nach der Tomate und Zwiebel an dritter Stelle. Eine besondere Sorte des runden Kohls ist der kegelförmige, etwas zartere Spitzkohl. Kohl wird größtenteils von Hand geschnitten und ist das ganze Jahr über auf den Gemüsemärkten erhältlich.

■ Weißkohl ist ein hervorragender Zinklieferant. Das Spurenelement ist hier nicht nur reichlich vorhanden, sondern liegt auch in einer für den Körper optimal verwertbaren Form vor.

Besonderer Tipp
Angeschnittener Kohl verliert seine Qualität nur unwesentlich, wenn Sie die Schnittstelle in Folie einwickeln.

■ Gesunde Nervennahrung

Der Wörishofener »Gesundheitsdoktor« Pfarrer Sebastian Kneipp bezeichnete das Sauerkraut als »Besen für Magen und Darm« und lobte es wegen seiner die Nerven beruhigenden und Blut bildenden Wirkung. Heute bestätigen auch moderne Ernährungsphysiologen, dass Kohl mit zu den gesündesten Gemüsearten überhaupt gehört. Inhaltsstoffe des Weißkohls: Cholin, B-Vitamine, Zink, Selen, Kalium, Kalzium, Ballaststoffe.

■ Verschiedene Kohlsorten

Die wichtigsten Sorten sind: Frühweißkohl, Mittelfrüher Weißkohl, Herbst- und Dauerweißkohl, Spitzkohl.
Grundsätzlich hat der Herbst- und Dauerweißkohl sehr feste Blätter (gelblich-weiß). Die Blätter der frühen Sorten sind grüner, in sich lockerer und eignen sich auch zum Rohverzehr.

Antibiotischer Schutz und Darmkrebsprophylaxe

Japanische Studien ergaben, dass regelmäßige Kohlesser wesentlich seltener an Darmkrebs erkranken als solche Personen, die auf ihn verzichten. Ein weiterer Vorteil des Kohls ist, dass er durch seine natürliche Milchsäuregärung antibiotisch wirkt, also auch schädliche Bakterien im Darm tötet und die so wichtige Flora stärkt.

■ Kauf- und Küchentipps

Frischer Kohl glänzt und hat einwandfreie, frische Blätter ohne Schlagstellen sowie eine helle Schnittstelle am Strunk. Weißkohl lässt sich bestens lagern: Bis zu einem halben Jahr bleibt der Dauerkohl frisch, wenn Sie ihn in die Kühlzone (knapp über dem Gefrierpunkt) Ihres Kühlschranks legen. Früher Weißkohl hingegen hält nur etwa drei Wochen, Spitzkohl sogar nur ein bis zwei Wochen.

▶ Beim Putzen muss man die nitrat- und schadstoffbelasteten Blätter abschneiden, ebenso die Stiele und Rippen sowie den Strunk. Frühe Sorten lassen sich fein geraspelt zu wunderbaren Rohkostsalaten zubereiten. Außerdem gibt es eine großes Angebot an Kohlgerichten: Krautgemüse, Kohlrouladen, Eintöpfe, Kohlsuppen – oder als Sauerkraut oder Krautstrudel aus Österreich.

▶ Kohl passt übrigens – entgegen der Meinung vieler Deutscher – auch hervorragend zu Fisch.

▶ Kohlgemüse verträgt durchaus etwas Zucker. Manche Köche karamellisieren die Blätter sogar, indem sie das Gemüse kurz in einem Hauch Zucker goldgelb anrösten.

▶ Folgende Kräuter und Gewürze passen zu Weißkohl: Kümmel, Nelken, Lorbeer, Wacholder, Basilikum, Bohnenkraut, Borretsch, Schnittlauch, Petersilie, weißer und schwarzer Pfeffer.

■ Beim Garen von Weißkohl schonende Verfahren einsetzen wie Dämpfen und das Kochwasser mit verwenden: So erhalten Sie sich am ehesten die Wirksamkeit der im Weißkohl enthaltenen Folsäure.

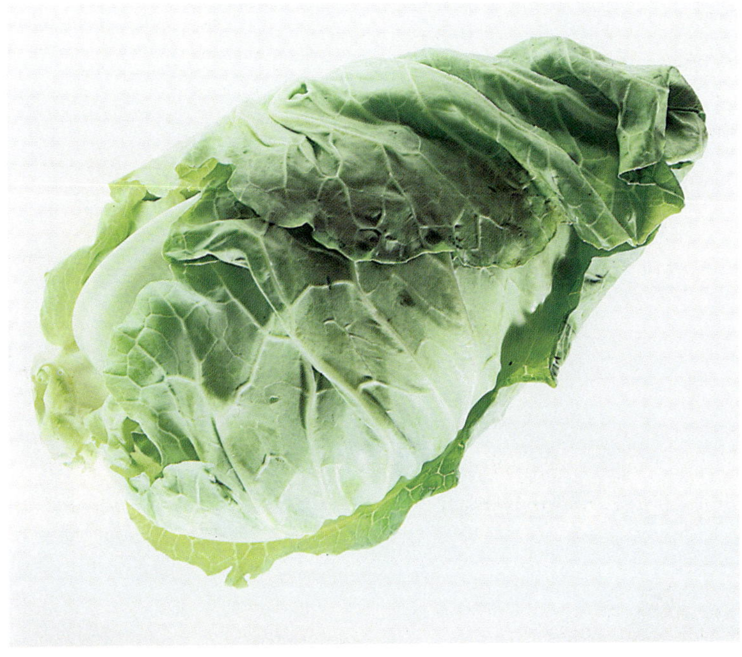

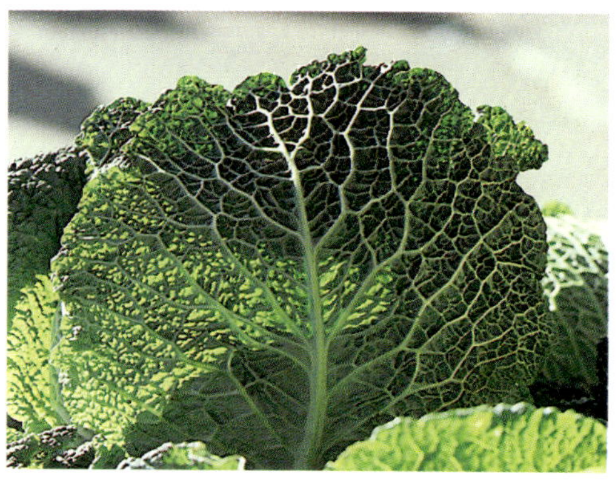

Wirsing

Wirsing ist die zarteste und feinste Kohlart. Seine netzartig gerippten und gewellten Blätter sind mit einem wachsartigen Belag überzogen. Wirsing gibt es wie auch die anderen Kohlsorten ganzjährig. Er kommt fast ausschließlich aus einheimischen Ernten.

■ Adventwirsing im Frühjahr

Der feine Wirsing hat ähnliche Inhaltsstoffe zu bieten wie sein hart gesotener Bruder, der Weißkohl – allerdings von allem etwas mehr. Besonders wertvoll ist der Wirsing wegen seines hohen Anteils an Pflanzeneiweiß, seines Chlorophylls und seiner zahlreichen B-Vitamine.

Der Krauskopf aus der Kohlfamilie ist ganzjährig erhältlich. Als Erstes kommt der so genannte Adventwirsing auf den Markt, der allerdings erst im Frühjahr geerntet wird. Ab Mai werden der Frühjahrs- und Sommerwirsing verkauft. Diese dunkel- oder graugrünen Köpfe sind locker gewachsen und haben im Inneren goldgelbe, zarte Blätter. Sie sind ein echtes Feingemüse, das leicht verdaulich ist. Herbst- und Dauerwirsinge haben einen geschlossenen Kopf mit gelben, derben Außenblättern und cremeweißen oder goldgelben Innenblättern. Sie haben den typischen kräftigen Kohlgeschmack.

■ *Wirsing zeichnet sich zusätzlich zu einem großen Repertoir an B-Vitaminen und Spurenelementen wie Zink, Mangan und Selen durch einen hohen Anteil an wertvollem Pflanzeneiweiß aus.*

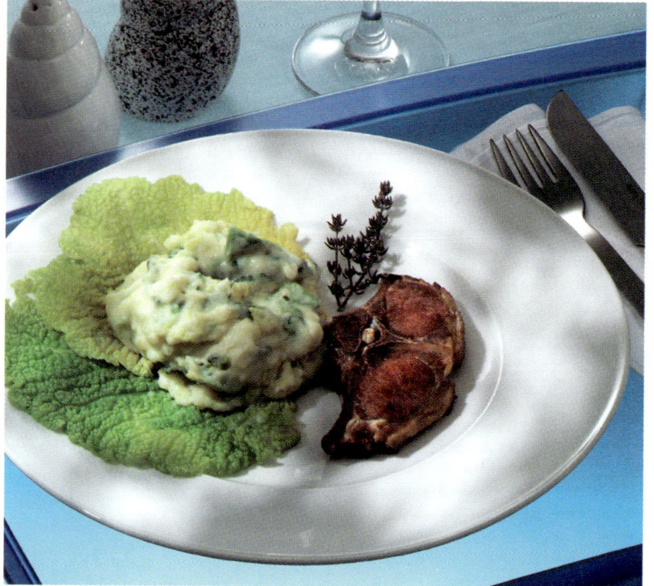

■ Verwendung in der Küche

Wirsing lässt sich nicht lange lagern. Seine lockere, luftige Struktur verdirbt relativ schnell, vor allem bei den frühen Wirsingsorten. Die späten Ernten lassen sich bei kühler und feuchter Lagerung etwa drei Wochen frisch halten.

Wirsing wird ähnlich zubereitet wie Weißkohl. Da Wirsing relativ viele Schadstoffe, vor allem Blei, aufnimmt, sollten vier bis sechs Außenblätter entfernt werden, obwohl diese eigentlich essbar sind.

Zucchini

Zucchini sind ein Kürbisgemüse, das von dem in Südamerika und Westindien heimischen Riesenkürbis abstammt. Der aus dem Italienischen stammende Name Zucchini (oder Zucchetti) ist eine Verkleinerungsform von »zucca« und bedeutet »kleiner Kürbis«. Botanisch gesehen sind Zucchini Beerenfrüchte.

Bis vor wenigen Jahren waren Zucchini in Deutschland wenig bekannt. Die italienische, spanische und französische Küche machten die grünen und gelben, gurkenförmigen Zucchini bei uns populär. Inzwischen wird das wenig anspruchsvolle Gemüse auch in Deutschland zunehmend kultiviert. Der größte Teil wird aber nach wie vor aus mediterranen Ländern ganzjährig importiert.

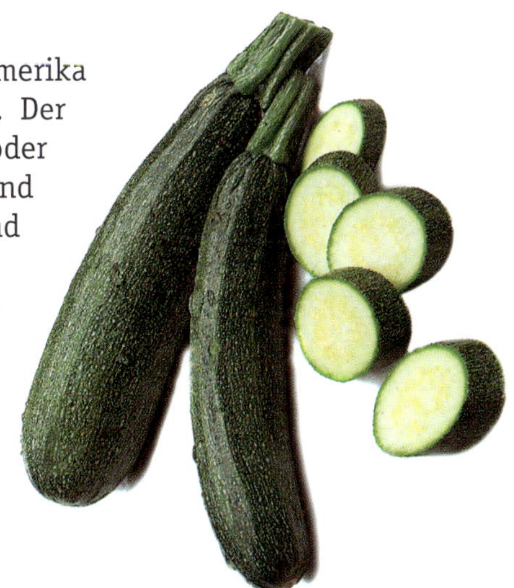

»Grünes Blut«

Zucchini sind sehr bekömmlich, leicht verdaulich und kalorienarm. Das Chlorophyll, ihr »grünes Blut«, reinigt die Körperzellen, hilft die Leber zu entgiften und sorgt für eine gesunde, intakte Darmflora. Weitere Inhaltsstoffe der Zucchini: Bitterstoffe, Vitamin A , Vitamin C, Selen, Eisen und verschiedene sekundäre Pflanzenstoffe.

■ *Zucchini sind ideal zum Entschlacken: Sie entwässern, entsäuern, erhöhen die Darmbewegung, beseitigen Darmträgheit und Verstopfung – und das alles bei wenig Kalorien und relativ hohem Nährstoffgehalt.*

■ Kauf- und Küchentipps

Zucchini können bis zu zwei Kilogramm schwer und über 40 Zentimeter lang werden. Derart große Zucchini sind wässrig und vergleichsweise nährstoffarm.

▶ Es gibt inzwischen viele verschiedene Zucchini-Sorten: hellgrüne, dunkelgrüne, gelbe, gelbgestreifte oder -gefleckte, cremefarbige, ganz runde, mehrkantige oder walzenförmige. Das Fleisch ist immer weiß. Die vielen hellen Kerne isst man übrigens mit. Grundsätzlich sollen frische Zucchini gerade gewachsen und fest sein – also prall und ohne eingeschrumpelten Stielansatz sowie mit einer einwandfreien Schale.

▶ Am geschmackvollsten, zartesten und nährstoffhaltigsten sind kleine Sorten. Zucchini sollten nicht größer als 20 Zentimeter sein.

Lagerungstipp
Zucchini halten im Gemüsefach des Kühlschranks bis zu zwei Wochen. Unter sechs Grad Celsius bekommen sie typische Kälteschäden.

Besonderer Tipp
Essen Sie Zucchini möglichst roh mitsamt ihrer nährstoffreichen Schale. Voraussetzung für eine optimale Wirkung ist die Beigabe von Öl, damit auch die wertvollen fettlöslichen Vitamine vom Organismus aufgenommen werden.

Zucchini sind leicht zu handhaben: kaum Abfall, wenig Putzarbeit sowie einfache und schnelle Zubereitung. Durch ihren milden, leicht nussigen Geschmack lassen sich Zucchini zu diversen Rohkost- und warmen Gerichten verarbeiten. Sie vertragen sich mit vielen anderen Gemüsearten wie Tomaten, Auberginen, Gurken oder Paprika (Ratatouille). Außerdem passen sie zu fast allen Fleisch-, Lamm-, Geflügel- und Fischspeisen. Am einfachsten dünstet man sie in Scheiben geschnitten in Olivenöl. Oft werden sie mit Käse überbacken oder mit Hackfleisch gefüllt.

Folgende Kräuter und Gewürze passen zu Zucchini: Knoblauch, Oregano, Basilikum oder Dill.

Zwiebel

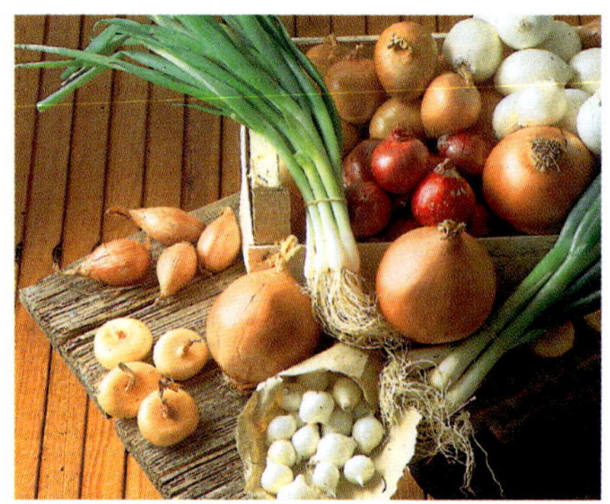

■ Ätherische Öle, bestimmte Eiweißstoffe und Flavonoide wirken blutdruck- und blutfettspiegelsenkend und machen die Zwiebel zum besten pflanzlichen Präventionsmittel bei Arteriosklerose.

Zwiebeln gibt es, solange der Mensch denken kann. Erste Funde dieser uralten Kulturpflanze stammen aus Zentralasien, Indien und in Mittelmeerländern. Die Pyramidenerbauer sollen ihre schwere Arbeit angeblich mit Hilfe von Zwiebeln, Knoblauch und Rettich bewältigt haben. In Ägypten fand man sogar Wandgemälde und eine Mumie mit einer Zwiebel in der Hand. Die Römer brachten die Zwiebel über die Alpen zu den Germanen: Aber erst im Mittelalter schaffte das Liliengewächs in deutschen Landen den Durchbruch. Heute isst jeder Deutsche im Durchschnitt gut sieben Kilogramm Gemüsezwiebeln im Jahr. Damit liegt der unterirdische Spross nach der Tomate im Gemüseverbrauch auf Platz zwei.

■ »Küchentränengas« mit ätherischen Ölen

Den Geschmack der Zwiebel spürt man schon, bevor sie im Mund landet. Beim Zwiebelhacken treibt es jedem die Tränen in die Augen. Dieses »Küchentränengas« besteht aus schwefelhaltigen ätherischen Ölen (unter anderem Allizin), welche alle Körpersäfte nacheinander in Fluss bringen: Im Mund läuft einem das Wasser zusammen, die Drüsen aller Verdauungsorgane produzieren ihre Säfte und die Darmfunktionen setzen sich in Bewegung. Dabei werden Leber, Galle und Nieren entgiftet, der Darm gesäubert und Keime abgetötet. Durch den aktivierten Stoffwechsel wird Cholesterin abgebaut und der Blutdruck gesenkt.

Hausmittel gegen Asthma

Der Münchner Kinderarzt und Allergologe Professor Dr. Walter Dorsch empfiehlt kleinen Asthma-Patienten, täglich eine rohe oder mild gekochte Zwiebel zu essen – diese könne helfen, die lästigen Anfälle zu vertreiben.

▶ In Zwiebeln steckt überdurchschnittlich viel Querzetin. Dieses Flavonoid wirkt als »Rohrputzer« in den Blutgefäßen und gilt als wirkungsvolles Krebsvorbeugemittel. Zwiebeln enthalten auch Chrom, was die Zuckerverwertung ankurbelt und Diabetikern das Leben erleichtert.

▶ Zwiebeln sind auch ein altes, wirksames Mittel gegen Insektenstiche. Ein Wespenstich im Mund, der bis zum Erstickungstod führen kann, schwillt durch die Zwiebelöle ab. Nach einem Stich sollte sofort eine Zwiebel gekaut werden.

▶ In vielen Haushalten gibt es nur die gemeine Haushaltszwiebel mit der hellgelben Schale. Dabei gibt es eine Menge verschiedenartigster Zwiebeln, die man ganz unterschiedlich einsetzen kann. Grundsätzlich gilt: je kleiner, desto schärfer.

■ Verwendung in der Küche

Hacken oder Schneiden Sie Zwiebeln erst kurz vor dem Verbrauch. Sie nehmen sonst einen unangenehmen Geschmack an. Vor dem Schälen empfiehlt es sich, die Zwiebel kurz in lauwarmes Wasser zu legen. So kann man ihnen besser die Außenhaut abziehen; auch hält sich so die Reizwirkung in Grenzen. Je frischer die Zwiebel, desto schärfer ist sie – und um so mehr muss man weinen. Wer ein scharfes, großes Messer verwendet, erspart sich Mühsal und Tränen.

▶ Elektrische Zwiebelhäcksler sind unter kulinarischen Gesichtspunkten unsinnig – die Zwiebeln werden dann nämlich bitter. Dasselbe gilt übrigens auch, wenn man die Zwiebel nicht ordentlich schneidet, sondern »blind« hackt. Am besten halbiert man die Zwiebel, ehe man sie längs der Faser nach in dünne Scheiben schneidet. Anschließend quer schneiden.

▶ Zwiebeln vertragen sich mit sämtlichen Gewürzen. Zur Zwiebelsuppe passen am besten Majoran oder Salbei oder Basilikum. Manche mögen auch etwas Beifuß oder Ingwer. Dazu etwas Käse und weißer Pfeffer.

Rote Zwiebeln
Rote Zwiebeln sind am süßesten. Man verwendet sie meist nur zum Rohgenuss in Salaten, Kartoffelsalaten, Beef Tartare oder zum Kaviar. Sie halten sich einige Wochen in einem kühlen Raum.

Besonderer Tipp
Dieser Trick hilft gegen das Weinen beim Zwiebelhacken: Halten Sie Messer und Schneidebrett stets feucht.

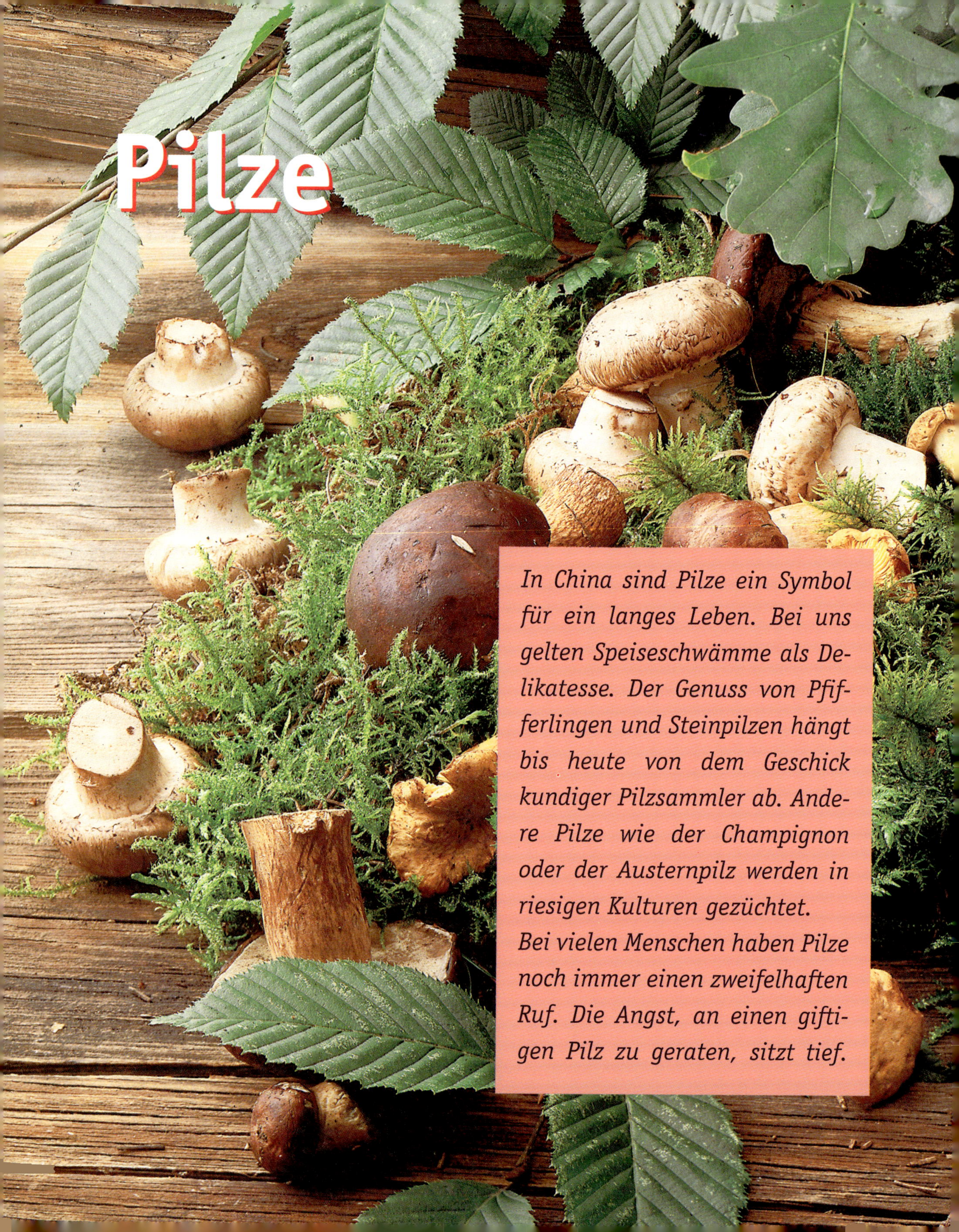

In China sind Pilze ein Symbol für ein langes Leben. Bei uns gelten Speiseschwämme als Delikatesse. Der Genuss von Pfifferlingen und Steinpilzen hängt bis heute von dem Geschick kundiger Pilzsammler ab. Andere Pilze wie der Champignon oder der Austernpilz werden in riesigen Kulturen gezüchtet. Bei vielen Menschen haben Pilze noch immer einen zweifelhaften Ruf. Die Angst, an einen giftigen Pilz zu geraten, sitzt tief.

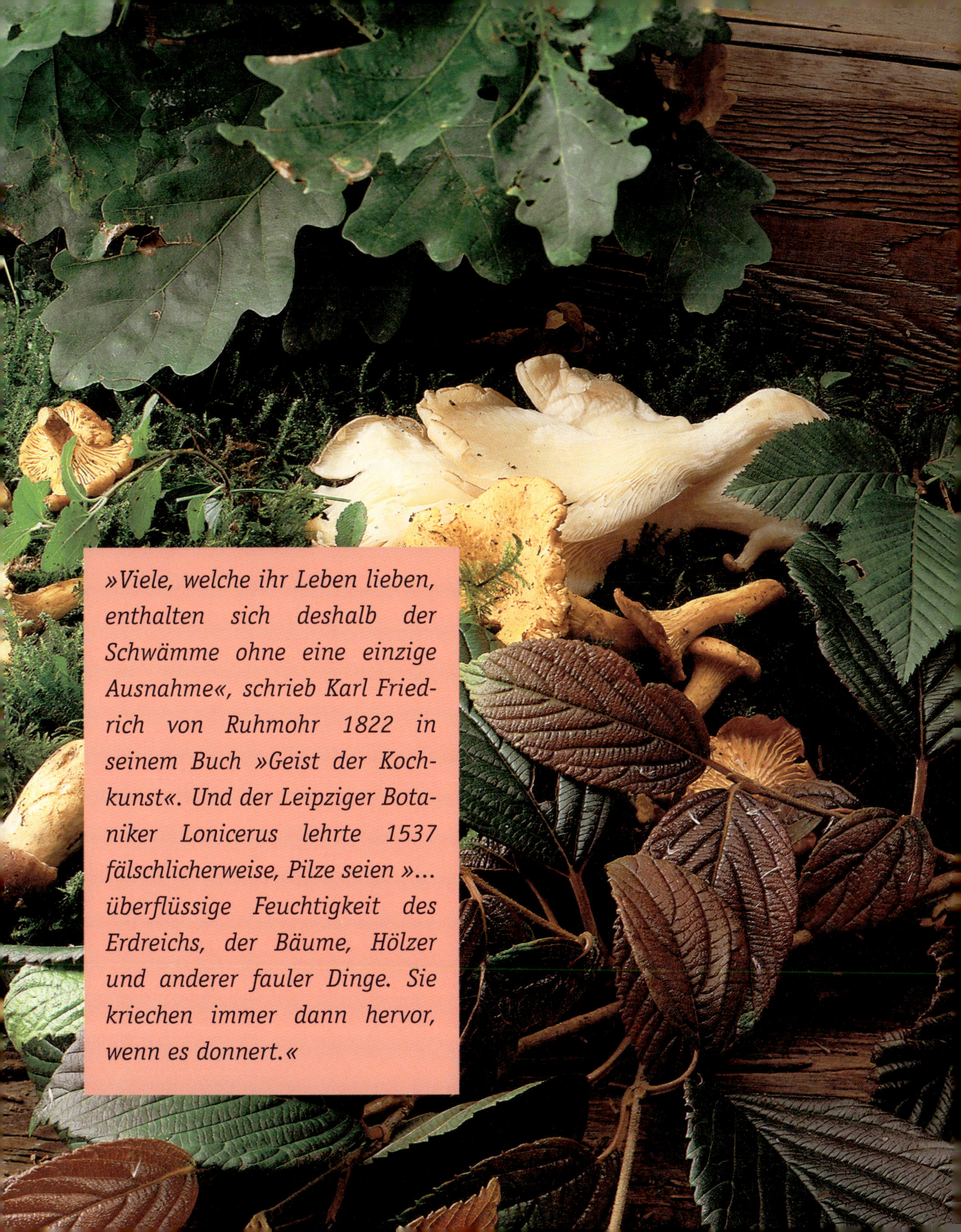
»Viele, welche ihr Leben lieben, enthalten sich deshalb der Schwämme ohne eine einzige Ausnahme«, schrieb Karl Friedrich von Ruhmohr 1822 in seinem Buch »Geist der Kochkunst«. Und der Leipziger Botaniker Lonicerus lehrte 1537 fälschlicherweise, Pilze seien »… überflüssige Feuchtigkeit des Erdreichs, der Bäume, Hölzer und anderer fauler Dinge. Sie kriechen immer dann hervor, wenn es donnert.«

60.000 verschiedene Pilzarten

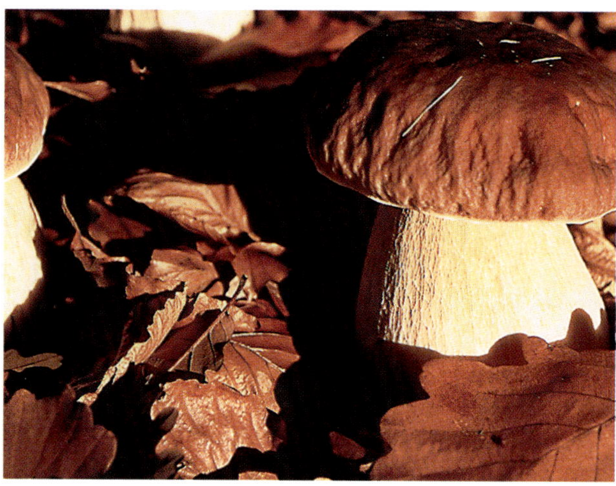

Viele Pilze sind Fäulnisbewohner – deshalb heißen sie auch »Saprophyten« oder Parasiten. Unsere köstlichen Speisepilze aber bilden Lebensgemeinschaften mit Nadel- und Laubbäumen und werden deshalb als »Symbionten« (von altgriechisch »symbieuein« = friedlich zusammenleben) bezeichnet. Pilze haben kein Chlorophyll (Blattgrün) zur Photosynthese wie andere Gemüsearten. Deshalb brauchen sie zu ihrer eigenen Ernährung fertige organische Substanzen und siedeln sich an den Wurzeln der Bäume an. Von den rund 60.000 niederen und höheren, nützlichen und schädlichen Pilzarten interessieren uns hier nur die wenigen köstlichen und gesunden Speisepilze. Was bei uns in der Pfanne landet, sind übrigens lediglich die Fruchtkörper des Pilzes, die aus einem schimmelartigen, mikroskopisch feinen Fadengeflecht (Myzel) herauswachsen.

■ Zuchtpilze und Wildpilze

Vorsicht! Fleckige Pilze haben einen Schaden. Werfen Sie sie im Zweifelsfall weg.

Der typische Pilz hat Stiel und Hut. Einige wenige Pilze, beispielsweise die Trüffel, »tarnen« sich durch eine Hülle, die der Schale einer vertrockneten Kartoffel ähnelt. Die Perigord-Trüffel gehört zu den Pilzarten, die inzwischen auch kultiviert werden – wie auch der Austernpilz, der Champignon oder der Shiitake-Pilz. Die feinen Pfifferlinge oder »Eierschwammerln« und die würzigen Stein- oder Herrenpilze allerdings können auch in unseren hoch technisierten Zeiten nicht gezüchtet werden. Deshalb gilt für sie immer noch die alte Bauernregel, nach der man am besten dann zum Pilze sammeln in den Wald geht, wenn es im Sommer und Herbst schwül ist. Nach einem heftigen Gewitterguss findet man in der Regel die besten Pilze.

Frische Edelpilze sind eine sehr gesunde Köstlichkeit – vorausgesetzt natürlich, die Wildpilze haben nicht zu viel Kadmium und Quecksilber aufgenommen. Nach dem Reaktorunfall von Tschernobyl waren Waldpilze lange Zeit tabu. Denn sie saugen das Krebs erregende Cäsium wie ein Schwamm aus dem Boden auf. Selbst heute, nach über einem Jahrzehnt, werden noch erhöhte Strahlenwerte in Wildpilzen gemessen – wenn auch im Vergleich zu den achziger Jahren deutlich weniger. Die Empfehlung des deutschen Bundesgesundheitsminsterium lautet daher: 250 Gramm Wildpilze in der Woche sind die Höchstmenge, die noch als unbedenklich gelten kann.

Völlig unproblematisch in dieser Hinsicht sind kultivierte Pilze. Die Produkte aus den Zuchtanlagen sind kaum Umweltbelastungen ausgesetzt und unterliegen strengen Kontrollen.

■ Pilze – eine »Vitaminfabrik«

Ernährungsphysiologisch erwähnenswert sind bei Pilzen vor allem die hohen Anteile an Kalium und Phosphor, Magnesium und Natrium – Mineralien, die den Wasserhaushalt im Körper regeln und unsere Muskeln und Nerven stärken. Unterstützt werden sie dabei durch einige B-Vitamine, die ebenfalls in Pilzen enthalten sind:

■ Niazin, das vor allem für das reibungslose Funktionieren von Haut und Nerven sorgt, ist besonders reichhaltig in Austernpilzen, Champignons, Pfifferlingen und Steinpilzen vertreten.

■ Champignons und Shiitake-Pilze verfügen außerdem über ausgesprochen viel zellfördernde Folsäure sowie Biotin, welches die Bildung roter Blutkörperchen unterstützt. Die meisten Pilze enthalten sogar das »Gute-Laune-Vitamin« B1.

■ Der Pfifferling enthält sogar die schier unglaubliche Menge von 217 Mikrogramm Vitamin A – damit ist er absoluter Spitzenreiter. Dieses Vitamin sorgt für gesunde Schleimhäute, fördert die Fruchtbarkeit und zerstört freie Radikale.

■ Im Gegensatz zu vielen Gemüsearten weisen Pilze außerdem das seltene Vitamin D auf, das Rachitis und Knochenerweichung vorbeugt und die Zähne intakt hält.

■ Und schließlich enthalten Pilze viele verdauungsfördernde und entgiftende Ballaststoffe sowie Eiweiß – vor allem essenzielle Aminosäuren, die für frische Zellen sorgen. Von Nachteil ist lediglich, dass das Pilzeiweiß schwer verdaulich und für Magenkranke deshalb nicht empfehlenswert ist. Auch für Gichtkranke ist es ratsam, sich bei den purinhaltigen Pilzen etwas zurückzuhalten.

■ *Verglichen mit anderen Gemüsearten sind Pilze sehr gute Lieferanten des Vitamins D, das für einen gesunden Knochenaufbau und -Stoffwechsel sowie für intakte Zähne wichtig ist.*

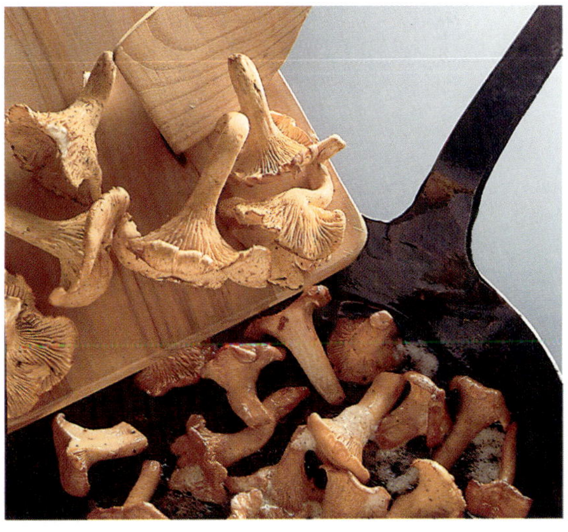

Was Sie bei Kauf und Lagerung beachten sollten

**»Pilzdusche«
Verwenden Sie zum Abduschen von schmutzigen Pilzen nur kaltes Wasser.**

Die wichtigste Regel heißt: Pilze müssen beim Einkauf uneingeschränkt frisch sein! Da sie durchschnittlich aus 90 Prozent Wasser bestehen, verderben sie entsprechend schnell. Pilze sollten möglichst noch am Einkaufstag verarbeitet werden. Absolut verboten ist die Aufbewahrung in luftdicht abgeschlossenen Foliensäcken – darin entwickeln sich giftige Substanzen. Zur Not schlägt man Pilze in trockene Tücher und gibt sie ins Gemüsefach des Kühlschranks. Folgende Punkte sollten Sie beim Pilzkauf beachten:

▶ Schauen Sie auf das Herkunftsland. Je näher das Erntegebiet zum Verkaufsort liegt, desto weniger können lange Transportwege der Ware schaden.

▶ Frische Pilze sind knackig und brechen leicht. Ältere Pilze, die schon viel Feuchtigkeit verloren haben, biegen sich gummiartig und haben Flecken.

▶ Gelbe oder fleckige Pilze haben Zugluft abbekommen oder sind nicht fachgerecht gelagert worden. Hände weg von ihnen!

▶ Pilze mit einer schmierigen Oberfläche sind zu feucht, zu warm oder sogar ohne genügend Sauerstoff gelagert worden. Gegebenenfalls muss man die leicht schleimige Kappenhaut abziehen.

▶ Trockene und schwarze Pilze sind durch zu viel Sonneneinstrahlung verdorben. – Pilze sind extrem lichtscheu!

▶ Den höchsten Aromagrad weisen frische Pilze auf. Jede Art der Konservierung beeinträchtigt den guten Geschmack und die Konsistenz. Viele Zuchtpilze gibt es inzwischen ganzjährig, so dass sich Trocknen oder Einfrieren nicht lohnen. Wer allerdings glücklicher Besitzer großer Mengen von Wildpilzen geworden ist, kann Pfifferlinge oder Steinpilze natürlich trocknen.

Pilze trocknen
Die unkomplizierteste Methode ist das Trocknen geschnittener Pilze in einem leicht geöffneten Backofen bei maximal 50 Grad Celsius. Die Prozedur ist nach spätestens zwei Stunden beendet.

■ Tiefgefrorene Pilze

Industriell tiefgefrorene Pilze sind aufgrund der schnellen Verarbeitung nach der Ernte und der intensiven Schockfrostung qualitativ besser als Pilze, die in privaten Haushalten eingefroren werden. Grundsätzlich sollten Pilze für den Hausgebrauch vor dem Tiefkühlen einige Minuten lang in kochendem Wasser blanchiert werden. Dann behalten sie ihre Farbe und werden nicht schlapp. Sie dürfen bis zu einem halben Jahr im »Tiefkühlschlaf« verweilen.

■ Die Zubereitung von Pilzgerichten

Die meisten frischen Pilze sind nur gegart genießbar. Ausnahmen bilden Champignons, Austernpilze oder auch Steinpilze, die in Scheiben geschnitten, mariniert oder auch zu grünen Salaten eine aromatische Delikatesse sind. Ihr vollwürziges Potenzial spielen sie aber erst dann aus, wenn man sie leicht anbrät. Feine kalt gepresste Öle sind hier die besten Aromaträger. Bei der Speiseölauswahl sollte man darauf achten, dass sie das Aroma der Pilzart unterstützen und nicht dominieren. Aromatisches Olivenöl zum Beispiel kann den zarten Geschmack von Pfifferlingen völlig »zudecken«.

Pilze sollte man prinzipiell nur dann waschen, wenn sie wirklich schmutzig sind. Sie saugen sich sonst mit zu viel Wasser voll und werden beim Dünsten zäh. Am besten reinigt man Pilze mit einem Pinsel oder mit einem trockenen Tuch. Bei größeren Pilzen entfernt man die Lamellen oder Röhren unterhalb der Kappe nur dann, wenn sie dunkel und weich sind – sie werden sonst beim Garen schleimig. Vor allem in dem Polster unter Steinpilzhüten hausieren häufig Würmer.

Besonderer Tipp
Tiefgekühlte Pilze verlieren kaum Flüssigkeit und werden nicht so dunkel, wenn man sie direkt zum Kochen verwendet, ohne sie durch langwieriges Auftauen »ausbluten« zu lassen. Pilze salzt man am besten erst nach dem Garen. So behalten sie ihre Saftigkeit.

Kommt man beim Putzen nicht um eine Wasserdusche herum, sollte man nur ganz kaltes Wasser verwenden. Danach müssen die Pilze mit Küchenkrepp gut abgetrocknet werden. Wässrige Pilze kann man auch zubereiten, indem man sie zuerst ohne Fett in eine heiße Pfanne gibt, bis sie »quietschen«. Erst dann Butter oder Öl hinzugeben und nach Geschmack würzen.

Pilze lassen sich sehr gut »solo« mit frischen Kräutern zubereiten, zu denen Kartoffeln, Reis oder Teigwaren passen. Köstlich sind auch Pilzrahmsuppen, Pilzomelettes, -soßen oder -gratins. Nicht zuletzt als Beilage zu Fleisch und Wild oder als Terrine sind sie eine Delikatesse. Achtung: Pilzgerichte sollten nicht wieder aufgewärmt werden!

Austernpilz

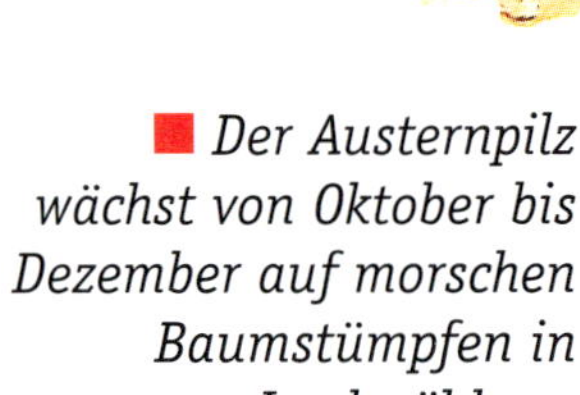

Ursprünglich in Südostasien beheimatet, wächst der Austernpilz auch in Europa. An seinem natürlichen Standort – in Laubwäldern auf morschen Baumstümpfen – findet man ihn nach den ersten Nachtfrösten von Oktober bis Dezember. Austernpilze sind – was die Quantität angeht – nach den Champignons derzeit die Nummer zwei auf dem Pilzmarkt. Der Hauptgrund für diese »steile Karriere« ist die Tastache, dass der Austernpilz mit dem großen, flachen Hut seit einigen Jahren speziell kultiviert wird. Die größte Zuchtanlage der Welt befindet sich in Weiden (Oberpfalz). Dort gedeihen Austernpilze innerhalb von 14 Tagen auf fermentierten Strohsäcken.

■ Der Austernpilz wächst von Oktober bis Dezember auf morschen Baumstümpfen in Laubwäldern.

■ Halbkreisförmiger Hut

Austernpilze haben einen bis zu 15 Zentimeter großen, halbkreisförmigen Hut, der auf einem kleinen, kurzen, exzentrischen Stiel sitzt. Ihre Farbe ist außen grau bis lila, graubraun oder bläulich, innen weiß. Wegen seiner Struktur und seines feinen, milden Waldpilzgeschmacks wird er oft auch Kalbfleischpilz genannt. Er ist auch roh sehr gut bekömmlich und als Kulturpilz aufgrund seiner Form schwierig zu putzen.

Besonderer Tip: Braten Sie Austernpilze im Ganzen wie ein Schnitzel und servieren Sie dazu Bratkartoffeln.

Champignon

Champignons werden bereits seit Mitte des 17. Jahrhunderts gezüchtet. Die weißen, glatten Kulturchampignons wurden seinerzeit aus den braunen Champignos entwickelt. Heute finden die schneeweißen oder gelblichen Zuchtsorten weltweit die größte Verbreitung. Junge Pilze erkennt man an einem Häutchen, das zwischen Hutrand und Stiel gespannt ist und bei zunehmendem Alter zerreißt. Außerdem haben sie weiße Lamellen, die sich später rosa, violettbraun und schokoladenbraun färben. Das weiße Fleisch färbt sich nach dem Anschnitt ziemlich schnell rötlich bis braun. Champignons schmecken und riechen angenehm nussig und sind mild im Aroma. In den letzten Jahren werden verstärkt wieder die Egerlinge angeboten, deren hellbraunes Fleisch ein intensiveres, würzigeres Aroma aufweist. Auf Regionalmärkten werden zwischen Mai und Oktober auch vereinzelt wild wachsende Champignons angeboten.

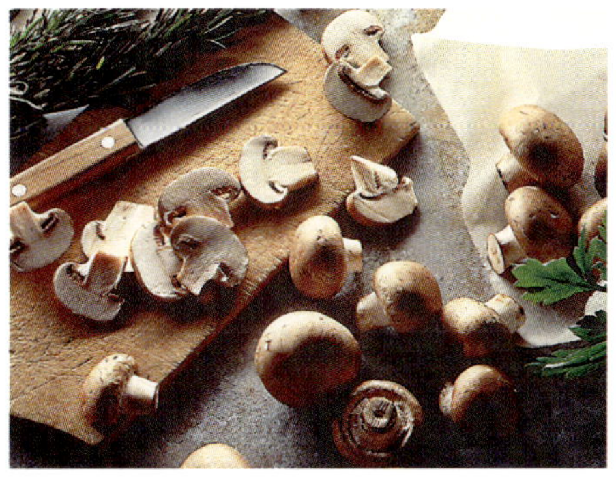

◼ *Der Champignon hält Platz Nummer eins auf dem Pilzmarkt. Er besitzt ein angenehm mildes Aroma und macht sich in vegetarischen Speisen gut als geschmacklicher Fleischersatz.*

Morchel

Rundmorcheln wachsen wild auf Sand oder Kalkboden, besonders unter Ulmen und Eschen, an Waldrändern oder auf Wiesen. Morcheln meiden gedüngte Böden. Rundmorcheln haben einen eiförmigen, gelbgrauen oder dunkelbraunen Hut, der typisch wabenartig gefächert ist. Ihr Stiel ist hohl und brüchig. Am häufigsten wird die Spitzmorchel mit ihrem kegelförmigen Hut angeboten – eine Bergart, die Weiden und Nadelwälder vorzieht.

Das Fleisch der Morcheln ist sehr zart, sein Geschmack sehr würzig. Deshalb wird die Morchel oft zum Würzen von dunklen Fleischsoßen verwendet. Sie ist aber auch als Gemüsebeilage eine Delikatesse. Morcheln werden meist als ganze Trockenpilze angeboten, zum Beispiel aus Marokko importiert. Vor dem Kochen weicht man sie kurz ein. Man muß sie einige Male waschen, weil die Sandkörner regelrecht in die Pilze hineinwachsen können (und es dann beim Essen knirscht)!

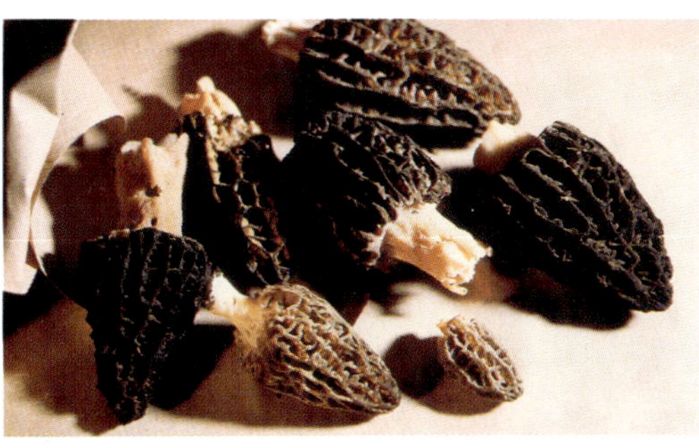

◼ *Morcheln sind in der Regel als Trockenpilze erhältlich und müssen vor dem Kochen eingeweicht werden.*

Pfifferling

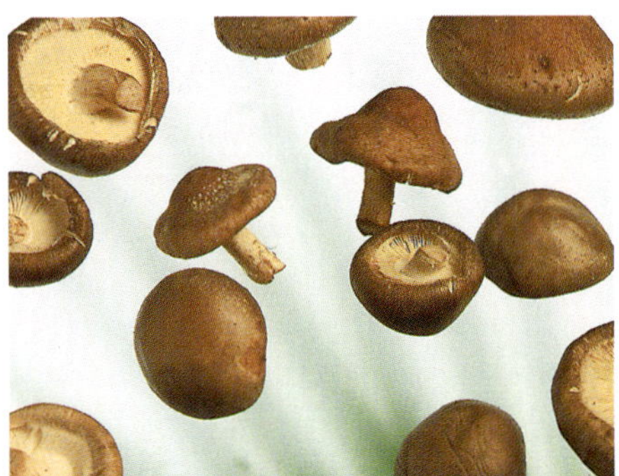

Pfifferlinge (österreichisch »Eierschwammerln«) gehören zu den beliebtesten Edelpilzen. Sie haben eine rehbraune bis dottergelbe Farbe und eine zylindrische Form mit einem »eingedrückten« Hut (mit lappigem Rand). Sie besitzen kaum Lamellen, sondern starre Leisten unter der Kappe. Ihr Fleisch ist weiß oder hellgelb und längsfaserig. Der typische Duft des Eierschwamms erinnert an Pfirsiche, sein Geschmack ist mild bis leicht pfeffrig. Trotz verschiedener Versuche ist es bisher nicht gelungen, diese köstlichen Pilze zu züchten; sie gedeihen zwischen Juni und September/Oktober meist in Laubwäldern (vornehmlich unter Buchen), aber auch unter Nadelbäumen und sogar auf Heiden. In der ungestörten Natur wachsen sie oft herdenweise beieinander. Unsachgemäßes Pflücken hat sie jedoch in vielen Wäldern fast ausgerottet. Indem nämlich schon die kleinsten und jüngsten Eierschwammerl geerntet werden, werden ganze Pilzmyzels zerstört. Pfifferlinge kann man drei/vier Tage im Gemüsefach lagern. Beim Trocknen werden sie hart, beim Einfrieren bitter – bleibt also nur das Einwecken.

■ *Pfifferlinge sind relativ teuer, da bisher die Großproduktion in Form von Zuchtfarmen noch nicht gelungen ist; sie werden noch in mühsamer Hand- und Sucharbeit im Wald gesammelt.*

Shiitake-Pilz

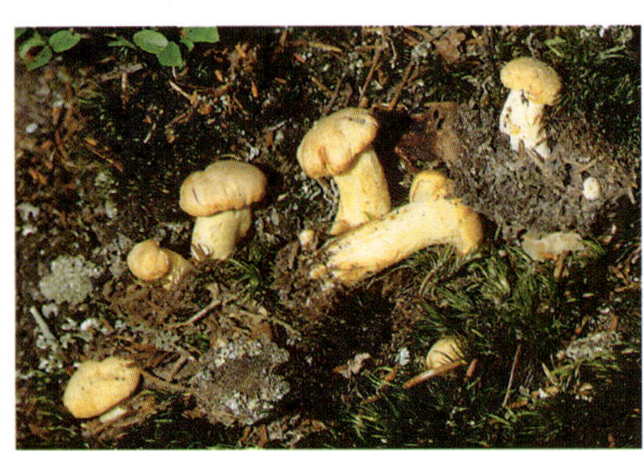

Beheimatet ist der Shiitake-Pilz in Japan. Dort und in China gilt er seit Jahrhunderten als Lebenselexier. Sein natürlicher Standort sind Buchen, Erlen, Birken und andere Laubbäume. Allerdings werden Shiitake-Pilze inzwischen weltweit kultiviert, so dass man sie ganzjährig kaufen kann. Gezüchtet wird der Pilz für den hiesigen Markt auch in Europa, sogar in Deutschland. In den USA rangiert die fernöstliche Delikatesse nach dem Champignon im Verkauf bereits an zweiter Stelle. Sein würziges Aroma, seine gute Haltbarkeit und seine wertvollen Inhaltsstoffe machen ihn in jeder Hinsicht zu einem außergewöhnlichen Pilz. Der Shiitake hat einen Durchmesser von etwa zehn Zentimetern und eine rotbraune Farbe; er ist etwas schuppig und hat ein weißlich-bräunli-

■ *Der Shiitake-Pilz wirkt Tumorwachstum und Virusinfektionen entgegen.*

ches Fleisch. Der Stiel ist relativ dünn. Ähnlich wie beim Champignon sind ganz junge Pilze vom Hutrand bis zum Stiel mit einem feinen Schleier verbunden, der mit zunehmendem Alter einreißt. Die Lamellen sind anfangs weiß und färben sich später rotbraun.

Krebshemmende Wirkung

Japanische Kliniken haben in Langzeitstudien herausgefunden, dass ein regelmäßiger Shiitake-Genuss im menschlichen Organismus das Zellwachstum von Krebstumoren erheblich hemmt. Außerdem wirken die Pilze Viruserkrankungen entgegen, senken den Cholesterinspiegel und zu hohen Blutdruck – und zwar bis zu 20 Prozent.

Shiitake-Pilze sind fest und gleichzeitg saftig, aber nie wässrig; im Geschmack erinnern sie an Steinpilze. Aufgrund ihres relativ niedrigen Wassergehaltes kann man sie im Gemüsefach bis zu einer Woche ohne Qualitätsverlust lagern – junge Pilze sind besonders gut haltbar. Sie lassen sich auch hervorragend trocknen, ja sie werden dadurch sogar im Aroma intensiver. Wem der kleine Stiel zu zäh und fest ist, dreht ihn einfach heraus. Gewöhnlich schneidet man den Shiitake-Hut in feine Scheiben, ehe man ihn wie den Steinpilz dünstet oder brät.

Steinpilz

Der Steinpilz (österreichisch »Herrenpilz«) galt bereits an altrömischen Tafeln als besonders schmackhafte Delikatesse. Und auch bei uns war der Steinpilz im Mittelalter der feinen Gesellschaft vorbehalten. Die zwischen Juni und Oktober gesammelten Pilze mussten nämlich an die Landesherren oder Lehensträger abgegeben werden, was ihnen auch den Namen »Herrenpilze« einbrachte. Nach wie vor ist der Stein- oder Herrenpilz bei uns der beliebteste Pilz, allerdings auch eine teure Rarität. Er kann nicht kultiviert werden und wächst vornehmlich auf sandigen Nadel- und in lichten Buchenwäldern.

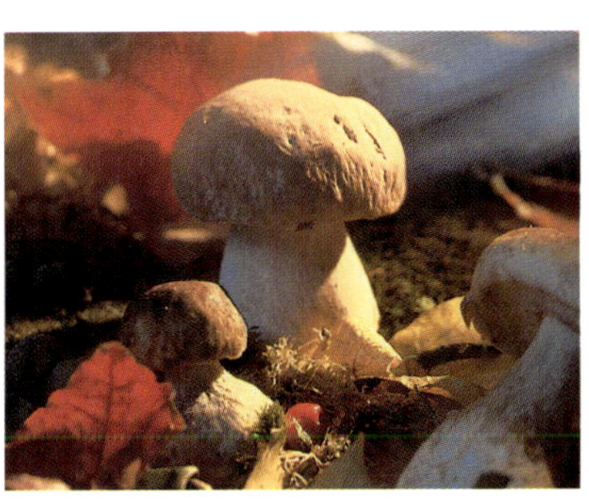

■ *Der Steinpilz steht nur saisonal von Juni bis Oktober auf dem Speiseplan.*

Steinpilze nie waschen

Frische Steinpilze müssen immer in trockenem Zustand zubereitet werden – nie waschen, sonst werden sie zäh! Bei älteren Pilzen muss das Röhrenpolster entfernt werden. Steinpilze in einem Butter-Olivenöl-Gemisch in Scheiben angebraten, dazu Knoblauch und Petersilie und ein wenig Salz und Pfeffer – ein wahres Gedicht.

Der gedrungene Steinpilz erreicht einen Durchmesser von bis zu 25 Zentimeter. Seine Kappe ist dunkel- bis schwarzbraun, sein Röhrenpolster weiß (bei jungen Pilzen) bzw. olivgrün verfärbt (bei älteren Pilzen). Die keulenartigen Stiele älterer Pilze sind oft wurmig und werden deshalb nicht zum Kochen verwendet. Das Fleisch des Steinpilzes ist weiß und fest; es verfärbt sich nicht und schmeckt angenehm nussig.

Trüffel

Der französische Schriftsteller Alexandre Dumas bezeichnete die Trüffel einst als »Diamant der Küche«. Dies trifft tatsächlich zu: Mit bis zu fünftausend Mark pro Kilogramm erreicht der kartoffelähnliche Schlauchpilz geradezu astronomische Verkaufspreise.

Berühmte »Trüffelzonen« sind das südfranzösische Périgord und das norditalienische Piemont. Auch im badischen Raum und im spanischen Turuel kann man fündig werden. Trüffelnester findet man in den Humus- und Erdschichten unter Laubbäumen – besonders Eichen und Buchen. Das Myzel des Pilzes ist mit den Saugwurzeln der Bäume symbiotisch verbunden: Der Pilz lebt von den Kohlenhydraten »seines« Baumes und erleichtert diesem – quasi als Gegenleistung – die Aufnahme wichtiger Nährstoffe. Besonders Hunde und Schweine spüren im Herbst die unterirdisch wachsenden, nuss- bis faustgroß werdenden Kostbarkeiten auf. Trüffel können allerdings auch kultiviert werden. Das Périgord hat sich mit dieser Leistung weltweit einen Namen gemacht. Allerdings sind auch die gezüchteten Trüffel

■ *Trüffeln kosten bis zu 5.000 Mark pro Kilo.*

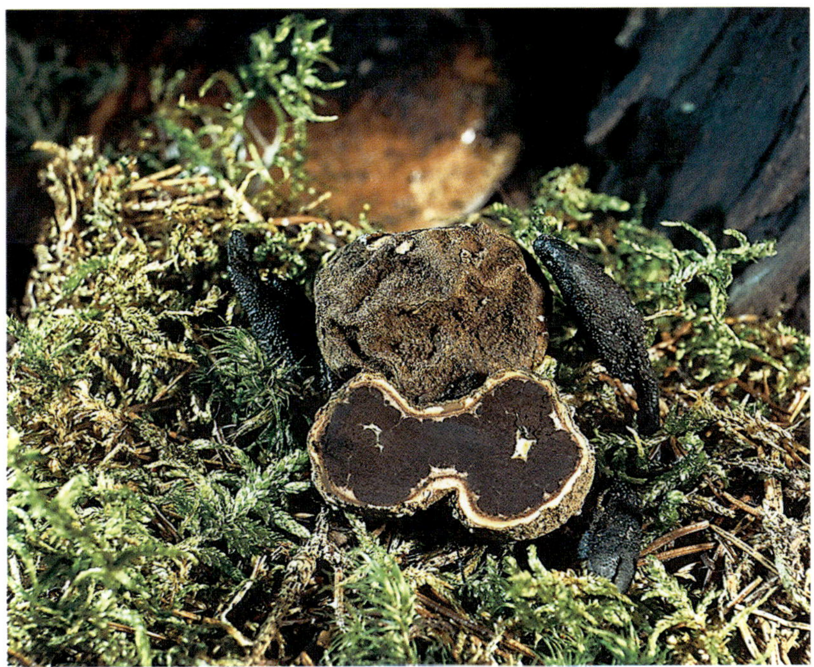

nicht billiger, da es sich hierbei um einen aufwendigen und langwierigen Arbeitsprozess handelt – frühestens sechs Jahre nach dem Beginn der Kultivierungsprozedur kann man mit einer Ernte rechnen. Das Fleisch der Trüffel ist schwarzrot und marmorartig von vielen Adern durchzogen, die anfangs weiß sind und sich bei voller Reife rostfarben verfärben. Es ist fest, aber saftig, duftet sehr intensiv und würzig.

Die in den Mittelmeerländern vorkommenden Trüffelarten Terfezia leonis (afrikanischer Trüffel) und Terfezia boudieri wurden von den alten Griechen und Römern besonders als Aphrodisiakum geschätzt. Sie wurden gebraten oder gekocht genossen.

»Diamant der Küche« **Die Trüffel ist der teuerste Pilz, da seine Züchtung sehr aufwendig ist und viel Zeit beansprucht.**

Trüffel in der Küche

Trüffel werden ganz dünn gehobelt und besonders gern zum Verfeinern von vielen Fleisch-, aber auch Nudel- oder Kartoffelgerichten verwendet. Getrüffelte Gänseleberpastete aus Frankreich ist für viele Gourmets das Nonplusultra. Getrüffelte Leberwurst ist auch nicht zu verachten – genauso wenig getrüffelte Ragouts oder Soßen.

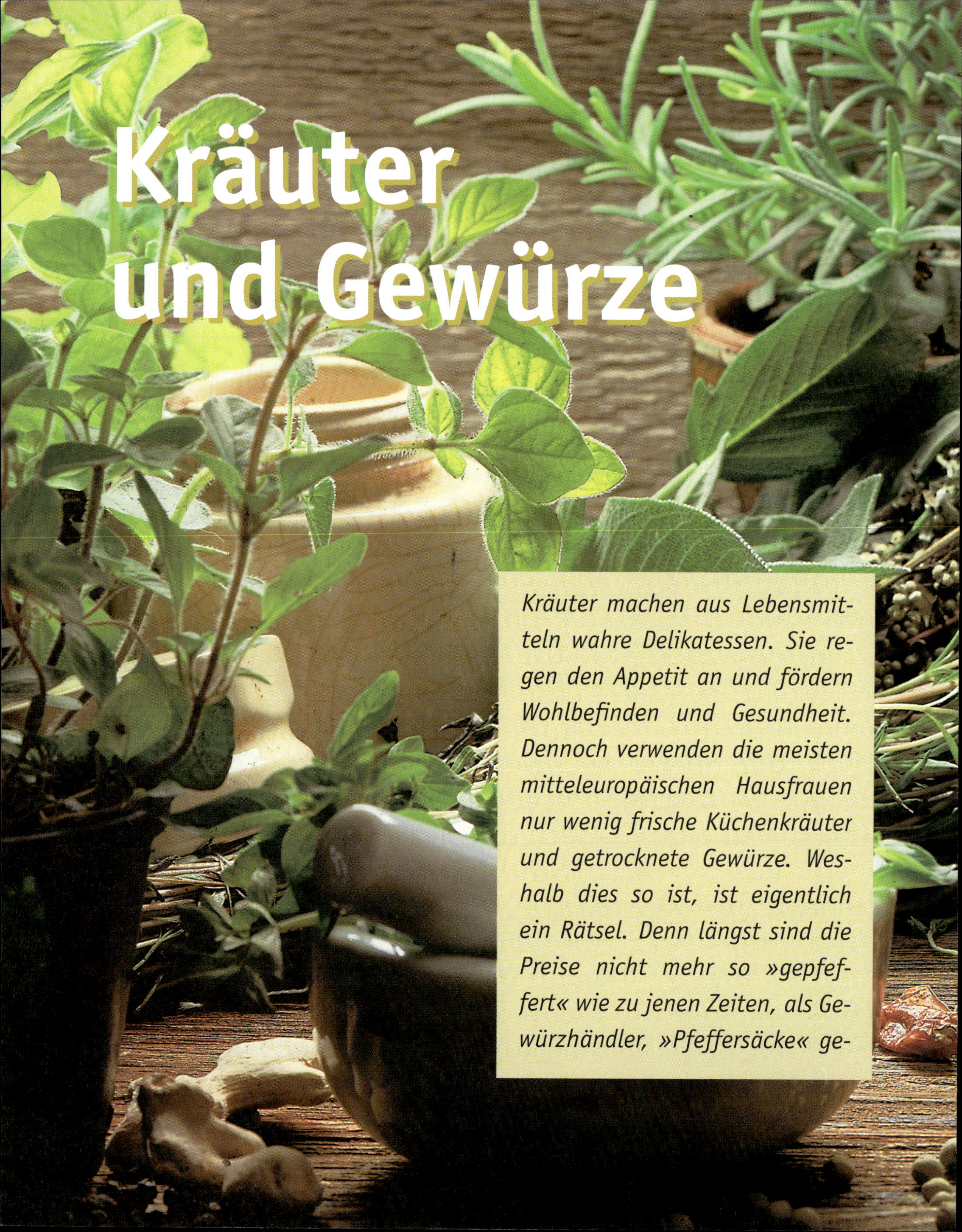

Kräuter und Gewürze

Kräuter machen aus Lebensmitteln wahre Delikatessen. Sie regen den Appetit an und fördern Wohlbefinden und Gesundheit. Dennoch verwenden die meisten mitteleuropäischen Hausfrauen nur wenig frische Küchenkräuter und getrocknete Gewürze. Weshalb dies so ist, ist eigentlich ein Rätsel. Denn längst sind die Preise nicht mehr so »gepfeffert« wie zu jenen Zeiten, als Gewürzhändler, »Pfeffersäcke« ge-

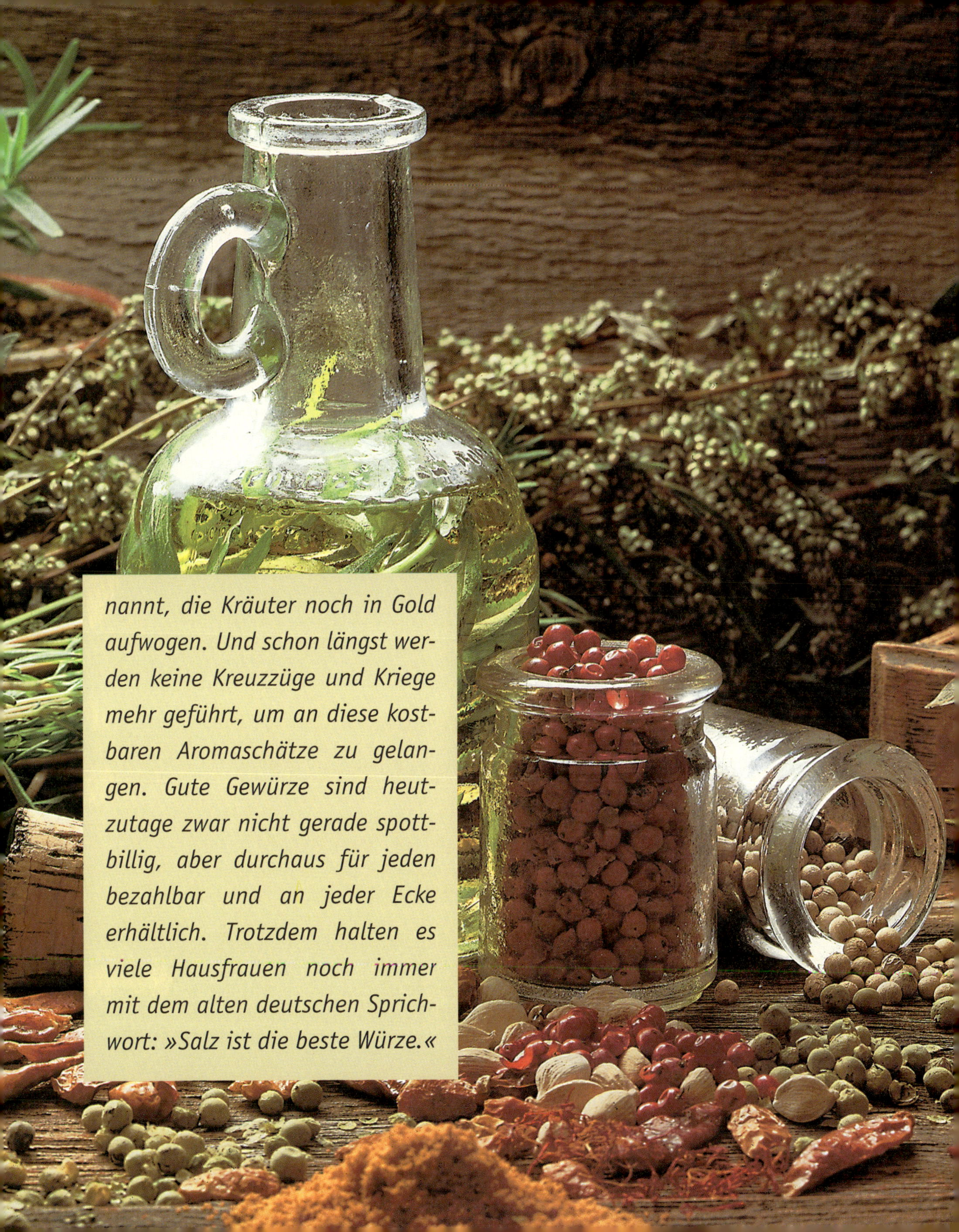

nannt, die Kräuter noch in Gold
aufwogen. Und schon längst werden keine Kreuzzüge und Kriege
mehr geführt, um an diese kostbaren Aromaschätze zu gelangen. Gute Gewürze sind heutzutage zwar nicht gerade spott-
billig, aber durchaus für jeden
bezahlbar und an jeder Ecke
erhältlich. Trotzdem halten es
viele Hausfrauen noch immer
mit dem alten deutschen Sprichwort: »Salz ist die beste Würze.«

Nahrung für Körper und Seele

Kräuter und Gewürze in allen Variationen gehören in jede Küche.

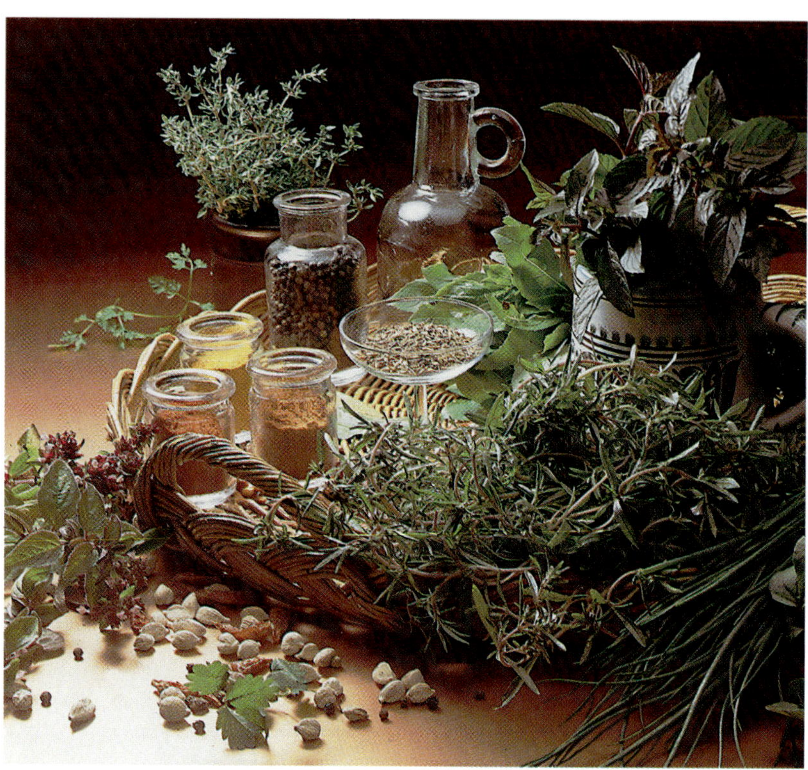

Paprika, Lorbeerblätter, Pfeffer, Kümmel, Muskatnuss, Wacholder und Zimt sind laut Statistik in der einheimischen Küche die beliebtesten Gewürze, bei den Kräutern liegen Petersilie, Dill, Schnittlauch und seit einigen Jahren Basilikum ganz vorne.

Eine gewisse Erfahrung ist zweifellos Voraussetzung für eine schmackhafte und raffinierte Kräuterküche. Nicht jedes Gewürz oder jede Kräuterpflanze ist für jedes Gericht gleich gut geeignet. Welche Würzmittel miteinander bzw. mit diesem oder jenem Fleisch, Fisch oder Gemüse harmonieren, ist Übungssache, zum Teil aber auch Geschmacksache. Meisterköche entfalten ihre schöpferische Kraft nur mit Hilfe eines äußerst vielseitigen Gewürzangebotes. Die besten Köche halten sich dabei an eine alte Regel: Ein Gewürz pro Gericht genügt. Das allerdings schmeckt man heraus. Einige Gerichte werden sogar nach dem zugrundeliegenden Gewürz benannt, wie Kresserahmsuppe, Pfeffersteak, Basilikumsoße oder Petersilienkartoffel.

Würzen nach Lust und Laune Ein wohlsortiertes Gewürzregal sollte heute in keinem Haushalt mehr fehlen, so dass man/frau jederzeit aus dem Vollen schöpfen kann.

Gewürze sind eine Gefühlssache

Umgibt uns ein Hauch von Nelken, Zimt und Weihrauch, so kommen wir unweigerlich in Weihnachtsstimmung. Von Düften und Gerüchen weiß man, dass sie nicht vom Verstand kontrolliert werden. Sie gehen direkt in Gefühle über.

So ist gut verständlich, warum viele Menschen ihre Lieblingsspeisen aus der Kindheit in die Erwachsenenwelt gerettet haben. Vanille beispielsweise ist deshalb so beliebt, weil sie uns die kurzweilige »Renaissance« einer heilen Welt schenkt. Vanillepudding und Kipferln machen (nicht nur) Kinder glücklich und zufrieden. Unser Gehirn speichert Gerüche wie auf einer Festplatte und koppelt sie mit Assoziationen zu Ereignissen oder Personen. Der Duft von Rosmarin kann uns an einen wunderbaren Urlaub auf einer spanischen Insel erinnern. Genauso kann die Erinnerung an Bratkartoffeln mit viel Kümmel während eines heftigen Ehekrachs das Gewürz ein für allemal vom Speiseplan verschwinden lassen.

■ Gesundheit aus dem Kräutergarten

Kräuter haben in Europa eine Jahrtausende alte Heiltradition. In Klöstern wurden seit jeher Heilpflanzen gezogen und Rezepturen gemischt. Kräuterweiblein wurden im Mittelalter als Hexen verbrannt, weil Männer sich in ihrer Heilkunstdomäne bedroht fühlten. Heute weiten Pharmakonzerne ihr Monopol der Heilmittel weltweit aus. Allerdings ist bei immer mehr Menschen eine Rückbesinnung auf die Heilkräfte der Natur festzustellen – vor allem in jenen Fällen, wo die Schulmedizin versagt.

Heilende Gewürze
Kräuter und Gewürze sind mehr als nur Appetitanreger und Gaumenschmeichler. Sie haben ganz verschiedene Heilwirkungen.

■ *Ein Inhalat mit Salbei oder Pfefferminze hilft bei Halsschmerzen und Erkältung.*

Pharmakonzerne kontra »Medizinfrauen«

Kürzlich kam folgende kuriose Nachricht aus Kuba:
Durch das amerikanische Handelsembargo gegen den sozialistischen Inselstaat litt die kubanische Bevölkerung unter einem Medizin-Notstand. Betäubungsmittel und Medikamente gingen aus. Kräuterkundige Kubanerinnen mischten daraufhin Heilpflanzen so gekonnt zusammen, dass selbst Zahnoperationen schmerzfrei durchgeführt werden konnten. Durch diese Aufsehen erregenden Berichte neugierig geworden, verhandeln inzwischen internationale Pharmakonzerne mit diesen »Medizinfrauen« um die Rechte an diesen spektakulären Rezepturen.

Es existieren zahlreiche Bücher, die sich speziell mit Heilmethoden durch Kräuter befassen. Deshalb geben wir hier nur einen kleinen Überblick über die vielfältigen Wirkungsweisen.

Das Wirkungsspektrum von Kräutern und Gewürzen ist enorm: Sie regen Appetit und Verdauung an, fördern die Durchblutung und besitzen antiseptische Wirkungen.

■ So wirken Kräuter und Gewürze

▶ Kräuter und Gewürze regen den Appetit an. Sie machen Speisen bekömmlicher und regen die Verdauung an.

▶ Ihre ätherischen Öle lassen die Körpersäfte fließen und reinigen die Organe, den Darm und die Gefäße; sie fördern außerdem die Durchblutung und die Fettverdauung.

▶ Gewürze können den Geist stimulieren oder entspannen.

▶ Einige Gewürze wirken sogar antibiotisch. Schädliche Bakterien, Keime und sogar Viren, werden abgetötet und aus dem Körper abtransportiert.

▶ Frische Gartenkräuter beinhalten Vitamine, Spurenelemente, Mineralien, Chlorophyll und sekundäre Pflanzenstoffe.

▶ Frische Gewürzpflanzen können gegartes (und deshalb nährstoffreduziertes) Gemüse wieder mit wertvollen Biostoffen bereichern.

▶ Kräuter können das zu viel verwendete Salz, das für viele Herz- und Kreislauferkrankungen mitverantwortlich ist, teilweise ersetzen.

■ Was Sie bei Kauf und Lagerung beachten sollten

Man unterscheidet allgemein zwischen frischen Kräutern wie Petersilie, Basilikum, Estragon oder Thymian, die man auch getrocknet gut verwenden kann, und eigentlichen Gewürzen wie Pfeffer, Zimt, Nelken oder Curry.

Frische Kräuter sollte man wirklich nur kaufen, solange sie diese Bezeichnung noch verdienen. Inzwischen werden immer mehr Kräutertöpfchen angeboten, deren Blätter man erst unmittelbar vor dem Kochen erntet. Besonders aromaintensiv sind gefriergetrocknete Kräuter in kleinen Gläschen. Bei Kräutern aus dem Tiefkühlregal empfiehlt sich die Schüttelprobe: In den kleinen Pappkartons muss es rascheln, sonst sind die Kräuter mindestens einmal aufgetaut und haben ihr Aroma verloren.

Die Konservierung von Kräutern

Frische Kräuter sind keine Lagerware. Die »Flucht« der geschmacksbestimmenden ätherischen Öle beginnt schon kurz nach der Ernte. Auch bei jeder Art der Konservierung geht ein großer Teil der Würzkraft verloren. Trotzdem sind in Ermangelung frischer Kräuter getrocknete oder tiefgefrorene Blätter in jedem Fall besser als gar keine. Hier einige wichtige Tips:

▶ Frische Kräuter kann man zwei bis drei Tage im Kühlschrank lagern. Die gewaschenen Blätter werden dabei am besten in feuchtes Küchenkrepp und Frischhaltefolie gewickelt. Petersilie oder Schnittlauch im Wasserglas ist schnell eine geschmacklose Angelegenheit. Außerdem faulen die Stiele im Wasser.

▶ Frische Kräuter trocknen am besten, indem man sie als Bündel an der Luft aufhängt. In vollständig trockenem Zustand – die Stiele brechen dann leicht – füllt man sie in dunkle Gläser. Lichteinwirkung bedeutet Aromaverlust. Getrocknete Kräuter und Gewürze bleiben nicht ewig aromatisch. Dabei gilt: Je länger die Lagerzeit, desto mehr »rauchen sie aus«.

▶ Frische Kräuter kann man auch gut einfrieren. Hier ist es am besten, wenn man die Blätter ganz lässt und sie in gefrorenem Zustand erst kurz vor der Verwendung bricht.

▶ Es ist wieder in Mode gekommen, sich einen kleinen Kräutergarten zu halten. Zumindest sieht man in modernen Küchen oft Basilikumstöcke, Kresse-Igel oder Schnittlauchtöpfe auf dem Fensterbrett stehen.

Kauftipp
Machen Sie bei Kräutern aus dem Tiefkühlregal unbedingt die Schüttelprobe, um zu testen, ob die Packung schon mal aufgetaut war.

Frische Kräuter sollte man nach Möglichkeit stets sofort verwenden. Durch Konservierung gehen viele Aromen verloren.

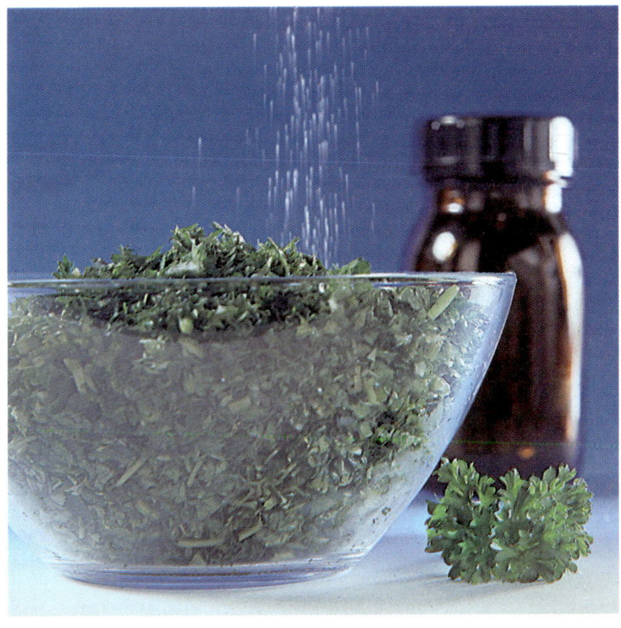

Frische Kräuter allerdings sind empfindlich und wollen sorgsam behandelt werden. Nur so entfalten sie ihr volles Aroma. Und auch Gewürzen kann man mehr Geschmack entlocken, wenn sie fachgerecht verwendet werden. Kaufen Sie beispielsweise bereits gemahlenen Pfeffer, so ist er eigenlich nur scharf. Frisch in der Mühle gemahlen entwickelt er indes viel mehr Geschmack. Sein volles Aroma entfaltet er allerdings erst, wenn Sie die Pfefferkörner mit einem Mörser zerstoßen. Das trifft auch für viele andere Gewürzkörner wie Kümmel, Wacholder oder Kardamom zu. Generell gilt: Aus ganzen, getrockneten Gewürzblättern kann man mehr herausholen als aus gemahlenem Pulver.

Und hier noch ein paar wichtige Faustregeln

Küchentipp
Wenn Sie getrocknete Kräuter verwenden, kochen Sie diese mindestens eine halbe Stunde mit.

▶ Frische Kräuter nicht mitkochen, getrocknete Kräuter hingegen müssen mitkochen! Sie entwickeln erst frühestens nach einer halben Stunde ihr Aroma. Zu kurz gegarten Gerichten bereitet man rechtzeitig etwas Flüssigkeit vor, in der die Kräuter sieden. Auch Salatdressings müssen frühzeitig angesetzt werden, damit sich die Öl-Essig-Marinade mit den getrockneten Gewürzen vermischen kann.

▶ Gemahlene Gewürze nicht mitkochen! Sie verlieren sonst ihr Aroma. Gewürzpulver wird erst am Schluss hinzugegeben. Ausnahmen: Paprika, Chili und Curry. Diese sollen wiederum nicht in heißes Fett gegeben werden – da werden sie bitter.

▶ Frische Kräuter entfalten klein geschnitten mehr Aroma als ganze Blätter. Grundsätzlich gilt aber: Kräuter nie zu fein hacken, sonst werden sie fad und grasig. Besonderer Tip: Bevorzugen Sie Kunststoffbretter, die den Saft nicht bereits beim Schneiden aufsaugen wie die Holzbretter.

▶ Kräuter dürfen nie feucht geschnitten werden. Sie lassen sich sonst schwer verarbeiten und verlieren an Aroma. Gewaschene Kräuter also unbedingt mit Küchenkrepp trocknen.

▶ Beim Kräuterschneiden gilt allgemein: mit der Schere schneiden ist besser als mit dem Messer zu hacken. Die zarten Blätter werden so weniger gequetscht oder gerissen und behalten ihren Aromasaft. Beim Basilikum werden die Schnittstellen sogar braun, wenn man es mit dem Messer hackt. Petersilie dagegen darf gehackt werden – aber nicht so lange, bis das Schnittbrett mehr Aroma hat als die Blätter. Schnittlauchröllchen werden entweder mit dem Messer in eine Richtung geschnitten oder mit der Schere.

▶ Kräuter sollten möglichst kurz vor ihrer Verwendung aus dem eigenen Kräutergarten geerntet oder beim Gemüsehändler gekauft werden. Sie haben dann ihr bestes und intensivstes Aroma.

▶ Frische Kräuter verlieren beim Kochen nicht nur ihre kostbaren Nährstoffe, sondern auch ihr wunderbares Aroma. Sie sollten deshalb – mit wenigen Ausnahmen – niemals mitgegart werden.

▶ Frische Kräuter sollte man nicht zu viel miteinander mischen. Ein Aroma verschwindet sonst unter dem Ansturm des anderen. Meisterköche raten: Ein Kraut genügt!

▶ Ganze, getrocknete Kräuterblätter entwickeln beim Kochen mehr Aroma, wenn man sie zwischen den Fingern zerreibt.

▶ Während frische Kräuter, wie bereits erwähnt, mit einem »Soloauftritt« den besten Eindruck machen, können Gewürze durchaus miteinander gemischt werden: Zum Beispiel harmonieren Lorbeerblätter bestens mit Nelken oder Wacholder mit Pfeffer. Die Kombinationsmöglichkeiten sind für die verschiedenen Gerichte nahezu unendlich. Frische Kräuter wiederum können Gewürze auch auf harmonische Weise ergänzen.

Lagerungstipp
Je länger Sie frische Kräuter ungenutzt herumliegen lassen, desto mehr Aroma verlieren sie.

Anis

Der aus Kleinasien stammende Anis wird heute hauptsächlich am Mittelmeer angebaut. Seine fein gerippten, zwei bis fünf Millimeter langen Früchte haben eine grüngelbe bis blaugrüne Farbe und einen süß-aromatischen Geschmack. Anissamen werden ganz, gequetscht oder in pulverisierter Form angeboten. Geschmacklich verwandt ist der Stern-Anis, allerdings schmeckt er nicht ganz so intensiv.

Anis wirkt verdauungsfördernd. Bekannte Anis-Liköre wie der Ouzo aus Griechenland oder der Pernod aus Frankreich werden oft nach einem üppigen Mal getrunken. Anis ist ein hervorragendes Würzmittel für Brot, Kuchen, (Weihnachts-)Gebäck, verschiedene Desserts, Süßwaren und Milchprodukte. Er eignet sich aber auch zum Würzen von Rotkohl, Karotten oder anderen Gemüsen.

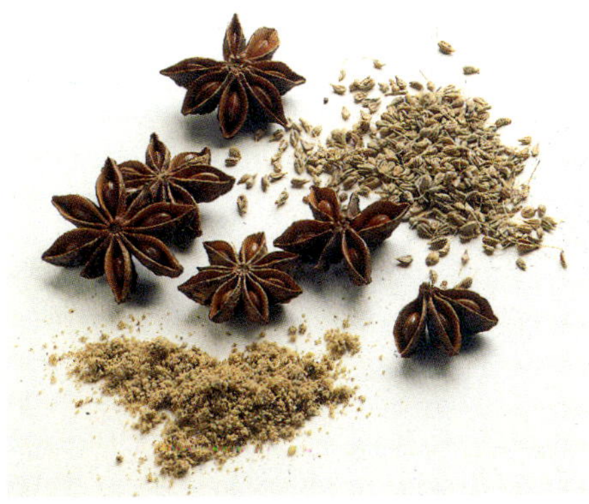

◼ *Anis - aromatisches Würzmittel für vielerlei Gerichte und Leckereien.*

Basilikum

Der »Königsbalsam« ist in den Tropen Indiens beheimatet und wird heute schwerpunktmäßig in den Mittelmeerländern angebaut. Das Kraut gedeiht auch bei uns im Topf und hat zwischen Juni und Oktober Saison. Die niedrigen Büsche mit den kleinen Blätter sind am aromatischsten, die großen Sorten schmecken etwas derber. In getrocknetem Zustand verlieren die Blätter sehr viel Geschmack.

Basilikum wirkt appetitanregend und nervenberuhigend, entkrampft Magen und Darm, kräftigt die Galle und steigert angeblich sogar das Denkvermögen. Welche Mengen hierfür erforderlich sind, ist freilich nicht überliefert. Basilikum passt ausgezeichnet zu allen Tomatengerichten, ferner zu Auberginen, Paprika, Zucchini, Spinat, Pilzen, Kartoffeln, Kohlrabi und Gurkensalat. Gourmet-Köche verwenden Basilikum auch zu feinen Fisch- und Meerestier-Kreationen und zu deftigem Fleisch, Geflügel, Kräutersoßen oder Pizza.

■ Basilikum – aus der feinen Mittelmeerküche nicht wegzudenken.

Beifuß

Besonderer Tipp
Beifuß muss sparsam verwendet werden, darf aber mitgekocht werden – sein Aroma geht dadurch nicht verloren!

Die auch »Gänsekraut« oder »Johanniskraut« genannte Staude wird weltweit kultiviert und blüht bei uns von Juli bis September. Die Blätter mit der weiß-silbrigen Unterseite haben einen etwas bitteren, wermutähnlichen Geschmack.

Beifuß gilt als Heilmittel gegen Nervenleiden, vor allem aber als hervorragendes verdauungsförderndes Mittel. Es wird deshalb gern für fette Gänse-, Enten- und Hammelbraten verwendet – aber auch zum Würzen von fettem Aal, Karpfen und gebratenem Fisch. Beifuß eignet sich außerdem vorzüglich als Zutat für Zwiebelsuppe, Weißkraut und Gurkensalat.

Bohnenkraut

Die flaumigen Stengel mit den schmalen Blättern werden vor allem in Frankreich und Spanien angebaut. Bohnen- oder Pfefferkraut erinnert im Geschmack an Thymian, kommt aber auch in die Nähe des Pfeffers. Saison ist zwischen Juli und Oktober. Es kann getrocknet gut in Gläsern aufbewahrt werden. Bohnenkraut wirkt magenstärkend und krampflösend. Es reguliert die Darmtätigkeit, macht schwere Speisen bekömmlicher und hilft sogar ausgezeichnet gegen Durchfall. Bohnenkraut wird nicht nur für Bohnengerichte verwendet, sondern eignet sich auch gut als Zutat für Kartoffelsuppe, Lammragout und Fleischfüllungen, Pilze, Kohl und Gurkensalat. Da frisches Bohnenkraut beim Kochen bitter wird, empfiehlt sich eine sparsame Verwendung. Nach Möglichkeit erst am Schluss mitziehen lassen.

Borretsch

Das Küchenkraut mit den breiten, runzeligen Blättern, das auch »Gurkenkraut« genannt wird, wächst überall in Europa; Erntezeit ist von Mai bis Juli. Die jungen Blätter sind samtweich und zart, die großen sehr herb und hart. Sie haben einen zwiebel- bis gurkenartigen Geschmack. Borretsch reguliert die Zuckerverwertung im Organismus, regt den Stoffwechsel an, wirkt ausgleichend auf die Stimmung und fördert die Wundheilung. Zum Kochen verwendet man am besten nur die jungen Blätter. Borretsch passt gut zu allen Gurkensalaten, aber auch zu grünem Salat und schmackhaften Kräutersuppen. Die wunderschönen blauen Blüten sind vor allem kandiert eine Spezialität.

Besonderer Tipp
Borretsch nie mitkochen! Er eignet sich auch nicht zum Trocknen.

Cayennepfeffer

Der »Vetter« des Paprika stammt aus Südamerika und wächst besonders gut in tropischem Klima. Die pulverisierten orangeroten bis roten Chilischoten sind außerordentlich scharf und deshalb in der Küche mit viel Augenmaß zu verwenden. Der Hauptinhaltsstoff, der auch für die Schärfe verantwortlich ist, heißt Capsaicin. Er regt die Verdauung an und erweitert die Gefäße; außerdem soll er Fieber senken und Erkältungskrankheiten lindern.
In der ostasiatischen und südamerikanischen Küche ist Cayennepfeffer ein absolutes Muss. Er soll auf jeden Fall stets mitgekocht werden und passt hervorragend zu Tomaten-, Gemüse-, Fisch-, Ochsenschwanzsuppen oder Bohnen- und Fischeintöpfen; ferner zu gebratenem Geflügel, Risotto, Krabben- und Thunfischsalaten sowie Blumenkohl und Bohnen.

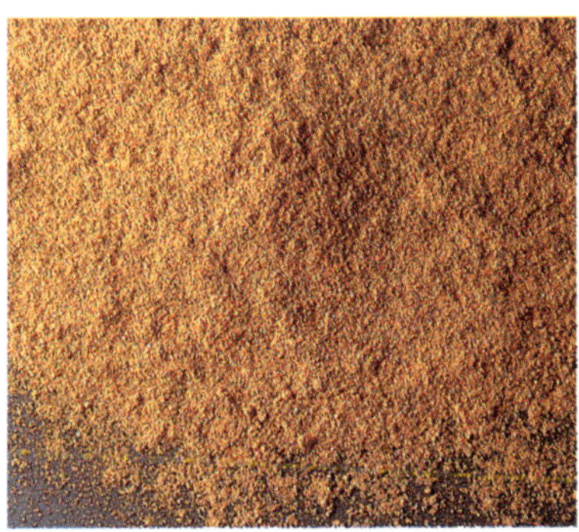

■ *Cayennepfeffer – typisch für die südamerikanische Küche.*

Chilipulver

Chilipulver gilt als Curry Mexikos. Es wird auf der Basis von Chilischoten mit Cayennepfeffer, Kreuzkümmel, Oregano und Knoblauch (manchmal auch mit Nelken) gemischt und passt unter anderem zu Bohneneintöpfen, Paprikagemüse, Gulasch, Chili con Carne, Geflügel und gebratenem Seefisch. Grill- und Fonduesoßen erhalten durch Chilipulver eine besondere Note.

Curry

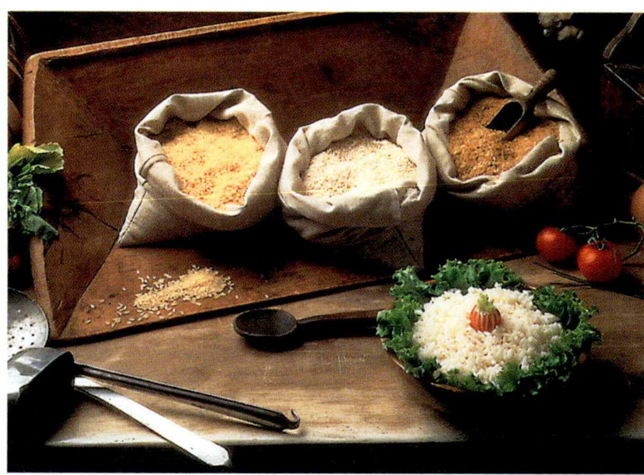

Das in Indien beheimatete Curry ist eine Pulvermischung aus Pfeffer, Ingwer, Zimt, Nelken, Kardamom, Dill, Kurkuma und vielen anderen exotischen Zutaten. Es unterstützt die Verdauung (vor allem in der Leber und Galle) und wirkt desinfizierend. Curry ist ein klassisches Reisgewürz, passt aber auch gut zu Apfelspeisen, Tomatengerichten und Gurken, Lamm und Geflügel. Curry hat einen sehr ausgeprägten Geschmack und wird leicht bitter, wenn man es zu lange mitkocht.

■ *Curry, Reis, Geflügel – ein exotischer »Dreiklang«, der auch europäische Gaumen kitzelt.*

Dill

Dill ist im Mittelmeerraum und in Asien beheimatet, wird inzwischen aber weltweit angebaut. Das Kraut mit den fein gefiederten Blättern blüht von Juli bis September, wird seit einiger Zeit aber auch in Gewächshäusern gezüchtet. Sein Geschmack ist frischwürzig und leicht süß.

Dill enthält besonders viele Mineralstoffe und fette Öle. Es wirkt entkrampfend für Magen und Darm, unterstützt die Arbeit von Galle und Leber und fördert das Einschlafen. Dill ist übrigens das klassische Fischgewürz. Es harmoniert aber auch mit allen Schalentieren, Quark, verschiedenen Salaten, Kräutersuppen, hellen Soßen für Kohlrabi, Erbsen und Dressings für Gurken, Tomaten und Pilze. Wichtig: Dill nicht mitkochen!

Exquisite Marinaden

Normaler Weinessig wird zu Estragonessig, wenn man einen ganzen Zweig in die Flasche gibt und das Ganze ein paar Tage stehen lässt. Mit dem Essig lassen sich exquisit schmeckende Marinaden für Salate, eingelegte Paprika, Spargel, Karotten, Tomaten, Gurken und Chicorée zaubern. Sauerbraten und Wildbret gibt er den letzten Pfiff, ebenso Krabben- und Fischgerichten. Sparsam dosieren!

Estragon

Estragon kommt ursprünglich aus Russland und wird heute vor allem im Mittelmeerraum kultiviert. Die Blätter sind bis zu zehn Zentimeter lang und einen Zentimeter breit. Das von Juli bis Oktober blühende Gewürz ist eine uralte Heilpflanze, die schon im Mittelalter Mönche gegen Magenschleimentzündungen empfahlen. Außerdem regt Estragon den Speichelfluss an.

Besonderer Tipp
Dosieren Sie Estragonessig stets sehr vorsichtig – er hat ein scharfes Aroma.

Ingwer

Uspründlich wuchs Ingwer in den Tropen Ostasiens. Heute wird er in fast allen tropischen und subtropischen Gebieten angebaut, vor allem in Indien. Die knollige Wurzel mit dem gelben, faserigen Fleisch hat einen sehr würzigen Geschmack. Ingwer senkt nachweislich zu hohen Blutdruck und zu hohes Cholesterin, außerdem wirkt es antiseptisch, verdauungsfördernd, kreislaufanregend und schmerzlindernd. Ingwer ist momentan ein regelrechtes Modegewürz. Wichtig ist, dass man ihn nicht mit anderen Kräutern mischt. Ingwer passt gut zu Geflügelgerichten, Fisch, Reis, Karotten, Brokkoli, Kürbis und weißen Bohnen, aber auch feingeschabt oder in geraspelter Form zu Süßspeisen, Erdbeeren, Obstsalat, Kompott, Gebäck und als Konfekt.

Ingwer regt den Kreislauf an und wirkt schmerzlindernd.

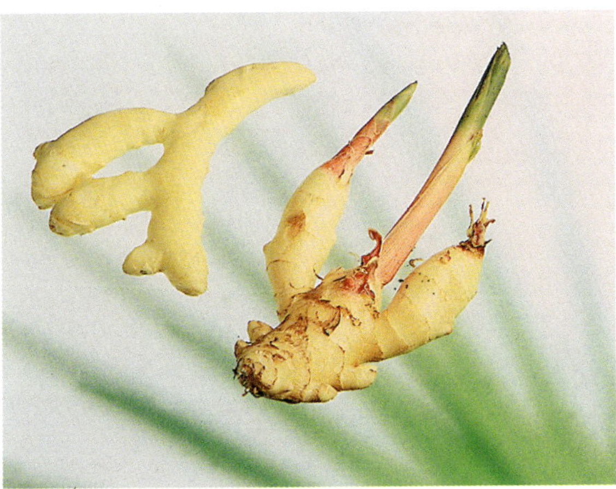

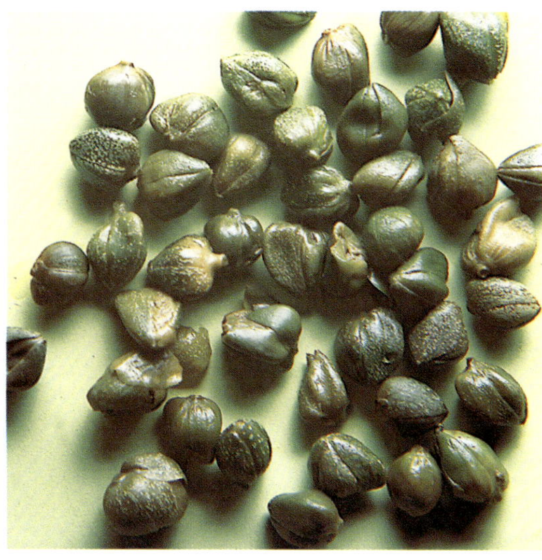

Kapern

Kapern sind die Blütenknospen des in den Mittelmeerländern kultivierten Kapernstrauches. Die erbsenähnlichen Knospen werden in Essig und Salz eingelegt und haben einen herben, leicht bitteren, sauren Geschmack.

Kapern wirken entwässernd und kräftigend. Am besten sind die winzigen olivgrünen Nonpareilles aus Frankreich, gefolgt von Surfines, Fines, Mifines und Communes. Letztere sind die größten Exemplare; die kleinsten Kapern schmecken jedoch am aromatischsten. Kapern passen gut zu Geflügelragouts, Tatar, Königsberger Klopsen, Soßen und Fischgerichten.

Kapern – raffiniertes Würzmittel und köstlicher »Drüberstreuer«, z.B. zu Vitello tonnato.

Kardamom

Kardamom ist ein Gewürz aus der edlen Ingwerfamilie. Es hat ein süß-würziges Aroma, wirkt leicht antibiotisch und regt den gesamten Stoffwechsel sowie die Hirnleistung an. In größeren Mengen lässt es den Blutdruck ansteigen – ideal für Hypotoniker. Wer indes zu Bluthochdruck neigt, sollte Kardamom meiden.

Gesundheitstipp **Wenn Sie zu niedrigen Blutdruck haben, kann eine Prise Kardamom täglich Ihren Kreislauf stabilisieren.**

Küchentipps

Verwenden Sie die ganzen Samen inklusive der Schale für Punsch, Glühwein oder Marinaden. Nur eine Prise vom Pulver reicht, um Weihnachtsgebäck, Kompott, Wildpasteten, gebratenem Fisch, Faschiertem oder orientalischen Gerichten das gewisse Etwas zu verleihen. Eisgekühlte Melone mit einem Hauch Kardamom ist eine Delikatesse!

Kerbel

Die Heimat des »Küchenkrauts« ist Südosteuropa, Russland und Westasien; heute wird Kerbel in allen europäischen Ländern angebaut. Sein Aroma ist anis- oder fenchelähnlich. Kerbel reinigt das Blut, ist harntreibend und entschlackt den Darm; er eignet sich somit ideal zur Unterstützung einer Frühjahrskur. Das freundliche Aroma passt zu vielen Speisen – zum Beispiel zu Kartoffelsuppe, Lammfleisch, Geflügel, Eierspeisen und Fisch. Bestens geeignet ist das Gewürz ferner für alle Rohkostsalate. Allerdings darf man den zarten Kerbel nie mitkochen.

Knoblauch

Der »Knofel« ist einer unserer ältesten Kulturpflanzen. Er gehört zu den wichtigsten Gewürzpflanzen der Welt und hat seinen Ursprung in Südasien. Während der Zeit des Pyramidenbaus war Knoblauch für die ägyptischen Schwerstarbeiter eines der Hauptnahrungsmittel. Knoblauch blüht von Juni bis November überall dort, wo es trocken und sonnig ist. Die größten Anbaugebiete liegen heute in Kalifornien. Im Frühjahr kommen frische, milde und weichhäutige Knoblauchzwiebeln mit violetter Einfärbung und grünen Stielen auf den europäischen Markt, später im Jahr die scharfen mit der pergamentartigen Außenhaut. Knoblauch gilt nicht nur als hervorragender Appetitanreger, sondern auch als Heilmittel. Er hat zahlreiche hervorragende gesundheitsfördernde Eigenschaften, die seit mehreren Jahren in groß angelegten Versuchsreihen in Universitätskliniken wissenschaftlich erforscht werden: Er desinfiziert, regt das gesamte Herz-Kreislauf-System an, senkt Blutdruck und Cholesterinspiegel und reinigt die Blutgefäße.

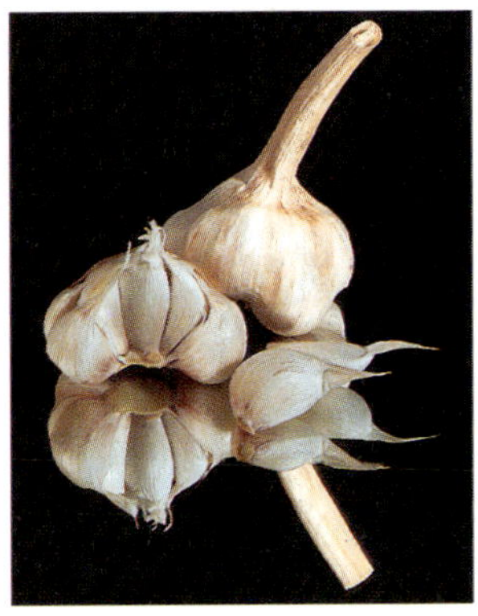

■ *Die alten Griechen bezeichneten Knoblauch als »Stinkende Rose«, Pythagoras rühmte ihn hingegen als »König der Gewürze«.*

Koriander

Koriander ist eines der ältesten Gewürze der Menschheit; es wird bereits im Alten Testament beschrieben. Von der krautigen Pflanze nutzt man ausschließlich die Samenkapseln, die ein mild limonenhaftes, süß-herbes Aroma haben. Wissenschaftler haben festgestellt, dass Koriander den Appetit anregt, das Gemüt beruhigt und fette oder schwer verdauliche Speisen besser bekömmlich macht. Für uns gehört er zu den typischen Pfefferkuchengewürzen. So verleiht er beispielsweise den Aachener Printen ihren unverwechselbaren Geschmack.

Kresse

Kressekeimlinge gedeihen im Hausgarten so schnell, dass man fast zuschauen kann und kaum mit dem Essen nachkommt . Die Blätter schmecken frisch und würzig scharf.

Kresse hat sehr viel Vitamin C und ist daher vor allem als abwehrstärkendes Winterkraut geeignet. Es wirkt antibiotisch, stärkt das Immunsystem und reinigt den Organismus. Frisch gezogene Kresse schmeckt hervorragend zu allen Rohkostsalaten, Dressings, zu klarer Brühe, Kräuterbutter, Bratkartoffeln, Eierspeisen, Geflügel, gedünstetem Fisch und Meeresfrüchten. Nie mitkochen!

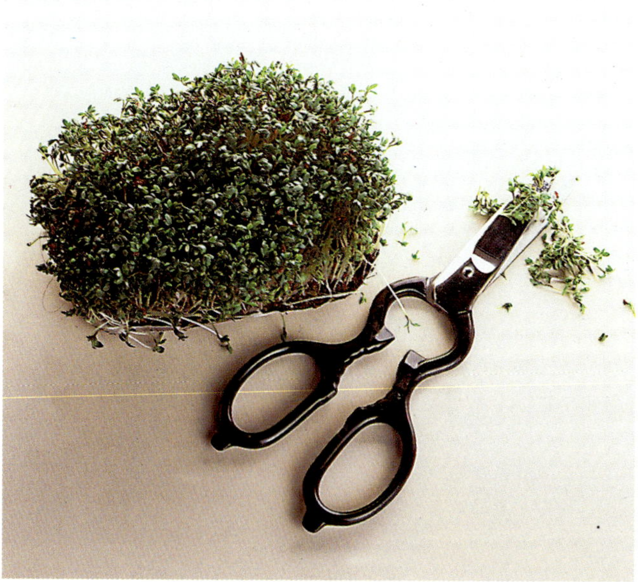

Die Vitamin-C-Bombe Kresse können Sie problemlos auf der Fensterbank ziehen.

Kümmel

Kümmel gehört ähnlich wie Koriander zu den ältesten Gewürzen der Welt. Man fand Kümmelsamen sogar in Steinzeithöhlen. Kreuz- bzw. Schwarzkümmel ist der Mittelmeer-»Vetter« des mitteleuropäischen Kümmels; er wird vor allem in der arabischen und ägyptischen Küche verwendet und soll vielfältige Heilwirkungen haben. Der bei uns übliche Kümmel ist sehr derb und etwas bitter im Aroma. Kümmel macht schwer verdauliche Speisen bekömmlicher und entkrampft den Darm. Kümmel passt gut zu Eintöpfen, Pilzsuppen und gekochtem Fisch. Auch Langusten, Hummer, Krebse, fette Schweine- und Lammbraten, Käsegebäck, Zwiebelkuchen und Brot lassen sich ausgezeichnet mit Kümmel (Pulver oder Samen) verfeinern.

Gesundheitstipp Heißer Schwarzkümmeltee mit etwas Honig hilft gegen Halsschmerzen.

In Indien wird dem Schwarzkümmelöl eine stimulierende, stimmungsaufhellende und stärkende Wirkung zugeschrieben. Der Schwarzkümmel findet dort auch Verwendung als Entwässerungs- und Entblähungsmittel. Er wirkt krampflösend und bewirkt eine kurzdauernde Blutdrucksenkung. Die Pflanze wird in Entwicklungsländern sogar als milchsekretionsförderndes Mittel und Anti-Wurmmittel eingesetzt.

Kurkuma

Die indische Kurkumawurzel – auch »Gelbwurz« genannt –
ist ein Mitglied der Ingwerfamilie. Sie gibt vielen deftigen
Speisen eine gelbe Farbe. In Indien wird Kurkuma als bil-
liges Safran verkauft. Wissenschaftler haben nachgewiesen, dass Kurkuma die Gallen- und Lebertätigkeit
unterstützt, blutreinigend wirkt und obendrein die
Stimmung hebt. Das Gewürz passt für alle scharfen Speisen wie Fischcurry oder Rindfleisch.

▪ *Nicht nur »Safran
macht den Kuchen gel« –
auch Kurkuma sorgt für
Farbe.*

Liebstöckel

Liebstöckel als »Maggikraut« zu bezeichnen, ist fast eine Beleidi-
gung. Beheimatet ist es im Iran, heute wächst es vor allem an den
Mittelgebirgshängen Südeuropas. Zum Würzen verwendet man die
Samen und Wurzeln, besonders aber die schmackhaften Blätter.
Diese sind süßlich-bitter und erinnern entfernt an Sellerie. Lieb-
stöckel ist harntreibend und soll bei Blasen- und Nierenleiden,
Gicht, Rheuma und Blähungen helfen. Der Blättertee ist ein be-
kanntes antiseptisches Mittel gegen Halsschmerzen und Fieber.
Liebstöckel kann man bedenkenlos mitkochen – am besten bei
Rindfleisch, Geflügelragouts, Spinat und Kohlrabigerichten.

Besonderer Tipp
**Verwenden Sie Lieb-
stöckel sehr behutsam.
Die Stengel und Blätter
geben (Kartoffel-,
Tomaten-)Suppen und
Soßen einen leichten
Fleischgeschmack.**

Lorbeer

Der »Lorbeerkranz« geht auf die alten Römer zurück. Während
Lorbeerblätter in der Antike die Stirn des Siegers schmückten,
würzen sie heute mit ihrem unverwechselbar strengen und bitteren Geschmack viele Speisen. Sie wachsen an immergrünen Bäumen vorzugsweise in der sonnigen Mittelmeerregion. Lorbeer
macht schwere Speisen bekömmlicher, sorgt für eine gute Durchblutung und regt den Stoffwechsel an. In der Küche muss Lorbeer
sehr sparsam verwendet werden. Er eignet sich insbesondere für
kräftige Bouillons, Gemüsesuppen, braune Soßen, Marinaden für
Fleisch, gekochtes Geflügel, Wildgeflügel, Pasteten, Heringssalat,
Auberginen, Weißkraut und Kartoffeln. Bevorzugen sie stets grüne, ganze Blätter! Lorbeer veträgt sich gut mit Wacholder, Pfef-
ferkörnern und Nelken.

Majoran

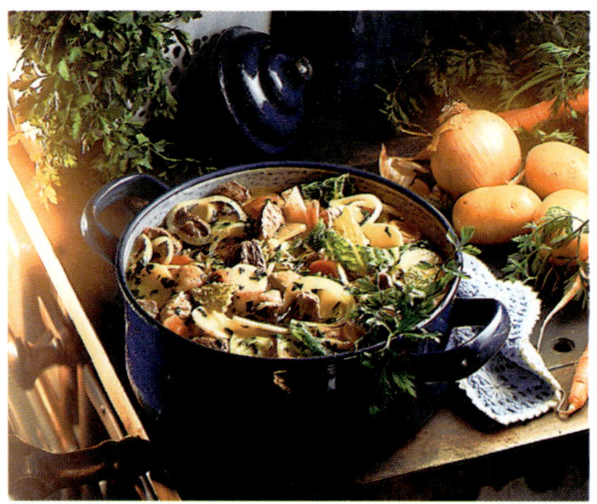

Der kultivierte »Vetter« des Oregano ist ein »Einwanderer« aus Nordafrika. Geerntet werden die kleinen, eirunden Blätter im Juni und Juli. Das hoch aromatische Kraut schmeckt delikat süß. Majoran wirkt schleimlösend und wassertreibend. Es eignet sich ferner zur unterstützenden Behandlung von Husten und Nervosität; außerdem hilft es bei der Fettverdauung. Majoran würzt so intensiv, dass er sehr vorsichtig dosiert werden muss. Dafür wird sein Aroma beim Kochen nicht zerstört. Man verwendet Majoran vorzugsweise bei der Wurstproduktion sowie zu Gänseleber, Hackbraten und Leberknödel. Auch in Bohnen-, Gemüse-, Tomaten- und Kartoffelsuppen und Eintöpfe gibt man gerne eine Prise Majoran. Manche verwenden es auch zu fettem Schweine- und Hammelfleisch.

■ Deftige Eintopfgerichte erhalten durch Majoran erst den richtigen Pfiff.

Meerrettich

**Besonderer Tipp
Kochen Sie Meerrettich nie mit! Frisch gerieben ist er eine Delikatesse zu Fisch, Soßen, Marinaden, Dressings, grünen Salaten und Tomaten.**

Meerrettich (österreichisch »Kren«) ist in Südosteuropa beheimatet, wird heute aber auch bei uns und in den USA kultiviert. Erntezeit für den frostharten Meerrettich sind die Herbst- und Wintermonate. Da dies eine mühsame Handarbeit ist, ist der Meerrettich nicht gerade billig. Die außen schwarzen und innen weißen Wurzeln schmecken beißend scharf und pikant.
Meerrettich fördert den Appetit, die Verdauung und die Durchblutung; außerdem regt er den Kreislauf und die Körpersäfte an. Ferner senkt er den Blutdruck und löst Schleim. Angeblich soll er auch bei Rheuma- und Gichtschmerzen helfen.

Minze

Die Minze mit ihren typischen zartzackigen Blättern kommt aus dem Nahen Osten. Bei uns ist sie hauptsächlich als Tee bekannt. Die Minze schmeckt angenehm erfrischend und hat eine milde Schärfe. Sie hat eine schleimlösende Wirkung und ist ein beliebtes Mittel gegen Kopf- und Gliederschmerzen bei grippalen Infekten. Neben der obligatorischen Verwendung des Minzblättchens auf dem Dessertteller gibt es eine Fülle von Gerichten, die durch das pfeffrige Grün interessanter werden – hier einige Beispiele: Zitronensuppe, Soßen, Dressings mit Yoghurt, Tomatensoße, Rohkost- und Obstsalate, Erbsen, Karotten, Bohnen. Minze kann auch als Fleischgewürz verwendet werden.

Muskat

Muskat kommt aus Ostasien und ist der Kern der Muskatbaumfrüchte. Muskat wird gemahlen und als ganze »Nuss« angeboten. Dunkle Nüsse sind naturbelassen, weiße werden aus Haltbarkeitszwecken gekalkt. Muskat macht schwere Speisen bekömmlicher, vertreibt Blähungen und hilft gegen Durchfall. Das Gewürz sollte nicht in Kinderhände geraten – schon eine einzige Nuss führt zu schweren Krämpfen und Halluzinationen. Muskat ist ein intensives Gewürz, was vielen Speisen einen eigenständigen, unterstützenden Geschmack verleiht: Kohl, Rosenkohl, Spinat, Kartoffelpüree, Gemüsesuppen, Fleischbrühe. Muskat passt auch gut zu Eierspeisen und Fleischgerichten sowie zu verschiedenen anderen Gemüsen wie Spargel, Bohnen und Schwarzwurzeln. Am besten schmeckt frisch geriebener Muskat.

■ *Von Muskat genügt meist ein kleiner Hauch.*

Nelken

Gewürznelken sind getrocknete Blütenknospen des Nelkenbaumes, der auf Madagaskar und den Molukken wächst. Beheimatet sind die Nelken aber in Indien. Die nagelähnlichen Nelken sind sehr stark und würzig im Geschmack. Sie wirken antiseptisch und schmerzstillend und sind gut für den Magen.
Nelken passen gut zu Rot- und Grünkohl sowie zu roten Rüben, Marinaden, Pilzsoßen, Erbsensuppe und zu allen Wildgerichten. Auch für Glühwein, Punsch, Weihnachtsgebäck, Birnen- und Apfelkompott und Pudding kann man Nelken verwenden. Sie vertragen sich im Übrigen ausgezeichnet mit Lorbeer, Pfeffer und Wacholder.

Besonderer Tipp
Dosieren Sie Nelken sehr vorsichtig – meist reicht schon ein Stück.

Oregano

Der »wilde Majoran« ist ein klassisches mediterranes Gewürz. Oregano ist herb im Geschmack und erinnert ein wenig an Majoran und Minze. Oregano stärkt die Nerven und die Verdauungsorgane und darf mitgekocht werden. Vor allem frische Oreganoblätter sind delikat zu allen Tomatengerichten, zu bunten Salaten, Erbsen, Bohnensuppe, Hülsenfrüchten sowie deftigen Fleisch- und Wildgeflügelgerichten. Und natürlich gilt der Grundsatz: keine Pizza ohne Oregano!

Paprika

Paprika ist als Gemüse (siehe Seite 169) genauso beliebt wie in pulverisierter Form als Gewürz. Im Handel wird Gewürzpaprika in fünf Schärfegraden angeboten: angefangen beim knallroten edelsüßen Paprika über die immer schärfer werdenden Halbsüß-Qualitäten bis hin zum brennend scharfen Rosenpaprika. Am allerschärfsten ist der aus Ungarn kommende Kirschpaprika – eine wild wachsende Art. Paprika stärkt und erweitert die Gefäße und senkt in größeren Mengen sogar den Blutdruck. Der »Scharfmacher« Capsaicin kurbelt ferner die Durchblutung an.

Paprika passt gut zu Fleisch- und Fischgerichten, Bratensoßen, Chili con Carne, Kartoffelsalat, Tomaten, Reisgerichten sowie Eintöpfen, Spiegel- und Rühreiern. Auch Quark kann durch Paprika geschmacklich aufgewertet werden. Braten Sie ihn nie in Fett an – er kandiert dann und verliert Farbe, Aroma und Nährstoffe.

Ob edelsüß, halbsüß oder brennend scharf, ob als »An- oder Scharfmacher«: Gewürzpaprika ist nicht nur in deutschen Küchen äußerst beliebt.

Petersilie

Besonderer Tipp
Kochen Sie Petersilie nicht mit – ihr Aroma und ihre Nährstoffe verfliegen sonst im Nu. Erst zu fertigen Gerichten geben.

Seit Karl dem Großen, der die Petersilie in seinen eigenen Gärten züchtete, hält sich das edle Gewürz hierzulande beharrlich selbst in der kleinsten Küche. Ursprünglich beheimatet am Mittelmeer, wird die süß-würzig schmeckende Petersilie heute in ganz Europa angebaut – sogar in Treibhäusern. Es gibt eine krause, milde und eine glattblättrige aromatische Petersilie. Die Petersilie gehört zu den vitamin- und mineralstoffreichsten Pflanzen – bekannt ist vor allem ihr hoher Vitamin-C-Gehalt. Das Gewürz stärkt demzufolge in erster Linie die Immunabwehr, beschleunigt aber auch den Stoffwechsel, kräftigt die Gefäße und sorgt für eine schöne Haut.

Die Petersilie ist ein erstklassiges Suppengewürz, aber auch für alle Gemüsegerichte ist sie hervorragend geeignet; ebenso zu Kartoffeln, Soßen, Fisch und Fleisch. Ferner erfrischend zu Quark- und Eierspeisen oder als Kräuterbutter.

Pfeffer

Das Aroma des Pfeffers rührt vom Pfefferöl her, einem hauptsächlich aus l-Phellandren bestehendem ätherischen Öl, von dem Pfeffer durchschnittlich ein bis vier Prozent enthält. Die Pfefferöle reinigen die Blutgefäße, stimulieren den Stoffwechsel und desinfizieren. Den brennenden Geschmack bewirkt das Alkaloid Piperin, von dem vier bis zehn Prozent vorhanden sind. Die Körner sind unreife Beeren (die weißen sind ausgereift) an Pfeffersträuchern, die am besten in der Tropensonne wachsen und getrocknet werden. Als grüner Pfeffer kommen die in Salzlake konservierten unreifen Früchte in den Handel.

Ganze Körner gesellen sich gern zu Lorbeerblättern und Wacholder oder Nelken und ergeben einen kräftigen Sud oder eine würzige Marinade. Pfeffer eignet sich aber keineswegs nur für pikante Gerichte. Inzwischen haben die Gourmets das Gewürz sogar für Desserts entdeckt: Wie wäre es mal mit einem Hauch grünen Pfeffers zu frischen Erdbeeren oder mit einer Prise weißen Pfeffers zu Pfirsichkompott?

■ *Ob weiß, schwarz, grün oder rot: Die Wahl des „richtigen" Pfeffers ist eine Frage des persönlichen Gustos.*

Die »richtige« Farbe des Pfeffers

Weißer Pfeffer zu weißen Fleischgerichten (wo auch Paprika verwendet wird), schwarzer Pfeffer zu dunklem Fleisch. Der feinere Geschmack des weißen Pfeffers deckt sich mit der Farbe. Pfeffer sollte nur frisch gemahlen, noch besser im Mörser gestoßen werden. Gemahlen in Tütchen abgepackt, liefert Pfeffer nur kratzende Schärfe und längst nicht mehr das herrlich diffizile Aroma.

Piment

Piment – auch Nelkenpfeffer oder Jamaikapfeffer genannt – sieht auf den ersten Blick wie Pfeffer aus. Die dünne, rauhe Schale der vier bis sieben Millimeter langen getrockneten Beeren des Pimentbaumes birgt zwei schwarzbraune Samen (Gewürz). Der Geschmack liegt zwischen Nelken und Pfeffer, ist aber nicht so scharf. Als Allroundgewürz kann es – sparsam dosiert – zu Fleisch- und Gemüsesuppen, Innereien, Wildgerichten, Marinaden und allen möglichen Wurstwaren verwendet werden. Ein Hauch Piment gehört auch an Weihnachtsgebäck und Lebkuchen.

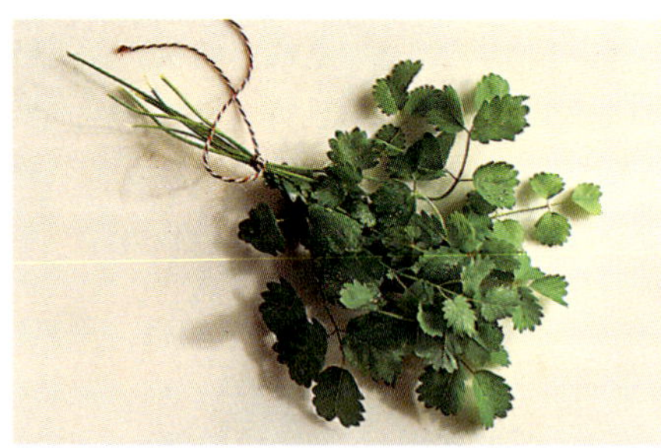

Pimpinelle

Das Doldengewächs, das auch »Pimpernell« oder »Bibernell« genannt wird, gedeiht in ganz Europa. Die fein gezähnten, sattgrünen Blattfiedern schmecken leicht bitter und eigenartig gurken- bis nussähnlich. Die Pimpinelle fördert die Verdauung, kräftigt das Herz und lindert Heiserkeit. Sie gilt als inneres »Putzmittel« für alle Organe.

■ *Merke: Keine Grüne Sauce ohne Pimpinelle.*

Wichtig ist, dass die Pimpinelle nur frisch verwendet wird – am besten zieht man sie selbst im Topf. Der kräftige Geschmack passt gut zu Salaten, Gemüsesuppen, Fischgerichten (vor allem Aal), wertet aber auch Marinaden und Kräuterbutter auf.

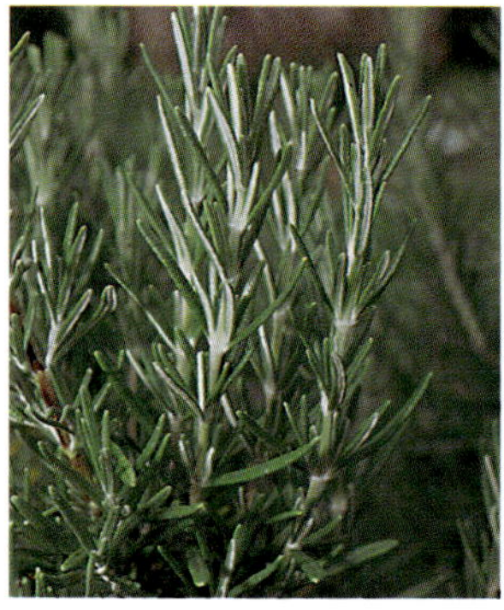

Rosmarin

Rosmarin ist ein typisches Mittelmeergewürz, das inzwischen in allen Ländern gemäßigten Klimas kultiviert wird. Die schmalen, graufilzigen Blätter des immergrünen Rosmarinstrauchs sind wie Nadeln zu winzigen Röhrchen zusammengerollt. Rosmarin hat einen bitteren, leicht kampferartigen Geschmack. Das Gewürz ist dafür bekannt, dass es nervöse Unruhe lindert und bei Gicht, Rheuma und Gelenkschmerzen hilft. Ferner soll es allgemeine Schwäche und Kopfschmerzen lindern.

■ *Rosmarin zu Lammgerichten – eine köstliche Liaison.*

Rosmarin kann man gut selbst im Topf ziehen und trocknen lassen. Das stark würzende Kraut muss sparsam verwendet werden, darf aber mitkochen, mitbraten oder zum Grillen verwendet werden. Rosmarin aromatisiert Essig, verfeinert Marinaden oder Soßen und harmoniert gut zu vielen Fleischgerichten, Huhn und Wild. Auch Tomaten, italienische Salate, Pilze und Auberginen »verstehen« sich mit Rosmarin prächtig.

Safran

Safran ist das teuerste Gewürz der Welt. Gewonnen wird es aus den Blüten einer speziellen Krokusart. Für ein Kilogramm müssen sage und schreibe 80.000 Blütenköpfe gepflückt werden. Der aus dem Orient stammende Safran wird heute auch in Südeuropa in Massen kultiviert. Die orangefarbigen bis roten Safranfädchen schmecken leicht bitter, zurückhaltend scharf und liefern eine hohe Farbintensität.

Dosieren Sie Safran stets nur minimal! Sein Aroma wertet Hammelfleisch auf, passt hervorragend zu gekochten Fischen und Krustentieren, aber auch zu Geflügel- und pikanten Reisgerichten (zum Beispiel Paella) und Gebäck. In Europa würzt man damit gelegentlich auch Tomaten, Spargel und Suppen. Die Fäden lässt man in der Regel erst in Milch, Brühe, Wasser oder Wein ein wenig ziehen, damit sie sich auflösen.

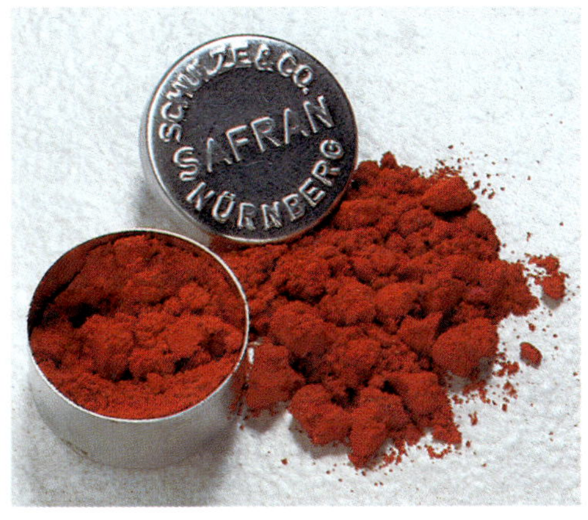

■ *Safran – edel, raffiniert, wohlschmeckend und teuer.*

Salbei

Schon in der Antike kannte man Salbei, der im ganzen Mittelmeergebiet gedeiht. Seine länglichen, leicht graufilzig behaarten Blätter schmecken würzig-bitter und ein wenig kampferartig. Erntezeit ist während des ganzen Sommers. Salbei behält auch getrocknet einen Großteil seiner Würzkraft, wird dann aber schärfer und bitterer.

▶ Salbei wird seit alters her auch als Heilpflanze verwendet: Er hilft zuverlässig bei Halsschmerzen (mehrere Blätter kauen), wirkt krampflösend und desinfizierend und beruhigt obendrein strapazierte Nerven.

▶ Salbeiblätter passen gut zu knuspriger Leber, Geflügel, diversen Cremesuppen, Rohkost, grünem Salat, Tomaten, Erbsen, Bohnen und Rosenkohl.

Besonderer Tipp
Salbei kann mitgegart werden, muss aber sparsam dosiert werden. Er macht fette Speisen verträglicher und schmeckt besonders gut zu gebratenem Aal.

Schnittlauch

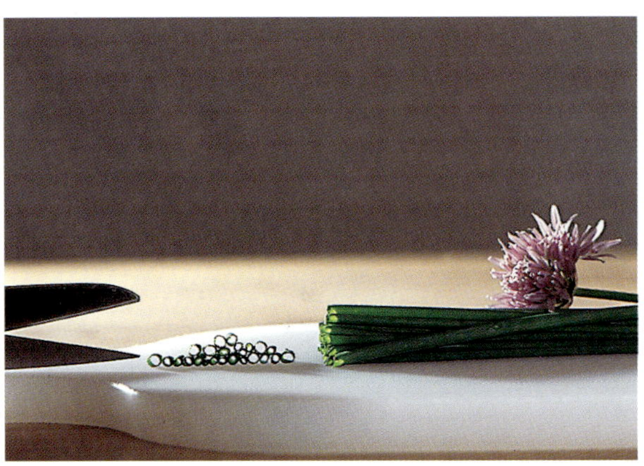

Der Schnittlauch ist ein »Vetter« von Zwiebel und Knoblauch. Ursprünglich aus Kleinasien stammend, wächst er heute überall, wo ein gemäßigtes Klima und feuchter, kalkhaltiger Boden vorzufinden ist. Seine bis zu 60 Zentimeter langen Röhrchen werden zwischen Mai und Oktober im Freiland geerntet. In der restlichen Zeit des Jahres kommt Schnittlauch aus Treibhäusern. Mehrere Lauch- und Senföle verleihen ihm seinen typischen, zwiebelähnlichen Geschmack.

Schnittlauch besitzt außerordentlich viel Vitamin C und mehrere Mineralstoffe – daher seine zellschützende Wirkung. Er fördert ferner die Verdauung, wirkt harntreibend, blutbildend und schützt die Schleimhäute vor Austrocknung. Schnittlauch ist wie Petersilie ein Universalkraut, das auf keinen Fall mitgekocht werden soll. Besonders schmackhaft ist er zu Salaten, Quarkspeisen, Käse, Gemüse und Kartoffeln. Auch für Suppen aller Art eignet er sich gut.

■ Schnittlauch ist der erste Vitaminspender des Jahres. Er lässt sich »pflegeleicht« in Töpfen ziehen.

Senf

Senf wird aus den gemahlenen Körnern des schwarzen oder braunen Senfstrauches aus der Familie der Kreuzblütler hergestellt. Den pastenartigen Charakter erhält der Mostrich durch den Saft von unreifen Trauben – wie beim Dijon-Senf – oder aber durch die Mischung des Senfpulvers mit Rot- oder Weißwein oder mit Essig. Die ganzen Senfkörner schmecken schwach säuerlich bis brennend scharf. Senf hat eine antibakterielle Wirkung (hilft als Auflage gegen Blutergüsse und Nebenhöhlenentzündungen), wirkt verdauungsfördernd und regt die Durchblutung an.

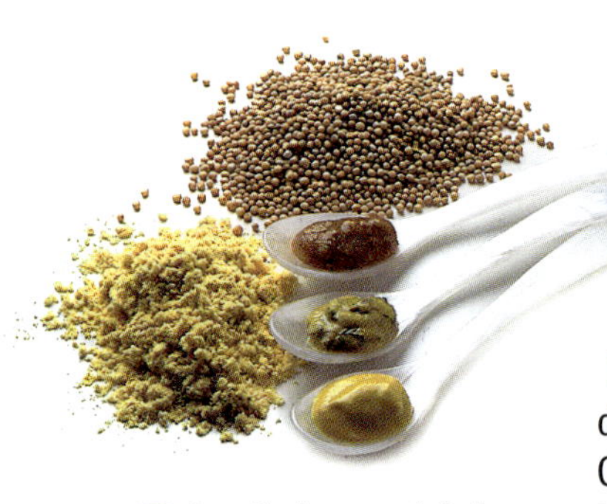

Ganze Senfkörner nimmt man für eingelegte Gurken, Marinaden, Pasteten oder Soßen. Mostrich eignet sich bestens zu Salatsoßen, Vinaigrettes und Mayonnaisen. Rouladen werden traditionell mit Senf eingestrichen. Auch zum Schweinebraten oder zu Hackfleisch kann man Senf verwenden.

■ Senf eignet sich hervorragend als Würzmittel für vielerlei Gerichte und Speisen.

Thymian

Bereits die alten Römer schätzten den Thymian wegen seiner antibakteriellen Wirkung als wertvolle Heilpflanze. Er wird hauptsächlich in Spanien, Südfrankreich, Italien und Osteuropa zwischen Juni und September geerntet. Die kleinen filzigen und lanzettförmigen Blätter haben einen herzhaften, leicht herben Geschmack, der dem des Majoran ähnelt. Das Thymolöl gilt als natürliches Antibiotikum. Außerdem löst es Darmverkrampfungen und hilft angeblich sogar bei Asthma. Thymian ist unverzichtbarer Bestandteil der meisten typischen mediterranen Gerichte. Er gesellt sich gern zu Tomaten, Auberginen, Zucchinis, Paprika und Hülsenfrüchten. Man benutzt ihn aber auch für Marinaden, Gulasch-, Kalbfleisch- und Hammelgerichte.

Besonderer Tipp
Verwenden Sie Thymian äußerst sparsam. Wenn Sie getrockneten Thymian verwenden, ist sein Aroma wesentlich stärker, als wenn er frisch vom Strauch kommt. Er verträgt sich gut mit Salbei, Lorbeer, Muskat und Rosmarin.

Vanille

Die Vanilleschote gehört zu der Familie der Orchideen und gilt vielfach als die Königin der Gewürze. Die lackschwarzen Schoten wachsen an den Rankenpflanzen und enthalten das begehrte, süße Vanillin. Der in Tütchen angebotene Vanillezucker ist synthetisch hergestellt. Vanille soll besänftigend und revitalisierend wirken. Vanille passt gut zu Obst, Milchspeisen, Pudding, Reis, Gebäck, süßen Aufläufen, Kuchen und Likör. Eine besondere Köstlichkeit ist das vor allem bei Kindern beliebte Vanilleeis.

Ohne das Aroma der königlichen Schote würde vielen Desserts der nötige Pfiff fehlen.

Wacholder

Wacholderbeeren gedeihen besonders gut im Hochgebirge. Seinen deftigen herb-süßen Geschmack verdankt der Wacholder Harzen, Ölen, Bitterstoffen und Traubenzucker. Wacholderbeeren wirken entwässernd, harntreibend und desinfizierend.
Wacholder ist ein typisches Gewürz für deftige Gerichte – ideal für Wild, Marinaden und Beizen, Ragouts, Sauerbraten, Sauerkraut, rote Rüben und Rotkohl.

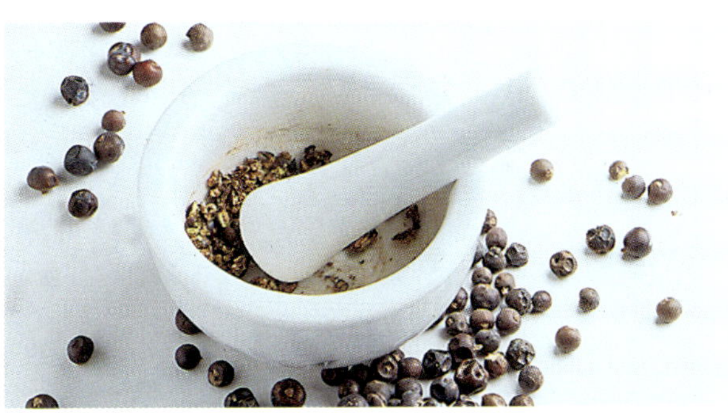

Wacholder – ideal für deftige Gerichte.

Ysop

Reinigender Ysop
Der Ysop galt in der Antike als spirituelles Kraut und als Symbol »der inneren und äußeren Reinigung«. Mehrere alttestamentliche Psalmen singen ein Loblied auf dieses Kraut.

Dieses inzwischen fast vergessene Küchenkräutlein wurde in der Antike als Heilpflanze verehrt; auch in der Bibel wird der Ysopzweig mehrmals erwähnt. Seine salbeiförmigen, fein behaarten Blätter werden zwischen Juni und September auf regionalen Märkten frisch angeboten (ansonsten getrocknet). Sein Geschmack ist nicht jedermanns Sache: herb, etwas bitter und eigenartig minzartig. Das Öl des Ysopzweiges wirkt entzündungshemmend, lindernd bei Erkältungen und Husten sowie (in größeren Mengen) magenstärkend und cholesterinsenkend.

Früher war der Ysop in Bohnen- und Kartoffelsuppe obligatorisch. Gourmetköche empfehlen, das Gewürz nur frisch zu verwenden und höchstens kurz aufkochen zu lassen. Es passt gut zu Pilzen, Salatdressings, Fisch, Wildmarinaden und Rouladen.

Zimt

Es gibt viele verschiedene Zimtpflanzen, die zu der Familie der Lorbeergewächse gehören – am bekanntesten sind hierzulande der Ceylon-Zimt, der auch auf den Seychellen, in Ghana und auf Madagaskar angebaut wird, sowie der China-Zimt und der Padang-Zimt; letzterer kommt aus Indonesien und gilt als die wertvollste Zimtart. Beim Ceylon-Zimt wird vor allem die feine Innenrinde der Baumschößlinge geerntet. Sie ist aromaintensiver als der gemahlene Zimt.

Ob der aphrodisierenden Wirkungen des Zimts gehen die Meinungen wohl auseinander. Einigkeit besteht jedoch hinsichtlich seines köstlichen Aromas, das Süßspeisen einen raffinerten Geschmack verleiht.

Zimt hat einen aromatischen Duft und einen süßen Geschmack. Bei den Indern und auch in Ägypten gilt er als wirkungsvolles Aphrodisiakum. Er soll eine ausgleichende und gleichzeitig anregende Wirkung auf Körper, Geist und Libido haben. In den biblischen Sprüchen Salomos lockt eine Ehebrecherin ihren »törichten Jüngling« mit folgenden Worten: »Ich habe mein Lager mit Aloe, Myrrhe und Zimt besprengt. Komm, lass uns buhlen bis an den Tag und lass uns der Liebe pflegen.« Bei uns ist Zimt ein klassisches Gewürz für Süßspeisen, Milch- und Obstsuppen sowie für Apfel- und Birnenkompotte (harmoniert gut mit einer Nelke). Aber auch Obstsalate, Weinsoßen, süße Aufläufe, Punsch, Glühwein, Weihnachtsgebäck und Obstkuchen können mit Zimt verfeinert werden. Naturheilkundige Therapeuten empfehlen Zimtöl vor allem wegen seiner antibiotischen und antiviralen Wirkung.

Zitronengras

Die Staude ist in Ceylon, China, Guatemala, Haiti und Brasilien beheimatet, hat mit der bekannten Zitrusfrucht jedoch nur den zitronenähnlichen Duft gemeinsam, der beim Zerreiben der Zitronengräser entsteht. Hierzulande ist es nur gelegentlich erhältlich.

Zitronengras ist Bestandteil vieler asiatischer Gerichte. Das intensive Limonenaroma passt hervorragend zu allen exotischen Fischgerichten.

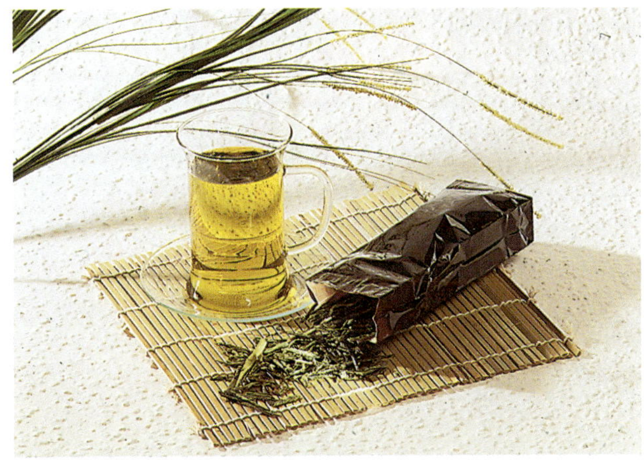

Zitronengras passt besonders gut zu exotischen Fischgerichten.

Zitronenmelisse

Zitronenmelisse galt in der Antike bereits als Heilkraut. Es wächst wild in Südeuropa (vor allem auf Korsika), aber auch in Nordafrika und im Kaukasus. Aber auch in Deutschland wird Zitronenmelisse kultiviert. Die kleinen Blätter mit dem intensiv würzigen und frischen Zitronenaroma werden zwischen Juni und August geerntet. Zitronenmelisse hat angeblich eine beruhigende Wirkung auf die Nerven; es fördert zudem die Gallensekretbildung. Ferner werden ihr virushemmende Eigenschaften nachgesagt. Zitronenmelisse sollte nicht gekocht werden. Sie eignet sich gut zum Verfeinern von Pilzen, Seefischen, Gemüsesäften, Salat- und Kräutersoßen sowie Desserts.

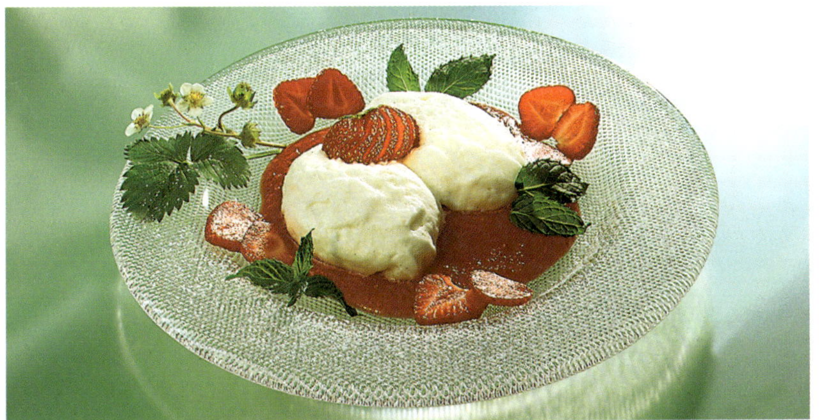

Mit Zitronenmelisse lassen sich Desserts verfeinern und verschönern.

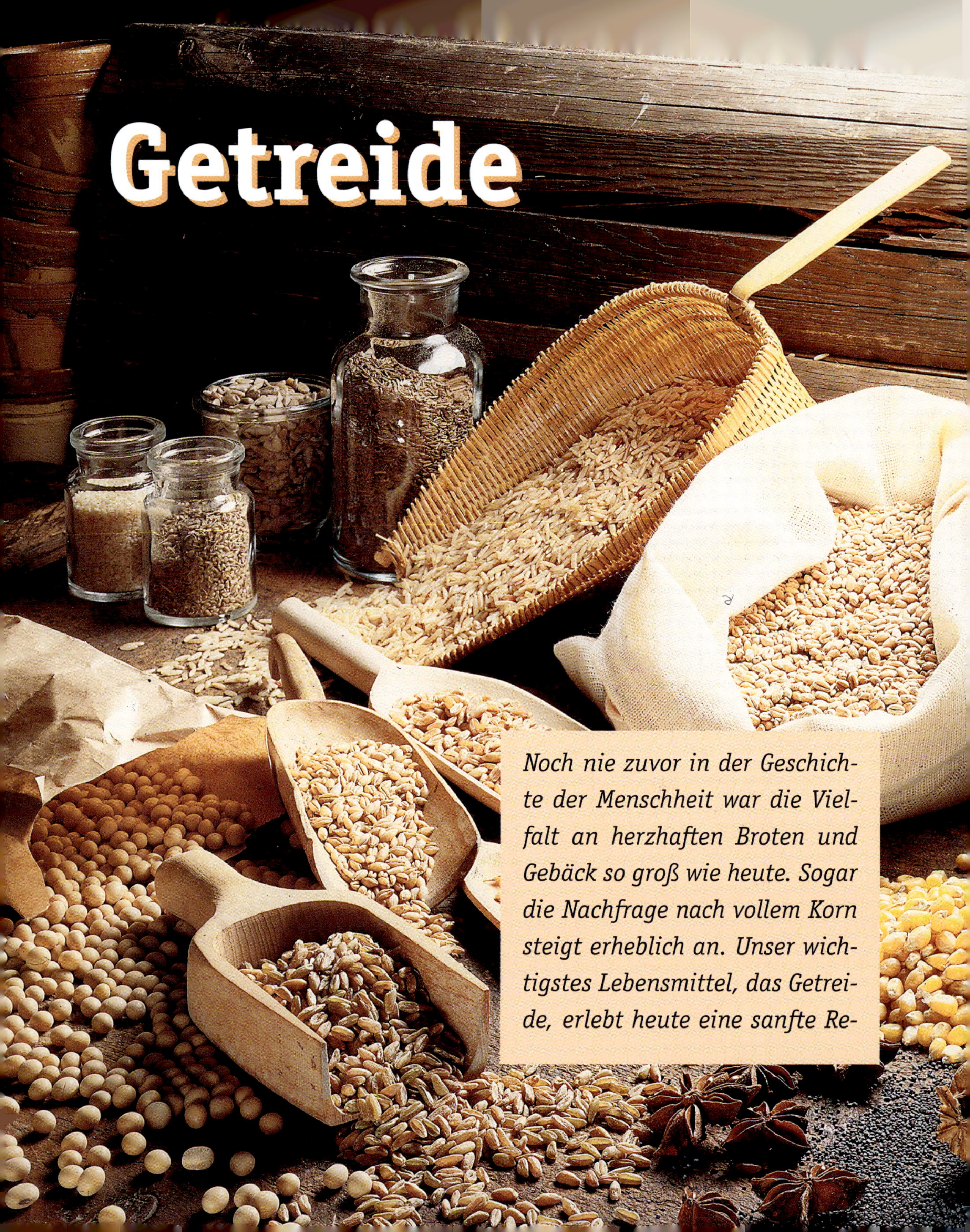

Getreide

Noch nie zuvor in der Geschichte der Menschheit war die Vielfalt an herzhaften Broten und
Gebäck so groß wie heute. Sogar
die Nachfrage nach vollem Korn
steigt erheblich an. Unser wichtigstes Lebensmittel, das Getreide, erlebt heute eine sanfte Re-

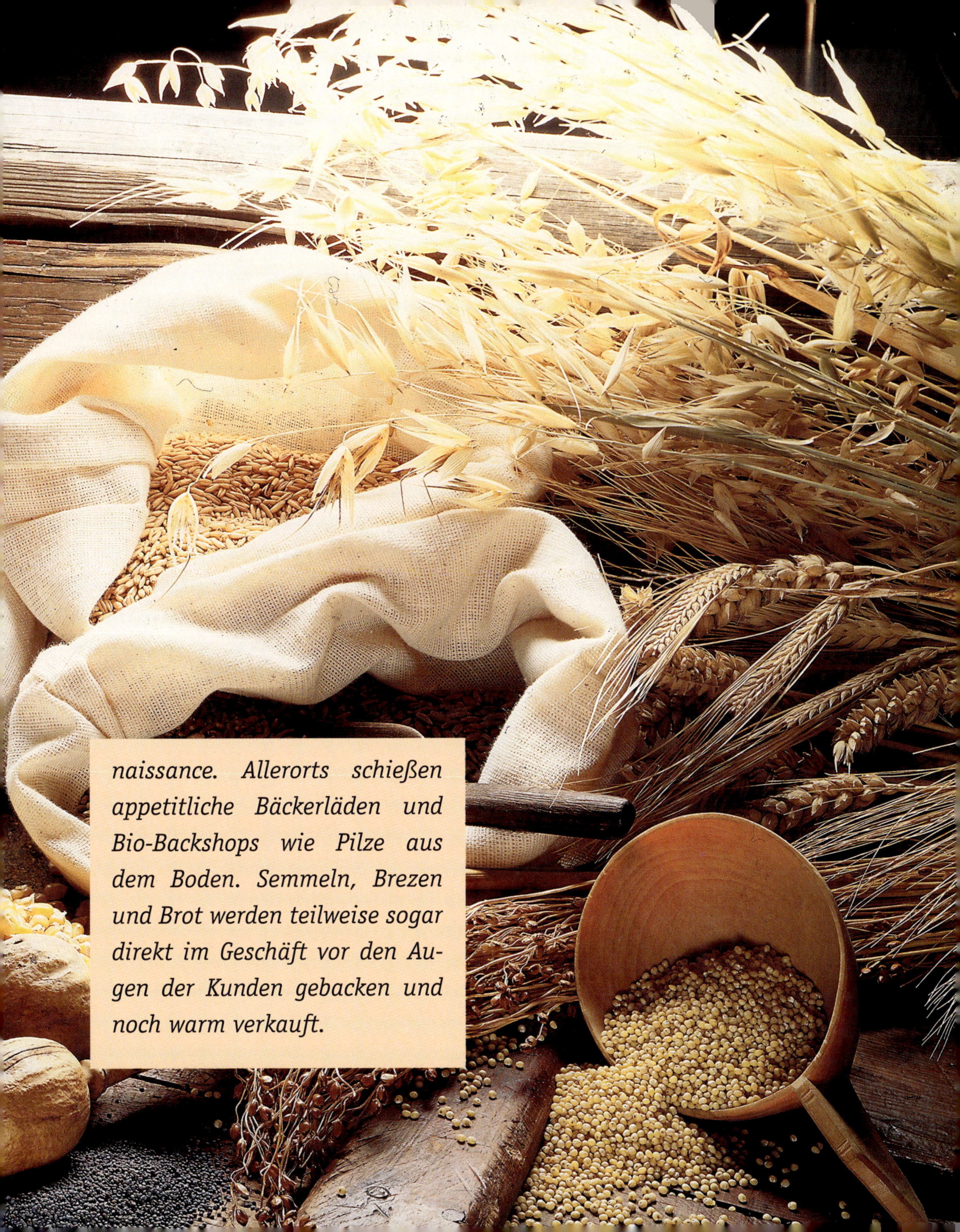

naissance. Allerorts schießen
appetitliche Bäckerläden und
Bio-Backshops wie Pilze aus
dem Boden. Semmeln, Brezen
und Brot werden teilweise sogar
direkt im Geschäft vor den Augen der Kunden gebacken und
noch warm verkauft.

Der Brotboom hält unvermindert an

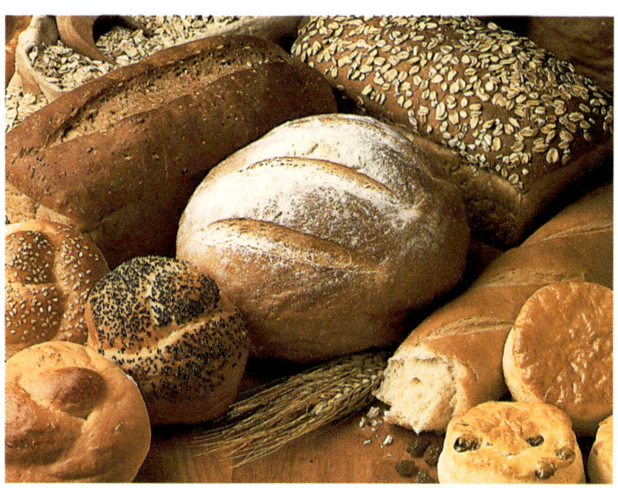

Grundnahrungsmittel Brot – vielfältig, lecker und gesund.

Wir stehen derzeit mitten in einem Getreideboom. Die frischen Wecken gehen im wahrsten Sinne des Wortes »weg wie die warmen Semmeln«. Sogar die Gewerkschaften mussten kürzlich dem Verbraucherdruck nachgeben: Das Nachtbackverbot wurde aufgehoben, damit der Kunde jederzeit an sein »täglich Brot« kommen kann.

Mittlerweile kann der Verbraucher aus über 200 verschiedenen Brotsorten wählen. Mit einem Sortiment, das weniger als fünf Brotsorten umfasst, kann heute praktisch kein Bäcker mehr überleben. Die hierzulande bekanntesten sind Graubrot, Weiß- Dinkel-, Graham-, Sonnenblumenbrot, Holzofenbrot, Vollkornbrot und Leinsamenbrot. Daneben gibt es viele regionale Spezialsorten.

»Reines« Roggenbrot
Reines Roggenbrot besteht keineswegs – wie die Bezeichnung vermuten lässt – zu hundert Prozent aus Roggen. Der Gesetzgeber erlaubt den Zusatz von zehn Prozent Weizenmehl.

Großbäckereien kontra kleine Backstuben

Leider verdrängen seit einigen Jahren immer mehr Großbäckereien und -ketten die kleinen Backstuben; die Qualität der Ware aus »Backfabriken« hält oft nicht das, was sie zu sein vorgibt. Farb- und Aromastoffe im Brot täuschen gesundes, volles Korn vor, in Wirklichkeit hat jedoch manche aufgeblähte Semmel kaum Substanz zu bieten. Glücklicherweise werden die Kunden zunehmend kritisch und ernährungsbewusst, so dass sich immer mehr kluge und gute Bäckereien danach richten. Beispielsweise gibt es inzwischen hundertprozentiges Roggenbrot – das ist übrigens eine Neuheit, denn »versteckte« zehn Prozent Weizenmehl sind auch in der als »reines Roggenbrot« verkauften Ware üblich und erlaubt. Selbst Weizenallergiker, von denen es immer mehr gibt, brauchen somit nun nicht mehr auf ihr Brot zu verzichten. »Körnerkost« wird allmählich immer salonfähiger.

Am Anfang war das ganze Korn

Seit Jahrtausenden ist Getreide das wichtigste Lebensmittel für den Menschen. Bezogen auf den weltweiten Verbrauch an Nahrungsmitteln, stammen heute rund 45 Prozent der Eiweiße, 64

Prozent der Kohlenhydrate und 7 Prozent der Fette aus Getreide. Weltweit fallen etwa 50 Prozent der gesamten Nahrungsmittelaufnahme auf die wertvollen Körner.

Schon in prähistorischen Zeiten sammelten die Menschen die Samen wilder Süßgräser wie Weizen, Roggen, Hafer, Hirse und Mais. Durch gezielte Beobachtung lernten sie nach und nach ganze Felder einer Sorte anzubauen und durch Kreuzungen die Anbauerträge zu steigern. Die 9.000 Jahre alte Brotgeschichte begann mit den ungesäuerten, festen Fladenbroten, bei denen nur grob zerstampftes Korn mit Wasser gemischt und am Feuer gebacken wurde. Durch die Zugabe von Hefe entwickelten sich gelockerte Brote. Gewürze wie Anis und Sesam verfeinerten die Brote bereits in der Antike. Und die Römer entwickelten das erste Weißbrot, welches sich allerdings nur die Oberschicht leisten konnte. Die weniger wohlhabenden Germanen indes verwendeten nur dunkles Dinkel- und Roggenkorn zum Brotbacken.

Antike Gewürzbrote **Bereits die alten Griechen und Römer kannten Brote, die mit Anis, Sesam oder anderen Gewürzen verfeinert waren.**

■ Die »Erfindung« der Korn-Walzmühle

Die schwere Arbeit der Vermahlung des Korns zu Mehl durch Mörser oder Mühlsteine besorgten in der Regel Sklaven – und Frauen. Erst nach und nach wurden verschiedene Techniken eingesetzt: Esel oder Rinder bei Rundlaufmühlen, Flüsse bei Wassermühlen und die Luftbewegung für Windmühlen. Und dann kam die Erfindung, die die Revolution der Getreideverarbeitung bedeutete: Der Schweizer Bauer Jakob Sulzenbacher ermöglichte 1840 durch seine dampfbetriebene Walzmühle die Herstellung großer Mengen weißen Mehls, das bis dahin, wie bei den Römern, ein Privileg der Reichen war. Damit war der weltweite Siegeszug des lange haltbaren und bezahlbar gewordenen Auszugsmehls nicht mehr aufzuhalten.

■ Längst klappert die Mühle am rauschenden Bach nicht mehr. Getreidemühlen sind heute moderne, hoch technisierte Betriebe.

■ Vom vollen Korn zum Auszugsmehl

Weizen ist heute das weltweit am meisten angebaute Brotgetreide. Die Industrialisierung erzwang gewissermaßen die Entwicklung zum weißesten aller Mehle. Vollkornmehl war im Gegensatz zum ganzen Korn nicht lange haltbar. Also mussten alle verderblichen Bestandteile, wie Fette, die ranzig werden, entfernt werden.

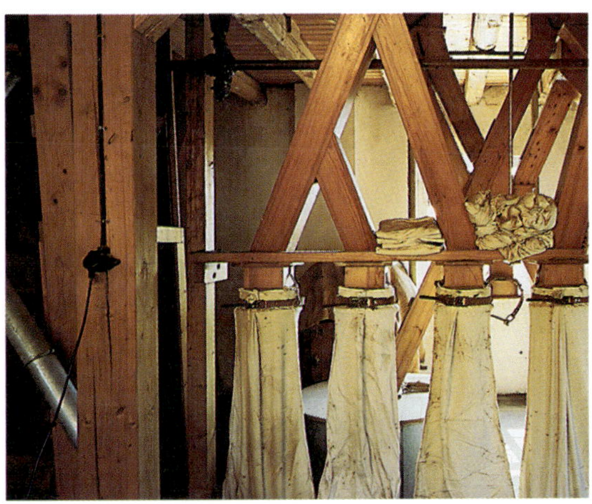

In unserem heutigen schneeweißen Auszugsmehl befindet sich nur noch der Mehlkörper – 80 Prozent des gesamten Korngewichts. Dieser weiße, stärkereiche Körper hat die Funktion, den eiweiß- und fetthaltigen Samen oder Keimling zu ernähren. Den Schutzmantel des Samens und des Mehlkörpers nennt man Kleie. Sie besteht aus drei rohfaserigen, dunklen Randschichten: der Fruchtschale, der Samenschale und der eiweißhaltigen Aleuronschicht. Die Nährstoffe sind also nicht gleichmäßig im ganzen Korn verteilt. Die wertvollen Vitamine, Mineralien, essenziellen Fettsäuren einschließlich der Linolsäure und das hochwertige Protein – all das ist im Weizenkeim und in den Randschichten versteckt. Letztere enthalten darüber hinaus große Mengen wichtiger unverdaulicher Ballaststoffe. Der Mehlkörper indes enthält lediglich das Kleberprotein, das für den Backprozess wichtig, ernährungsphysiologisch allerdings weniger wertvoll ist.

Ballaststoffe im Getreide
Die wichtigsten Nähr- und Ballaststoffe stecken vor allem im Weizenkeim und in den Randschichten.

»Leere Kalorien« in weißem Mehl

Zwar hat das Getreidekorn die weitaus größte Nährstoffdichte unter allen Lebensmitteln. Die wertvollen Inhaltsstoffe aber sitzen genau in denjenigen 20 Prozent des Korns, die bei der Herstellung des weißen Mehls entfernt werden. Es bleiben dadurch nur noch »leere Kalorien«.

Die Codes der Mehltypen

Nun gibt es aber neben dem schneeweißen Weizenmehl, dem man durch das Ausmahlen seine Nährstoffe weitgehend genommen hat, noch andere Mehlsorten, die man in Typen einteilt. An den gesetzlich vorgeschriebenen Typenbezeichnungen kann man erkennen, wie wertvoll ein Mehl vom ernährungsphysiologischen Standpunkt ist. Wesentlich ist dabei der Ausmahlungsgrad.

▶ Man spricht von einem hoch ausgemahlenen Mehl, wenn ein hoher Gewichtsanteil des Ausgangsgetreides zu Mehl verarbeitet wird. Vollkornmehl hat beispielsweise einen Ausmahlungsgrad von 100 Prozent.

▶ Bei niedrig ausgemahlenem Mehl dagegen fällt nur ein geringer Prozentsatz des ursprünglichen Getreidegewichts als Mehl an. Dies ist bei Weiß-, Fein- oder Auszugsmehl der Fall. Hier wird das Getreide so lange gemahlen und gesiebt, bis nur noch der zerkleinerte Mehlkörper, das heißt der Stärkebestandteil des Korns, als

Wertvolles Mehl
Der Ausmahlungsgrad entscheidet über den ernährungsphysiologischen Wert eines Mehles. Vollkornmehl beispielsweise ist voll ausgemahlen.

weißes Pulver übrig bleibt. Ein Weizenmehl mit einem Ausmahlungsgrad von 30 Prozent, das so genannte Auszugsmehl, besteht zu 81,9 Prozent aus Stärke und nur noch zu 0,12 Prozent aus Rohfasern. Da beim Getreidekorn die wertvollen Inhaltsstoffe im Keim und in der Kleie liegen und kaum im Mehlkörper, ist der Ausmahlungsgrad ausschlaggebend für die Mehltypisierung.

■ Das sollten Sie beachten

▶ Je niedriger die Mehltype, desto niedriger ist das Mehl ausgemahlen. Also: Das Mehl der Type 405 – sie wird bei uns hauptsächlich angeboten – hat den geringsten Anteil an wertvollen Nährstoffen. Dabei wird der Mineralstoffanteil in Milligramm angegeben. Die Mehltype 405 hat einen mittleren Mineralstoffgehalt von 405 Milligramm auf 100 Gramm Mehl-Trockensubstanz.

▶ Das hoch ausgemahlene Weizenmehl der Type 1600 beinhaltet 1.600 Milligramm Mineralstoffe auf 100 Gramm Trockenmehlsubstanz oder 1,6 Prozent. Durch den hohen Anteil der Randschichten ist dies auch das dunkelste Weizenmehl. Je höher die Mehltype, desto dunkler ist die Farbe und desto höher der Mineralstoffgehalt.

▶ Vollkornmehl und Vollkornschrot haben keine Typenbezeichnung, weil durch die unterschiedlichen Boden- und Umweltbedingungen auch der Nährstoffgehalt variiert. Vollkornmehl und Vollkornschrot unterscheiden sich nur im Feinheitsgrad, nicht aber im Ausmahlungsgrad.

▶ Im Gegensatz zum Vollkornschrot wird bei der Herstellung von Backschrot aus Roggen (Type 1800) und Weizen (Type 1700) der proteinhaltige Keim entfernt, um eine längere Haltbarkeit zu erzielen. Es ist also eigentlich kein Vollkornbrot – obwohl es im Handel manchmal als solches angeboten wird!

▶ Vollkornbrote dürfen laut Gesetz zehn Prozent niedrig ausgemahlene, helle Mehltypen beinhalten. Bei Vollkornbrötchen ist der vorgeschriebene Mindestanteil an Vollkorn nur 30 (!) Prozent. Es gibt allerdings sehr wohl Bäckereien, die ihre Produkte auch wirklich zu 100 Prozent aus Vollkorn herstellen.

Unterschiedliche Mehltypen
Die Mehltypisierung korreliert mit dem Ausmahlungsgrad. Je niedriger die Type, desto geringer ist das Mehl ausgemahlen.

■ *Je höher die Mehltypen-Nummer, desto wertvoller ist das entsprechende Mehl.*

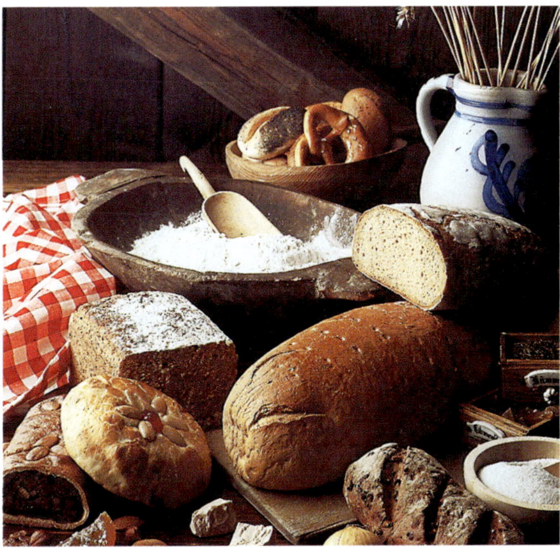

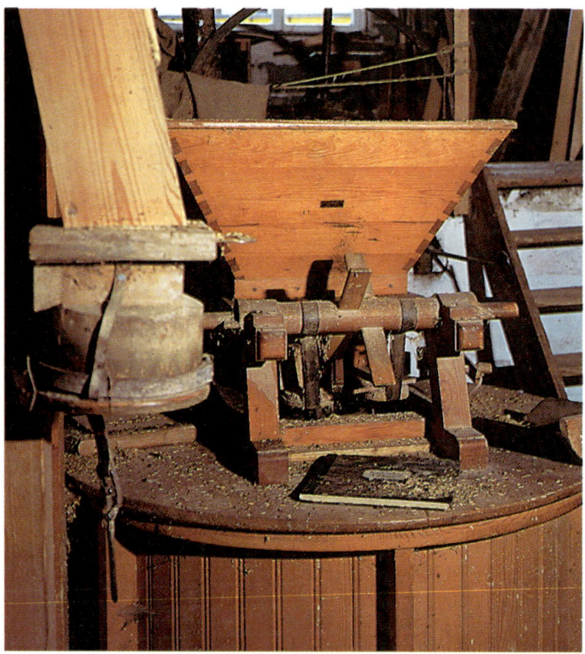

■ *In modernen Mühlen wird das Getreide zu unterschiedlichen Mehltypen gemahlen.*

■ Der Aufstieg des weißen »Prestigemehls«

Die neuen Mühltechniken führten gegen Ende des 19. Jahrhunderts nicht nur dazu, dass das weiße »Prestigemehl« für jeden bezahlbar wurde und das Vollkornmehl nicht mehr gefragt war. Ernährungsphysiologen hielten damals das neue, feine Mehl auch für wertvoller. Der Schweizer Wissenschaftler Rubner schrieb 1904 in seiner »Ernährungskunde«, dass das »alte Verfahren, Korn in einer einzigen Prozedur mitsamt der Kleie zu vermahlen, ganz aufgehoben werden sollte«. Aus dieser Zeit stammt übrigens der etwas irreführende Begriff »Ballaststoff«. Damals hielt man die Kleie für überflüssigen Ballast, der dem Körper eher schade als nütze. Fortan ging es mit dem Verbrauch von Vollkornprodukten rapide bergab. Von allen Getreideprodukten werden heute über 60 Prozent aus niedrig ausgemahlenen Mehlen (Type 450 und 550) hergestellt und nur 13 Prozent aus hoch ausgemahlenen Mehlen (Typen über 1600).

Das bedeutet, dass wir zu 85 Prozent von Getreideprodukten leben, die ihrer wertvollen Nährstoffe beraubt wurden. Aber – der Trend zum vollen Korn ist ungebrochen! Vollkornmüslis sind inzwischen nicht nur bei Fitnessfans beliebt. Und das Gemüselaibchen mit Vollkornkruste findet sich sogar schon in der feineren Gastronomie.

■ Brot macht nicht dick

Gesundheitstipp **Wissenschaftliche Reihenuntersuchungen konnten belegen, dass selbst häufiger Brotkonsum nicht dick macht.**

Seitdem endlich auch der Irrglaube ausgerottet sein dürfte, Brot mache dick, wird auch wieder mehr Brot gegessen. Vor allem nach den »fetten« 50er-Jahren sank der Pro-Kopf-Brotverbrauch in Deutschland in den Keller. Während nach dem Krieg jeder Deutsche noch knapp 150 Kilogramm im Jahr konsumierte, war es in den »Twiggi-Sixties« gerade noch die Hälfte. Erst ab Beginn der achtziger Jahre griff der Verbraucher wieder häufiger zum Brot. Heute versorgt sich jeder Deutsche durchschnittlich mit rund 85 Kilogramm Brot pro Jahr.

Ökoanbau oder konventioneller Anbau?

Ernährungswissenschaftler beobachten den Sinneswandel und den guten Willen zu mehr vollem Korn zwar mit Wohlwollen. Zufrieden sind sie aber noch lange nicht. In unseren Breitengraden decken wir unseren Energiebedarf nur zu 20 Prozent mit Getreideprodukten, 40 Prozent sollten es aber mindestens sein.

Mehr Brot, Reis, Nudeln und Müsli essen

Wissenschaftler internationaler Institute und offizielle Gremien sind sich darüber einig, dass unsere Ernährung zu 40 Prozent aus Getreide bestehen sollte! Wir müssten demnach die doppelte Menge an Brot, Reis, Nudeln und Müsli zu uns nehmen. Die Deutsche Gesellschaft für Ernährung empfiehlt, jeden Tag 250 bis 350 Gramm Brot (entspricht fünf bis sieben Scheiben) zu essen – zusätzlich eine Portion Nudeln oder Reis (Rohgewicht 75 bis 90 Gramm) und ein paar Kartoffeln (250 bis 300 Gramm).

Zu wenig Getreideprodukte
Ernährungsphysiologen fordern, dass unsere Nahrung zu 40 Prozent aus Getreideprodukten bestehen sollte. In Wirklichkeit nehmen wir jedoch durchschnittlich nur 20 Prozent Getreideprodukte zu uns.

Brot gegen Zivilisationskrankheiten

Durch höheren Getreidekonsum und Ausnutzung des vollen Korns könnten wir den größten Teil der Zivilisationskrankheiten, die vermutlich durch die Talfahrt des Getreidekonsums mit ausgelöst wurden, wirksam bekämpfen. Getreide gehört außerdem zu den Lebensmitteln, die relativ wenig mit Schadstoffen belastet sind. Untersuchungen der Bundesanstalt für Getreide-, Kartoffel- und Fettforschung in Detmold ergaben, dass Pestizidrückstände im Getreide entweder kaum mehr messbar sind oder weit unter den gesetzlichen Höchstwerten liegen. Die Belastung durch toxische Schwermetalle wie Blei oder Kadmium hängt stark vom Standort des Getreidefeldes ab. Insgesamt liegen die Durchschnittswerte aber deutlich unter den Richtwerten des Bundesgesundheitsamtes. Das Biogetreide schnitt dabei übrigens auch nicht viel besser ab als konventionell angebaute Gräser. Trotzdem raten Umweltverbände, aufgrund der gesamtökologischen Situation nach Möglichkeit Getreide aus biologischem Landbau vorzuziehen.

Durch biologischen Landbau verbessert sich die gesamtökologische Situation zusehends.

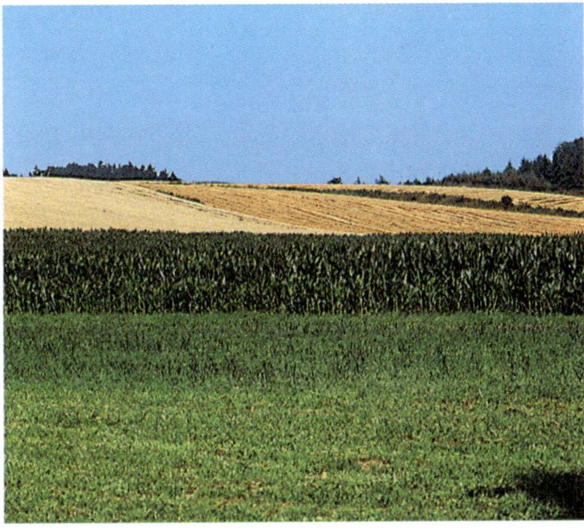

Der gesundheitliche Wert von Getreide

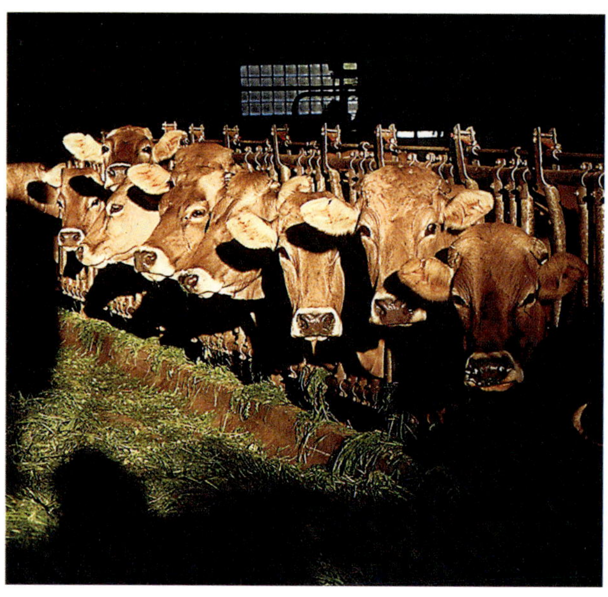

■ *21 Kilogramm verfütertes Getreide ergeben umgerechnet ein Kilogramm Fleisch.*

Wenn wir alle Vegetarier wären, könnte man mit der weltweiten Getreideproduktion alle Menschen auf der Erde ausreichend ernähren. Denn der Welthunger ist in erster Linie ein Eiweißhunger. Und der könnte durch ausreichend Getreide verhindert werden. Zwar wird über 80 Prozent der Weltackerfläche für den Getreideanbau verwendet. Bis zu 70 Prozent dieses gewaltigen Ertrags aber wird an Schlachttiere verfüttert. Um von einem Rind ein Kilogramm Eiweiß in Form von Fleisch zu erhalten, muss es sage und schreibe 21 Kilogramm wertvolle Eiweiße in Form von Getreide- und Pflanzenfutter bekommen haben. Durch diese so genannte »Veredelung« gehen unglaublich viele pflanzliche Nahrungsreserven für den Menschen verloren. Getreide hat eine enorm hohe Nährstoffdichte. Es ist schier unfassbar, wie viele verschiedene Inhaltsstoffe in den kleinen Körnern Platz finden.

■ Eiweiß

Erhöhter Eiweißbedarf Personen, die körperlich hart arbeiten müssen, oder Sportler, die Fitnesstraining betreiben, haben einen erhöhten Eiweißbedarf.

Getreide ist ein Lieferant von hochwertigem Eiweiß. Je nach Getreideart liegt der Proteingehalt zwischen 7 und 14,6 Prozent beim vollen Korn. Zur Kornmitte hin nimmt der Eiweißgehalt ab. Fehlen beim niedrig ausgemahlenen Mehl (helle Typen) also die Randschichten und der Keim, so verringert sich der Eiweißanteil um zehn Prozent. Vor allem die biologisch höherwertigen Eiweiße liegen im Keim und in der Kleie. Der Anteil der Aminosäure Lysin (essenzieller Eiweißbaustein) verringert sich zur Kornmitte hin bis um die Hälfte. Neben Lysin sind Methionin und Phenylalanin die wichtigsten Aminosäuren, die in Getreide – besonders stark in Quinoa und Amaranth – vertreten sind. Vegetarier müssen darauf achten, alle acht essenziellen Eiweißbausteine in ausreichender Menge und idealer Zusammensetzung durch ihre Nahrung zu erhalten. Fehlen einige Aminosäuren, so droht eine Eiweißunterernährung, die sich in körperlichem und geistigem Leistungsabfall bemerkbar macht. Kombinationen von Getreide, also pflanzlichem Eiweiß mit geringen Mengen tierischem Eiweiß in Form von Milch oder Eiern, ergeben ein hochwertiges, das heißt vollständiges Eiweißgemisch, welches sogar die Wertigkeit von rein tierischen Proteinen übertreffen kann. Frischkornmahlzeiten sowie angekeimte Getreidekörner haben im Übrigen die höchste biologische Wertigkeit.

■ Kohlenhydrate

Getreide hat viele komplexe Kohlenhydrate. Mengenmäßig fällt der größte Anteil bei allen Getreidearten auf die Kohlenhydrate (bis zu 78 Prozent). Dabei handelt es sich um den Mehrfachzucker Stärke (Glukose, Fruktose, Dextrine usw.). Diese Stärke wird dem Organismus nur langsam zur Verfügung gestellt – im Gegensatz zum Zweifachzucker (wie Haushaltszucker), der schnell ins Blut übergeht. Das langsame Durchsickern der Zuckerbausteine aus Stärke hat drei ganz wesentliche Vorteile: Erstens macht es lange satt. Getreideprodukte sind also keine Dickmacher, sondern hemmen durch ihren hohen Sättigungsgrad eine erneute Kalorienzufuhr. Zweitens halten komplexe Kohlenhydrate den Blutzuckerspiegel im Gleichgewicht. Voraussetzung hierfür ist das volle Korn. Weißbrot hat eine relativ hohe Blutzuckerwirksamkeit. Und letztendlich bestätigen wissenschaftliche Untersuchungen, dass ein regelmäßiger und hoher Konsum dieser langkettigen Kohlenhydrate der beste Darmkrebsschutz ist.

Hauptenergiequelle **Kohlenhydrate sollten ungefähr 60 Prozent unserer Ernährung ausmachen. Sie sind die Hauptenergiequellen für alle körperlichen Aktivitäten.**

Kohlenhydrate schützen vor Darmkrebs

Asiaten, die durch ihren Reiskonsum ständig grosse Mengen komplexer Kohlenhydrate zu sich nehmen, haben weltweit die geringste Darmkrebsrate.

Grundsätzlich liefern komplexe Kohlenhydrate, wie sie im Vollkornbrot vorkommen, lang anhaltende Energie für Gehirn und Muskeln.

■ Ballaststoffe

Die nicht verwertbaren Kohlenhydrate sind die Ballaststoffe. Vollkorn ist einer der wichtigsten Ballaststoffquellen. Je nach Getreideart liegt der Ballaststoffanteil zwischen 2,2 (Vollkornreis) und 13,2 Prozent (Roggenvollkorn). 85 Prozent dieser Zellulose und Schleimstoffe stecken in den Randschichten.

Niedrig ausgemahlenes, schneeweißes Weizenmehl hat nur vier Prozent Ballaststoffe. Der insgesamt geringere Getreidekonsum und die hauptsächliche Verwendung heller, niedrig ausgemahlener Mehlsorten in diesem Jahrhundert dürfte für viele Zivilisationskrankheiten mitverantwortlich sein. Immerhin ist die Aufnahme der Gesamtballaststoffe in Deutschland in den letzten hundert Jahren von 100 Gramm auf 25 Gramm am Tag pro Person gefallen! Lösliche und unlösliche Ballaststoffe greifen wesentlich in den Stoffwechsel ein. Weitgehend ballaststoffarme Nahrung führt mit der Zeit zu schweren Verdauungsstörungen, Arteriosklerose, einem Anstieg des Cholesterinspiegels und einer ungenügenden Ausscheidung von Giftstoffen. Eine zu lange Verweildauer des Stuhls im Darm kann mit der Zeit Darmkrebs zur Folge haben.

■ Mineralstoffe

Immer wieder liest man in den Medien, dass so genannte Phytate in ballaststoffreichen Getreideprodukten als Nährstoffblocker fungieren sollen. Tatsächlich sind Ballaststoffe und Phytinsäure als resorptionshemmende Substanzen bekannt. Das heißt, sie behindern die Aufnahme von Eisen, Kalzium und Zink im Körper, indem sie mit ihnen nicht lösliche Komplexverbindungen eingehen, die der Körper ungenutzt ausscheidet. Trotzdem führt dies aufgrund des insgesamt sehr hohen Mineralstoffanteils nicht zu einer negativen Mineralstoffbilanz. Das haben wissenschaftliche Untersuchungen immer wieder bestätigt. Der Phytingehalt wird außerdem bei der Brotherstellung um 80 bis 90 Prozent abgebaut. Ebenso wird er durch das Quellen und Keimen der Getreidekörner gesenkt. Allerdings raten Ernährungswissenschaftler von dem ständigen Konsum isolierter Ballaststoffe (zum Beispiel Weizenkleie) ab. Die besonders stark phytinhaltige Kleie wird meist unverarbeitet, also nicht reduziert, als Zusatz von Joghurt usw. gegessen. Ein übermässiger Verzehr dieser konzentrierten Randschichten könnte zu einem Mineraldefizit führen.

■ Essenzielle Fettsäuren

Getreide ist reich an essenziellen Fettsäuren. Den höchsten Fettgehalt aller Getreidearten liefert der Hafer mit 7,1 Prozent. Weizen, Roggen, Gerste und Reis liegen durchschnittlich bei 2, Mais bei 3,8 Prozent. Das Pseudo-Getreide Amaranth bietet 8,8 Prozent Fett. Gut die Hälfte der Fettsäuren bestehen aus der essenziellen Linolsäure, die vor allem das Herz schützt und die Kreislauffunktionen unterstützt. Allerdings haben diese ungesättigten Fettsäuren, die eine wesentliche Herzschutzfunktion ausüben, ihren Sitz im Keim und in der Schale. Die Fettsäuren sind außerdem Träger der fettlöslichen Vitamine! Auch hier gilt wieder: Nur Vollkornprodukte haben die volle Energie!

◼ Lebenswichtige Vitamine

Vollkorngetreide ist eine wichtige Quelle für lebenswichtige Vitamine. Erwähnenswert sind vor allem die Gruppe der B-Vitamine und das Vitamin E. Getreideprodukte sind besonders wichtig für den gesamten Stoffwechsel, gelten als erstklassige Hirnnahrung und sorgen für gesunde Haut, Haare und Fingernägel. Vitamin B6 ist unentbehrlich für die Eiweißverwertung und für alle Nervenfunktionen.

B-Vitamine im Getreide **Eine ausreichende Versorgung mit Vitaminen der B-Gruppe ist besonders wichtig für ein gutes »Nervenkostüm«.**

Ausmahlungsgrad und Vitamingehalt

Je niedriger das Getreide ausgemahlen wird, desto kleiner ist der Vitamingehalt. Helles Weizenmehl, bei dem die Randschichten nicht vermahlen sind, haben beispielsweise nur 0,7 Milligramm Niazin. Vollkornweizen dagegen verfügt über 5,1 Milligramm dieses stoffwechselfördernden B-Vitamins. Reichlich vorhanden ist auch Vitamin B1. Als beste B1-Quelle wurde früher immer wieder Schweinefleisch empfohlen. Aufgrund der gesundheitsschädigenden Inhaltsstoffe dieses Fleisches (Purine, Cholesterine, etc.) ist Getreide allerdings mehr als nur ein Ersatz.

Vollkornprodukte sind zudem wichtige Lieferanten des Botenstoffes Cholin, das die Entgiftungsarbeit der Leber wesentlich unterstützt. Müsli und Vollkornbrot führen zu einer Entfettung der Leber und zu einer Senkung des Cholesterinspiegels. Roggen- und Maisprodukte haben außerdem sehr viel schleimhautschützendes Vitamin A. Da Vitamine hitzeempfindlich sind, empfehlen sich vorrangig Frischkornmahlzeiten.

Vollkorn kontra Gift **Vollkornprodukte unterstützen die Leber bei ihrer Entgiftungsarbeit und senken den Cholesterinspiegel.**

◼ Mineralstoffe und Spurenelemente

Alle Vollkorngetreidearten enthalten einen hohen Anteil an wasserregulierendem Kalium, knochenaufbauendem Kalzium, nerven- und muskelstärkendem Magnesium und Eisen.

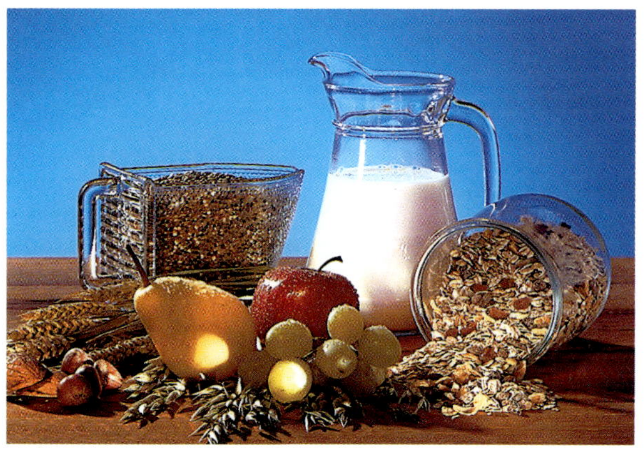

Wer täglich ein Müsli isst, kann praktisch sicher sein, mit allen Spurenelementen versorgt zu sein. Das (seltene) Jod sorgt für intakte Schilddrüsenfunktionen. Zink, mit dem ein Großteil der Bevölkerung unterversorgt ist, ist in Getreideprodukten reichlich vorhanden. Es ist ferner wesentlich für die Fruchtbarkeit, die sexuelle Lust und den Haarwuchs. Und selbst das karieshemmende Fluor ist ebenso in großer Menge in Vollkorngetreide enthalten.

Müsli enthält alle Spurenelemente des täglichen Bedarfs.

Sekundäre Pflanzenstoffe

Diese Schutzstoffe haben eine große gesundheitsfördernde Wirkung. Phytosterine in Weizen- und Maiskeimen sowie Tocotrienole in Gerste-, Hafer- und Weizenkeimen senken effizient den Cholesterinspiegel und hemmen die Entstehung von Krebszellen. Saponine im Hafer wirken entzündungshemmend und vernichten Viren und Bakterien. Auch sie reduzieren den Cholesteringehalt im Blut und stärken die Immunabwehr.

Mit Getreide zu einem gesunden Darm

Jung oder alt? »Im Darm sitzt der Tod« – so lautet ein altes Sprichwort. Gemeint ist damit, dass ein kranker Darm den Alterungsprozess beschleunigt.

Getreide ist alles in allem ein unersetzliches Lebensmittel, das den gesamten Stoffwechsel und den Verdauungsapparat in Schwung hält. Durch länger anhaltende Fehlernährung, vor allem durch ballaststoffarme und nährstoffreduzierte Kost, ist der Darm in seiner Leistung stark eingeschränkt. Die Darmschleimhaut wird immer dünner und kann somit immer weniger Vitamine und Mineralien aufnehmen, geschweige denn als Stoffwechsellieferant weiterbefördern. In der Folge davon kommt es zu Verstopfung, Trägheit, Fettleibigkeit und Nährstoffmangel.

Schönheit durch einen gesunden Darm

Wer keinen gesunden Darm hat, wird krank, altert schnell und muss mit einer fahlen Haut und glanzlosen Haaren rechnen. Vitalität, Jugendlichkeit und Schönheit lassen sich langfristig nur durch einen intakten Magen- und Darmtrakt erhalten. Also mehr Vollkornprodukte verzehren!

Vollkorngetreide und Gemüse können sogar einen durch falsche Ernährungsgewohnheiten geschädigten Darm wieder gesund machen. Verdauungsfördernde Bakterien helfen dabei. Milchsäurebakterien, die zum Beispiel im Sauerteigbrot enthalten sind, sorgen auf lange Sicht für eine intakte Darmflora. Selbst eine angegegriffene Darmschleimhaut baut sich bei guter Ernährung innerhalb kurzer Zeit wieder auf. Bakterienpräparate aus der Apotheke können den raschen Aufbau eines gesunden Darmmilieus unterstützen. Das ist vor allem dann zu empfehlen, wenn Abführmittel den Darm jahrelang entkräftet haben und Mineralstoffmangel besteht. Die Zellen der Darmschleimhaut werden alle drei Tage erneuert und können sich nach und nach zu einem üppigen, samtigen Schwamm aufbauen. Erst dann ist der Darm auch in der Lage, die vielen wertvollen Nährstoffe aus dem Nahrungsbrei zu ziehen und über das Blut dem Körper verfügbar zu machen. Wer keine gesunde Darmschleimhaut hat, kann noch so viele Vitamin- und Mineralstoffpräparate zu sich nehmen. Sie prallen an der Darminnenwand ab und werden ungenutzt wieder ausgeschieden.

■ **Langsame Nahrungsumstellung**

Wer nur Weißbrot und ballaststoffarme Getreideprodukte wie polierten Reis und helle Nudeln gewöhnt ist und dabei vielleicht noch ein Gemüseverächter ist, muss eine Nahrungsumstellung behutsam vornehmen. Bei älteren Personen kann das Monate dauern. Ein plötzlicher Anstieg von Ballaststoffen nämlich überfordert einen jahrelang unterforderten Darm. Blähungen und Stoffwechselstörungen sind dann die lästigen Folgen. Ernährungswissenschaftler empfehlen deshalb, bei der »Darmerziehung« schrittweise vorzugehen:

■ *Schritt 1*

Nach einer langsamen Erhöhung des Gemüse- und Obstkonsums sollen nach und nach mehr Vollkornprodukte gegessen werden. Vollkornmehl ist für manche Personen anfangs besser verträglich als ganze Körner oder grobes Schrot. Diese können zu Blähungen führen, weil der Darm sie bislang nicht kannte.

»Darmsanierung« **Vollkornprodukte können mithelfen, einen kranken Darm zu sanieren und damit die Abwehrkraft des Organismus zu stärken.**

■ *Auch die Gastronomie setzt zunehmend auf lukullische Kreationen aus Vollwertprodukten.*

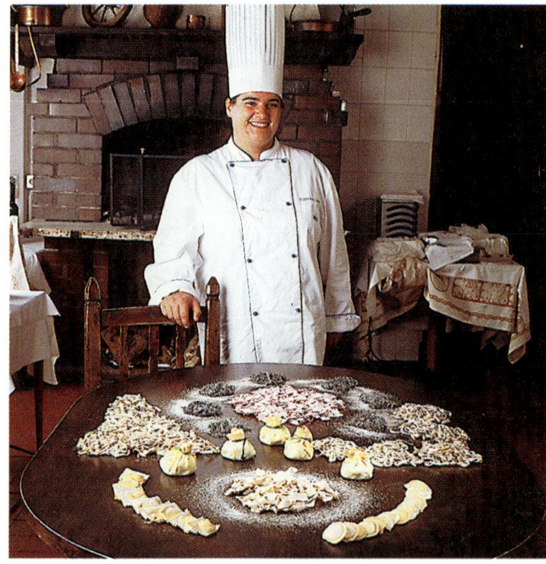

■ Schritt 2

Als Nächstes – und das ist ganz wichtig – müssen isolierte Zucker, also Süßspeisen, stark vermindert werden. Vollkorn und Zucker blähen den Darm gewaltig. Viel Fleisch, fette Wurstwaren und Käse sind während einer »Darmsanierung« Gift. Aber auch hier gilt: die Menge nach und nach langsam reduzieren.

■ Schritt 3

Grundsätzlich müssen alle Vollkornprodukte besonders gut gekaut werden. So findet bereits eine Art Vorverdauung durch den erhöhten Speichelfluss statt, die die Darmarbeit erleichtert.

Nicht empfehlenswert ist es, isolierte Ballaststoffpräparate (zum Beispiel Weizenkleie) in großen Mengen über einen langen Zeitraum einzunehmen. Zum einen wird die physiologische Wirkung der Randschichten durch Erhitzen und Zerkleinern mehr oder weniger stark herabgesetzt. Zum anderen gilt die phytinbelastete Kleie als Mineralstoffräuber.

■ Der Keimling – kleiner Kern mit großer Wirkung

Keimlinge sind die Samen für eine neue Pflanze. Innerhalb des Getreidekorns sind sie Quelle hochwertigen Eiweißes, ungesättigter Fettsäuren, vieler Mineralstoffe und Vitamine in höchster Dichte. Durch die enthaltenen Enzyme steigt der Aminosäure- und Vitamingehalt sogar noch während des Keimvorgangs um ein Vielfaches.

■ Keimlinge in der Küche

Keimlinge schmecken gut! Nicht nur Liebhaber der asiatischen Küche haben die knackigen Sprossen längst für sich entdeckt. Vor allem in den Wintermonaten, in denen frisches Gemüse rar ist, kann man mit selbst gezogenen Keimlingen schnell und leicht Abwechslung auf den Tisch bringen. Man verwendet sie vor allem zu Müslis, Salaten, Gemüse- und Eintopfgerichten sowie zu Quarkspeisen. Wer Lust hat, kann Keimlinge auch anstatt Chips zum Fernsehen kauen.

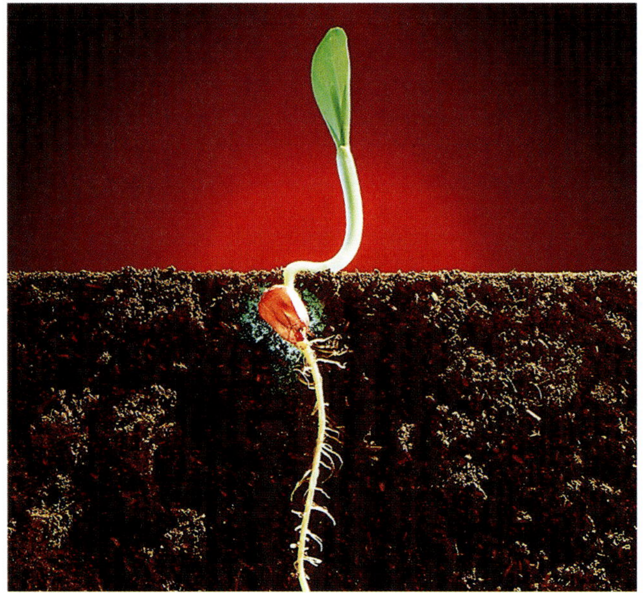

So bringen Sie Samen zum Sprießen

Grundsätzlich ist jeder frische Samen keimfähig, der noch nicht behandelt wurde (natürlich auch die von Hülsenfrüchten, Soja, Sonnenblumenkernen, Kürbiskernen, Senf, Rettich, etc.) und noch alle seine Inhaltsstoffe beinhaltet. Optimal ist Saatgut aus ökologisch kontrolliertem Anbau, das nicht mit Schädlingsbekämpfungsmitteln gespritzt wurde.

Samen können in normalen Einmachgläsern, die mit Gaze und Gummiband geschlossen werden, keimen – oder aber in speziellen Keimboxen oder -geräten, die im Handel erhältlich sind. In keinem Fall dürfen Behälter luftdicht abgeschlossen werden.

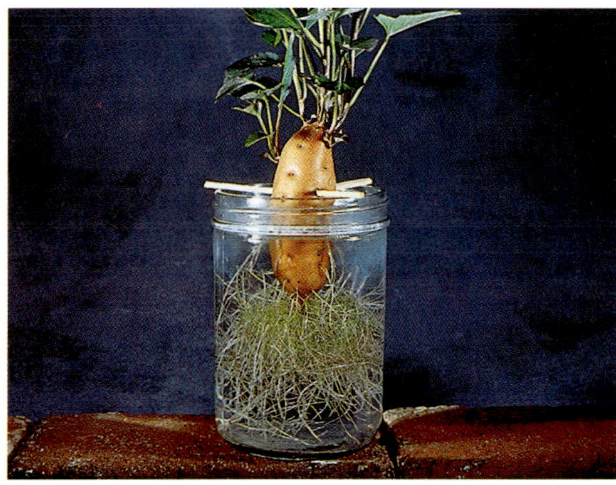

Das Einmachglas als Minitreibhaus zum Keimen und Bewurzeln.

Vorsicht vor Fäulnis

Das Keimen der Samen funktioniert bei allen Behältern grundsätzlich immer nach dem gleichen Prinzip:

▶ Zuerst werden die Samen gründlich gewaschen und anschließend in viel Wasser über Nacht eingeweicht.

▶ Dann werden sie abgespült und gut abgetropft wieder in das Glas gegeben. Die Samen dürfen nicht »im Wasser stehen«, sonst bilden sich unweigerlich Fäulnisbakterien, die man an ihrem muffigen Geruch erkennt. Ungeeignet ist das Keimen auf Watte wegen der Bildung schädlicher Mikroorganismen.

▶ Keimlinge gehören an einen hellen, zimmerwarmen Ort ohne direkte Sonneneinwirkung oder Heizungsluft.

Besonderer Tipp
Getreidekeimlinge dürfen keiner direkter Sonneneinstrahlung ausgesetzt sein. Sie sollten deshalb nicht zu nahe am Fenster gelagert werden.

Die Pflege der Keimlinge

Die Keimlinge werden täglich, am besten morgens und abends, gründlich mit frischem Wasser gespült. Je nach Getreideart sind sie nach zwei bis fünf Tagen genussfertig. Sie sollten nur ein bis zwei Millimeter lang sein. Vorher müssen sie aber noch gründlich mit kaltem Wasser abgespült werden und kurz in gekochtem Wasser blanchiert werden, um unerwünschte Bakterien abzutöten. Getreidekeimlinge schmecken mild-süßlich. Je älter sie werden, desto bitterer schmecken sie. Sie sollen schnell verbraucht werden. Der große Vorteil der Keimlinge ist, dass sie zu sehr vielen Mahlzeiten passen.

Was Sie bei Kauf und Lagerung beachten sollten

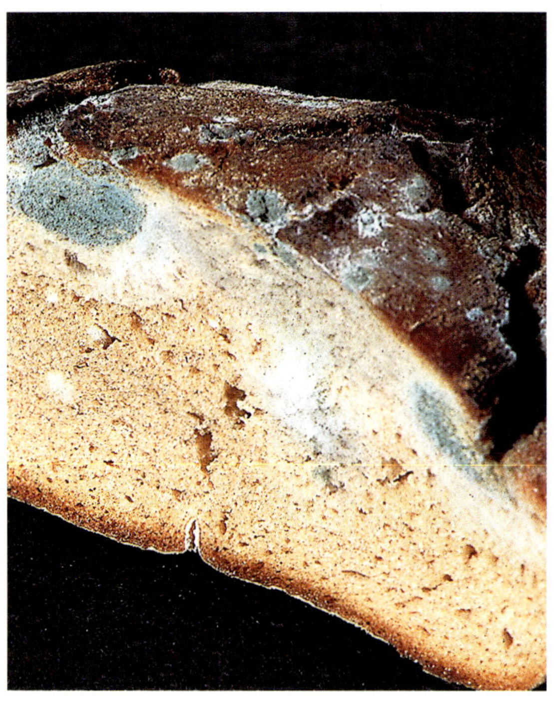

Angeschimmeltes Brot in jedem Fall wegwerfen.

Verwenden Sie nie muffiges Getreide. Frisches, gereinigtes Getreide hat eine gleichmäßig helle Farbe, ist prall und trocken. Es hat einen angenehmen Geruch. Es empfiehlt sich, Getreide im Fachhandel und nicht als »naturbelassenes« Korn beim Getreidebauern zu kaufen. Hier besteht die Gefahr, dass man das giftige Mutterkorn – einen Schlauchpilz – übersieht, der in professionellen Getreidereinigungsanlagen entfernt wird. Die Haltbarkeit von Getreide richtet sich nach den Lagerbedingungen und dem Fettgehalt des Getreides. Es gelten dabei immer folgende Faustregeln:

▶ Fettreiches Getreide wie Hafer und Mais kann eher ranzig werden als Weizenkörner.

▶ Niedrig ausgemahlenes Getreide hält sich länger als hoch ausgemahlenes.

▶ Grob geschrotetes Getreide ist prinzipiell länger haltbar als fein geschrotetes.

Haltbarkeit von Brot Je dunkler ein Brot ist, desto länger hält es sich frisch. Roggenvollkornbrot beispielsweise kann man gut und gerne eine Woche aufbewahren.

■ Vorsicht vor Feuchtigkeit und Wärme

Die größten Feinde des Getreides sind Feuchtigkeit und Wärme. In diesem Milieu bilden sich Krebs erregende Schimmelpilze (Mykotoxine) – angeschimmeltes Getreide und Brot gehören daher restlos in den Abfall. Am besten lagert man Getreide in luftdicht verschließbaren Behältern oder in Säcken an einem kühlen, dunklen Ort. Optimal sind Temperaturen bis 20 Grad Celsius und maximal 65 Prozent relative Luftfeuchtigkeit. Nur dann hält sich Getreide ohne Aroma- und Qualitätsverlust mehrere Monate frisch. Grundsätzlich sollte man aber vor allem geschrotetes Korn und Mehl möglichst rasch verwenden.

Helles Weizenbrot bleibt ein bis zwei Tage frisch, dunkles Roggenvollkornbrot eine gute Woche. Man bewahrt Brot am besten in verschließbaren Tonbehältern oder Holzkästen auf, die das Brot, eingehüllt in einem Leinentuch, atmen lassen. Plastiksäcke sind weniger zu empfehlen.

Achtung, Schädlinge!

Wenn Sie ihr Getreide ungereinigt beim Getreidebauern kaufen, müssen Sie unbedingt darauf achten, dass das Gut nicht vom Mutterkorn befallen ist. In feuchten Sommern wird vor allem Roggen von diesem länglichen Schlauchpilz vergiftet, der außen schwarz-violett und innen weiß-grau ist. Er steckt übrigens nicht im Korn, sondern in den Ähren.

Durch schlechte Lagerung nisten sich neben den Schimmelgiften auch Mehlmotten, Kornkäfer und Mehlmilben in Getreideerzeugnissen ein. Gespinste im Mehl oder ein unangenehm süßlicher Geruch sind Anzeichen für einen Schädlingsbefall. Ob Mehl, Schrot, ganze Körner oder Brot – in diesem Fall müssen Sie alles in den Müll werfen. Diese Schädlinge können Krämpfe, Übelkeit, Hautentzündungen und schwerste Vergiftungen zur Folge haben.

Verschimmeltes Brot
Früher schnitten die Menschen schimmelige Stellen einfach weg und aßen den Rest auf. Wie wir heute wissen, breitet sich der Schimmel jedoch schneller aus, als wir mit bloßem Auge sehen können. Daher: angeschimmeltes Brot stets wegwerfen.

Was Sie über Getreide und Brot wissen müssen

- Getreide ist das wichtigste Grundnahrungsmittel der Welt und gehört gleichzeitig zu den schadstoffärmsten Lebensmitteln.
- Getreide liefert komplexe Kohlenhydrate mit wertvollen Ballaststoffen, die eine große gesundheitsfördernde Wirkung haben.
- Ziehen Sie stets reine Vollkornprodukte vor; kauen Sie sie stets gut durch. Vermeiden Sie aber die Kombination Vollkorn und Zucker – das führt zu unangenehmen Blähungen.
- Nehmen Sie eine Ernährungsumstellung von »weissen« Mehlprodukten auf Vollkornprodukte immer nur sehr langsam und schrittweise vor.
- Essen Sie täglich fünf Scheiben Brot und eine Portion Reis, Nudeln oder Kartoffeln – und Sie sind mit den wichtigen Nährstoffen bestens versorgt.
- Isolierte Ballaststoffe (Kleie) sind nicht empfehlenswert.
- Lagern Sie Getreide stets trocken, kühl, dunkel und luftdicht. Bewahren Sie Brot in Tongefäßen oder Holzkästen auf, nicht in Plastikbeuteln.
- Werfen Sie verschimmeltes Brot oder verdorbenes Getreide stets restlos weg.

Amaranth

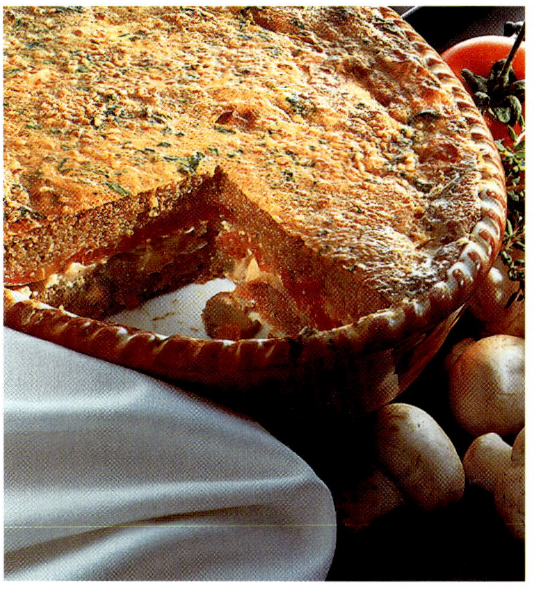

Amaranth ist eigentlich gar kein Getreide, sondern eine Körnerfrucht der Fuchsschwanzgewächse. Ursprünglich stammt das Gewächs aus den Bergregionen Südamerikas. Für die Inkas, aber auch für die Mayas und Azteken, gehörte Amaranth zu den wichtigsten Anbaupflanzen und zu den Grundnahrungsmitteln. Heutige Anbauländer sind Mexiko und Peru. Von dort wird es nach Europa und in die USA exportiert. In Amerika gibt es inzwischen auch einige, wenn auch noch unbedeutende Anbauflächen. Die Pflanzen werden bis zu drei Meter hoch. Amaranthblätter werden in den Anbauländern wie Spinat gegessen. Die Früchte selbst sind nur eineinhalb Millimeter groß und haben einen angenehm nussigen, stark aromatischen Geschmack.

■ Für unseren Gaumen vielleicht etwas ungewohnt: Gerichte aus Amaranth – einfach einmal ausprobieren.

Lagerungstipp
Lagern Sie Amaranth stets kühl, trocken und dunkel. Am besten kaufen Sie nur kleine Mengen, die bald verbraucht werden.

■ Kein anderes Getreide ist eiweißreicher

Die Mayas und Inkas waren ursprünglich hoch kultivierte Ackerbauern. Sie lebten rein vegetarisch und erfreuten sich bester Gesundheit. Ihre Grundnahrungsmittel waren neben Amaranth vor allem Quinoa, Avocados, Mais, Kakao, Bohnen und viele andere Gemüsearten sowie Früchte. Nach heutigen ernährungswissenschaftlichen Erkenntnissen stand ihnen somit eine biologisch hochwertige Kost zur Verfügung. Der Eiweißbedarf wurde vollständig gedeckt – und zwar hauptsächlich durch die bei uns seltenen getreideartigen Pflanzen Amaranth und Quinoa.

Amaranth ist mit 14,6 Prozent Proteinen das eiweißreichste »Getreide«. Sogar die wertvollen essenziellen Aminosäuren Lysin, Methionin und Phenylanalin – Eiweißbausteine, die in unseren üblichen Getreidearten zuwenig vorkommen – sind hier reichlich und vor allem in idealer Zusammensetzung vertreten.

■ Ideal für Schwangere und Kleinkinder

Amaranth hat mehr Blut bildendes Eisen als Kalbsleber und ist deshalb ein erstklassiges Lebensmittel für Schwangere und Kinder. Der enorm hohe Anteil an ungesättigten Fettsäuren schützt vor allem die Herzfunktionen. Die Linolsäure wirkt sich günstig bei Neurodermitis und Schuppenflechte aus. Überhaupt stellt Amaranth für viele Lebensmittelallergiker, die meist auch auf Weizen, Dinkel oder andere Getreide allergisch reagieren, eine erleichternde Alternative dar. Sogar Personen, die auf diverse andere Getreidearten allergisch reagieren, dürfen Amaranth wegen des nicht vorhandenen Gluten (Klebereiweiß) bedenkenlos essen.

Flavonoide gegen Viren

Hinzu kommt noch: Amaranth enthält Flavonoide, die eine antibiotische Wirkung gegen Viren, zum Beispiel Herpes entwickeln und Krebszellen in ihrer Entstehung hemmen. Amaranth beinhaltet 214 Milligramm Kalzium, 484 Milligramm Kalium, 582 Milligramm Phosphor und 308 Milligramm Magnesium. Kaum ein anderes Lebensmittel weist eine derartige Fülle und Ausgewogenheit der Mineralien untereinander auf. Es ist deshalb ein regelrechtes »Kraftfutter« für Körper und Geist.

Verwendung in der Küche

Amaranth ist nicht immer überall erhältlich. Die langen Transportwege aus Südamerika und der geringe Anbau machen das Getreide außerdem recht teuer. Amaranthkörner kauft man am besten in Reformhäusern und Naturkostläden. Selten findet man es als Blattgemüse, das wie Spinat verwendet wird. Bedenken sollte man, dass sich Mehl und Vollkörner aufgrund des hohen Fettanteils nur begrenzt halten.

Die kleinen Körner kann man entweder ganz oder gemahlen (am besten in Kaffeemühlen) verwenden. Amaranth eignet sich für süße oder pikante Speisen. Zum Backen kann man Amaranthmehl mit Weizen mischen, da das fehlende Klebereiweiß sich bei alleiniger Verwendung von Amaranth nachteilig auf den Backprozess auswirkt. Volle Körner müssen etwa eine Viertelstunde gekocht werden. Dabei werden sie etwas klebrig und bekommen einen strengen Geschmack. Deshalb passen sie gut zu deftigen Gemüse- oder Fleischgerichten. Man kann Amaranth übrigens auch wie Maiskörner »poppen«!

Gesundheitstipp
Vor allem strenge Vegetarier sollten viel Amaranth, das eiweißreichste „Getreide", zu sich nehmen. Eine ungenügende Versorgung mit bestimmten Aminosäuren würde das Immunsystem nachhaltig schwächen und den Stoffwechsel beeinträchtigen.

Amaranthkörner sollten vor der Weiterverarbeitung eine Viertelstunde gekocht werden.

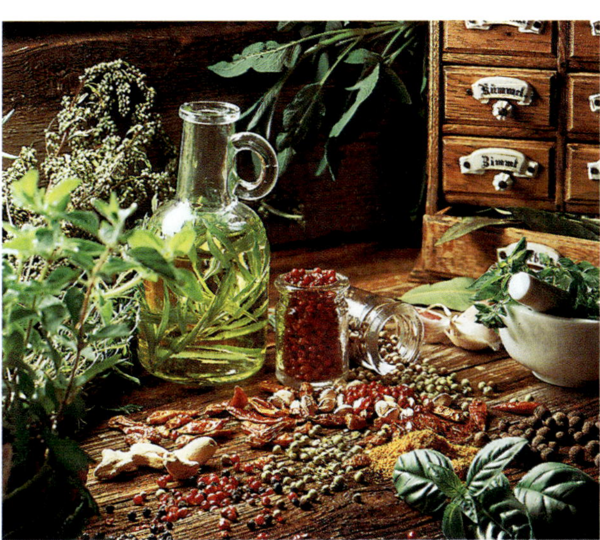

Buchweizen

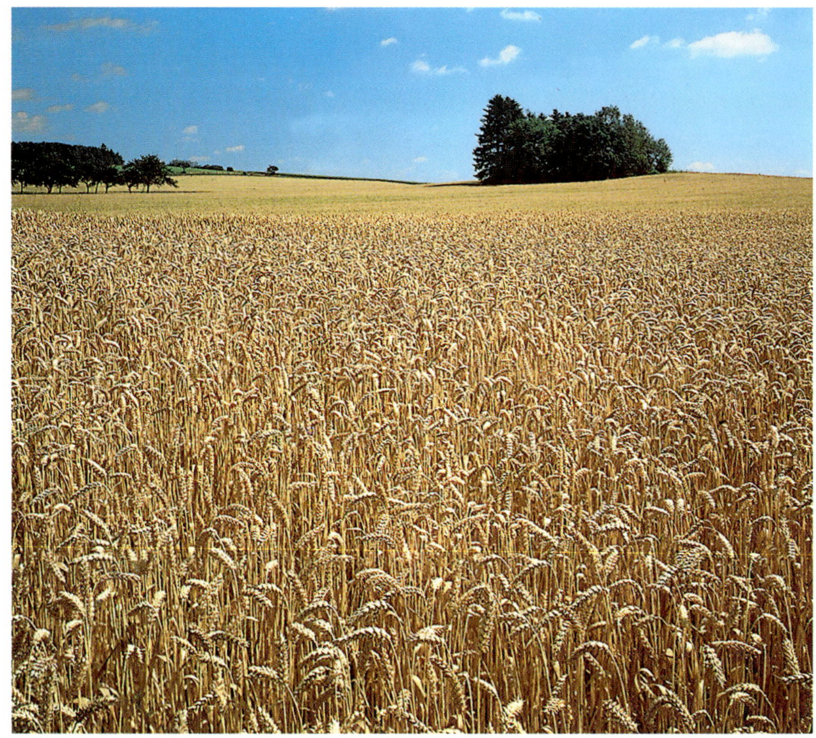

Auch Buchweizen ist eigentlich kein Getreide, sondern gehört wie Sauerampfer und Rhabarber zu der Familie der Knöterichgewächse. Er wird aber wie Getreide verwendet. Die Pflanze wird 30 bis 80 Zentimeter hoch, hat einen rötlichen Stiel, herzförmige Blätter und weiße traubenförmige Blüten. Ihre dreieckigen Früchte erinnern an Bucheckern, von denen man über die niederländische Bezeichnung »bockweit« den Namen Buchweizen ableitete. Ursprünglich stammt der Buchweizen aus Asien. Über Russland erreichte er später Europa. Ernte ist zwischen Juli und September.

Biologisch hochwertige Aminosäuren

Buchweizen hat wie auch die anderen bei uns gebräuchlichen Getreidearten einen hohen Nährstoffgehalt – allerdings von den meisten Inhaltsstoffen noch etwas mehr als diese. Wesentlich dabei ist die Proteinqualität, die das Maß für seine biologische Hochwertigkeit ist: Buchweizen enthält große Mengen an den Aminosäuren Lysin (wichtig für ein intaktes Immunsystem!) und

Wertvolle Aminosäuren
Protein ist nicht gleich Protein. Buchweizen enthält besonders hochwertige Aminosäuren.

Tryptophan (sorgt für einen tiefen Schlaf!). Außerdem stärkt es durch sein Flavonoid Rutin die Gefäße und hilft bei Krampfadern und schmerzhaften Venenentzündungen.

■ Verwendung in der Küche

Buchweizen kann man entweder als ganzes, meist geschältes Korn oder aber als Grütze (Kasha) oder Vollmehl kaufen. Es hält sich aufgrund des relativ niedrigen Fettgehaltes bei trockener und kühler Lagerung einige Monate frisch.

Aus Buchweizenmehl werden die russischen Blinis und die bretonischen Galettes (Crêpes) hergestellt. Buchweizen hat einen kräftigen, ein wenig bitteren Geschmack. Zum Backen eignet er sich nicht, weil er kein Klebereiweiß enthält – dafür aber gut für Pfannkuchen, Breie und Grützen. Buchweizenkörner lassen sich innerhalb von 20 Minuten in Wasser garen und wie Reis oder als Suppeneinlagen verwenden. Grundsätzlich müssen bei ungeschälten Körnern die Schalen entfernt werden. Buchweizen sollte vor dem Kochen in heißem Wasser gewaschen werden, um den rötlichen Farbstoff Fagopyrin, der an den Randschichten haftet, zu lösen. Dieser kann zu leichten Hautirritationen führen.

Gesundheitstipp
Buchweizen ist relativ leicht verdaulich und wird daher oft als Krankenkost eingesetzt. In überdurchschnittlich hoher Konzentration enthält Buchweizen Lezithin, das die Leber entlastet, den Cholesterinspiegel senkt und das Gedächtnis aktiviert.

Dinkel und Grünkern

Dinkel stammt ursprünglich aus Asien und ist eine alte Weizenart, die mit dem Weichweizen verwandt ist. Bis zum Beginn dieses Jahrhunderts wurde in Deutschland genauso viel Dinkel wie Weizen angebaut. Durch den Siegeszug des schneeweißen Weizenmehls wurde in der Folgezeit bedauerlicherweise immer weniger Dinkel kultiviert. Der Grund hierfür war die vergleichsweise aufwendigere Verarbeitungsweise. Im Gegensatz zu Weizen und Roggen fallen Dinkelkörner beim Dreschen nicht aus ihren harten Spelzen heraus.

Die fest anhaftenden, kornumschließenden Blättchen müssen durch weitere Arbeitsgänge entfernt werden. Größere Anbauflächen gibt es noch in der Schweiz, in Österreich und Süddeutschland.

■ Dinkel enthält viele Mineralstoffe und Spurenelemente.

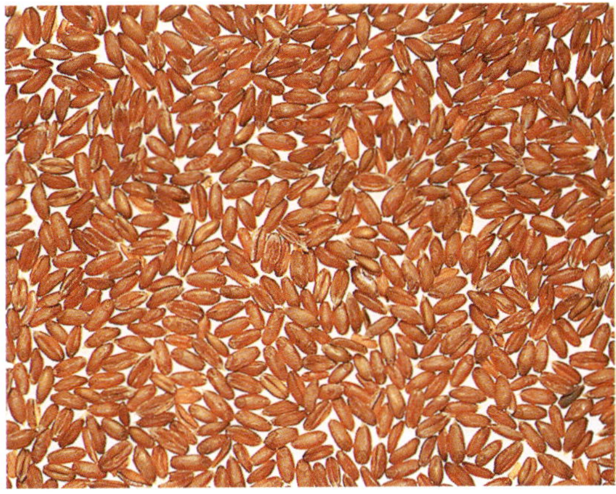

In letzter Zeit erfreut sich Dinkel wieder größerer Beliebtheit und wird zunehmend angeboten. Der unreife Dinkel, der so genannte »Grünkern«, wird bereits im Juli geerntet. Dinkel schmeckt feinwürzig, nussig und etwas aromatischer als Weichweizen.

■ Viel Kieselsäure für kräftige Fingernägel

Gesundheitstipp
Vorsicht, Allergiker: Dinkel gehört zu den Getreiden, auf die viele Menschen allergisch reagieren.

Dinkel hat eine ähnliche biologische Wertigkeit wie Weizen, allerdings einen etwas höheren Anteil an Mineralstoffen und Spurenelementen. Aufgrund des höheren Fettgehaltes ist er außerdem kalorienreicher als dieser. Dinkel verfügt über weniger Ballaststoffe als Weizen und Roggen, dafür aber über besonders viel Kieselsäure, die unter anderem für kräftige Fingernägel und ein festes Bindegewebe sowie für schöne Haut und Haare sorgt.

■ Verwendung in der Küche

Lagerungstipp
Stellen Sie eine Schüssel Dinkelkörner mit der dreifachen Menge Wasser in den Kühlschrank – das Wasser saugt sich in die Körner hinein und verhindert eine Bakterienkeimung.

Dinkel gibt es in verschiedenen Ausmahlungsgraden vom Vollkorn über Schrot bis hin zum Mehl – nach dem jeweiligen Ausmahlungsgrad richtet sich auch die Haltbarkeit. Grundsätzlich hält Dinkel bei trockenen Temperaturen unter 20 Grad Celsius mindestens einige Monate, teilweise sogar ein Jahr.

Ganze Grünkerne eignen sich hervorragend zu sehr vielen Gemüsegerichten. Ihr Mehl lässt sich zu Grünkernsuppe verarbeiten. Geröstete Grünkerne passen gut zu Suppen oder Aufläufen. Bekannt sind Grünkern-Bratlinge, die sehr nussig und herzhaft schmecken. Dinkelmehl ist ein erstklassiges Mehl zum Backen, da sein Kleberanteil sehr hoch ist. Schwäbische Spätzle werden meist aus Dinkelmehl hergestellt. Dinkelkörner sollten vor dem Kochen in Wasser oder Gemüsebrühe über Nacht eingeweicht werden, um die Garzeit (dann 45 Minuten) zu verkürzen.

Gerste

Gerste ist das älteste Süßgras der Welt. Sie stammt aus Vorderasien, wird bis zu einem Meter hoch und hat lange, gerade Blätter. Die Ähren zieren lange Grannen. In Europa wurde die anspruchslose Gerste vor allem da angebaut, wo eine Kultivierung des Weizens schlecht möglich war. Heute dient Gerste in erster Linie als Pferdefutter sowie – in Verbindung mit Hopfen – zur Bierherstellung (die zweizeilige Gerste). Bei der Gerste müssen die Spelzen, die beim Dreschen nicht automatisch abfallen, extra entfernt werden. Da die Spelzen sehr fest sitzen, wird durch die mühsame Bearbeitung oft versehentlich der Keim mitentfernt. Durch Schleifen und Polieren wird die Gerste zur runden Rollgerste oder Graupe. Inzwischen gibt es aber auch spelzfreie Neuzüchtungen, die diese vielen Arbeitsgänge weitgehend überflüssig machen – diese Züchtungen heißen Sprießkorn- oder Nacktgerste.

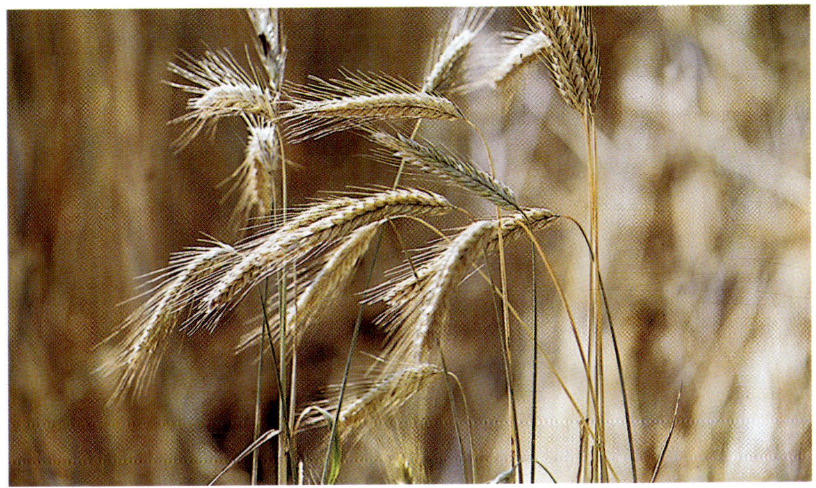

Gerste ist ein altes Hausmittel gegen Magenleiden.

Hausmittel bei Magenproblemen

Spelzfreie Gerste als ganzes Korn und auch als Vollkornmehl hat noch überraschend viele Nährstoffe zu bieten. Mit ihrem Gehalt an Mineralstoffen und Spurenelementen liegt sie im Mittelfeld bei den verschiedenen Getreidearten. Naturgemäß verringert sich der Nährwert der polierten Graupen. Dennoch gilt die Gerste als altes Hausmittel gegen Magen- und Darmkrankheiten.

Verwendung in der Küche

Gerste eignet sich nicht zum Brotbacken – es sei denn, man vermischt Gerstenmehl mit klebereiweißreichen Mehlsorten. Gerstenflocken benutzt man statt dessen für Müslis und für Feingebäck; Graupen oder Gerstenkörner dienen oft als nahrhafte Einlage für Suppen. Gerstenkörner werden über Nacht eingeweicht und müssen etwa eine Stunde kochen. Die spelzfreien Neuzüchtungen haben eine verkürzte Garzeit, sollten aber auch zuvor mit viel Wasser über Nacht im Kühlschrank eingeweicht werden. Aus Gerste wird neben Bier auch Malzkaffee und Malt-Whiskey hergestellt.

Gesundheitstipp
Graupen werden aufgrund ihrer Schleimfähigkeit oft in der Diätküche verwendet, wenn es darum geht, nervöse Mägen zu beruhigen. Außerdem ist Gerste arm an Gluten, so dass sie für viele Getreideallergiker genießbar ist.

Hafer

Hafer – ideale Sportlernahrung

Hafer ist in Asien beheimatet und wächst heute in ganz Europa. Besonders beliebt ist Hafer in Schottland und in Amerika. Das in Rispen wachsende Korn wird in Deutschland zum größten Teil als traditionelles Viehfutter verwendet. Mit der Verdrängung des Pferdes aus der Landwirtschaft ist der Haferanbau viel seltener geworden. Dabei enthält er zahlreiche wertvolle Substanzen, von denen jedermann profitieren kann.

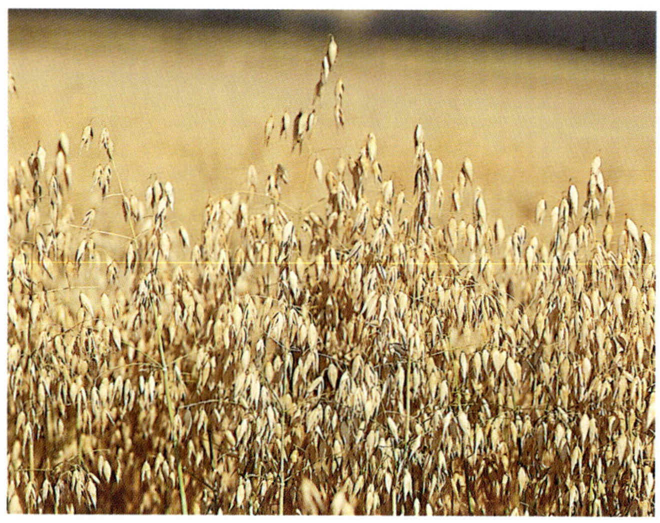

»In«-Getreide gegen Fettsucht

Hafergrütze und Haferbrei galt früher als »Arme-Leute-Essen«. Erst in den letzten Jahren erhielt Hafer durch den verstärkten Müslikonsum wieder größere Bedeutung. Auch die in Amerika als Allheilmittel gegen Fettsucht und zu hohen Cholesterin populäre Haferkleie macht Hafer zu einem neuen »In«-Getreide. Dabei wurden mit Haferflocken, Milch, etwas Zucker und Kakao schon die Nachkriegsgenerationen aufgepäppelt.

Leichte Verdaulichkeit

Die Haferflocken sind leicht verdaulich und bieten zusammen mit der Milch alle essenziellen Aminosäuren auf einen Schlag, die Kinder (und auch Erwachsene) brauchen. Mit 100 Gramm Hafer ist beispielsweise der Tagesbedarf einer 60 Kilogramm schweren Frau an hochwertigen Proteinen gedeckt. Vor allem Sportler nutzen Haferflocken als »schnelle Quelle« für viel Ausdauer und Muskelkraft. Die Kohlenhydrate werden schnell vom Blut aufgenommen und in Energie umgewandelt. Der Mineralstoffgehalt ist beim Hafer überdurchschnittlich hoch, und auch die nerven- und gehirnstärkenden B-Vitamine sind hier in großer Menge vertreten. Hafer-Vollkornflocken bestehen zu neuneinhalb Prozent aus Ballaststoffen, die die Verdauung fördern, den Cholesterinspiegel senken und den Darm von schädlichen Giftstoffen befreien.

Gesundheitstipp
Durch die Schleimfähigkeit wird Hafer oft in Suppen gegen Magen- und Darmbeschwerden eingesetzt. Hafersuppen oder Grütze sind nicht nur besonders bekömmlich, sondern befördern auch Bakterien auf schonende Weise aus dem Körper.

Verwendung in der Küche

Hafer hat je nach Verarbeitung zwischen 5,8 und 8 Prozent Fett – ein Umstand, der ihn begrenzt lange haltbar macht. Neben dem vollen Korn gibt es verschiedene Haferflocken – von Vollkorn bis Instant und als Grütze. Hafermehl eignet sich aufgrund des fehlenden Kleber nur als Gemisch mit anderen Mehlen zum Backen. Haferflocken werden neben dem Müsli auch für Suppen verwendet. Ganze Körner (auch geröstet!) sind ausgezeichnete Suppeneinlagen – sie schmecken besonders nussig. Um Haferkörner zu kochen, müssen sie über Nacht in viel Wasser eingeweicht werden – am besten im Kühlschrank. Die normale Kochzeit beträgt etwa eine Stunde.

Lagerungstipp
Im Gegensatz zu anderen Getreidesorten ist Hafer nicht so lange haltbar.

Hirse

Hirse wird auf der ganzen Welt angebaut und gehört zu den ältesten Getreidesorten überhaupt. Sie galt (und gilt teilweise noch immer) als Grundnahrungsmittel für viele Völker auf allen Erdteilen. Es gibt zahlreiche verschiedene Arten und Sorten der Hirse. Anders als Roggen und Weizen übersteht sie auch längere Trockenperioden. Vermutlich in Zentralasien beheimatet, wächst in unseren Breitengraden vor allem die so genannte Rispenhirse oder Echte Hirse. Sie wird bis zu einem Meter hoch und hat lange gerade Blätter, die mit Haaren behaftet sind. Die winzigen gelben Ährchen sind vier bis fünf Millimeter groß und glatt und werden maschinell von ihren Spelzen gelöst. Heimische Ernten nutzt man größtenteils als Viehfutter. Meist wird die in unseren Reformhäusern angebotene Hirse aus den USA importiert. Sie zeichnet sich durch einen neutralen Geschmack aus.

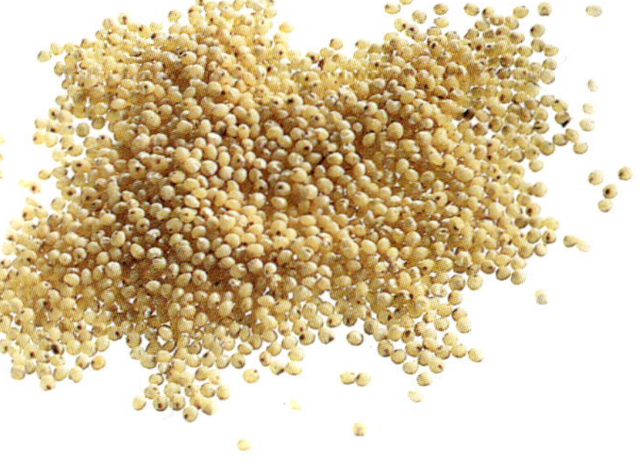

Hirse beschleunigt die Rekonvaleszenz.

Optimales »Wachstumsmittel«

Der ernährungsphysiologische Wert der Hirse ist sehr groß. Sie besteht zu neun Prozent aus Blut bildendem Eisen – das ist doppelt so viel wie beim Roggen. Deshalb ist sie besonders für Menschen zu empfehlen, die sich im Wachstum oder in Rekonvaleszenz befinden. Außerdem beinhaltet Hirse viel Fluor, was die Zähne kräftigt. Da Hirse eine relativ niedrige biologische Wertigkeit hat, was den Gehalt der essenziellen Aminosäuren angeht, muss sie mit

Milch, Eiern, oder Hülsenfrüchten kombiniert werden. Dafür verfügt sie über den höchsten Kieselsäuregehalt unter allen Getreidearten. Kieselsäure ist ein Schönmacher: für volles Haar, reine Haut, festes Bindegewebe und kräftige Fingernägel.

■ Verwendung in der Küche

Hirse wird bei uns größtenteils entspelzt angeboten. Es gibt sie aber auch in Griesform. Hirse hat zwar weniger Fett als Hafer, wird aber schneller ungenießbar. Bei zu langer Lagerung über mehrere Monate wird sie bitter, bleibt aber genießbar.

Hirse kann aufgrund ihres neutralen Geschmacks zu süßen und pikanten Speisen gegeben werden. In jedem Fall sollte man Hirsekörner zuerst heiß in einem Sieb waschen, ein Einweichen wie bei anderen Getreidearten ist nicht erforderlich. Man kocht die Hirse mit der doppelten Menge Wasser zu einer körnigen, reisähnlichen Beilage. Sie verdoppelt dabei ihr Volumen und behält dennoch ihren Biss. Größere Wassermengen und längere Kochzeiten lassen aus der Hirse einen Brei oder eine Suppe werden. Berühmte Hirsegerichte, die inzwischen auch in Abwandlungen in unseren Gourmetküchen stattfinden, sind das arabische Couscous oder der russische Piroggen.

Quinoa

Quinoa ist wie Amaranth ein altes Inka-Korn. Auch Quinoa ist kein echtes Getreide, sondern eine Reismelde. Größtenteils wird es in den peruanischen Anden angebaut, inzwischen aufgrund seines Rufs als »Supergetreide« aber sogar in der Schweiz kultiviert. Quinoablätter sind dreieckig und werden wie Spinat genutzt. Die Körner ähneln der Hirse und schmecken bitter. Quinoa hat vergleichbare Vorzüge wie Amaranth. Es erreicht wie dieses absolute Höchstwerte aller biologisch wertvollen Inhaltsstoffe unter allen Getreidearten.

■ Flocken oder Brot

Quinoa hat vergleichbare Vorzüge wie Amaranth (siehe Seite 262). Es erreicht wie dieses absolute Höchstwerte aller biologisch wertvollen Inhaltsstoffe. Die Samen haben eine gelbe bis braune Farbe und sind manchmal gefleckt. Außerdem gibt es Quinoaflocken und manchmal sogar Quinobrot zu kaufen.

■ Verwendung in der Küche

Ganze Quinoakörner müssen gut gewaschen und können wie Reis gekocht werden. Sie quellen sehr stark und brauchen deshalb mehr Wasser als Reis. Während des Kochens färben sie sich gelblich und der weiße Keimlingring scheint durch die etwas glasig werdende Außenhaut.

Quinoa kann wie Mais »gepoppt« und sogar zum Keimen gebracht werden. Beachten Sie, dass Quinoamehl nur mit Weizen- oder Roggenmehl gemeinsam zum Backen verwendet werden kann, da es kein Klebereiweiß enthält.

Reis

Reis ist gegenwärtig mit Abstand die am meisten angebaute Pflanze der Welt; sie ernährt die halbe Menschheit. In Asien beheimatet, wird Reis außerdem in Amerika, Afrika und Südeuropa in Massen kultiviert. Da Reis viel Wärme, Licht und Wasser braucht, kann er nicht über dem 35. südlichen Breitengrad und dem 45. nördlichen Breitengrad gedeihen. Der vom Reisbauern geerntete und gedroschene Reis – »Paddy« genannt – muss erst von seinen Spelzen befreit werden, bevor er genießbar wird. Wird nur die äußere Hülle entfernt, erhält man den geschälten oder braunen Vollkornreis. Nimmt man dem Reis durch Schleifen die letzte Haut, das so genannte Silberhäutchen, dann spricht man vom weißen oder polierten Reis. Insgesamt zählt man über 6000 verschiedene Reissorten. Zu uns nach Europa kommen nur ganz wenige, fast ausschließlich aus asiatischem Anbau.

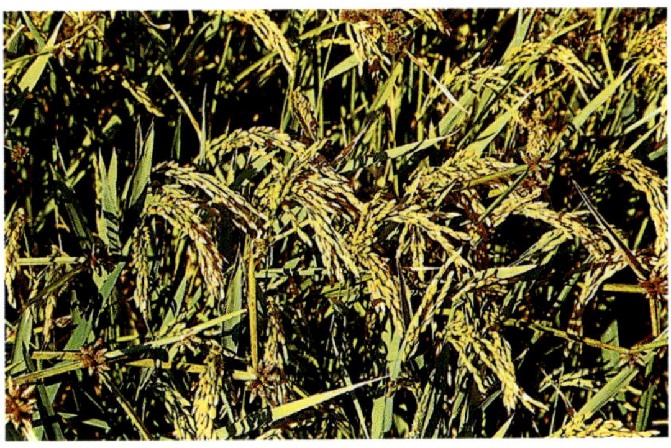

■ *Reis – Weltnahrungsmittel Nummer eins.*

■ Polierter Reis, Parboiled Reis oder Vollkornreis?

Der polierte, weiße Reis hat nur noch etwa die Hälfte der wertvollen Inhaltsstoffe zu bieten, die der ungeschälte Vollkornreis enthält. Um den Reis länger haltbar zu machen, fing man Anfang dieses Jahrhunderts in Asien damit an, die fettreiche Silberhaut und den ölhaltigen Kern, die den Reis schnell ranzig werden ließen, abzuschleifen. Unglückseligerweise beraubte man ihn damit gleichzeitig seiner wertvollen Eiweiße, der lebenswichtigen B-Vitamine und der Mineralien. Die armen Bevölkerungsschichten, die

Kauftipp
Je stärker Reis poliert ist, desto weniger wertvolle Inhaltsstoffe weist er auf.

ahnungslos den strahlend weißen Reis als Hauptnahrungsquelle zu sich nahmen, erkrankten reihenweise an Beriberi, einer schweren Nährstoffmangelerkrankung des Nervensystems.

▶ Vollkornreis verfügt über alle essenziellen Aminosäuren (Eiweißbausteine), über einen hohen Linolsäuregehalt sowie über viele Mineralstoffe und Spurenelemente. Reis entschlackt und eignet sich daher zu sinnvollen Diäten.

▶ Zusätzlich ist Reis besonders gut ausgestattet mit allen B-Vitaminen, die nicht nur wichtig für die Nerven und die Gehirnleistungen sind, sondern wesentliche Impulsgeber für den gesamten Stoffwechsel darstellen. Außerdem erhalten sie die Haut gesund.

Verwendung in der Küche

Wie bereits erwähnt gelangen von den unzähligen Reissorten auf den asiatischen Märkten nur verschwindend wenige Sorten zu uns. Wesentlich ist die Art der Bearbeitung, die dem Reis unterschiedliche Kocheigenschaften und auch einen verschiedenen Grad an Inhaltsstoffen zukommen lässt.

Parboiled Reis

Der schon erwähnte Parboiled Reis gehört zu den beliebtesten Reissorten, da er trotz der Entfernung der Silberhaut einen Großteil seiner Inhaltsstoffe behält und trotzdem als appetitlich weißer Reis auf den Teller kommt. Er bleibt körnig und klebt nicht.

Ausschwemmender Reis
Sein ausgewogenes Kalium-/Natrium-Verhältnis macht Reis zu einem idealen Nahrungsmittel, das überflüssiges Gewebewasser ausschwemmt.

Dampfdruckbehandlung

Bevor das nährstoffreiche Silberhäutchen entfernt wird, wird dieser Reis mit Dampfdruck behandelt, welcher die Inhaltsstoffe in das Innere des Korns treibt. Zwar bleibt dadurch ein Großteil seiner wertvollen Inhaltsstoffe erhalten, doch verliert er seine verdauungsfördernden Ballaststoffe und zählt deshalb nicht zum Vollkornreis.

Vollkornreis

Diese Sorte ist der gesündeste, körnigste und aromatischste Reis. Er bleibt allerdings braun, quillt nicht sehr stark auf und braucht fast die doppelte Kochzeit wie der polierte Reis. Allerdings kann man ihn aufgrund seines hohen Fettgehalts nur wenige Monate aufbewahren.

◼ *Der polierte Langkornreis*

Diese Reissorte ist fast glasig und hart, klebt nicht und wird meist als Beilage oder zu Salaten verwendet.

◼ *Der Rundkornreis*

Diese Reissorte wird beim Kochen klebrig, sehr weich und etwas süß. Er eignet sich daher für Risottos. Spezielle italienische Risottosorten sind etwas größer im Korn, werden auch angenehm weich, bleiben aber im Kern bissfest.

◼ *Basmati-Reis*

Immer beliebter wird der am Himalaya kultivierte, qualitativ hochwertige Basmati-Reis. Dieser Langkornreis entwickelt beim Kochen einen sehr angenehmen süß-aromatischen Duft und schmeckt besonders fein.

◼ *Der teure Schwarze Wildreis*

Hier handelt es sich um einen tannennadelähnlichen, ungeschälten Grassamen – also keinen echten Reis im eigentlichen Sinne. Er schmeckt nussartig und stark aromatisch und braucht etwa 30 Minuten Kochzeit.

Die folgende Tabelle zeigt ganz deutlich die Unterschiede zwischen Naturreis und gekochtem Parboiled Reis. Je 100 Gramm enthalten:

Küchentipp
Rundkornreis eignet sich am besten für schmackhafte Risottos.

	Naturreis (in Milligramm)	Parboiled Reis (in Milligramm)
Niazin	5,2	1,2
Vitamin B1	0,41	0,11
Vitamin B2	0,09	0,01
Vitamin E	0,74	0,1
Kalzium	23	10
Eisen	2,6	0,9
Magnesium	157	10
Phosphor	325	28
Kalium	150	28
Natrium	10	2
Verwertbare Kohlenhydrate	73,4	24
Eiweiß	7,4	2

(Nach: Die große GU-Nährwert-Kalorien-Tabelle, Gräfe und Unzer Verlag, München 1998/99)

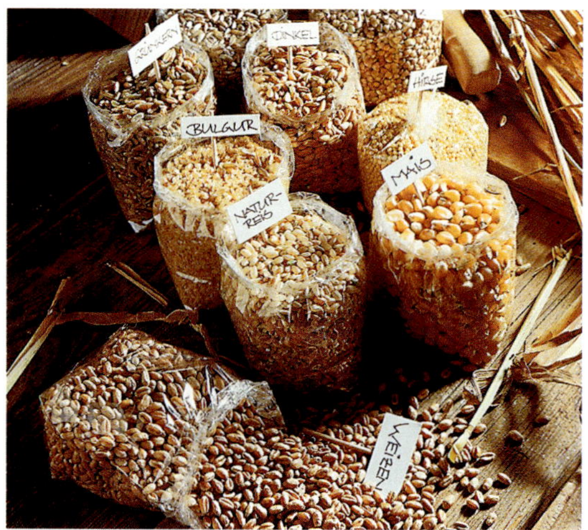

Roggen gehört zu den gesündesten Getreidearten.

Roggen

Der ursprünglich aus Kleinasien stammende Roggen gehört zu den Getreidearten, die schon seit Jahrtausenden in Europa, vor allem aber im germanischen Raum, kultiviert werden. Er wird bis zu zwei Meter hoch und hat lange, gerade Blätter, kaum behaarte Ähren und lange Grannen. Die langen Getreidekörner sind graugrünlich und fallen bereits beim Dreschen aus ihren Spelzen. Der winterharte, kräftige und dunkle Roggen wurde in den letzten hundert Jahren zunehmend vom Weizen verdrängt. Inzwischen hat er sich von seiner Talfahrt wieder ein wenig erholt und wird häufig in der Brotbäckerei verwendet.

Hoher Gehalt an Vitamin A

Aufgrund seiner vielfältigen Inhaltsstoffe gehört Roggen zu den gesündesten Getreidearten. Zwar enthält er etwas weniger Gesamteiweiß als Weizen, dafür aber mehr essenzielle Aminosäuren. Roggen ist nach Mais mit 60 Mikrogramm auf 100 Gramm das Vitamin-A-reichste Getreide. Weitere Inhaltsstoffe des Roggen sind: Jod, Zink, Kupfer, Mangan, Kalium, Eisen.

Da der Roggen meist hoch ausgemahlen in Brot und anderen Getreideprodukten vorkommt, ist sein Ballaststoffgehalt der höchste unter allen Getreidearten. Da Roggen kein Klebereiweiß enthält, kann er in nur Verbindung mit Milch- und Essigsäure als Sauerteig zu Brot verbacken werden – oder als Gemisch mit Weizenmehl. Zusammen mit den Ballaststoffen fördern die Säuren die Verdauung, sorgen für eine gesunde Darmflora und töten schädliche Bakterien ab. Allerdings sollte man Roggenvollkornbrot möglichst nicht zusammen mit Marmeladen oder Honig verzehren. Die Kombination Vollkorn und Zucker – gleichzeitig genossen – kann zu starken Blähungen führen.

Gesundheitstipp
Da Roggen kein Klebereiweiß hat, wird er auch von Allergikern gut vertragen.

Viele verschiedene Roggenprodukte

Es gibt eine Reihe Roggenprodukte. Sie reichen von vollem oder geschrotetem Korn und Mehl in verschiedenen (meist hohen) Ausmahlungsgraden über Roggenflocken und Roggennudeln bis hin zu reinem Roggenbrot. Roggenbrot ist durch den Sauerteig etwa eine Woche haltbar. Personen, die zu Blähungen neigen, sollten frisches Roggenbrot erst zwei bis drei Tage ruhen lassen. Am besten eignen sich Aufbewahrungsbehälter aus Ton oder Holz, damit das Brot (in Leinentuch eingewickelt) »atmen« kann. Weniger geeignet sind Plastiksäcke. Sie machen das Brote gummiartig und zäh. Roggenkörner und -flocken sind durch den relativ geringen Fettanteil gut lagerfähig. Sie halten in einem kühlen, dunklen Raum, gegen Schädlinge in luftdichten Behältern verpackt, einige Monate ohne Qualitätsverlust. Angeschimmeltes Brot gehört restlos in den Abfall!

Kauftipp
Roggenkorn sollte man bereits gereinigt im Fachhandel kaufen. Direkt vom Getreidebauern kann er nach verregneten Sommern vom giftigen Mutterkorn befallen sein.

■ Verwendung in der Küche

Die Roggensprossen schmecken süßlich-mild und eignen sich zu fruchtigen Nachspeisen genauso gut wie zu Salaten oder Gemüse. Ganze Roggenkörner brauchen eineinhalb Stunden, um gar zu werden – vorausgesetzt, man weicht sie zuvor über Nacht im Kühlschrank in viel Wasser ein. Ansonsten verlängert sich die Kochzeit entsprechend. Roggenflocken sind ein ideales Müsligetreide, das man auch sehr gut mit Hafer-, Weizen- oder Dinkelflocken mischen kann.

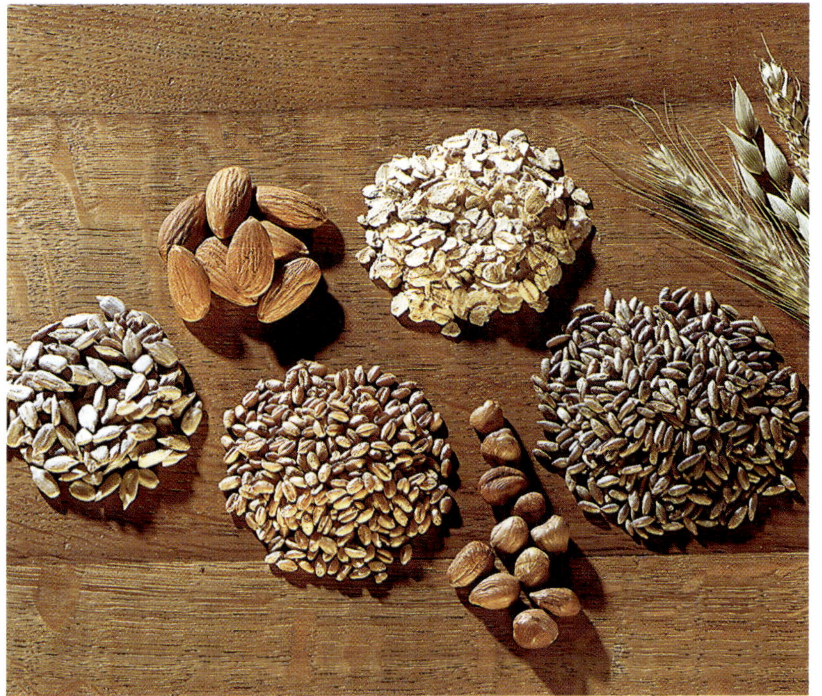

■ Roggenflocken sind ein ideales Müsligetreide: Vermischt mit anderen Getreideflocken, Nüssen und Mandeln ergeben sie ein vollwertiges und reichhaltiges Frühstück.

Weizen

Weizen stammt ursprünglich aus Asien, vermutlich China. Es ist
das Getreide, das die Menschen als erstes kultivierten. Es gibt viele verschiedene Weizenarten, die im Laufe der Jahrtausende miteinander gekreuzt wurden, um immer höhere Erträge zu erzielen.
Weizen ist durch seine erstklassige Backqualität weltweit mittlerweile zum wichtigsten Brotgetreide geworden. Sein Klebereiweiß
macht Gebackenes fein und sorgt für eine lockere Krume. Aus anderen Getreidearten, denen der Kleber (Gluten) fehlt, kann man
lediglich feste Fladen oder Brei zubereiten.
Weizen wird entweder im März (Sommerweizen) oder Oktober
(Winterweizen) gesät. Das im Juli und August geerntete Getreide
ist eine hohe Pflanze mit langen geraden Blättern und dicken,
nicht behaarten Ähren. Beim Dreschen lösen sich die Hüll- und
Blütenspelzen und bilden die Spreu.

■ Vielseitig verwendbare Nervennahrung

In unseren Breitengraden wird Weizen nur zu 10 bis 15 Prozent als
volles Korn genutzt. Größtenteils leben wir von niedrig ausgemahlenen Weizenprodukten – ob Brot, Gebäck, Nudeln, Pizzen
oder Kuchen –, deren wertvolle Inhaltsstoffe entfernt wurden. Der
fett- und eiweißreiche Weizenkeim und die vitamin- und mineral-
stoffhaltigen Randschichten (Kleie) werden abgeschliffen und
ausgesiebt. Am meisten verwendet wird bei uns mit großem Abstand schneeweißes Mehl der Type 405.
Vollkornweizen hat zwar eine etwas niedrigere Proteinqualität als
Roggen, ist aber trotzdem sehr nährstoffreich. Stark vertreten
sind seine B-Vitamine, allen voran das Anti-Stress-Vitamin Niazin.
Die Panthothensäure als Bestandteil des Koenzyms A sorgt dafür,
dass alle Zellen mit genügend Energie versorgt sind. Vitamin B1
spielt im Stoffwechsel, vor allem im Kohlenhydratabbau, eine zentrale Rolle. Ein hoher Anteil Folsäure bildet neue, frische Zellen.
Zwar wird der Vitamingehalt durch Backprozesse oder verschiedene Hitzeverfahren reduziert. Die Ausgangswerte beim Vollkorn
sind allerdings so hoch, dass sie für eine vollwertige Ernährung
eine große Rolle spielen.
Die im Handel erhältlichen Vollkornweizenflocken sind zwar schon
erhitzt, haben aber noch genügend Inhaltsstoffe. Sie sind besonders
praktisch für Müslizubereitungen mit Milch. Wichtig ist allerdings,
dass Vollkornprodukte gründlich gekaut werden und nicht mit

Zucker (auch nicht in Form von Marmeladen oder Honig) kombiniert werden, da sonst Blähungen die Folge sein können. Aufgrund des hohen Kleberanteils und der vielfachen Artenkreuzungen ist Weizen das Getreide, auf das Menschen am meisten allergisch reagieren.

Weichweizen und Hartweizen

Der glutenarme Saat- oder Weichweizen wird zu Mehl gemahlen, bei dem größtenteils die Kleie und der Keim vom Korn getrennt wird. Aus ihm werden Brot und andere Backprodukte erzeugt. Der eiweißreiche und stärkearme Durum- oder Hartweizen wächst im warmen Klima des Mittelmeerraums oder in den USA. Aus den Körnern wird der Hartweizengries hergestellt, der für Nudeln, Suppen oder Puddings verwendet wird. Weizensorten, die nicht genügend Backqualität besitzen, werden mit so genannten »starken« Weizenarten gemischt. Bulgur ist ein solches Hartweizenprodukt. Die Weizenkörner werden dabei zuerst gekocht und getrocknet, anschließend geschält und geschrotet.

■ Kauf- und Küchentipps

Je höher der Ausmahlungsgrad, also je mehr Bestandteile vom fettreichen Keim und von der Kleie, desto weniger lang kann Weizen gelagert werden. Ganz helle Mehlsorten halten sich ein gutes halbes Jahr, Weizenvollkorn lässt sich bei maximal 20 Grad Celsius und 65 Prozent relativer Luftfeuchtigkeit einige Monate ohne Qualitätsverlust lagern.

▶ Wichtig ist, dass die Produkte luftdicht und möglichst dunkel untergebracht werden, damit fremde Gerüche den Getreidegeschmack nicht beeinträchtigen. Außerdem sind sie dann besser vor Schädlingsbefall geschützt.

▶ Helle Weizenbrote halten sich nur ein bis zwei Tage frisch, Weizenmischbrote drei bis vier Tage, Weizenvollkornbrote etwas länger. Angeschimmeltes Brot muss in den Abfall!

▶ Da Weizenkörner keimen, eignen sie sich besonders gut zum Müsli.

▶ Nudeln lassen sich sehr gut aus Hartweizengries herstellen, ebenso Gnocchi. Bevorzugt man Weichweizen, sind für die Nudelherstellung Eier notwendig. Viele Menschen backen ihr Brot selbst, weil ihnen der Salzgehalt der im Handel erhältlichen Brote zu hoch ist.

Selbst Brot backen
Versuchen Sie doch einmal, nach Ihrem eigenen Geschmack selbst Brot zu backen. Im Bio- oder Naturkostladen bekommen Sie eine entsprechende Anleitung.

Nährstoff-Übersicht

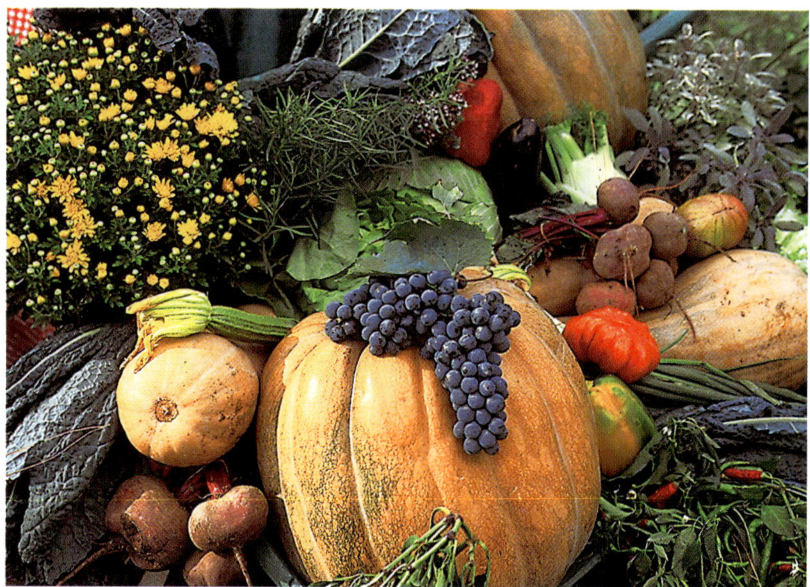

In dieser kleinen Nährstoff-Übersicht sind die wichtigsten ernährungswissenschaftlichen Begriffe, die in diesem Buch immer wieder vorkommen, noch einmal komprimiert zusammengefasst und knapp erklärt.

Energieliefernde Nährstoffe

Um leben zu können, braucht der Mensch durch die Nahrung zugeführte energieliefernde Nährstoffe wie Kohlenhydrate, Eiweiße und Fette. Er benötigt aber auch nicht energieliefernde Nährstoffe wie Vitamine, Mineralstoffe und Spurenelemente sowie verschiedene sekundäre Pflanzenschutzstoffe. Außerdem braucht er Wasser. Die Wirkungsweisen dieser Nährstoffe sind sehr komplex. Fein aufeinander abgestimmt, ergänzen sie sich gegenseitig; sie wirken synergistisch, das heißt, sie bauen sich zu einem unnachahmlichen Netzwerk auf.

Essenzielle Nährstoffe

Den Großteil an Nährstoffen kann der Körper nicht selbst herstellen. Hierzu zählen die meisten Vitamine, Mineralstoffe, acht Aminosäuren (Eiweißbausteine) sowie die mehrfach ungesättigten

Gesunder Stoffwechsel
Nährstoffe sorgen für einen reibungslosen Ablauf unseres Stoffwechsels und halten uns gesund und fit. Sie sind unentbehrliche Helfer für den Organismus und die »Zündung für den menschlichen Ofen«, damit dieser überhaupt brennt.

Fettsäuren Linolsäure und Alpha-Linolensäure. Da diese Nährstoffe lebensnotwendig sind, spricht man von essenziellen Inhaltsstoffen, die über die Ernährung oder notfalls durch so genannte Supplemente in Form von Vitaminpillen oder diversen Nährstoffpräparaten aufgenommen werden müssen. Über den tatsächlichen Nutzen synthetisch hergestellter und isoliert zugeführter Inhaltsstoffe, wie zum Beispiel Vitamin-C-Kapseln, sind sich die Ernährungswissenschaftler bislang noch nicht einig. Klar dagegen ist, dass Nahrungsinhaltsstoffe in Obst oder Gemüse nie isoliert vorkommen, sondern mit vielen anderen Bestandteilen in der Nahrung netzartige Verbindungen eingehen. Das Zusammenwirken der natürlichen Biostoffe ist so kompliziert, dass es von keinem Labor der Welt kopiert werden kann. Nachgewiesen ist zudem auch, dass unsachgemäß eingenommene einzelne Supplemente in hohen Dosierungen die Wirkung anderer Nährstoffe behindern und sogar schädlich sein können.

◼ Die Bioverfügbarkeit der Substanzen

Welchen Gehalt der Biosubstanzen der Körper letztendlich aus der Nahrung resorbiert, das heißt aufnimmt und ausnutzen kann, hängt nicht nur von der angebotenen Menge ab. Wesentlich dabei ist vor allem die so genannte Bioverfügbarkeit der Nährstoffe. Die Inhaltsstoffe des Nahrungsgemischs können sich nämlich gegenseitig hemmen oder fördern. Wer zum Beispiel regelmäßig Kaffee trinkt, beeinträchtigt dadurch seine Eisenresorption. Dagegen wird die Eisenausnutzung gefördert, wenn der Körper gleichzeitig viel Vitamin C bekommt. Oder: Wer seinen Vitamin-A-Haushalt mit einigen rohen Karotten aufbessern will, schafft das nur, wenn er gleichzeitig Fett in Form von Butter oder Öl zu sich nimmt. Die angebotene Beta-Karotin-Menge kann der Körper nur mit Hilfe von Fettsäuren aufnehmen. Dies funktioniert umso besser, wenn das Gemüse geraspelt wird.

Gegenteilige Wirkung **Bestimmte Nährstoffe heben sich in ihrer Wirkung auf. Schon eine Tasse Kaffee täglich beispielsweise beeinträchtigt die Eisenresorption.**

◼ Die Vollwertkost

Wer seinen Körper nicht vollwertig ernährt und ihm darüber hinaus wichtige essenzielle Nährstoffe vorenthält, entzieht ihm die Bausteine für ein gesundes Leben. Körperlicher und geistiger Leistungsabfall, vorzeitiges Altern, verschiedene Stoffwechselstörungen und andere ernst zu nehmende Krankheiten sind mögliche Folgen. Unter Vollwertkost versteht man überwiegend pflanzliche Ernährung mit nur einem geringen Anteil tierischer Lebensmittel.

Wichtig dabei ist, dass ein Großteil der Pflanzenkost roh beziehungsweise möglichst naturbelassen gegessen wird. Und natürlich frisch. Garverfahren, aufwendige Zubereitungen, zu lange Lagerung und Konservierungsstoffe führen in jedem Fall zu (teilweise erheblichen) Nährstoffverlusten.

■ Die Nährstoffdichte

Unterschiedlich hoher Nährstoffbedarf **Immer wenn in Tabellen von einem durchschnittlichen Tagesbedarf die Rede ist, wird von einem »Durchschnittsmenschen« ausgegangen. Jemand, der raucht, krank ist oder viel Sport treibt, hat aber einen ungleich höheren Bedarf.**

Wie wertvoll ein Lebensmittel ist, darüber entscheidet auch die so genannte Nährstoffdichte. Gemeint ist das Verhältnis von essenziellen Nährstoffen zu energieliefernden Nährstoffen. Dabei sind vor allem jene Lebensmittel besonders wertvoll, die bei geringer Kalorienzahl sehr viele lebenswichtige Inhaltsstoffe aufweisen. Eine besonders hohe Nährstoffdichte haben Obst, Gemüse und Vollkornprodukte. Hier sind »auf kleinstem Raum« viele Vitamine, Mineralien, Spurenelemente oder Pflanzenschutzstoffe in großen Mengen »zusammengepfercht«, die nicht dick machen. In der heutigen Zeit, in der die meisten Menschen bewegungsarmen Tätigkeiten nachgehen, ist die richtige Auswahl solcher Lebensmittel besonders wichtig. Zwar benötigen Büroangestellte deutlich weniger Kalorien als körperliche Schwerarbeiter, aber genauso viele essenzielle Nährstoffe.

Kohlenhydrate

■ Zucker – Prototyp unter den Kohlenhydraten.

Generell gilt: Je mehr jemand körperlich arbeitet, desto mehr energieliefernde Nährstoffe benötigt er. Bei den energieliefernden Nährstoffen kann man mehrere Kategorien unterscheiden.

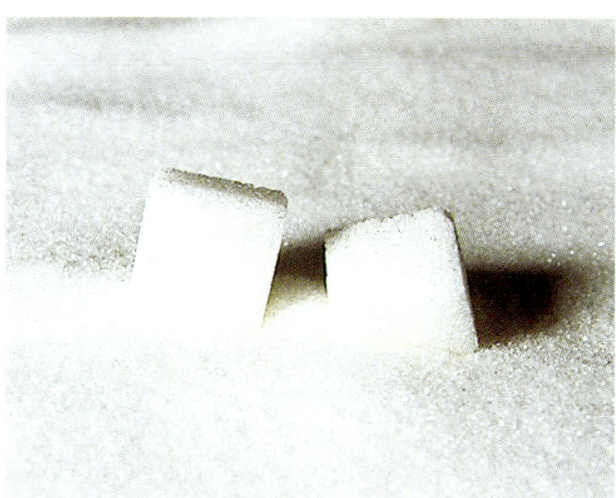

■ Energieliefernde Kohlenhydrate

Als Kohlenhydrate bezeichnet man solche Naturstoffe, die Pflanzen durch Photosynthese herstellen. Sie sind Energielieferanten für körperliche und geistige Leistung. Zu den Kohlenhydraten gehören alle Zucker-, Stärke- und Zellulosearten. Man unterscheidet generell zwei Kategorien, je nachdem, ob sie schnell oder langsam vom Körper aufgenommen werden. Schnell resorbiert wird die Saccharose, also leicht löslicher Zucker – zum Beispiel Haushaltszucker.

In stärkehaltigen Nahrungsmitteln wie Brot oder Hülsenfrüchten sind Glukose, Stärke und Zellulose enthalten, die nur langsam abgebaut werden und deshalb lange Zeit sättigen. Man nennt diese Substanzen auch komplexe Kohlenhydrate. Seinen Energiebedarf deckt der Körper hauptsächlich über Glukose. Alle Kohlenhydrate werden nach einem Umwandlungsprozess letztendlich als Glukose vom Blutkreislauf aufgenommen. Da die Neuronen im Gehirn ausschließlich Glukose verbrauchen, sind Obst, Gemüse und Getreide eine lebenswichtige Nerven- und Gehirnnahrung.

▶ Empfohlene Tageszufuhr an Kohlenhydraten: 55 bis 60 Prozent der Gesamtkalorienzufuhr ca. 250 bis 300 Gramm.

■ Ballaststoffe

Als Ballaststoffe bezeichnet man nicht verwertbare Kohlenhydrate, die der Körper zur Verdauung, Entgiftung und Lipidsenkung dringend braucht. Es handelt sich dabei um Pflanzenfasern, die den Pflanzen selbst als Gerüstsubstanz dienen. Tierische Nahrungsmittel haben also keine Ballaststoffe.

Gravierende Stoffwechselstörungen

Weltweite Studien haben ergeben, dass die gesundheitsfördernde Ballaststoffaufnahme in Entwicklungsländern etwa viermal so hoch ist wie in reichen Industrienationen. Europäer und Amerikaner essen rund 60 Prozent weniger Ballaststoffe als noch vor hundert Jahren. Dies ist vor allem auf die Bevorzugung weißen Auszugsmehls zurückzuführen. Heute liegt der Durchschnitt in Deutschland bei ungefähr 25 Gramm Ballaststoffen am Tag. Dieser Mangel führt zu gravierenden Stoffwechselstörungen – von Verdauungsstörungen bis hin zu Darmkrebserkrankungen.

Wasserlöslich und nicht wasserlöslich

Man unterscheidet im Wesentlichen zwischen wasserlöslichen Ballaststoffen (wie Pektinen in Äpfeln) und nicht wasserlöslichen Ballaststoffen (wie Zellulose in Weizen). Ihre physiologischen Wirkungen sind verschieden: Wasserlösliche Ballaststoffe (in Obst und Gemüse) bilden eine Gelschicht im Magen, die die Magenentleerung verzögert. Durch die längere Verweildauer im Magen verspürt man ein lange anhaltendes Sättigungsgefühl. Unlösliche

Verschiedene Kohlenhydratformen
Kohlenhydrate kommen als Einfachzucker, Zweifachzucker oder Dreifachzucker in der Nahrung vor.

Ballaststoffe und Flüssigkeit
Wer sich ballaststoffreich ernährt, sollte auch viel trinken. Denn die Ballaststoffe brauchen viel Flüssigkeit zum Quellen.

Zellulose (vor allem in Getreide) muss länger gekaut werden, was zu einem höheren Speichelfluss führt. Die Folge ist, dass der Nahrungsbrei bereits im Mund gut vorverdaut wird. Die Nahrung passiert den Verdauungstrakt dann schneller.

Die wesentlichsten Wirkungen ausreichender Ballaststoffaufnahme sind:

- ▶ Stärkeres Sättigungsgefühl
- ▶ Schnellere und erleichterte Verdauung
- ▶ Natürliche Zahnreinigung
- ▶ Abtötung schädlicher Darmbakterien und Umweltgifte
- ▶ Verminderung des Darmkrebsrisikos
- ▶ Senkung des Cholesterinspiegels, vor allem des »schlechten« LDL (Law dentity lipoprotein = Lipoprotein mit niedrigen Dichten)
- ▶ Positive Auswirkungen auf den Blutzuckerspiegel
- ▶ Empfohlene Tageszufuhr: Etwa 60 Gramm Ballaststoffe täglich reichen aus.

Eiweiß und Aminosäuren

Eiweißmangel
Wird zu wenig Eiweiß aufgenommen, kommt es zu einer allgemeinen Abwehrschwäche und zu einer Herabsetzung der körperlichen und geistigen Leistungsfähigkeit.

Die wissenschaftliche Bezeichnung für Eiweiß lautet »Protein«. Im Griechischen bedeutet »proton« das Wichtigste, das Erste. Mit anderen Worten: Ohne Eiweiß geht nichts – weder körperliche noch geistige Leistung. Der Mensch benötigt nicht nur genügend Proteine, sondern er benötigt sie in einer hochwertigen Qualität. Die so genannte biologische Wertigkeit eines Lebensmittels richtet sich nach der Zusammensetzung der Aminosäuren – das sind die Bausteine, aus denen Proteine in vielfach unterschiedlichen Kombinationen zusammengesetzt werden. Von den 20 Aminosäuren sind acht Aminosäuren essenziell, das heißt der Körper kann sie nicht selbst herstellen.

Essenzielle Aminosäuren

- ■ Isoleuzin
- ■ Leuzin
- ■ Lysin
- ■ Methionin
- ■ Phenylalanin
- ■ Threonin
- ■ Tryptophan
- ■ Valin

Daneben benötigen wir auch nicht essenzielle Aminosäuren. Diese kann der Körper jedoch selbst herstellen.

Nicht essenzielle Aminosäuren

- Alanin
- Aspargin
- Glutamin
- Glyzin
- Hydroxylysin

- Ornithin
- Prolin
- Tyrosin
- Zitrullin
- Zystein

Proteine von besonders hoher biologischer Wertigkeit sind Eiweiße aus tierischer Nahrung, wie Fleisch, Fisch, Eier und Milch, da sie eine ähnliche Zusammensetzung der Aminosäuren haben wie das menschliche Körpereiweiß. Vegetarische Kost durch Obst, Getreide und Gemüse muss sinnvoll kombiniert werden, um alle essenziellen Aminosäuren dem Körper gleichzeitig zuzuführen. Fehlen bei strengen Vegetariern, die auch auf Eier und Milchprodukte verzichten, durch ungünstige Kombinationen essenzielle Aminosäuren, so werden sie schneller krank. Ovo-Lacto-Vegetarier hingegen sind ausreichend versorgt.

▶ Empfohlene Tageszufuhr: 60 bis 75 Gramm.

Fett

Es gibt sehr viele verschiedene Fette oder Lipide. Zu ihnen gehören unter anderem Cholesterine, Triglyzeride, Fettsäuren, Phospholipide. Lipide sind lebenswichtige Energiespender, die unersetzbare Funktionen im Körper wahrnehmen, wie Temperaturausgleich, Zellschutz, Organschutz, Wachstum, Gehirn- und Nervenfunktionen, Hormonproduktion und vieles mehr. Ein Gramm Fett liefert neun Kilokalorien und damit doppelt so viel wie Eiweiß und Kohlenhydrate. Bei mittlerer Körperanstrengung sollten Erwachsene maximal 25 bis 30 Prozent ihrer Tageskalorien durch Fett aufnehmen. Im Durchschnitt liegt der Fettanteil in der Nahrung allerdings bei über 50 Prozent. Zu viel tierische Nahrung sowie Zucker und Alkohol lassen Cholesterine und Triglyzeride übermäßig ansteigen und verursachen Zivilisationserkrankungen.

Zu wenig Fettsäuren
Wenn zu wenig ungesättigte Fettsäuren aufgenommen werden, können bei Kindern Hautekzeme entstehen, bei Erwachsenen ist das Risiko für Herz-Kreislauf-Erkrankungen erhöht.

Cholesterintransport
Für den lebenswichtigen Transport des Cholesterins sind die mehrfach ungesättigten Fettsäuren zuständig.

■ Mehrfach ungesättigte Fettsäuren

Nicht selbst aufbauen kann der Körper die lebenswichtigen so genannten mehrfach ungesättigen Fettsäuren (MUF). Dazu gehören die Linolsäure, die in Pflanzenfetten, Getreide, Nüssen und tierischen Fetten vorkommt, und die Linolensäuren, die in Fischölen und einigen Pflanzenölen enthalten sind. Die Fettzufuhr sollte zu einem Drittel aus mehrfach ungesättigten Fettsäuren bestehen. Mehrfach ungesättigte Fettsäuren sind zuständig für den Transport des Cholesterins. Zudem lösen sie die Vitamine A, D, E und K, die der Körper ohne sie nicht verwerten kann und ungenutzt wieder ausscheidet.

▶ Empfohlene Tageszufuhr an Fetten: 55 bis 65 Gramm.

Gute und schlechte Fette

Empfehlenswerte Fette sind: Butter, Pflanzenöle, vor allem kalt gepresste, Nüsse und ungehärtete Margarine. Gehärtete Fette, so genannte Transfettsäuren, wie sie unter anderem in gewürfelten Braten- und Frittierfetten vorkommen, sind möglichst zu vermeiden, da die Gefahr besteht, dass sie bei Dauergebrauch die Gefäße schädigen und dadurch Arteriosklerose begünstigen.

Wasser

Neben den genannten energieliefernden Nährstoffen benötigt unser Organismus für sämtliche Stoffwechselvorgänge auch eine Reihe von nicht energieliefernden Nährstoffen. Dazu gehören Wasser und Vitamine.

■ Die Flüssigkeitszufuhr

Der Mensch kann notfalls wochenlang ohne Essen überleben, aber nur drei Tage ohne Flüssigkeit. Er besteht selbst zu etwa 60 Prozent aus Wasser und benötigt eine tägliche Flüssigkeitszufuhr von etwa zwei Litern, um alle Körperfunktionen optimal intakt zu halten. Ein 70 Kilogramm schwerer Mensch besteht zu etwa 42 Litern aus Wasser. Schon bei einer Verminderung des Wasserhaushalts um »nur« ein halbes Prozent entsteht ein fast unerträglicher

Durst. Im Obst und Gemüse liegt der mineralstoffreiche Wasseranteil zwischen 70 und 90 Prozent. Früchte sind daher ein idealer Wasserspender.

Zwei bis drei Liter Wasser trinken

Je nach Außentemperaturen und körperlicher Anstrengung sollte ein Erwachsener täglich eine Gesamtmenge (inklusive dem Wasseranteil in Obst und Gemüse) zwischen zwei und drei Litern Flüssigkeit zu sich nehmen.

Kinder benötigen bis zu zweieinhalb Liter Flüssigkeit pro Tag. Empfohlen wird vor allem Mineralwasser, weniger Fruchtsäfte, Kaffee, Tee oder alkoholische Getränke.

Viel trinken bei Grippe
Wer an einer Erkältung oder einer Grippe leidet, sollte auf jeden Fall mehr als drei Liter Wasser täglich trinken. Auf diese Weise werden die Giftstoffe aus dem Körper ausgeschwemmt.

Vitamine

Als Vitamine bezeichnet man viele verschiedene, lebenswichtige Stoffe, die der Körper (mit wenigen Ausnahmen) nicht selbst herstellen kann; sie sind also essenziell. Vitamine sind weder Energielieferanten noch »Baustoffe« im Körper, wie beispielsweise Proteine, Fette oder Mineralien. Sie gelangen von der Nahrung über den Darm ins Blut und stoßen unzählige Stoffwechselvorgänge im menschlichen Organismus an.

■ Vitamin A (Retinol)

Reines Vitamin A kommt in der Nahrung nur in tierischen Nahrungsmitteln vor. Pflanzen beinhalten so genannte Provitamine, die der Körper erst in Vitamin A umwandelt. Solche Karotinoide, zum Beispiel die Beta-Karotine, zeigen sich in Obst und Gemüse oft als gelbliche Farbstoffe.

Fettlöslich oder wasserlöslich?

Man unterscheidet wasserlösliche Vitamine wie B und C sowie fettlösliche Vitamine wie A, D, E und K. Fettlösliche Vitamine werden vom Körper gespeichert, wasserlösliche dagegen werden, auch bei zu hoher Konzentration, über die Nieren wieder ausgeschieden. Für alle Vitamine gilt, dass sie besonders hitze- und lichtempfindlich sind.

▶ Vitamin A ist wichtig für das Knochenwachstum und die Immunabwehr. Es schützt ferner die Schleimhäute (Darm- und Magenschleimhaut, Augen). Da es wesentlich an der Bildung einiger Sexualhormone beteiligt ist, braucht der Körper Vitamin A auch für die Libido und die Fruchtbarkeit. Zudem gilt es als wichtige Krebsprophylaxe; es wird zudem neuerdings recht erfolgreich in der Krebstherapie sowie nach Herzinfarkten eingesetzt. Bei einem Absinken der Vitamin-A-Konzentration im Blutplasma kommt es zu Nachtblindheit oder sogar zu schweren Sehstörungen. Außerdem führt Vitamin-A-Mangel zu rissiger, trockener Haut sowie zu brüchigen Haaren und Nägeln.

Vitamin-A-Mangel **Wer nachts sehr schlecht sieht, an Hautproblemen laboriert und häufig krank ist, könnte an einem Vitamin-A-Mangel leiden.**

▶ Vtamin A ist fettlöslich und wird nur mit der Zugabe von Fett verwertet. Es wird, wie alle fettlöslichen Vitamine, im Körper gespeichert.

▶ Erhöhten Bedarf haben Schwangere, ältere Menschen, Diabetiker und Personen, die hauptsächlich an Bildschirmen arbeiten. Vitamin-A-Präparate sollten stets nur nach Verschreibung durch einen Arzt eingenommen werden, da Überdosierungen zu schweren Erkrankungen und Mißbildungen von Föten im Mutterleib führen.

▶ Vitamin-A-reiche Lebensmittel sind Karotten, Spinat, Grünkohl, Hagebutten, Aprikosen, Papaya, Honigmelonen, Kräuter, Pfifferlinge, Milchprodukte, Fisch oder Innereien.

▶ Empfohlene Tageszufuhr: 0,9 bis 1,8 Milligramm.

■ Gruppe der B-Vitamine

Vitamin-B-Lieferanten: Gemüse, Hülsenfrüchte und Vollkornprodukte.

Alle B-Vitamine werden in allen Zellen gebraucht und steuern als Bestandteile von Koenzymen wesentliche Vorgänge des Kohlenhydrat-, Eiweiß- und Fettstoffwechsels. Sie sind wasserlöslich, werden also nicht vom Körper gespeichert, und müssen somit regelmäßig durch die Nahrung aufgenommen werden. Eine übermäßige Zufuhr wird durch die Nieren ausgespült. Hier die B-Vitamine im Einzelnen:

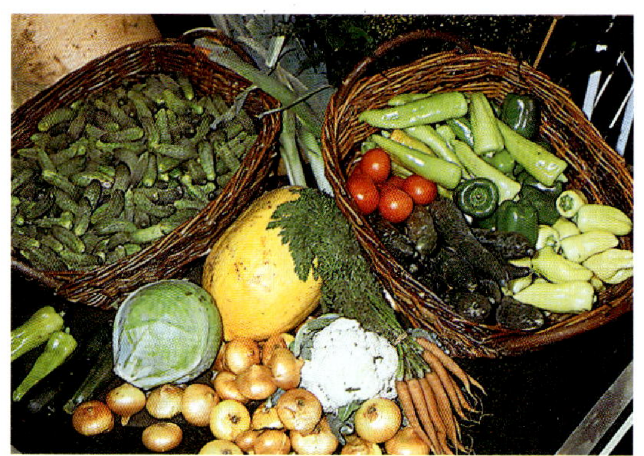

Vitamin B1 (Thiamin)

Dieses Vitamin ist wesentlich für körperliche und mentale Fitness sowie unverzichtbar für ein funktionierendes Nervensystem. Es gilt als »Gute-Laune-Vitamin« und Stärkungsmittel für verschiedene Herzfunktionen in Stresssituationen. Außerdem übernimmt es wichtige Aufgaben im Verdauungsprozess.

▶ Körperlich stark arbeitende Menschen, Sportler und Fieberkranke brauchen überdurchschnittlich viel Vitamin B1. Hoher und regelmäßiger Alkoholkonsum führt ebenfalls zu einem stark erhöhten Thiaminbedarf.

▶ Ein Vitamin-B1-Mangel hat Appetitlosigkeit, Reizbarkeit, Schlaflosigkeit, starker Mangel sogar Beriberi (eine Nervenentzündung), Herzmuskelstörungen, neurologische Störungen bis hin zu Depressionen zur Folge.

▶ Reichhaltige Vitamin-B1-Quellen sind Vollkornprodukte, besonders Haferflocken, Kartoffeln, Nüsse, Hülsenfrüchte, Leber sowie Schweinefleisch.

▶ Empfohlene Tageszufuhr: 1,1 bis 1,7 Milligramm.

Vitamin B2 (Riboflavin)

Dieses Vitamin ist wesentlich für das Wachstum, eine gesunde Haut und für verschiedene Sehprozesse. Vitamin B2 hilft außerdem beim Muskelaufbau und wirkt bei der Energie- und Sauerstoffversorgung in allen Zellen mit.

▶ Vitamin B2 gilt als »Sportler-Vitamin«, da es als Bestandteil von vielen Enzymen wesentlich an der Umwandlung von Fetten, Proteinen und Kohlenhydraten in Muskelarbeit beteiligt ist.

▶ Ein Riboflavin-Mangel führt zu Muskelschwäche, Sehstörungen oder Lichtempfindlichkeit, Konzentrationsmangel, kleinen Rissen in den Mundwinkeln oder an den Augen sowie zu Gereiztheit und Hautausschlägen.

▶ Rauchen, Alkohol und die Einnahme der Antibabypille erhöhen den Bedarf an Vitamin B2.

▶ Riboflavinreiche Lebensmittel sind Milchprodukte, Getreide, Fisch, Sojabohnen, Spinat, Grünkohl, Bohnen, Karotten, Erbsen, Pilze und Eier.

▶ Das Vitamin ist relativ hitzestabil, dafür aber sehr lichtempfindlich.

▶ Empfohlene Tageszufuhr: 1,5 bis 2,3 Milligramm.

Vitamin B3 (Niazin)

Dieses Vitamin braucht der Körper für einen funktionierenden Stoffwechsel, für die Verdauung, eine gesunde Haut, gesunde Nerven und zur Kontrolle des Cholesterinspiegels. Niazin wird aus der Aminosäure Tryptophan hergestellt, also aus eiweißreicher Kost.

Vitamin-B1-Mangel
Wer in seiner Leistungsfähigkeit eingeschränkt ist, leicht gereizt oder ungeduldig ist, könnte an einem Vitamin-B1-Mangel leiden.

Vitamin-B2-Mangel
Wer an Konzentrationsproblemen leidet, häufig müde ist und trockene und rissige Haut hat, könnte an einem Vitamin-B2-Mangel leiden.

▶ Ein Niazinmangel ist in Industrieländern kaum anzutreffen. Erhöhten Bedarf aber haben Schwangere, Alkoholkranke und Menschen, die über einen längeren Zeitraum Antibiotika nehmen oder übermäßig Süßwaren konsumieren.

▶ Mangelerscheinungen zeigen sich an folgenden Symptomen: Müdigkeit, Hautprobleme, Schleimhautentzündungen, Nervosität und depressive Verstimmungen.

▶ Vitamin B3 ist besonders reichhaltig enthalten in Fisch, Innereien, Vollkornerzeugnissen, Milch, Pilzen, Hülsenfrüchten, Eiern und Nüssen.

▶ Vitamin B3 ist vergleichsweise hitze- und lichtstabil.

▶ Empfohlene Tageszufuhr: 15 bis 20 Milligramm.

Vitamin B5 (Pantothensäure)

Vitamin-B5-Mangel
Wer sich einseitig ernährt, häufig Kopfschmerzen hat und sich abgeschlagen fühlt, könnte an einem Vitamin-B5-Mangel leiden.

Dieses Vitamin ist als Koenzym A für den Stoffwechsel aller Nährstoffe von wesentlicher Bedeutung. Es gilt als »Antistress-Vitamin« und schützt Haut und Haare. Außerdem beugt es vorzeitigem Altern vor. Vitamin B5 ist besonders stark im Gehirn konzentriert und steuert dort das Denkleistungsvermögen.

▶ Da Pantothensäure in fast allen Lebensmitteln vorkommt, gibt es bei uns nur in Ausnahmefällen Mangelerscheinungen an Vitamin B5. Typische Symptome sind Depressionen, Hautkrankheiten, schlechte Konzentrationsfähigkeit oder Rheuma. Therapeutisch wird das Vitamin zur Heilung von Brandwunden eingesetzt.

▶ Reichlich vorhanden ist Vitamin B5 in Samen und Vollkorngetreide, Blumenkohl, Brokkoli, Preiselbeeren, Steinpilzen, Rosenkohl, Käse, Fisch und Innereien.

▶ Pantothensäure gilt als relativ hitzebeständig.

▶ Empfohlene Tageszufuhr: etwa 6 Milligramm.

Vitamin B6 (Pyridoxin)

Dieses Vitamin ist wichtig für den Eiweißstoffwechsel, die Blutbildung, die Immunabwehr, für starke Nerven, psychische Ausgeglichenheit und einen ruhigen Schlaf.

▶ Da Vitamin B6 eine zentrale Rolle im Eiweißstoffwechsel spielt, ist auch sein Bedarf von der Menge eiweißreicher Nahrungsaufnahme abhängig: Je mehr Proteine gegessen werden, desto mehr Vitamin B6 wird benötigt.

▶ Aufgrund der starken Hitze- und Lichtempfindlichkeit des Vitamins und des hohen Fleischkonsums leiden viele Menschen hierzulande unter Pyridoxinmangel, ohne es zu wissen.

▶ Mangelerscheinungen äußern sich unter anderem in Aggressivität und Gereiztheit, Blutarmut, Konzentrationsschwäche, häufigen Infektionen und unerklärlichen Hauterkrankungen.

▶ Schwangeren und stillenden Frauen wird eine zusätzliche Vitamin-B6-Zufuhr durch Präparate empfohlen.

▶ Vitamin-B6-reiche Lebensmittel sind Vollkornprodukte, Kartoffeln, Nüsse und Samen, Hülsenfrüchte, Fisch, Avocados, Bananen, Feldsalat und Kohl.

▶ Die bekanntesten Vitamin-B6-Räuber sind die Antibabypille, Antibiotika, Kaffee, Nikotin und Alkohol.

▶ Empfohlene Tageszufuhr: 1,6 bis 2,1 Milligramm; Schwangere rund 2,6 Milligramm.

Vitamin B7 (Biotin)

Dieses Vitamin ist als »Hautvitamin« bekannt. Es hält die Haut regenerationsfähig und baut Haare und Nägel auf. Als Koenzym hat Biotin eine zentrale Rolle im gesamten Stoffwechsel. Es ist vor allem wichtig für das einwandfreie Funktionieren von Muskeln und Leber. Zudem schützt es den Organismus vor unangenehmen Stressfolgen.

▶ Biotin wird vom Körper teilweise selbst hergestellt, ist also nicht essenziell. Unterversorgungen treten meist nur dann auf, wenn zu viel rohes Eiweiß konsumiert wird. Eier, die kürzer als vier Minuten gegart werden, enthalten einen Stoff namens Avidin, der die Aufnahme von Biotin hemmt. Eine nicht intakte Darmflora durch Abführmittel oder Antibiotika können ebenfalls zu einem Biotinmangel führen.

▶ Mangelerscheinungen äußern sich in Hautkrankheiten, Milchschorf, Blutarmut, Müdigkeit, Leistungsabfall und Muskelschwäche.

▶ Biotinreiche Lebensmittel sind Bananen, Haferflocken, Vollkornreis, Spinat, Pfirsich, Sanddorn, Bohnen, Nüsse, Hefe, Schokolade, Meeresfrüchte, Eigelb, Blumenkohl, Sojabohnen.

▶ Empfohlene Tageszufuhr: 30 bis 100 Mikrogramm.

Vitamin B8 (Folsäure)

Dieses Vitamin ist – in Zusammenarbeit mit Vitamin B12 – lebenswichtig für die Blutbildung, Zellneubildung und Zellteilung, den Sauerstofftransport sowie für die mentale Ausgeglichenheit. Außerdem ist es wesentlich für den Eiweißstoffwechsel und die Immunabwehr. Menschen im Wachstum wie Säuglinge, Kinder so-

Vitamin-B6-Mangel
Wer sich häufig schwach und matt fühlt und Probleme mit seiner Haut hat, könnte an einem Vitamin-B6-Mangel leiden.

Vitamin-B7-Mangel
Wem die Haare büschelweise ausfallen, wem ständig die Nägel abbrechen und wer häufig keinen Appetit hat, könnte an einem Vitamin-B7-Mangel leiden.

wie Schwangere, Senioren und Kranke haben einen doppelt so hohen Folsäurebedarf.

▶ Ein Großteil der Bevölkerung in Mitteleuropa leidet vermutlich unter Folsäuremangel, ohne es zu wissen! Die Folsäureverwertung tierischer Lebensmittel ist nämlich im Körper erschwert. Pflanzliche Kost hingegen hat eine höhere Bioverfügbarkeit. Die Antibabypille, Eisenmangel, Antibiotika, Schlafmittel und hoher Alkoholkonsum führen schnell zu einem Folsäuremangel im Organismus.

▶ Ein Folsäuremangel äußert sich unter anderem in Blutarmut, Verdauungsbeschwerden, (unerklärlichem) Abfall der Gehirnleistungen, Unfruchtbarkeit, Schwangerschaftskomplikationen, Wachstumsstörungen, Depressionen und vielen Krankheiten, die sekundär durch die Einschränkung der Immunabwehr entstehen. Schwangere bekommen Folsäurepräparate in der Regel vom Arzt verschrieben.

▶ Folsäurereiche Lebensmittel sind Spinat, Kohl, Tomaten, Vollkornprodukte, Spargel, Petersilie, Kopfsalate, Orangen, Avocados, Sojabohnen, Weizenkeime, Kartoffeln, Leber, Milchprodukte und Nüsse.

▶ Empfohlene Tageszufuhr: rund 300 Mikrogramm; Schwangere rund 600 Mikrogramm.

Vitamin-B8-Mangel
Wer häufig an Magen-Darm-Störungen und an Anämie leidet, könnte an einem Vitamin-B8-Mangel leiden.

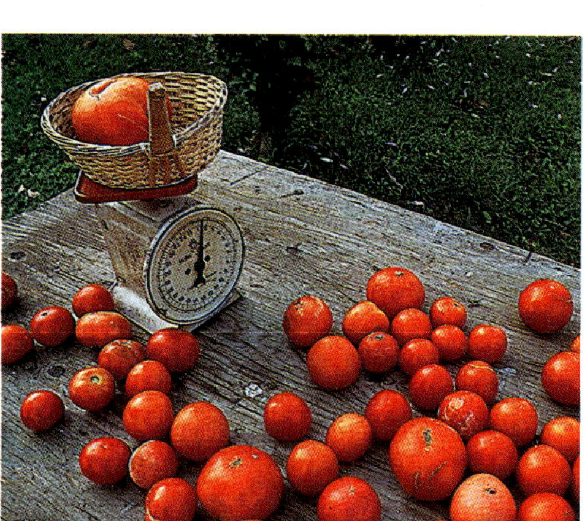

■ *Folsäuremangel kann durch richtige Ernährung beseitigt werden.*

Vitamin B12 (Kobalamin)

Dieses Vitamin ist wichtig für die Blutbildung, das Wachstum, den Nervenschutz und für den Aufbau der Zellkernsubstanz. Das wasserlösliche Vitamin B12 wirkt eng mit Folsäure, Pantothensäure und Zink zusammen. So hilft es der Folsäure bei der Herstellung des Nervenstoffes Cholin. Außerdem ist es wesentlich bei der Umwandlung der Karotinoide in Vitamin A sowie am Aufbau des »Fettkillers« Karnitin beteiligt.

▶ Grundvoraussetzung für eine gute Vitamin-B12-Aufnahme im Körper ist eine intakte Leber und eine gesunde Darm- und Magenschleimhaut. Hoher Alkoholkonsum, Abführmittel und Antibiotika können die Resorption der Substanz wesentlich einschränken.

▶ Vitamin-B12-Mangelerscheinungen wie Blutarmut oder Störungen des Nervensystems treten selten, meist erst im Alter, auf.

▶ Vitamin B12 kommt innerhalb der pflanzlichen Lebensmittel nur in Algen oder bei Gemüse nach Bakteriengärung, wie zum

Beispiel Sauerkraut, vor. Sonst ist Vitamin B12 ausschließlich in tierischen Lebensmitteln wie Fleisch, Milchprodukten, Eiern oder Fisch enthalten.

▶ Empfohlene Tageszufuhr: 3 bis 4 Mikrogramm.

■ Vitamin C (Askorbinsäure)

Vitamin C gehört zu den wichtigsten Vitaminen überhaupt. Wie die Vitamine A, E und das Spurenelement Selen, so hat auch Vitamin C eine antioxidative Wirkung. Antioxidanzien schützen die Zellwände und den Zellkern (also das Erbgut); sie stärken das Immunsystem und mobilisieren die Körperabwehr. Da sie aggressive Sauerstoffmoleküle, die so genannten »freien Radikale«, im Körper neutralisieren, werden sie auch als »Radikalenfänger« bezeichnet. Diese Moleküle entstehen durch Smog, Zigarettenrauch, Stress, Ozon- und Sonneneinwirkung oder Medikamente. Man geht davon aus, dass vorzeitiges Altern, verschiedene Zivilisationskrankheiten, Arterienverkalkung, Herz-Kreislauf-Erkrankungen, Augenerkrankungen und sogar Krebs durch freie Radikale verursacht werden.

▶ Das wasserlösliche Vitamin C ist die »Universalwaffe« unter den Vitaminen. Es ist wesentlich an der Kalzium- und Eisenaufnahme im Körper beteiligt, schützt also indirekt vor Blutarmut und Osteoporose. Und es macht die Zellen gegen schädliche Eindringlinge wie Viren oder Bakterien mobil. Wachstums- und Regenerationsprozesse funktionieren nur mit einer ausreichenden Askorbinsäure-Versorgung. Vitamin C ist auch unabdingbar für die Kollagenbildung; es sorgt zudem für ein kräftiges Bindegewebe sowie last but not least für gesunde Haut und Knochen.

▶ Mangelzustände äußern sich in Infektanfälligkeit, Zahnfleischbluten, Bindegewebsschwäche oder Antriebsschwäche. Bekannte Vitamin-C-Killer sind Rauchen, Alkohol, Medikamente, starke körperliche Anstrengungen und Stress. Hier empfehlen sich Vitaminpillen.

▶ Viele Obstarten (vor allem Johannisbeeren, Papayas, Mangos, Zitrusfrüchte, Kiwis, Acerolakirschen, Litchis), Kräuter (vor allem Petersilie), Gemüse (allen voran rote Paprika, Feldsalat, Tomaten, Spinat, Blumenkohl, Grünkohl, Rosenkohl) sind besonders Vitamin-C-reich. Da Vitamin C extrem hitze-, sauerstoff- und lichtlabil ist, sollten die Lebensmittel möglichst als Rohkost verzehrt werden.

▶ Empfohlene Tageszufuhr: rund 75 Milligramm.

Vitamin-C-Mangel
Wer in der nasskalten Jahreszeit regelmäßig krank wird und sich im Frühjahr häufig schlapp fühlt, könnte an einem Vitamin-C-Mangel leiden.

■ Vitamin D

Dieses Vitamin wird für die Knochenbildung benötigt (vor allem von Säuglingen!) und durch die Sonneneinwirkung vom Körper zu einem Großteil selbst gebildet. Es schützt vor Entzündungen, reguliert den Phosphor- und Kalziumstoffwechsel und ermöglicht dadurch die Mineralisation des Knochens; es wird deshalb oft »Anti-Rachitis-Vitamin« genannt. In dem Zusammenhang gilt es auch als ausgezeichneter Schutz gegen Osteoporose. Außerdem schützt Vitamin D vor schädlichen Bleibelastungen durch Umwelt und Nahrung.

▶ Mangelerscheinungen äußern sich in Rachitis, schlechten Zähnen, Knochenerweichung oder -brüchigkeit, krummen Beinen, der so genannten Trichterbrust, Bluthochdruck, Nervosität und Hautentzündungen.

▶ Vitamin D wird vom Körper selbst hergestellt. Präparate werden nur in sonnenarmen Ländern Schwangeren und Stillenden empfohlen. Säuglinge benötigen in den ersten Monaten 12 Milligramm, die nur durch zusätzliche künstliche Vitamingabe erreicht werden kann und vom Arzt verschrieben werden muss. Eine Überdosierung durch Präparate führt zu gefährlichen organischen Störungen.

▶ Vitaminreiche-D-reiche Lebensmittel sind fette Fische (Lachs, Makrele), Eigelb, Milch und ihre Produkte, Margarine, Lebertran sowie Pilze.

▶ Vitamin D ist sehr hitze-, licht- und sauerstoffempfindlich.

▶ Empfohlene Tageszufuhr: rund fünf Mikrogramm; Schwangere rund zehn Mikrogramm.

Vitamin-D-Mangel
Wer ständig Zahnprobleme oder Schmerzen am Bewegungsapparat hat, könnte an einem Vitamin-D-Mangel leiden.

■ Vitamin E (Tocopherol)

Dieses fettlösliche Vitamin gilt neben den Vitaminen A und C als wichtigstes Antioxidans. Vitamin E schützt die mehrfach ungesättigten Fettsäuren (Linol- und Linolensäure) an den Zellwänden vor der Zerstörung durch Sauerstoff (»Rostschutzmittel«) und somit den Zellkern und das Erbgut. Es stärkt zusammen mit den Vitaminen A und C den Immunkomplex, verhindert unschöne Altersflecken und beugt Krebserkrankungen vor. Außerdem ist es wesentlich an der Umwandlung von Fett in Energie beteiligt.

▶ Mangelerscheinungen sind selten, können aber bei Kindern und Jugendlichen zu Wachstumsstörungen führen; auch Irritationen des Muskelstoffwechsels und des Nervensystems sind möglich.

▶ Reich an Vitamin E sind kaltgepresste Pflanzenöle, Vollkornprodukte, Avocado, Schwarzwurzeln, Spargel, Wirsing, Paprika, Nüsse, Eigelb sowie tierische Fleisch- und Fischfette.

▶ Wer Lebensmittel mit einem hohen Anteil an ungesättigten Fettsäuren verzehrt (z. B. Fisch oder Pflanzenöle), benötigt auch entsprechend mehr Vitamin E, da dieses wiederum als Schutzmittel für die Fettsäuren gebraucht wird.

▶ Vitamin E und Eisen blockieren sich bei gleichzeitiger Einnahme gegenseitig.

▶ Vitamin E ist relativ hitze- und sauerstofflabil.

▶ Empfohlene Tageszufuhr: 12 bis 17 Milligramm.

Vitamin-E-Mangel
Wer häufig unter Stress steht, öfter mal Herzbeschwerden hat und zudem ein Raucher ist, könnte an einem Vitamin-E-Mangel leiden.

■ Vitamin K (Phyllochinon)

Vitamin K ist wesentlich für die Blutgerinnung und die schnelle Heilung von Wunden. Außerdem ist es an der Kalkeinlagerung in den Knochen beteiligt. Das fettlösliche Vitamin wird vom Körper durch Dickdarmbakterien selbst produziert.

▶ Darm-, Galle- oder Lebererkrankungen sowie hoher Alkohol- und Fleischkonsum können zu Vitamin-K-Mangelerscheinungen führen.

▶ Vitamin-K-reiche Lebensmittel sind Petersilie, Spinat, Kopfsalat, Blumenkohl, Hülsenfrüchte, Haferflocken, Weizenkeime, Grünkohl und Brokkoli.

▶ Vitamin K gilt zwar als äußerst hitzebeständig, dafür ist es aber sehr licht- und säureempfindlich.

▶ Empfohlene Tageszufuhr: 65 bis 80 Mikrogramm.

■ *Hülsenfrüchte sind reich an Vitamin K.*

Mineralstoffe und Spurenelemente

Mineralstoffe sind anorganische Substanzen, die der Körper selbst nicht herstellen kann. Man unterscheidet zwischen so genannten Mengenelementen, die zu mehr als 50 Milligramm pro Körpergewicht vorkommen, und Spurenelementen, die zu weniger als 50 Milligramm pro Körpergewicht vorhanden sind. Mineralstoffe sind Baustoffe für den Körper und verrichten lebenswichtige Aufgaben. Die Salze lösen sich in Wasser in positive und negative Ionen, steuern wesentlich den gesamten Stoffwechsel und Wasserhaushalt und halten darüber hinaus die Funktionen von Muskeln und Nerven intakt.

▶ Ein Missverhältnis der positiven und negativen Ionen untereinander kann dazu führen, dass sich Mineralien und Spurenelemente gegenseitig blockieren oder es sogar zum Defizit eines Minerals kommt. So können Kalziumtabletten als Osteoporosevorbeugung bei unsachgemäßer Anwendung zu Magnesiummangel führen, wenn die Relation der beiden Gegenspieler untereinander nicht stimmt. Bisher ist vor allem die Kenntnis von der Wechselwirkung der Spurenelemente noch unbefriedigend.

▶ Eine hohe Bioverfügbarkeit von Mineralstoffen erzielt man am besten durch eine ausgewogene Ernährung, die Blockierungen auf natürliche Weise ausschließen.

Wer braucht eine Mineralstoff-Therapie?

Wer eine lang andauernde Diät macht, schwanger ist, stillt oder an spezifischen ernährungsbedingten Krankheitserscheinungen leidet, sollte sich eine gezielte Mineralstoff-Therapie vom Arzt zusammenstellen lassen.

■ Natrium und Kalium

Diese beiden Mineralstoffe regulieren den Wasserhaushalt im Körper, und als Folge davon sind sie auch für den Blutdruck mitverantwortlich.

Darüber hinaus sind sie von Bedeutung für die Leistungsfähigkeit der Muskeln und des Verdauungstraktes. Während Natrium Wasser im Körper speichert, sorgt Kalium für eine Ausschwemmung überflüssigen Wassers. Beide müssen in einem ausgewogenen Verhältnis zueinander stehen.

Natrium für die Aktivierung von Enzymen

In den Industriegesellschaften ist der Bedarf an Natriumsalzen durch den Konsum von Kochsalz, Wurst, Fleisch, Käse, Brot, Backpulver, Heringen, Kartoffelchips und Fast-Food- bzw. Fertiggerichten mehr als gedeckt.

▶ Grundsätzlich ist Natrium wichtig zur Regulierung des Säure-Basen-Haushaltes (es bindet überschüssige Säure!), zur Aufnahme von Zucker und Aminosäuren sowie zur Aktivierung vieler Enzyme.

▶ Sport, hohe Außentemperaturen oder Fieber erhöhen den Bedarf. Ein zu hoher Salzkonsum kann zu Ödemen, Herz- oder Nierenbeschwerden und in vielen Fällen zu Bluthochdruck führen.

▶ Empfohlene Tagesmenge: 2 bis 3 Gramm.

Kalium für den Kohlenhydratstoffwechsel

Kalium regelt vor allem die Wassermenge innerhalb der Zellen im Organismus und ist zusammen mit seinem Gegenspieler Natrium für die Balance des Wasserhaushalts verantwortlich. Kalium ist zudem wesentlich für die Reizleistungen von Nerven und Muskeln. Und schließlich wird Kalium als ein Bestandteil der Verdauungssäfte für die gesamte Verdauung benötigt. Auch die Herstellung von Eiweiß und der Kohlenhydratstoffwechsel funktionieren nicht ohne Kalium.

▶ Abführmittel, Durchfallerkrankungen, entwässernde Medikamente, aber auch Leistungssport können durch starkes Schwitzen zu einem Kaliummangel führen. Muskel- und Antriebsschwäche, Verstopfung, zu niedriger Blutdruck oder Funktionsschwäche des Herzens sind mögliche Folgen.

▶ Kaliumreiche Lebensmittel sind Fisch, Vollkorngetreide, Kartoffeln, alle Gemüse- und Obstarten, vor allem Trockenfrüchte sowie Pilze.

▶ Empfohlene Tagesmenge: 3 bis 4 Gramm.

■ Kalzium und Phosphor

Diese beiden Mineralstoffe haben eine große Bedeutung für die Gesunderhaltung von Knochen und Zähnen. Während Phosphor durch Zusätze in vielen Lebensmitteln mehr als ausreichend vorhanden ist – extrem hoher Gehalt in Cola und Limonade, Puddings, Schmelzkäse und Fertiggerichten –, muss auf die Kalziumzufuhr geachtet werden. Optimal ist ein Kalzium-Phosphor-Verhältnis von 1:1,2.

Kaliummangel
Wer häufig Verstopfung hat, Abführmittel einnimmt, gelegentlich Herzbeschwerden und schwache Muskeln hat, könnte an einem Kaliummangel leiden.

Kalziummangel
Wer sich häufig gestresst fühlt, brüchige Nädel und Rückenprobleme hat, könnte an einem Kalziummangel leiden.

Phosphor für das Gehirn

Phosphor ist als Bestandteil von Zellkerneiweiß an dem gesamten Stoffwechsel beteiligt; es ist damit besonders wichtig für das Gehirn, für Muskeln und Nerven. Da durch den üblichen hohen Konsum an tierischem Eiweiß auch besonders viel Phosphor mitgeliefert wird und da Phosphat zudem als Baustoff an Kalzium gebunden ist (je mehr Phosphor, desto mehr Kalzium wird gebraucht!), kann es schnell zu einem Kalziumdefizit kommen. Außerdem wird Phosphor vom Körper doppelt so gut aufgenommen wie Kalzium.

▶ Kinder und Jugendliche, die sich zu einem Großteil durch Cola, Fertigkost und Fast Food ernähren, können durch einen unausgewogenen Kalzium-Phosphor-Haushalt hyperaktiv werden.

▶ Empfohlene Tagesmenge: rund 800 Milligramm.

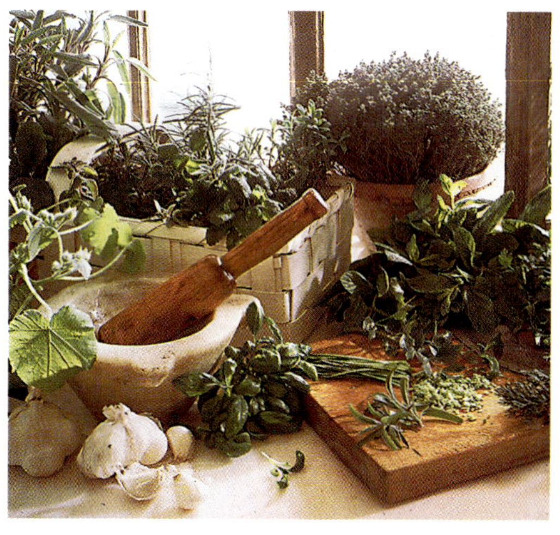

■ *Kräuter enthalten ausreichend Kalzium. Eine erhöhte Zufuhr, z.B. durch Kalziumpräparate, kann Nierensteine verursachen.*

Kalzium für die Knochen

Kalzium ist nicht nur für das Körpergerüst und die Zähne wesentlich, sondern auch für die mentale Ausgeglichenheit. Gereiztheit und Depressionen können Folge eines Kalziumdefizits sein. Kalzium ist auch wichtig für eine rasche Blutgerinnung.

▶ Wesentlich für die Kalziumaufnahme ist eine ausreichende Versorgung durch Vitamin D und Vitamin C. Gehindert wird die Resorption neben einer zu hohen Phosphorzufuhr durch oxalsäurehaltige Lebensmittel (Rhabarber, Spinat) und auch durch Phytin (in Getreide). Liegt ein Kalziummangel vor, entzieht der Körper die notwendigen Substanzen den Knochen. Die Folgen bei einem länger dauernden Defizit sind Osteoporose, Rachitis bei Kindern, Muskelkrämpfe, Zustandsverschlechterung von Zähnen, Nägeln, Haaren und Haut sowie starke Nervosität bis hin zu Depressionen.

▶ Vorsicht: Überdosierungen durch Kalziumpräparate können zu Nierensteinen führen.

▶ Reich an Kalzium sind alle Milchprodukte; ferner Nüsse, Vollkorngetreide, Kräuter, Gemüse und Salate.

▶ Empfohlene Tagesmenge: rund 800 Milligramm; Schwangere und Stillende rund 1.300 Milligramm; Jugendliche rund 1.000 Milligramm.

■ Magnesium

Magnesium braucht der Körper für den Aufbau von Knochen und Zähnen sowie für die Muskelarbeit. Außerdem wirkt es an der Informationsübertragung von den Nerven an die Muskulatur mit. Es aktiviert über 300 Enzyme und ist deshalb an der Verdauung von Fetten, Kohlenhydraten und Proteinen beteiligt. Magnesium beruhigt zudem die Nerven. Im Gegensatz zu Kalzium hemmt es die Blutgerinnung, weshalb es therapeutisch bei Blutgerinseln eingesetzt wird. Wichtig zu wissen ist noch, dass die B-Vitamine die Magnesium-Aufnahme verbessern.

▶ Eine übermäßige Erhöhung des Kalziumspiegels durch Kalziumpräparate führt zu Magnesium-Mangel. Ebenso Alkoholmissbrauch, Konserven statt Frischgemüse, Abführmittel, ein übermäßiger Konsum von Fleisch, Wurst und phosphorhaltigen Lebensmitteln.

▶ Ein Magnesiummangel äußert sich durch körperlichen und geistigen Leistungsabfall, Muskelkrämpfe, Gereiztheit, Herz-Kreislauf-Beschwerden sowie verschiedene Störungen der Nervenfunktionen.

▶ Reich an Magnesium sind Nüsse, Samen, Vollkornprodukte, Gemüse, Trockenfrüchte, Bananen und Mineralwasser – bei letzteren gibt es allerdings Unterschiede.

▶ Empfohlene Tagesmenge: rund 350 Milligramm; Schwangere rund 500 Milligramm.

Magnesium-Kalzium-Verhältnis
Je höher der Kalzium-Konsum, desto mehr Magnesium wird benötigt. Denn beide Mineralstoffe müssen in einem ausgewogenen Verhältnis zueinander stehen.

■ Eisen

Eisen ist eigentlich ein Spurenelement, wird aber vom Körper in größeren Mengen zur Bildung der roten Blutkörperchen benötigt. Es ist lebenswichtig für den Sauerstofftransport im Körper. Bei vielen Menschen, vor allem bei Frauen, ist der Bedarf an Eisen durch den Blutverlust bei der Menstruation nicht gedeckt. Da die Aufnahme von Eisen relativ kompliziert ist, benötigt der Organismus hierfür zusätzlich reichlich Vitamin C.

▶ Ein Eisenmangel kann sich in Anämie, Antriebslosigkeit und Schwäche (durch die Einschränkung der Sauerstoffversorgung im Blut) sowie in Appetitlosigkeit äußern.

▶ Reich an Eisen ist rotes Fleisch, Vollkorngetreide, Artischocken, Brokkoli, Endivien, Zwiebeln, Kresse, Mangold, Spinat, Zucchini und Hülsenfrüchte.

▶ Empfohlene Tageszufuhr: 10 bis 15 Milligramm; Schwangere rund 30 Milligramm.

Eisenmangel
Wer sich häufig matt und erschöpft fühlt, Durchblutungsstörungen und eingerissene Mundwinkel hat, könnte an einem Eisenmangel leiden.

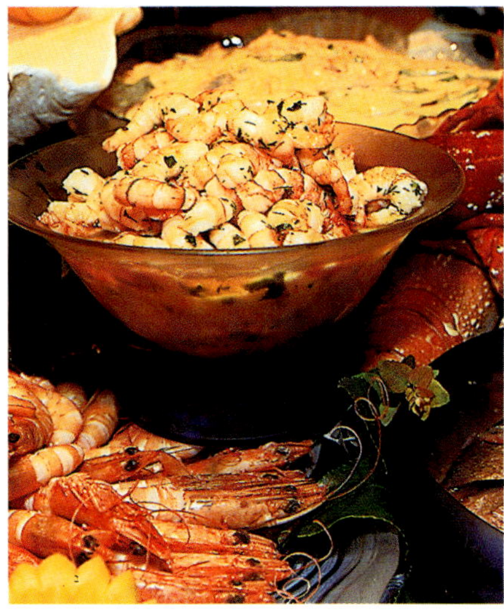

Jod

Jod, das als Bestandteil der Schilddrüsenhormone für die gesamte Stoffwechselsteuerung unentbehrlich ist, wird über die Nahrung häufig unzureichend aufgenommen. Die Jodversorgung wird zudem durch die zusätzliche Einnahme von Fluortabletten verschlechtert.

▶ Typische Jod-Mangelerscheinungen sind eine vergrößerte Schilddrüse (»Kropf«), Müdigkeit und Konzentrationsschwäche, Wachstumsstörungen bei Kindern sowie Stoffwechselstörungen.

▶ Reich an Jod sind Fisch und Meerestiere, Eier und Milch, Brokkoli, Feldsalat, Kohl, Spinat, Rettich, Champignons und Rotwein.

▶ Empfohlene Tageszufuhr: 200 Mikrogramm; Schwangere rund 30 Mikrogramm.

Jod findet sich vor allem in Meeresfrüchten, Salat und Kohl.

Zink

Zink kräftigt die Immunabwehr, ist am Aufbau der roten und weißen Blutkörperchen beteiligt und fördert die Wundheilung. Darüber hinaus ist Zink durch seine Beeinflussung einiger Sexualhormone von großer Bedeutung für die Fortpflanzungsfähigkeit. Und schließlich kräftigt Zink im Zusammenwirken mit verschiedenen Vitaminen Haut und Haare. Wichtig zu wissen ist ferner, dass Zink-, Eisen- und Kupferpräparate sich gegenseitig blockieren, wenn sie gleichzeitig eingenommen werden.

▶ Zinkmangel entsteht häufig durch zu viel Stress, zu hohen Alkoholkonsum und durch Fehlernährung. Auch Extremsportler weisen häufig einen Zinkmangel auf. Wichtig: Ein hoher Fett- und Kalziumkonsum sowie Phytate in Getreide hemmen die Zinkaufnahme.

▶ Zinkmangel äußert sich unter anderem in frühem Haarausfall, Hautirritationen, Unfruchtbarkeit, sexueller Unlust, reduziertem Geruchs- und Geschmackssinn und verzögerter Wundheilung. Nach Ansicht von Ernährungswissenschaftlern besteht bei einem Großteil der Bevölkerung ein Zinkmangel. Allerdings können künstliche Zinkgaben, die über das Fünffache des Tagesbedarfs hinausgehen, zu Vergiftungen und negativen Beeinflussungen des Immunsystems führen.

▶ Zink wird aus Fleisch-, Fisch-, Milch- und Eierprodukten wesentlich besser aufgenommen als aus pflanzlicher Kost. Reich an Zink sind Nüsse, Samen und Keimlinge, Hülsenfrüchte, Vollkorn-

Zinkmangel
Wer brüchige Nägel hat und von Schuppenflechte, Hautekzemen oder Haarausfall geplagt wird, könnte an einem Zinkmangel leiden.

produkte, Käse, Sojaprodukte, Hagebutten, getrocknete Früchte, grüne Gemüsearten und Kohl.

▶ Empfohlene Tageszufuhr: 12 bis 15 Milligramm.

■ Kupfer

Kupfer hält den Farbstoffwechsel in Haut und Haaren intakt und hilft bei der Bildung der roten Blutkörperchen. Außerdem wird es für verschiedene Abwehrmechanismen und für bestimmte Stoffwechselvorgänge im Organismus benötigt. Es fördert die Aufnahme von Eisen aus dem Darm und ist ähnlich wie Eisen in zahlreichen Lebensmitteln vorhanden, unter anderem in Fleisch, Nüssen, Hülsenfrüchten, Fisch, Samen und grünen Blattgemüsen.

▶ Ein Kupfermangel kann, wie auch ein Eisenmangel, durch starken Blutverlust entstehen. Er zeigt sich unter anderem in früh ergrauten Haaren und schnell alternder Haut sowie in einer reduzierten Immunabwehr.

▶ Empfohlene Tageszufuhr: 1,5 bis 3 Milligramm.

Kupfermangel
Wer häufig Gelenkentzündungen hat, früh ergraut, sich oft antriebsschwach fühlt oder von Herzbeschwerden gepeinigt wird, könnte an einem Kupfermangel leiden.

■ Fluor

Fluor kräftigt die Zähne, härtet den Zahnschmelz und schützt vor Karies. Während der Schwangerschaft verbessert Fluor die Resorption von Eisen. Zu hoch dosierte Kalzium- oder Magnesiumpräparate binden Fluor, so dass es über die Nieren ausgeschieden wird. Zu viel Fluor wiederum verschlechtert die Jodversorgung.

▶ Ein Fluormangel äußert sich durch Kariesbildung in den Zähnen. Da Fluor gut vom Körper aufgenommen wird, wird der Bedarf durch eine ausgewogene Ernährung leicht erreicht. Fluorpräparate sind nach wie vor umstritten. Überdosierungen führen zu weißen Flecken und Verfärbungen im Zahn, Wachstumsstörungen und sogar zu Knochenerweichungen.

▶ Reich an Fluor sind Hülsenfrüchte, Vollkornprodukte, grüner und schwarzer Tee, tierische Lebensmittel, Nüsse, Spinat, grüne Salate und Zwiebeln.

▶ Empfohlene Tageszufuhr: rund 1 Gramm.

■ *Grüner und schwarzer Tee enthält reichlich Fluor.*

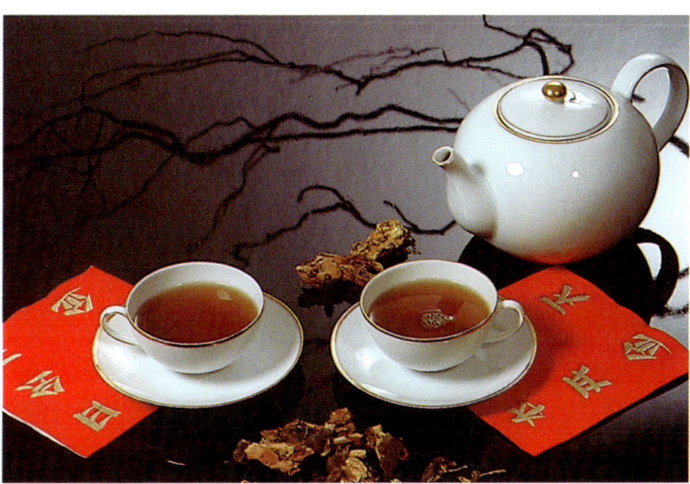

■ Mangan

Mangan unterstützt die Knochenbildung, die Abwehr von Krankheiten, hilft den Körper zu entgiften und hält die Haut intakt. Manganmangel ist nicht bekannt. Manganreiche Lebensmittel sind Vollkornprodukte, Nüsse, Keimlinge, Hülsenfrüchte, Heidelbeeren, Preiselbeeren, Okra, Eigelb, grüne Gemüsearten und Kakao.

▶ Empfohlene Tageszufuhr: 2 bis 5 Milligramm.

■ Chrom

Chrommangel
Wer erhöhte Cholesterinwerte hat, die sich trotz Behandlung nicht normalisieren, oder wer einen grauen Star hat, könnte an einem Chrommangel leiden.

Chrom ist wesentlich für die Zucker- und Fettverwertung. Als Bestandteil des Glukose-Toleranz-Faktors (GTF) kann Chrommangel zu Diabetes führen. Ein hoher Konsum an Süßigkeiten führt zu einem erhöhten Chrombedarf. Durch die Beeinflussung von Glukagon und Insulin auf den Blutfettspiegel ist Chrommangel auch mitverantwortlich für einen erhöhten Cholesterinspiegel und demzufolge für Arteriosklerose. Reichlich vorhanden ist Chrom in Nüssen, Vollkornprodukten, schwarzem Tee und Kakao, Fleisch, Milchprodukten, Zwiebeln, Champignons, Karotten, Pilzen, weißen Bohnen, Kopfsalat, Petersilie, Spinat, Mais, Eigelb und Datteln.

▶ Empfohlene Tageszufuhr: 50 bis 200 Mikrogramm.

■ Selen

Selenmangel
Wer einen zu hohen Blutdruck hat, häufig krank ist und von rheumatischen Beschwerden heimgesucht wird, könnte an einem Selenmangel leiden.

Selen wirkt ähnlich wie die Vitamine A, C und E antioxidativ. Zudem ergänzen sich Vitamin E und Selen in ihrer zellschützenden Arbeit. Selen stärkt das Immunsystem, beugt Krebs und Allergien vor und schützt vor Herzerkrankungen und Infarkten. Es hilft dem Körper ferner bei der Entgiftung von Schwermetallen wie Kadmium oder Quecksilber. Durch den hohen Fleisch- und Wurstkonsum in Industriegesellschaften und der gleichzeitig schwierigen Resorption im Körper kann es zu einer Selenunterversorgung kommen. Allerdings warnen Ernährungswissenschaftler vor zu hohen Selengaben, da das Spurenelement schnell überdosiert ist und bereits bei 800 Mikrogramm täglich Vergiftungserscheinungen (Anzeichen: Müdigkeit, Haarausfall, Karies, brüchige Fingernägel) auftreten können.

▶ Wichtigster Selenspender ist Getreide. Aus Vollkornprodukten wird das Spurenelement besonders gut resorbiert. Außerdem ist Selen in folgenden Lebensmitteln enthalten: Fisch, Meeresfrüchte, Reis, Eigelb, Sojabohnen, Linsen, Rosenkohl, Kohlrabi, Petersilie, Steinpilze und Käse.

▶ Empfohlene Tageszufuhr: 20 bis 100 Mikrogramm.

Sekundäre Pflanzenschutzstoffe

Pflanzen besitzen Pflanzenschutzstoffe, um sich selbst vor Schädlingen und Krankheiten zu schützen. Diese Abwehrstoffe kommen auch dem Menschen durch den Genuss von Obst, Getreide und Gemüse zugute. Sie sind jedoch noch unzureichend erforscht. Die Pflanzenschutzstoffe sind netzartig untereinander verbunden und wirken synergistisch. Die bekanntesten Stoffe mit gesundheitsfördernder Wirkung sind folgende:

▶ Karotinoide (Provitamine von Vitamin A): hemmen die Krebsbildung und stärken das Immunsystem

▶ Phytosterine (vor allem in Vollkorngetreide): senken den Cholesterinspiegel und beugen Krebs vor

▶ Saponine (vor allem in Hülsenfrüchten und Hafer): hemmen das Wachstum von Bakterien und Viren und senken den Cholesterinspiegel

▶ Isoflavonoide: wirken beim Menschen wie Östrogene und hemmen bestimmte Tumoren in ihrem Wachstum

▶ Senföle (in Meerrettich oder Senf): entgiften und wirken ebenfalls krebshemmend

▶ Allizin (in Knoblauch): wirkt antikanzerogen

▶ Indole (in Kohlarten): wirken antikanzerogen

▶ Phenolsäuren und Terpene: wirken antikanzerogen

▶ Bitterstoffe und ätherische Öle: regen den Verdauungsprozess an, entgiften und wirken antibiotisch

Dreifacher Pflanzenschutz
Die meisten sekundären Pflanzenschutzstoffe enthalten Substanzen, die antiviral, antibakteriell und antikanzerogen wirken.

Flavonoide hemmen das Krebswachstum

Auf dem Gebiet der sekundären Pflanzenschutzstoffe ist die Wissenschaft noch am Anfang ihrer Forschungen. Die ersten Ergebnisse sind jedoch durchgehend erfreulich. Die Wirkungen dieser Stoffe auf den menschlichen Organismus sind weitestgehend positiver Natur. In der Bestenliste der Pflanzen stehen Obst, Getreide und Gemüse obenan.

Wichtige Pflanzenstoffe sind Flavonoide, die sich in nahezu allen Pflanzen befinden. Sie wirken vorbeugend gegen Krebs und können den Verlauf von Krebserkrankungen nachhaltig beeinflussen. Sie sind sogar in der Lage, das Wachstum von Krebs zu hemmen. Außerdem wirken Flavonoide antioxidativ und entzündungshemmend.

Nährstofftabelle Gemüse

Gemüse (je 100 g verzehrbarer Anteil)	Natrium	Kalium	Kalzium	Phosphor	Magnesium	Eisen	A	E	B₁	B₂ (Riboflavin)	Niazin	B₆ (Pyridoxin)	C (Ask.-Säure)
	mg	mg	mg	mg	mg	mg	µg	mg	mg	mg	mg	mg	mg
Artischocke	47	350	53	130	26	1,5	4	0,2	0,14	0,01	0,9	*	8
Aubergine	3	224	13	21	11	0,4	7,2	0,03	0,04	0,04	0,6	0,08	5
Bambussprosse	6	470	15	55	*	0,7	2	*	0,13	0,08	0,6	*	6
Blumenkohl	16	328	22	54	17	0,6	2	0,1	0,1	0,11	0,6	0,2	69
Bohnen	2	243	56	38	26	0,8	60	0,1	0,08	0,11	0,5	0,28	19
Brokkoli	19	373	105	82	24	1,3	143	0,6	0,1	0,2	1,1	0,28	115
Chicorée	4	192	26	26	13	0,7	572	*	0,05	0,3	0,2	0,05	10
Chinakohl	19	144	40	30	11	0,6	71	*	0,03	0,04	0,4	0,12	26
Endivien	53	346	54	54	10	1,4	280	*	0,06	0,1	0,4	*	10
Erbsen	1	340	15	100	30	1,9	50	*	0,32	0,15	2,5	*	25
Fenchel	86	494	109	51	49	2,7	783	*	0,23	0,11	0,2	0,1	93
Grünkohl	44	490	212	87	31	1,9	861	1,7	0,1	0,2	2,1	0,25	105
Gurken	8	141	15	23	8	0,5	65	0,1	0,02	0,03	0,2	0,04	8
Ingwer	34	910	97	140	130	17,0	*	*	*	*	*	*	*
Kartoffel	3	411	6	50	20	0,4	1	0,1	0,1	0,05	1,2	0,3	17
Knoblauch	*	*	38	134	*	1,4	*	0,01	0,2	0,08	0,6	*	14
Knollensellerie	77	310	68	80	9	0,5	3	0,5	0,04	0,07	0,9	0,2	8
Kohlrabi	32	372	68	51	43	0,9	33	*	0,05	0,05	1,0	0,07	63
Kürbis	1	383	22	44	8	0,8	127	1,1	0,05	0,07	0,5	0,1	12
Mangold	90	376	103	39	*	2,7	588	*	0,09	0,19	0,6	*	39
Möhren	60	290	41	36	17	2,1	1,6 mg	0,6	0,07	0,05	0,6	0,3	7
Paprika	2	177	10	29	12	0,7	180	2,5	0,07	0,05	0,4	0,27	140
Porree	5	235	87	46	18	1,0	167	0,5	0,09	0,07	0,5	0,26	26
Radieschen	17	255	35	28	8	1,2	4	*	0,04	0,04	0,2	0,06	27
Radicchio	10	240	40	27	11	1,5	133	0,5	0,04	0,03	*	0,1	28
Rettich	18	322	32	30	15	0,8	2	*	0,03	0,03	0,4	0,06	29
Rhabarber	2	270	52	24	13	0,5	12	0,2	0,02	0,03	0,2	0,04	10
Rosenkohl	9	390	31	84	22	1,1	75	0,6	0,13	0,13	0,7	0,3	112
Rote Bete	58	335	29	45	25	0,9	2	0,05	0,03	0,04	0,2	0,05	10
Rotkohl	4	267	35	32	18	0,5	3	1,7	0,07	0,05	0,4	0,15	50
Schwarzwurzel	5	320	53	76	23	3,3	3	6	0,11	0,03	0,3	*	4
Spargel	4	203	26	46	18	0,7	87	2,1	0,11	0,11	1,0	0,06	20
Spinat	65	633	126	55	58	4,1	781	1,4	0,1	0,2	0,6	0,2	51
Tomaten	3	242	9	18	14	0,6	84	0,8	0,06	0,04	0,5	0,1	25
Weißkohl	13	208	49	29	23	0,5	12	1,7	0,05	0,05	0,3	0,1	47
Wirsing	9	252	47	55	12	0,9	7	2,5	0,05	0,07	0,5	0,2	50
Zucchini	3	152	30	25	*	1,5	31	*	0,2	0,09	0,4	0,1	16
Zwiebel	9	135	31	42	11	0,5	1	0,1	0,03	0,03	0,2	0,13	10

Nach: Die große GU-Nährwert-Kalorien-Tabelle, Gräfe und Unzer, München 1998/99.

Nährstofftabelle Obst

Obst- und Obstprodukte (je 100 g verzehrbarer Anteil)	Natrium	Kalium	Kalzium	Phosphor	Magnesium	Eisen	A	E	B₁	B₂ (Riboflavin)	Niazin	B₆ (Pyridoxin)	C (Ask.-Säure)
	mg	mg	mg	mg	mg	mg	µg	mg	mg	mg	mg	mg	mg
Acerola	3	83	12	17	12	0,2	28	✳	0,02	0,06	0,4	0,6	1700
Ananas	2	172	16	9	17	0,4	3	0,1	0,08	0,03	0,2	0,08	20
Apfel	3	144	7	12	6	0,5	4	0,5	0,04	0,03	0,3	0,1	12
Apfelsine	1	177	42	22	14	0,4	11	0,3	0,09	0,04	0,4	0,1	50
Aprikosen	2	280	17	22	9	0,6	265	0,5	0,04	0,05	0,7	0,07	10
Avocado	3	503	10	38	29	0,6	12	1,3	0,08	0,15	1,1	0,5	13
Banane	1	382	8	27	36	0,6	8	0,3	0,05	0,06	0,7	0,37	11
Birne	2	128	9	13	8	0,3	3	0,4	0,03	0,04	0,2	0,02	5
Brombeere	2	180	44	30	30	0,9	45	0,7	0,03	0,04	0,4	0,05	17
Dattel	35	649	61	60	50	1,9	25	✳	0,04	0,09	2,0	0,1	2
Eberesche	+	234	42	33	17	2,0	408	✳	✳	✳	✳	✳	98
Erdbeere	2	147	24	29	15	1,0	3	0,1	0,03	0,06	0,6	0,06	62
Granatapfel	1	200	3	8	3	0,2	0	✳	0,02	0,03	0,2	✳	8
Grapefruit	2	180	18	16	10	0,4	34	0,3	0,05	0,03	0,2	0,03	44
Guave	7	120	8	11	6	✳	0	✳	0,04	0,03	0,9	✳	180
Hagebutte	1465	291	257	258	104	0,5	800	4,2	0,06	0,07	0,5	0,05	1250
Heidelbeere	1	65	13	11	2	0,9	6	2,1	0,02	0,02	0,4	0,06	22
Himbeere	1	169	40	44	30	1,0	4	0,9	0,03	0,07	0,3	0,08	25
Honigmelone	20	330	6	21	10	0,2	783	0,1	0,06	0,02	0,6	✳	32
Johannisb., rot	1	238	29	27	13	0,9	4	0,7	0,04	0,03	0,2	0,05	36
schwarz	1	310	43	40	17	1,3	13	1,9	0,05	0,05	0,3	0,08	189
weiß	2	268	30	23	9	1,0	0	✳	0,08	0,02	0,2	✳	35
Kaki	4	170	8	25	8	0,3	266	✳	0,02	0,02	0,3	✳	16
Kirsche, süß	3	229	17	20	11	0,4	6	0,1	0,04	0,04	0,3	0,05	15
sauer	2	114	8	19	8	0,5	50	0,1	0,05	0,06	0,4	✳	12
Kiwi	4	295	40	31	24	0,8	7	✳	0,02	0,05	0,4	✳	71
Litchi	3	182	8	30	10	0,4	0	✳	0,03	0,05	0,8	✳	35
Mango	5	190	10	13	18	0,4	201	1,0	0,05	0,04	0,7	✳	37
Melone	14	320	19	30	20	0,8	✳	0,1	0,05	0,03	0,5	✳	25
Papaya	3	211	21	15	40	0,4	160	✳	0,03	0,04	0,4	✳	80
Passionsfrucht	28	350	16	54	39	1,1	108	✳	0,02	0,1	2,1	✳	20
Pfirsich	1	204	8	21	9	0,5	15	1,0	0,03	0,05	0,9	0,03	10
Pflaumen	2	221	14	18	10	0,4	65	0,8	0,07	0,04	0,4	0,05	5
Preiselbeere	2	77	14	10	6	0,5	4	1,0	0,02	0,02	0,1	0,01	12
Quitten	2	201	10	19	8	0,6	6	✳	0,03	0,03	0,2	✳	14
Stachelbeere	1	203	24	30	15	0,6	18	0,6	0,02	0,02	0,3	0,02	34
Wassermelone	1	158	11	11	3	0,4	87	✳	0,05	0,05	0,3	0,07	6,0
Weintrauben	2	192	18	20	9	0,5	5	0,7	0,05	0,03	0,3	0,07	4
Zitrone	3	144	19	16	28	0,06	+	✳	0,05	0,02	0,2	0,06	53

Nach: Die große GU-Nährwert-Kalorien-Tabelle, Gräfe und Unzer, München 1998/99.

Nährstofftabelle Getreide und Getreideerzeugnisse

Lebensmittel (je 100 g verzehrbarer Anteil)	Natrium	Kalium	Kalzium	Phosphor	Magnesium	Eisen	Fluor	A	E	B₁	B₂ (Riboflavin)	Niazin	B₆ (Pyridoxin)
	mg	mg	mg	mg	mg	mg	mg	µg	mg	mg	mg	mg	mg
Amaranth	47	484	214	582	308	9,0	*	*	*	0,80	0,19	1,1	*
Buchweizen,													
Korn, geschält	2	324	21	254	85	3,2	0,17	0	1,3	0,26	0,15	2,9	0,58
Grütze	1	218	12	150	48	2,0	0,08	0	1,2	0,28	0,08	2,8	0,40
Vollmehl	1	380	33	189	50	2,0	0,07	0	2,1	0,58	0,15	2,9	0,58
Gerste, Korn	18	444	38	342	114	2,8	0,12	0	0,6	0,43	0,18	4,8	0,56
Getreide, Ø													
Sprossen, frisch	1	100	11	100	50	0,8	*	0	*	0,12	0,04	*	0,11
Grünkern													
(Dinkel), Korn	3	447	22	411	130	4,2	0,06	0	0,3	0,30	0,10	1,5	0,30
Dinkel, Mehl	3	349	24	384	114	3,0	0,08	0	1,4	0,42	0,10	1,5	0,30
Hafer, Korn	8	355	79	342	129	5,8	0,10	*	1,0	0,52	0,17	2,4	0,96
Flocken,													
Vollkorn	5	348	54	391	135	4,6	0,04	*	1,5	0,65	0,15	1,0	0,16
Haferflocken,													
Instant	5	400	70	430	140	4,0	*	*	1,5	0,85	0,15	1,0	0,16
Grütze	6	300	67	349	71	3,9	0,03	*	*	0,52	0,12	+	0,15
Hirse, Korn	3	150	20	310	170	9,0	0,04	0	0,4	0,26	0,14	4,8	0,52
Mais, Korn	6	330	15	256	120	1,5	0,06	185	2,2	0,36	0,20	1,5	0,40
Pop-Corn	3	240	11	281	*	1,7	*	*	2,9	0,30	0,12	1,2	*
Grieß	1	80	4	73	20	1,0	*	120	0,7	0,15	0,05	0,5	*
Vollmehl	1	120	19	260	47	2,3	*	50	0,37	0,11	2,0	*	
Quinoa	10	804	80	328	276	8,0	*	*	*	0,17	*	0,5	*
Reis, Korn,													
Naturreis	10	150	23	325	157	2,6	0,06	0	0,74	0,41	0,09	5,2	0,28
poliert, roh	6	103	6	120	64	0,6	0,04		0,4	0,06	0,03	1,3	0,15
Reis, poliert,													
parboiled, roh	6	92	24	94	28	2,9	0,04	0	0,3	0,44	0,03	3,5	*
gekocht	2	28	10	28	10	0,9	+	0	0,1	0,11	0,01	1,0	0,20
Mehl	4	104	7	90	23	0,4	0,03	0	1,0	0,06	0,03	1,4	0,20
Roggen, Korn	4	510	64	336	120	4,6	0,15	60	2,0	0,35	0,17	1,8	0,29
Roggenflocken	2	450	30	350	120	4,0	0,15	2	1,8	0,35	0,20	1,8	0,30
Keime,													
getrocknet	10	400	40	1000	110	9,0	0,30	340	12,6	1,00	0,84	2,3	1,80
Speisekleie	*	*	*	*	*	*	*	*	*	*	*	*	*

Nach: Die große GU-Nährwert-Kalorien-Tabelle, Gräfe und Unzer, München 1998/99.

Nährstofftabelle Samen und Nüsse

Samen und Nüsse (je 100 g verzehrbarer Anteil)	Natrium	Kalium	Kalzium	Phosphor	Magnesium	Eisen	Fluor	A	E	B₁	B₂ (Riboflavin)	Niazin	B₆ (Pyridoxin)
	mg	mg	mg	mg	mg	mg	mg	µg	mg	mg	mg	mg	mg
Cashewnuss	15	552	31	375	270	2,8	0,14	10	0,8	0,63	0,25	1,8	*
Erdnuss	11	661	40	341	163	1,8	0,13	*	10,3	0,90	0,15	15,3	0,44
geröstet	5	777	65	410	180	2,3	0,14	110	10,0	0,25	0,14	14,3	0,40
Erdnussbutter	*	670	65	410	175	2,0	*	*	8,6	0,13	0,13	15,0	*
Erdnussflocken	*	*	*	*	*	*	*	*	*	*	*	*	*
Haselnuss	2	630	225	330	150	3,8	0,02	5	26,6	0,40	0,20	1,4	0,31
Kastanie, Marone	2	707	33	87	45	1,4	*	4	1,2	0,23	0,22	0,9	0,35
Kokosnuss, reif	35	379	20	94	39	2,3	*	*	0,8	0,06	0,01	0,4	0,06
Kokosmilch	47	282	27	3	28	0,1	*	0	*	+	+	0,1	0,03
Leinsamen, ungeschält	*	*	198	662	*	8,2	*	*	57	0,17	0,16	1,4	*
Macadamianuss	*	265	51	201	*	0,2	*	*	*	0,28	0,12	1,5	*
Paranuss	2	644	130	674	160	3,4	*	3	7,6	1,00	0,04	0,2	0,11
Pekannuss	3	604	73	290	142	2,4	*	13	3,1	0,86	0,13	2,0	*
Pinienkerne	*	*	12	605	*	5,2	*	8	*	1,30	0,23	4,5	*
Pistazienkerne	*	1020	130	500	160	7,3	*	25	5,2	0,69	0,20	1,5	*
Sesamsamen	45	458	783	607	347	10,0	*	6	5,7	1,00	0,25	5,0	*
Walnuss	2	570	87	410	135	2,1	0,70	10	6,0	0,35	0,10	1,0	0,87

Nach: Die große GU-Nährwert-Kalorien-Tabelle, Gräfe und Unzer, München 1998/99.

Nährstofftabelle Pilze

Pilze (je 100 g verzehrbarer Anteil)	Natrium	Kalium	Kalzium	Phosphor	Magnesium	Eisen	Fluor	A	E	B₁	B₂ (Riboflavin)	Niazin	B₆ (Pyridoxin)
	mg	mg	mg	mg	mg	mg	mg	µg	mg	mg	mg	mg	mg
Austernpilz	6	254	12	67	13	1,23	*	*	*	0,19	0,29	10,0	0,09
Champignon (Zucht)	8	418	10	120	13	1,1	0,03	2	0,3	0,10	0,45	407	0,06
in Dosen	319	121	19	69	15	0,8	*	*	*	0,02	0,22	1,6	0,06
Morchel (Speise-)	2	390	11	162	16	1,2	*	*	0,2	0,13	0,06	*	*
Pfifferling	3	367	4	56	14	6,5	0,05	217	0,1	0,02	0,23	6,5	*
getrocknet	32	5370	85	581	*	17,2	*	*	*	*	*	*	2
in Dosen	165	155	5	33	6	1,0	*	217	*	*	*	*	0,04
Steinpilz	6	341	4	85	12	1,0	0,06	*	0,6	0,03	0,37	4,9	*
getrocknet	14	2000	34	642	*	8,4	*	*	0,2	*	*	*	*
Trüffel	77	526	24	62	24	3,5	*	*	*	*	*	*	*

Nach: Die große GU-Nährwert-Kalorien-Tabelle, Gräfe und Unzer, München 1998/99.

Empfohlene Mineralstoffzufuhr

	Natrium mg	Kalium mg	Phosphor mg	Fluor mg	Kupfer mg	Mangan mg	Chrom µg	Selen µg	Kalzium mg	Magnesium mg m/w²	Eisen mg m/w²	Jod µg	Zink mg m/w²
Säuglinge													
0 bis unter 4 Monate	130	450	250	0,1-0,5	0,4-0,6	0,3-0,6	10--40	5-15	500	40	6	50	5
4 bis unter 12 Monate	180	650	500	0,2-1,0	0,6-0,7	0,6-1,0	20-60	5-30	500	60	8	80	5
Kinder													
1 bis unter 4 Jahre	300	1000	800	0,5-1,5	0,7-1,0	1,0-1,5	20-80	10-50	600	80	8	100	7
4 bis unter 7 Jahre	410	1400	1000	1,0-2,5	1,0-1,5	1,5-2,0	30,120	15-70	700	120	8	120	10
7 bis unter 10 Jahre	460	1600	1200	1,5-2,5	1,0-2,0	2,0-3,0	50-200	15-80	800	170	10	140	11
10 bis unter 13 Jahre	510	1700	1400	1,5-2,5	1,5-2,5	2,0-5,0	50-200	20-100	900	230/250	12/15	180	12/12
13 bis unter 15 Jahre	550	190	1500	1,5-2,5	1,5-2,5	2,0-5,0	50-200	20-100	1000	310/310	12/15	200	15/12
Jugendliche und Erwachsene													
15 bis unter 19 Jahre	550	2000	1600	1,5-4,0	1,5-3,0	2,0-5,0	50-200	20-100	1200	400/350	12/15	200	15/12
19 bis unter 25 Jahre	550	2000	1500	1,5-4,0	1,5-3,0	2,0-5,0	50-200	20-100	1000	350/300	10/15	200	15/12
25 bis unter 51 Jahre	550	2000	1400	1,5-4,0	1,5-3,0	2,0-5,0	50-200	20-100	900	350/300	10/15	200	15/12
51 bis unter 65 Jahre	550	2000	1200	1,5-4,0	1,5-3,0	2,0-5,0	50-200	20-100	800	350/300	10/10	180	15/12
über 65 Jahre	550	2000	1200	1,5-4,0	1,5-3,0	2,0-5,0	50-200	20-100	800	350/300	10/10	180	15/12
Schwangere	550	2000	1600	1,5-4,0	1,5-3,0	2,0-5,0	50-200	20-100	1200	300	30	230	15
Stillende	550	2000	1700	1,5-4,0	1,5-3,0	2,0-5,0	50-200	20-100	1300	375	20	260	22

nach der Deutschen Gesellschaft für Ernährung

Empfohlene Vitaminzufuhr

	A mg m/w²	D µg	E mg	K µg m/w²	B_1 mg m/w²	B_2 mg m/w²	Niacin mg m/w²	B_6 mg m/w²	Folsäure µg	B_{12} µg	C mg
Säuglinge											
0 bis unter 4 Monate	0,5	10	3	5	0,3	0,3	5	0,3	40[a]	00,5	40
4 bis unter 12 Monate	0,6	10	4	10	0,4	0,5	6	0,	80	0,8	50
Kinder											
1 bis unter 4 Jahre	0,6	5	6	15	0,7	0,8	9	0,9	120	1,0	55
4 bis unter 7 Jahre	0,7	5	8	20	1,0	1,1	12	0,2	160	1,5	60
7 bis unter 10 Jahre	0,8	5	9	30	1,1	1,2	13	1,4	200	1,8	65
10 bis unter 13 Jahre	0,9	5	10	40	1,2	1,4/1,3	15/14	1,6/1,5	240	2,0	70
13 bis unter 15 Jahre	1,1/1,0	5	12	50	1,4/1,2	17	15	1,8/1,6	300	3,0	75
Jugendliche und Erwachsene											
15 bis unter 19 Jahre	1,1/0,9	5	12	70/60	1,6/1,3	1,8/1,7	20/16	2,1/1,8	300	3,0	75
19 bis unter 25 Jahre	1,0/0,8	5	12	70/60	1,4/1,2	1,7/1,5	18/15	1,8/1,6	300	3,0	75
25 bis unter 51 Jahre	1,0/0,8	5	12	80/65	1,3/1,1	1,7/1,5	18/15	1,8/1,6	300	3,0	75
51 bis unter 65 Jahre	1,0/0,8	5	12	80/65	1,3/1,1	1,7/1,5	18/15	1,8/1,6	300	3,0	75
über 65 Jahre	1,0/0,8	5	12	80/65	1,3/1,1	1,7/1,5	18/15	1,8/1,6	300	3,0	75
Schwangere	1,1	10	14	65	1,5	1,8	17	2,6	600	3,5	100
Stillende	1,8	10	17[d]	65	1,7	2,3	20	2,2	450	4,0	125

nach der Deutschen Gesellschaft für Ernährung

Lebensmittel, die häufig Unverträglichkeiten auslösen

Lebensmittel	Intolleranzen (in % der Betroffenen)
Hülsenfrüchte	30,1
Gurkensalat	28,6
frittierte Speisen	22,4
Weißkohl	20,2
CO_2-haltige Getränke	18,1
Grünkohl	18,1
fette Speisen	17,2
Paprikagemüse	16,8
Sauerkraut	15,8
Rotkraut	15,8
süße und fette Backwaren	15,8
Zwiebeln	15,8
Wirsing	15,6
frisches Brot	13,6
Bohnenkaffee	12,5
Kohlsalat	12,1
Mayonnaise	11,8
Kartoffelsalat	11,4
zu stark gewürzte Speisen	7,7
zu heiße und zu kalte Speisen	7,6
Süßigkeiten	7,6
Weißwein	7,6
rohes Stein- und Kernobst	7,3
Nüsse	7,1
Sahne	6,8
paniertes Gebratenes	6,8
Pilze	6,1
Rotwein	6,1
Lauch	5,9
Spirituosen	5,8
Birnen	5,6
Vollkornbrot	4,8

Mineralstoffgehalt einiger Mineral- und Heilwässer

Lebensmittel (je 1 Liter)	Natrium mg	Kalium mg	Kalzium mg	Magnesium mg	Chlorid mg	Fluorid mg
Adelheidquelle	973,2	31,0	136,3	107,0	117,0	0,7
Adelholzener	10,0	1,1	69,8	31,0	22,5	0,2
Adelholzener Primus Heilquelle	3,0	0,9	87,9	29,7	2,5	0,1
Apollinaris Classic	430,0	30,0	90,0	100,0	140,0	*
Astra Quelle	292,0	7,3	13,6	4,2	43,0	3,4
Bad Hersfelder Naturquell	220,0	*	140,0	20,0	40,0	*
Bad Nauheimer Mineralwasser	15,0	2,6	64,0	15,5	6,5	*
Bad Vilbeler Elisabethen Quelle	5,8	4,5	104,0	20,4	6,6	0,9
Bad Vilbeler Urquelle	97,0	17,5	126,0	20,7	69,3	*
Christinenbrunnen	385,0	1,0	15,0	2,9	349,0	3,0
Eichenzeller Naturbrunnen	3,6	7,3	116,0	46,5	6,4	0,5
Elisabethquelle	496,7	28,0	465,2	102,1	709,8	1,0
Felsenquelle	102,0	13,5	242,0	69,0	63,0	*
Förstina Sprudel Eichenzell	27,5	*	380,0	51,6	*	*
Fortuna Quelle	30,0	11,7	380,0	48,0	41,0	1,1
Franken Brunnen still	64,2	4,5	243,3	47,7	114,0	0,2
Franken Brunnen vital	580,0	24,0	97,1	35,5	635,0	*
Fuldataler Mineralbrunnen	157,0	19,5	374,0	118,0	75,9	*
Fürst Bismarck Quelle	14,0	*	79,0	5,4	22,0	*
Gerolsteiner Sprudel	119,0	10,8	347,0	108,0	39,7	0,2
Gerolsteiner Stille Quelle	125,0	11,0	337,0	105,0	42,3	0,2
Graf Bernhard Quelle	215,0	*	108,0	37,0	259,0	0,3
Güstrower Schloßquell	15,9	2,2	92,6	12,5	19,9	0,3
Hadenstein Brunnen	359,0	0,9	5,9	5,8	311,0	2,5
Harzer Grauhof Brunnen	17,6	*	111,0	9,3	28,6	*
Hassia Sprudel	232,0	25,0	176,0	36,0	129,0	*
Heppinger	856,0	52,7	115,9	164,8	244,7	*
Hermanns-Quelle	276,0	36,3	244,0	62,6	201,0	*
Hirschquelle	220,0	15,5	216,5	36,5	32,0	1,3
Ileburger Schloßbrunnen medium	9,7	2,6	70,4	9,5	13,9	0,5
Johanniter-Quelle	98,0	*	264,0	94,0	80,0	*
Juwel	130,0	0,7	13,0	5,8	70,7	1,1
Kaiser Friedrich Quelle	1390,0	17,3	5,0	4,0	754,0	*

Nach: Die große GU-Nährwert-Kalorien-Tabelle, Gräfe und Unzer, München 1998/99.

Lebensmittel (je 1 Liter)	Natrium mg	Kalium mg	Kalzium mg	Magnesium mg	Chlorid mg	Fluorid mg
Karat	5,0	1,1	46,5	5,6	6,3	0,1
Kellerwald Mineralbrunnen	359,0	7,0	173,0	79,0	509,0	1,0
Kisslegger Sprudel	188,0	1,3	1,4	0,6	9,4	2,1
Kronthal Mineralwasser	535,0	23,0	118,0	19,0	805,0	0,8
Krumbach	7,8	3,1	104,2	21,9	12,0	0,1
Kurfürst	98,0	2,3	43,0	5,1	72,2	1,3
Perrier	9,0	0,4	147,3	3,4	21,5	✳
Prinzenburger Felsenquelle	6,5	1,2	57,1	5,8	9,9	0,1
Ramlösa	222,0	1,5	2,2	0,5	23,5	2,8
Remstaler Sprudel	252,5	21,5	323,0	71,0	343,2	0,7
Renata Quelle	1,9	1,6	7,1	0,8	3,7	✳
Retzmann Mineralbrunnen	290,0	✳	50,0	20,0	420,0	✳
Rhenser Mineralbrunnen	80,0	3,5	118,0	31,0	120,0	0,5
Röhn Sprudel	3,2	16,6	45,2	216,0	8,5	0,6
Römerquelle Niedernau	8,9	2,3	348,0	62,9	14,5	✳
Rosbacher Mineralwasser	90,0	3,9	253,5	124,0	147,1	✳
Rosbacher UrQuell	39,9	3,1	261,6	131,4	50,0	0,1
San Pellegrino	45,0	✳	205,0	59,7	71,5	✳
Sankt Martin	165,0	7,0	197,5	25,4	127,4	0,3
Selters Mineralwasser	290,0	10,0	110,0	40,0	260,0	✳
Spessart Quelle	12,1	3,5	60,0	30,7	31,0	✳
Spreequelle Mineralwasser	48,0	4,1	208,0	22,8	93,9	✳
St. Anna Heilquelle	159,0	18,1	279,6	84,8	332,2	0,4
St. Anna Heilwasser	305,0	16,4	304,3	84,9	432,5	✳
St. Gero Heilwasser	121,0	10,2	331,0	109,4	39,0	0,15
St. Linus Heilwasser	10,2	✳	12,9	6,4	3,0	✳
St. Margareten	19,1	1,7	577,8	47,0	32,1	0,4
Staatlich Fachingen	602,5	28,1	122,0	53,2	150,7	✳
Teinacher	119,0	8,0	120,0	28,0	17,0	0,9
Überkinger	990,0	17,8	22,0	14,6	98,3	2,7
Vogelsberger Mineralwasser	6,7	5,5	22,0	8,3	2,9	✳
Volkmarer Sauerbrunnen	25,0	4,5	133,2	43,6	26,6	✳
Volvic	9,4	5,7	9,9	6,1	8,4	✳
Wildberg Quelle	156,3	19,3	370,0	113,7	89,0	✳

✳ = keine Daten

Gehalt an Fettsäuren

Ausgewählte Lebensmittel (je 100 g verzehrbarer Anteil)	Gesättigte Fettsäuren g	Einfach ungesättigte Fettsäuren g	Mehrfach ungesättigte Fettsäuren g
Hülsenfrüchte			
Erbsen	0,3	0,1	0,8
Sojabohnen	2,6	4,1	10,7
Sojamehl, vollfett	2,9	3,4	12,1
Gemüse			
Bambussprossen, roh	0,1	0,01	0,2
Blumenkohl, roh	0,04	0,01	0,1
Bohnen, grün, roh	0,1	0,01	0,1
Chicorée, roh	0,03	0,01	0,1
Erbsen, grün, Schote und Samen, roh	0,1	0,04	0,3
Gartenkresse, roh	0,1	0,01	0,4
Grünkohl, roh	0,1	0,02	0,5
Gurken, roh	0,1	0,01	0,1
Kartoffeln, roh	0,03	+	0,1
Knoblauch, roh	0,02	+	0,1
Knollensellerie, roh	0,1	0,01	0,2
Kohlrabi, roh	0,03	0,01	0,1
Kopfsalat, roh	0,04	0,01	0,1
Kürbis, roh	0,03	0	0,1
Möhren (Karotten), roh	0,04	0	0,1
Paprikafrüchte, roh	0,1	0,01	0,2
Petersilienblatt, roh	0,04	0,01	0,2
Petersilienwurzel, roh	0,1	0,03	0,3
Porree (Lauch), roh	0,1	0,01	0,2
Radieschen, roh	0,03	0,02	0,1
Rettich, roh	0,03	0,02	0,1
Rhabarber, roh	0,03	0,01	0,1
Rosenkohl, roh	0,1	0,01	0,2
Rote Rübe (Bete), roh	0,02	0,01	0,0
Rotkohl, roh	0,03	0,01	0,1
Schnittlauch, roh	0,1	0,02	0,4
Spargel, roh	0,03	0	0,1
Spinat, roh	0,03	0,02	0,2
Tomaten, roh	0,04	0,03	0,1
Weißkohl, roh	0,03	0	0,1
Zwiebel, roh	0,1	0	0,1

Ausgewählte Lebensmittel (je 100 g verzehrbarer Anteil)	Gesättigte Fettsäuren g	Einfach ungesättigte Fettsäuren g	Mehrfach ungesättigte Fettsäuren g
Pilze			
Austernpilz	0,02	0,01	0,1
Champignon (Zucht-)	0,04	0	0,1
Obst			
Apfel, ungeschält, roh	0,2	0,01	0,2
Apfelsine, roh	0,02	0,1	0,1
Avocado, roh	3,4	16,5	2,0
Banane, roh	0,1	0,02	0,1
Birne, roh	0,1	0,03	0,1
Erdbeerre, roh	0,04	0,1	0,2
Grapefruit, roh	0,04	0,03	0,1
Honigmelone, roh, Fruchtfleisch	0,03	0,01	0,02
Johannisbeere,			
rot	0,04	0,03	0,1
schwarz	0,03	0,01	0,1
Kaki, roh	0,05	0,1	0,1
Kirsche, süß, roh	0,1	0,1	0,1
Mango, roh	0,1	0,2	0,1
Olive, grün, mariniert	1,8	10,2	1,3
Pflaume, roh	0,03	0,01	0,1
Stachelbeere, roh	0,02	0,02	0,1
Wassermelone, roh	0,1	0,03	0,1
Weintrauben, roh	0,1	0,01	0,1
Getreide			
Amaranth	2,1	2,1	4,1
Buchweizen, Korn, geschält	0,3	0,6	0,6
Gerste, Korn	0,5	0,3	1,3
Hafer, Korn	1,4	2,5	2,9
Flocken (Vollkorn)	1,4	2,6	2,7
Hirse, Korn	1,0	0,9	1,9
Mais, Korn	0,6	1,1	1,7
Vollmehl	0,4	0,9	1,4
Quinoa	0,5	1,3	2,6
Reis, Korn, Naturreis	0,6	0,6	0,8
poliert	0,1	0,2	0,2
Roggen, Korn	0,3	0,5	0,8
Weizen, Korn	0,4	0,3	1,2

Aflatoxine: gefährliche Schimmelpilzgifte, die bei zu langer oder falscher Lagerung in Eis und Nüssen, aber auch in Brot entstehen. Befallene Lebensmittel sofort wegwerfen, da das Nervengift in hoher Konzentration schwere Gesundheitsstörungen (z. B. Halluzinationen) hervorrufen und sogar Krebs erregen kann. Vor allem Kinder und Senioren sind gefährdet.

Aminosäuren: Einzelbausteine der Eiweißkörper, die für alle Stoffwechselvorgänge unentbehrlich sind. Wichtige Aminosäuren sind z. B. Alanin, Arginin, Histidin, Zystein und Methionin. Sie können vom Körper nicht selbst hergestellt werden und müssen von außen zugeführt werden.

Antioxidanzien: Ein Überschuss an freien Radikalen schädigt unseren Organismus durch Oxidation (Vereinigung von Elementen oder Verbindungen mit Sauerstoff). Antioxidanzien – so die Vitamine A, C, E und das Spurenelement Selen – wehren diese Oxidation ab.

Ballaststoffe: Pflanzenfasern, die den Pflanzen selbst als Gerüstsubstanz dienen und die der Körper zur Verdauung, Entgiftung und Senkung des Fettgehalts dringend braucht; tierische Nahrungsmittel haben keine Ballaststoffe.

Cholesterin: Bestandteil aller Zellmembranen. Als Hormonausgangsstoff für verschiedenste Vorgänge im Körper von Bedeutung. Cholesterin wird vom Körper selbst gebildet und muss daher nicht unbedingt mit der Nahrung aufgenommen werden. Man unterscheidet generell das „gute" HDL- und das „böse" LDL-Cholesterin. Ist zu viel LDL vorhanden, lagert sich das überschüssige Cholesterin an den Gefäßwänden ab und verusacht eine Arterienverkalkung (Arteriosklerose).

Enzyme: „Zündfunken" des Lebens, die den wesentlichen Teil unserer Stoffwechselvorgänge regeln. Enzyme, die zusätzlich verabreicht werden und/oder in verschiedenen Obst- und Gemüsesorten enthalten sind, beugen nicht nur wirksam Erkrankungen vor, sondern lindern auch bestehende Beschwerden.

Fettsäuren: Man unterscheidet gesättigte und (einfach oder mehrfach) ungesättigte Fettsäuren. Zu letzteren gehören die Linolsäure, die in Pflanzenfetten, Getreide, Nüssen und tierischen Fetten vorkommt, und die Linolensäure, die z. B. in Fischöl und einigen Pflanzenölen enthalten ist. Die Fettzufuhr sollte zu einem Drittel aus mehrfach ungesättigten Fettsäuren bestehen. Mehrfach ungesättigte Fettsäuren sind zuständig für den Transport des Cholesterins. Zudem lösen sie die fettlöslichen Vitamine A, D, E und K, die der Körper ohne sie nicht verwerten kann und ungenutzt wieder ausscheidet.

Flavonoide: Pflanzenstoffe mit einem ausgesprochen breiten Wirkungsprofil. Sie sind in der Lage, überschießende Reaktionen des Immunsystems zu unterbinden und damit beispielsweise Allergien abzuschwächen. Man kennt mittlerweile knapp 5000 Strukturen an Flavonoiden.

Freie Radikale: gefährliche Zellgifte, die in großen Mengen unseren Organismus nachhaltig schädigen. Einige Vitamine (A, C, E) und Mineralstoffe wie Selen oder Zink haben die Eigenschaft, diese schädlichen Stoffe abzufangen, und verhindern somit, daß sie unsere Zellen angreifen und zerstören.

Früchte: Oberbegriff für Obst und Gemüse; können zu Fruchtständen vereinigt sein, die mitunter einfachen Früchten gleichen, so bei Ananas, Feigen und Maulbeeren.

Gemüse: Oberbegriff für Nutzpflanzen, deren Blätter, Knospen, Stiele, Früchte, Knollen, Zwiebeln, Blüten oder Wurzeln roh oder gekocht als (wertvolle) Nahrung dienen; der Nährwert liegt im hohen Gehalt an Vitaminen, Mineralstoffen und Rohfasern, bei Hülsenfrüchten im Eiweiß; der Kaloriengehalt ist niedrig;

Gemüse besteht zu 80 bis 95 Prozent aus Wasser, macht also nicht dick.

Gerbsäure: sekundärer Pflanzenstoff, der genau die entgegengesetzte elektrostatische Ladung von Viren besitzt. Dadurch wird es möglich, die Mikroorganismen gewissermaßen magnetisch zu „knacken", ähnlich wie ein Magnet imstande ist, ein Metalltor anzuziehen und zu schließen.

Getreide: das wichtigste Lebensmittel für den Menschen. Bezogen auf den weltweiten Verbrauch an Nahrungsmitteln, stammen heute rund 45 Prozent der Eiweiße, 64 Prozent der Kohlenhydrate und 7 Prozent der Fette aus Getreide. Weltweit fallen etwa 50 Prozent der gesamten Energieaufnahme auf die wertvollen Körner.

Kohlenhydrate: Naturstoffe, die Pflanzen durch Photosynthese herstellen; dazu gehören alle Zucker-, Stärke und Zellulosearten. Man unterscheidet mehrere Kategorien, je nachdem, ob und wie schnell sie vom Körper aufgenommen werden: Schnell resorbiert wird die Saccharose, also leicht löslicher Zucker, z. B. Haushaltszucker.

Mineralien: wasserlösliche Stoffe, die für den Auf- und Abbau von Körpersubstanz und Zellen unentbehrlich sind. Ein Mangel an Mineralstoffen führt zu schneller Ermüdbarkeit und erhöhter Reizbarkeit. Je nach Höhe des Bedarfs unterteilt man Mineralstoffe in Mengen- und Spurenelemente. Obst und Gemüse verlieren bei falschem Kochen oder Aufbereiten einen Großteil ihres Mineraliengehalts.

Nüsse: „Kraftpakete" in Schalen, die sich durch eine lange Haltbarkeit auszeichnen; optimale Gehirn- und Nervennahrung mit hohem Vitamin-B-Gehalt und essenziellen ungesättigten Fettsäuren. Vorsicht vor verstecktem Schimmelbefall!

Obst: essbare Früchte oder Samen, die von mehrjährigen Pflanzen stammen; man unterscheidet Kernobst, Steinobst, Schalenobst, Beerenobst und Südfrüchte; der gesundheitliche Wert liegt im Gehalt an Fruchtsäuren, Fruchtzuckern, Mineralien, Vitaminen und Pektinen; der hohe Wassergehalt ermöglicht eine gute Ausnutzung dieser Stoffe.

Pilze: enthalten kleine Mengen an Vitaminen und Mineralien, der Eiweißgehalt liegt höher als bei Blattgemüse, der Wassergehalt liegt bei 90 Prozent; viele Großpilzarten sind essbar (Speisepilze, Zuchtpilze); zu den giftigen Pilzarten gehören unter anderem der Fliegenpilz, der Satanspilz und der Knollenblätterpilz. Pilze nehmen Radioaktivität aus dem Boden besonders gut auf und speichern verschiedene Giftstoffe.

Proteine: Eiweißkörper und wichtige Träger der Infektabwehr; sorgen für schöne Haut und feuchten Teint. Bei einem Proteinmangel braucht der Körper zuerst die Kohlenhydrate, dann die Fettdepots auf.

Sekundäre Pflanzenstoffe: Schutzstoffe, z. B. Cumarin, Katechine, Phytosterine oder Querezetin, mit denen sich Pflanzen vor Schädlingen, Sonnenstrahlen und Krankheiten schützen; haben bereits in sehr geringer Menge nachweisbare Wirkungen; fördern die Verdauung und bekämpfen gefährliche Zellgifte.

Spurenelemente: 39 Mineralien, die aufgrund ihrer minimalen Konzentration und der Tatsache, dass sie nur in Spuren nachzuweisen sind, als Spurenelemente bezeichnet werden; sie steuern hauptsächlich verschiedene Stoffwechselfunktionen.

Vitamine: unentbehrliche Nahrungsbestandteile, die ganz bestimmte Aufgaben im Stoffwechsel des Körpers erfüllen; sie können vom Menschen – von wenigen Ausnahmen abgesehen – nicht selbst hergestellt werden. Man unterscheidet wasserlösliche (z. B. Vitamin C) und fettlösliche Vitamine (z. B. Vitamin E).

■ Die Autorin des Buches

Claudia Tebel-Nagy, Jahrgang 1957, arbeitete nach ihrem Studium in München für den Bayerischen Rundfunk, für RTL und den Hessischen Rundfunk. Inzwischen lebt die Wissenschaftsjournalistin mit ihrem Mann und ihrer Tochter in Wien und ist weiterhin für deutsche Fernsehanstalten und Zeitschriften tätig. Von Claudia Tebel erschien das Buch »Liebe und Sex. Über die Biochemie leidenschaftlicher Gefühle«. Seit längerer Zeit gilt Claudia Tebel-Nagys besonderes Interesse Themen zu Gesundheit und gesunder Ernährung.

■ Widmung

Für meine Eltern.

Die Deutsche Bibliothek – CIP-Einheitsaufnahme

Tebel-Nagy, Claudia:
Praktisches Kursbuch gesunde Ernährung: Gesund, fit und schön mit den Gaben der Natur. Durch gezielte Ernährung Krankheiten vorbeugen / Claudia Tebel Nagy. – Augsburg: Weltbild Verlag, 1998
ISBN 3-89604-744-2

■ Haftungsausschluss

Der Inhalt dieses Buches ist sorgfältig recherchiert und erarbeitet worden. Dennoch können weder Autorin noch Verlag für alle Angaben im Buch eine Haftung übernehmen.

■ Impressum

Es ist nicht gestattet, Abbildungen und Texte dieses Buches zu digitalisieren, auf PCs oder CDs zu speichern oder auf PCs/Computern zu verändern oder einzeln oder zusammen mit anderen Bildvorlagen/Texten zu manipulieren, es sei denn mit schriftlicher Genehmigung des Verlages.

Weltbild Buchverlag
© 1998 Weltbild Verlag GmbH, Augsburg

Alle Rechte vorbehalten

Redaktion: Dr. Hermann Ehmann
Ökotrophologische Fachberatung:
Ute Kleiner, Augsburg
Bildredaktion: Miriam Zöller
Umschlag: Dirk Risch, Berlin · München
Grafische Gestaltung und DTP/Satz:
Fischer's DTP-Studio, München
Reproduktion: GAV PrePress, Gerstetten
Druck und Bindung: Neue Stalling GmbH, Oldenburg

Gedruckt auf chlorfrei gebleichtem Papier

Printed in Germany

ISBN 3-89604-744-2

■ Literatur

Altmaier, Doris/Schuhler, Carolin: Abnehmen ohne Diät. Midena Verlag. Augsburg 1997

Daiber, Claudia: Essen, das glücklich macht. 70 tolle Rezepte, die die Stimmung heben. Weltbild Buchverlag. Augsburg 1997

Prof. Dr. I. Elmatfa et. al.: Die große GU-Nährwert-Kalorien-Tabelle Neuausgabe 1998/99, © GU München

Glenk, Dr. Wilhelm/Neu, Dr. Sven: Enzyme. Die Bausteine des Lebens. Wie sie wirken, helfen und heilen. Heyne Verlag. München 1990

Köhnlechner, Manfred: Die Managerdiät. Fit ohne fasten. Rowohlt Taschenbuch Verlag. Reinbek bei Hamburg o. J.

Köst, Claudia: Schlank werden mit der Reisdiät. Weltbild Buchverlag. Augsburg, 3. Auflage 1998

Liebster, Prof. Dr. Günther: Warenkunde Obst & Gemüse. Hädecke Verlag o. J.

Lohmann, Maria: Obst- und Gemüsesäfte, die gesund machen. Mit 120 erfrischenden Cocktails und leckeren Rezepturen. Midena Verlag. Augsburg 1998

Mäder Bé: Vitamine, Mineralstoffe, Enzyme & Co. Midena Verlag. Augsburg 1996

Ravens, Ulrich: Die geheime Kraft der Zwiebel. Midena Verlag. Augsburg 1997

Schwinghammer, Herbert: Essen, das intelligent macht. Weltbild Buchverlag. Augsburg 2. Auflage 1998

Täufel, Ternes, Zunger, Zobel: Lebensmittel-Lexikon. Behr's Verlag 1996

Thielke, Wolfgang: Das praktische Kursbuch Hausmittel. Krankheiten vorbeugen, erkennen und selbst behandeln. Weltbild Buchverlag. Augsburg 1998

Wanger, Dr. med. Christian: Bewußte Ernährung - leicht gemacht. Herder Verlag. Freiburg 1996

Weber, Marlis/Küllenberg, Bernd: Die typgerechte Ernährung. Die neue ganzheitliche Formel für Gesundheit und Vitalität. Südwest Verlag. München 1996

Weinmann, Marlene: Nahrung als Medizin. Midena Verlag. Augsburg 1998

Winter, Johannes: Heilsame Früchte- und Kräutertees. 100 einfache Rezepturen gegen die häufigsten Erkrankungen. Midena Verlag. Augsburg 1998

Wer in das Thema »Gesunde Ernährung« noch tiefer einsteigen möchte, dem seien die nebenstehenden Bücher empfohlen. In vielen finden sich auch gesunde und leckere Rezepte.

AKG Archiv für Kunst und Geschichte, Berlin: 6 (Erich Lessing); Bilderberg Archiv der Fotografen, Hamburg: 33 (nonstock), 34 (Eberhard Grames), 174, 176 und 189 (Dorothea Schmid), 278 (Milan Horacek), 290 (Frieder Blickle); Foto Traudel Bühler, Augsburg: 14, 17, 36, 40, 60, 85, 145, 167, 202, 243, 299; Fotografie Manfred Dilling, Eurasburg: 202, 257; FOOD Archiv, München: 3, 22, 25, 29, 38, 46, 49, 50, 53, 54, 59, 62, 67, 69, 70, 71, 72, 73, 74, 80, 81, 83, 87, 89, 93, 102/103, 106, 107, 108, 109, 110, 111, 118, 123, 144, 146, 152, 155, 156, 165, 166, 170, 173, 178, 179, 181, 187, 195, 197 - 201, 203, 206/207, 209, 214, 218/219, 220, 223, 225, 227, 229, 230, 232 - 234, 233, 240 - 245, 249, 262, 263, 269, 274; Jens Kron, Augsburg: 58, 163, 204, 236; MEV Verlag GmbH, Augsburg: 31, 138, 148, 236; Bildarchiv OKAPIA KG, Berlin: 280 (TH Foto/Tschanz-Hofmann); PhotoPress Bildagentur GmbH, Stockdorf/München: 3 (Jakob), 7 (Stein), 9 (Hapf), 10 (Günther), 41 (Gerhard), 47 und 48 (Rogler), 52 (Kuh), 56 und 57 (Kiepke), 61 (Aska), 63 (Dr. Rauh), 75 (Apel), 76 (Kuh), 84 (Kiepke), 88 (Aska), 90 (Rogler), 92 (Apel), 94 (Rogler), 97 (Fuhrmann), 100 (SW Studio), 107 (Rogler), 125 (Rose), 134 und 136 (Kuh), 140 (Geduldig), 154 und 157 (Kiepke), 161 (Schöfmann), 165 (Kiepke), 167 (Hapf), 177 (Seve), 184 (Döhrn), 188 (Geduldig), 212 (Kiepke), 214 und 217 (Aska), 240 (Rutel), 247 und 250 (Schlierbach), 251 (Aska), 252 (Liebermann), 267 und 268 (Geduldig), 271 (Thopaz), 286 (Döhrn), 298 (Hapf); Kurt Stein, Murnau: 20; StockFood Bildagentur, München: 28 und 131 (S. & P. Eising), 132 (Z. Sandmann/Harder), 149, 213 und 296 (S. & P. Eising); Studio für Illustration und Fotografie Sascha Wuillemet, München: 35; ZEFA Zentrale Farbbild Agentur GmbH, Frankfurt: 2 (Kohlhas), 8 (Index Stock), 12/13 (Rosenfeld), 19 (Rosenfeld), 43 (Hackenberg), 44 (Esser), 51 (Eckstein), 55 (Hackenberg), 65 und 66 (Meyer zur Capellen), 68 (Orion Press), 71 (Meyer zur Capellen), 73 (Reinhard), 77 (Santos), 79 (Pacific Stock), 82 (Kohlhas), 86 (Hackenberg), 95 (Woelfel), 96 (Hanneforth), 99 (Abril), 101 (Lubera), 104 (Rosenfeld), 110 (Paulus), 111 (Hackenberg), 112 (Hardy und Eckstein), 114/115 (Fiala), 116 (Salm), 120 (Ruckszio), 128 (Heilmann), 137 (Orion Press), 142 (Rosenfeld), 147 (Hackenberg), 150 (Meyer zur Capellen), 157 und 158 (Reinhard), 159 (Hackenberg), 160 (Steinkamp), 162 (Heilmann und Meyer zur Capellen), 169 (Heilmann), 172 (Krecichwost), 180 (Hackenberg), 182 (TWI), 190 (Abril), 193 (Schuhwerk), 195 (Heilmann), 208 (Besier), 213 (C. Schmidt), 215 (Wohlgemuth), 216 (Boutin), 221 (Heilmann), 226 (Rosenfeld), 228 (Lombardi), 231 (Stassen), 234 (West), 237 (TH Foto), 238 (Rosenfeld und Ruckszio), 239 (Hackenberg), 246 (Masterfile), 256 (Pupkulies), 258 (Masterfile), 259 (Heilmann), 260 (Rubbert), 264 (Schneiders, T.), 265 (Hardy), 275 (Pupkulies), 293 (Craddock)

Titelbilder U1: ZEFA Zentrale Farbbild Agentur GmbH, Frankfurt: (Rosenfeld / Wartenberg / First / Rutel); Einklinker U4: PhotoPress Bildagentur GmbH, Stockdorf/München: (SW Studio) Weltbild Verlag GmbH

Register

Sachregister

A Acerolakirsche 4, 28f.
Algen 4, 132ff.
Amaranth 262f., 270
Ananas 4, 29ff.
Anis, Stern-Anis 225
Apfel 4, 31ff.
Apfelsine (Orange) 4, 35ff.
Aprikose (Marille, Barille) 4, 38ff.
Artischocke 4, 134ff.
Aubergine (Melanzane) 4, 136f.
Austernpilz 209, 211f.
Auszugsmehl 247
Avocado 4, 40ff.

B Bambussprossen 4, 137f.
Banane 4, 43ff.
Basilikum 226
Baumtomate (Tamarillo) 4, 46
Beifuß 226
Birne 4, 47f.
Blumenkohl (Karfiol) 4, 138ff.
Bohnen (Fisolen) 4, 140ff.
Bohnenkraut 226
Borretsch 227
Brokkoli 4, 142ff.
Brombeere 4, 48f.
Buchweizen 5, 264f.

C Cashewnuss 106
Cayennepfeffer 227
Champignon 209, 211, 213
Chicorée 4, 144f.
Chili 224, 228
Chinakohl 4, 145f.
Curry 224, 228

D Dattel 4, 50
Dill 228f.
Dinkel 5, 265f.

E Eberesche (Vogelbeere) 4, 51
Endivien 4, 146f.

Erbsen 4, 147f.
Erdbeere 4, 52ff.
Erdnuss 107
Estragon 229

F Feige 4, 54f.
Fenchel 4, 148ff.

G Gemüse 4, 9ff., 114ff., 302, -pulver 125
Gerste 5, 266ff.
Getreide 5, 244ff., 304, -produkte 9f.
Gewürze 5, 218ff.
Gewürzpulver 224, -brot 247
Granatapfel 4, 56
Grapefruit 4, 57f.
Grünkern 5, 265f., -kohl 4, 150ff.
Guave 4, 59
Gurke 4, 124, 152ff.

H Hafer 5, 260, 268f.
Hagebutte 4, 38, 60
Haselnuss 107
Heidelbeere (Blau-, Schwarzbeere) 4, 61f.
Himbeere 4, 63f.
Hirse 5, 269f.
Holunderbeere (Hollerbeere) 4, 65

I Ingwer 229

J Johannisbeere (Ribisel) 4, 66f.

K Kaki 4, 68f.
Kapern 230
Kap-Stachelbeere 4, 71
Karambole (Sternfrucht) 4, 72
Kardamom 230
Karotte 123f.

Kartoffel (Erdapfel) 4, 124, 154ff.
Kerbel 230
Kirsche 4, 73f.
Kiwi 4, 75f.
Knoblauch 231
Kohl 122ff.
Kohlrabi 5, 156f.
Kokosnuss 108
Koriander 231
Kräuter 5, 131, 218ff.
Kresse 232
Kümmel 220, 232
Kürbis 157ff.
Kurkuma 233

L Leinsamen 109
Liebstöckel 233
Linsen 159f.
Litchi 4, 76f.
Lorbeer 220, 233

M Macadamia 113
Mais 5, 160ff., 260
Majoran 234
Mandeln 109
Mango 4, 77ff.
Mangold 5, 162f.
Maracuja (Passionsfrucht) 4, 80f.
Maroni 110
Meerrettich 234
Melone 4, 82f.
Milch, -produkte 10, 121, 145
Mineral-, Heilwasser 308ff.
Minze 234
Möhre (Karotte) 5, 163ff.
Morchel 213
Muskat 220, 235

N Nashi 4, 84
Nelken 235
Nüsse 4, 102ff., 305